髋臼方形区骨折
侧方动力加压固定
理论与应用

KUANJIUFANGXINGQU GUZHE CEFANG DONGLI JIAYA GUDING LILUN YU YINGYONG

蔡贤华　刘曦明　汪国栋 ◎ 主编

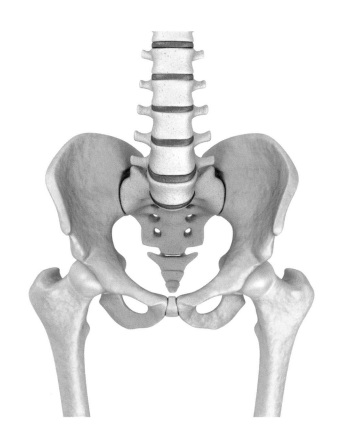

长江出版传媒

湖北科学技术出版社

图书在版编目（CIP）数据

髋臼方形区骨折侧方动力加压固定理论与应用／蔡贤华，刘曦明，汪国栋主编 . 一武汉：湖北科学技术出版社，2022.10
（长江医学文库 . 第二辑）
ISBN 978-7-5706-2282-5

Ⅰ . ①髋… Ⅱ . ①蔡… ②刘… ③汪… Ⅲ . ①髋骨折—骨折固定术 Ⅳ . ① R683.3

中国版本图书馆 CIP 数据核字（2022）第 200655 号

责任编辑：李 青
责任校对：陈横宇 李梦芹 张 婕 封面设计：胡 博 张子容

出版发行：湖北科学技术出版社
地 址：武汉市雄楚大街 268 号（湖北出版文化城 B 座 13—14 层）
电 话：027-87679468 邮 编：430070

印 刷：武汉科源印刷设计有限公司 邮 编：430299

889×1194 1/16 30 印张 800 千字
2023 年 8 月第 1 版 2023 年 8 月第 1 次印刷
定 价：398.00 元

《髋臼方形区骨折侧方动力加压固定理论与应用》

编 委 会

陈岩召　武汉中西医结合骨科医院

陈晓丰　湖北省阳新县人民医院

邵启鹏　江西省赣州市人民医院

林冠林　厦门大学附属第一医院

尚冉冉　武汉市第一医院

钟炎军　中国人民解放军中部战区总医院

徐应朋　湖北省南漳县人民医院

黄　明　中国人民解放军中部战区总医院

黄大伟　江西省南昌县中医院

黄进成　湖北省宜昌市第二人民医院

董石磊　湖北省中医院

曾文波　重庆医科大学附属第三医院

雷建银　太原理工大学

蔡一杰　湖北工业大学

蔡贤华　中国人民解放军中部战区总医院

黎立荣　广东省东莞市中医院

潘昌武　海南省肿瘤医院

内 容 提 要

本书为髋臼骨折领域的原创性专著,介绍了中国人民解放军中部战区总医院骨科蔡贤华教授及其团队对髋臼骨折领域处理最为困难的问题——髋臼方形区骨折的研究成果,包括髋臼方形区新定义、髋臼方形区骨折显露技巧、术后对线新评估标准、侧方动力加压理论、前路侧方动力加压内固定系统设计原理及其相关的基础研究与临床应用等。本书从临床难题着手,理论联系实际,图文并茂,对从事创伤骨科基础与临床工作者极具参考价值。

前　言

随着交通运输与建筑业等方面的快速发展，高能量创伤日益增多，髋臼骨折的发生率呈现逐年上升趋势。因暴力强大，涉及方形区的髋臼骨折多呈粉碎性，骨折的中心部位——方形区骨折块多向盆腔内移位，常与髋关节脱位、骨盆骨折并存，且常伴有严重的合并伤，死亡率较高。有学者报道其发病率占骨折总例数的 1‰～3‰，病死率为 5％～20％，致残率高达 50％～60％。根据 Letournel-Judet 分型，髋臼骨折分简单髋臼骨折与复杂髋臼骨折，后者是指两个简单骨折并存，包括双柱骨折、前柱伴后半横行骨折、T 形骨折、横行加后壁骨折、后柱伴后壁骨折。据文献报道双柱骨折约占全部髋臼骨折的 23％，前柱伴后半横行骨折、T 形骨折约各占 7％，这三种骨折因前、后柱互不连接，处理难度极大。目前国内外大部分学者对横行加后壁骨折和后柱伴后壁骨折选择后路手术基本无分歧，而对其他三种复杂骨折则采用前后联合入路进行治疗。联合入路虽可取得较好效果，但其损伤较大，有采取单一前路完成手术的可能性。AO 分型借鉴了 Letournel-Judet 分型并将 CT 检查结果引入，但未能取得高于 Letournel-Judet 分类的水准，目前 Letournel-Judet 分型仍是基本的分型方法，但不少骨折无法采用这两种方法进行分型且目前常规的治疗方法也无法满足因高能量创伤增多而骨折越来越复杂的髋臼骨折。

有鉴于此，必须另辟蹊径，改变过去髋臼骨折专著中一味求"全"的思路。虽然目前关于髋臼骨折方面的国内外专著不少，指导意义较强，但我们的研究发现，除了单纯后壁与前壁骨折外，其他类型骨折均涉及方形区，因此，有必要将涉及方形区的髋臼骨折（俗称"方区骨折"）作为一专题进行讨论。此类骨折具有共同的病理特点，属举世公认的最具有挑战性的髋臼骨折，有望采取单一前路新型侧方动力加压内固定方法进行处理。以下是我们撰写本书的理由。

第一，目前髋臼前路内固定理念存在缺陷。

虽然髋臼内固定多采用重建钛板，但主要沿用四肢骨折内固定理念，即沿钛板或钢板长轴进行加压或中和位固定，在螺钉的作用下，将骨折块拉向钛板或钢板，利用已塑形的钛板或钢板来维持骨折对位。这用在四肢骨折中没问题，但如用于髋臼，尤其是在方形区，则忽略了髋臼特殊结构与力学要求。首先这些钛板或钢板无法完全达到解剖塑形，即使能比较好地完成塑形，并放置在方形区表面，但螺钉固定后将引起骨折块靠向其表面的钛板，将加重骨折向盆腔内的移位，使对线无法满足临床需要，或易引起螺钉进入髋关节腔，因此此类内固定难以达到安全可靠的内固定，内固定方式亟待进行创新。

第二，目前髋臼相关解剖研究存在不足。

沿骨盆界线安放内固定是临床常用的方法，目前应用解剖研究着眼于关注这种传统内固定方法。而涉及方形区的骨折因其结构特殊，无法或难以直接进行常规的内固定，显然这种针对常规内固定轨迹进行的解剖学研究难以完全满足髋臼骨折特殊内固定的要求，必须紧跟内固定器械的创新步伐进行相关解剖学研究。由于骨盆与髋臼形态特殊，常规解剖学研究方法难以进行，数字化骨科研究方法的引入并进行大数据的分析将可能解决这一解剖学研究难题，可建立相关解剖学数据库。同时，对髋臼形态结构的了解有助于进行新型内固定的设计与应用。

第三，目前髋臼前路治疗体系存在一定问题。

与四肢关节内骨折不尽相同，髋臼方形区骨折复位内固定十分困难。尽管近年来创伤骨科取得了长足的进步，如数字骨科技术、3D打印技术及各种新型内固定方法层出不穷，但是由于髋臼位置深在，形状不规则，周围重要神经、血管丰富，手术显露有限，髋臼骨折复位与固定均较为困难，尤其复杂髋臼骨折的中心部位——方形区，骨质菲薄，稍有不慎易发生螺钉误入关节等严重并发症，而远离骨折线放置内固定又易使内固定强度大大减弱。大量改良内固定的出现说明现行方法疗效不满意，至今尚未取得突破性进展，亟待进行创新理论指导下的内固定器械创新，改变目前涉及方形区骨折内固定困难、且难以普及的现状；常规手术入路显露范围有限，相关的应用解剖学研究仅服务于常规的内固定方式与显露，如未能充分发挥前路手术的优势及潜力，甚至认为经髂腹股沟入路无法常规满足方形区显露需要而轻易进行双入路手术；术前设计方法单调、且不少停留在概念水平，未进行深入研究；将复位与内固定分离，方形区无法实现精准复位（主要体现在对线或旋转对位差）评估，评估标准欠缺，相互矛盾，如髂骨或前柱髂骨段实行的是较宽松的骨盆 Matta 标准，但髋臼部分却使用较为严格的髋臼 Matta 标准，并且均不考虑对线或旋转，不只是使初学者茫然，这种评估体系亟待改进！因此，涉及方形区的髋臼骨折的治疗一直困扰着骨科医生，前后联合入路虽是其基本手术方式，但手术损伤相对较大，难以满足临床的需要，亟待进行创新。

有鉴于此，本课题组自 2005 年 1 月以来，针对上述问题，围绕髋臼方形区骨折这一课题进行了较深入的基础与临床研究，提出了前路侧方动力加压内固定新理论，在此基础上研制了新型内固定器械——前路侧方动力加压内固定系统（DAPSQ）（俗称蔡板）及相应安装器械，目前产品已进入到第二代，并取得了产品注册证，第三代已设计成功，同时围绕这一新系统进行了应用解剖研究，提出了新的方形区定义，探讨了涉及方形区髋臼骨折对线标准，并进行了较大宗病例的临床研究（涉及数字化术前设计、特殊内显露、两代 DAPSQ 的临床应用情况及常见并发症的处理与研究、内固定对髋臼软骨与软骨下骨代谢的影响等）。

我们试图将涉及方形区髋臼骨折的研究成果作为一个专题编辑成书，以侧方动力加压新理论与应用为本书主线。我们愿意将研究结果与自己的观点奉献给同行，希望读者从中吸取经验与教训，并引起争鸣，继续进行相关研究，以更好地服务于患者！这也是我们撰写本书的初衷。需要指出的是，本书仅代表一家之言，仅供参考。

感谢本书的各位编者，他们在十分忙碌的工作之余，为本书的编撰、绘图与整理付出了辛勤的劳动。衷心感谢吴新宝、周东生、余斌、王钢、郭晓山、张春才、谭宗奎、周大鹏、谢增如、张帆、陈戎波等专家的支持与帮助！由于我们的水平有限，书中定有不足之处，恳请广大读者与同仁们不吝赐教，以便再版时更正。

蔡贤华　刘曦明　汪国栋

2023 年 1 月于武汉

目　录

第一章

髋臼方形区骨折概论

骨骼的特殊解剖结构使骨科的不少术语往往超出解剖学范围，"方形区"就是其中一种。它的确在解剖学术语中未曾见到，属于骨科的专用解剖名词。而涉及方形区的髋臼骨折临床颇为常见，为髋臼骨折的特殊类型，在本书中简称为髋臼方形区骨折。为了正确理解这类骨折，必须从正确理解方形区的基本概念着手。

第一节　方形区基本概念

一、狭义方形区

狭义的方形区（quadrilateral area 或 quadrilateral plate 或 quadrilateral surface）属后柱的主要部分，是指髋臼后柱内侧面（图1-1-1），也是骨折分型的重要标志之一。它实际上是坐骨体内侧的四边形区域，其表面是组成真性骨盆外侧缘的骨性平面，为髋臼非负重区，构成髋臼的内侧壁，并邻近股骨头，具有防止股骨头中心性脱位的作用，其结构特点可以用一个"薄"字概括，也可用"很薄"两个字描述，同时也是内固定使用限制的主要因素之一。因为翻译的原因，国内部分学者又常将此区域称为四方形区或四边体。

狭义的方形区外表面为下半部分髋臼（图1-1-2），这是方形区内固定时最忌惮的结构，但有点名不符实。髋臼是一个不完整的类半球面，由马蹄窝样关节面（即月状面）大半环绕髋臼窝（卵圆窝）。髋臼窝为髋臼的非关节面部分，为最薄区域，但不完全位于狭义方形区范围，由股骨头圆韧带占据。髋臼及其底面的方形区传导躯干与下肢间的负荷，由两个展开如倒 Y 形前后骨柱支撑（图1-1-3）。根据由 Letournel 和 Judet 提出的柱状理论：髋臼呈倒置的 Y 形结构，两柱之间的夹角大约60°。前柱即髂耻柱：髂骨翼前 1/3、髋臼前 1/2 及耻骨支，其外后侧面是髋臼关节面的前侧部分及前侧髋臼缘；后柱即髂坐柱：坐骨大切迹、髋臼后 1/2 及坐骨支（图1-1-4）。前后柱的接合部位借坐骨支撑柱（sciatic buttress）（图1-1-5）与骶髂关节相连，坐骨支撑柱与髋臼边缘约呈 70°。

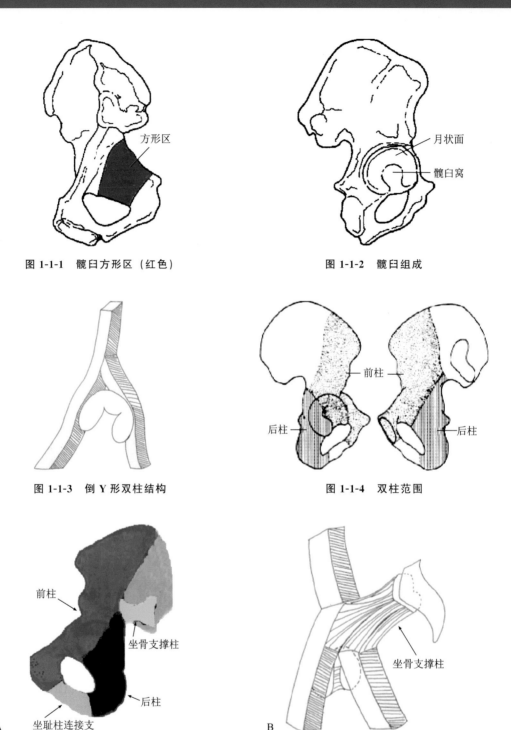

图 1-1-1　髋臼方形区（红色）

图 1-1-2　髋臼组成

图 1-1-3　倒 Y 形双柱结构

图 1-1-4　双柱范围

图 1-1-5　坐骨支撑柱与双柱

A 方形区位显示；B 模式图。

二、广义方形区

解剖学研究发现，髋臼窝骨质菲薄区域并不仅仅局限在狭义的方形区（图 1-1-1）。从图 1-1-4 不难看出，髋臼窝仅下 1/2 位于后柱，而部分骨很薄的区域却属于前柱的范围，这与通常所说方形区是内固定的危险区是极不相符的。狭义方形区与骨盆界线间的骨质也薄弱，临床上髋臼骨折常涉及的范围与之对应。因此，王正坤、蔡贤华等在前人研究的基础上，扩大了方形区定义，将髂骨、坐骨和耻骨在髋臼内侧壁盆腔面组成的相对平整的区域统称为广义的方形区（即本书所称的方形区）。髋臼方形区四条解剖界限如下：上边界为骨盆弓状线，下边界为坐骨棘水平（指过坐骨棘顶点与界线平行的线），前边界为闭孔（obturator formamen，OF）后缘及其延长线，后边界为坐骨大切迹（iliosciatic notch，IN）及其延长线（图1-1-6A）。

在此基础上，以坐骨大切迹顶点和闭孔后缘顶点在骨盆界线上的投影为参考标志，将半骨盆分为耻骨区、方形区、髂骨区三部分（图1-1-6A）。闭孔后缘顶点在界线上投影 OF 至耻骨联合关节面部分为耻骨区，坐骨大切迹顶点在界线上投影 IN 以上的髂骨部分为髂骨区，中间为方形区。回顾文献，我们发现，广义的方形区边界与 Letournal-Judet 论文中插图较为接近，似乎有点不谋而合（图1-1-7）。

对照狭义的方形区，广义的方形区既具有原有的特点，还将半骨盆的三个区紧密连接在一起，实现了解剖学与临床实践有效地对接。这意味着广义方形区包括大部分后柱及部分前柱的内表面区域（图1-1-6B），其外表面为髋臼（参见第二章第一节），进一步说明髋臼是方形区内固定时需避免损伤的主要结构，使方形区为内固定的危险区更有说服力，同时进一步说明过去常规采用非直接固定方形区的内固定方式亟待改变。

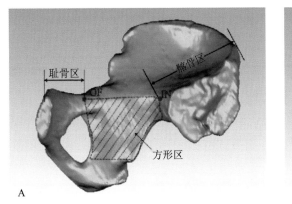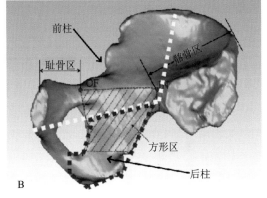

图1-1-6　广义方形区及耻骨区、髂骨区

A 广义方形区及分区；B 广义方形区与前（黄色间断线以上）、后（红色间断线以内）柱。

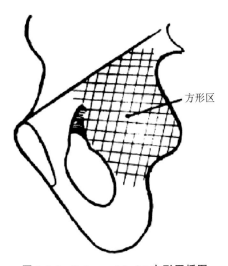

图1-1-7　Letournal-Judet 方形区插图

三、方形区基本解剖学研究与功能

骨盆腔形态特殊：女性呈圆桶状，男性呈漏斗状（图 1-1-8），由髂骨、耻骨与坐骨组成的髋骨形态独特（图 1-1-9），但方形区骨表面向外凸起（图 1-1-10），男女形态基本一致。骨盆界线是由骶骨岬、髂骨弓状线、耻骨梳、耻骨结节、耻骨联合上缘构成的环形线。

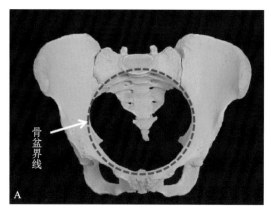
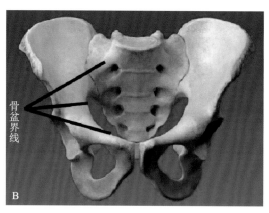

图 1-1-8 男女性骨盆与骨盆界线

A 女性骨盆；B 男性骨盆。

髋臼方形区紧邻髋臼的内侧壁，骨质菲薄。董建东等通过对 40 具中国人髋臼标本行 CT 三维重建，利用（CAD）计算机辅助设计软件技术测得髋臼内侧壁最小厚度为（2.35±1.13）mm（图 1-1-11），即其最薄区域在 5 mm 以下。有鉴于此，从前向后进行方形区常规螺钉直接内固定是有风险的，极易导致螺钉进入髋关节腔，引起医源性损伤（图 1-1-12、图 1-1-13）。如尝试进行方形区直接内固定，必须进行内固定理论与方法的创新。

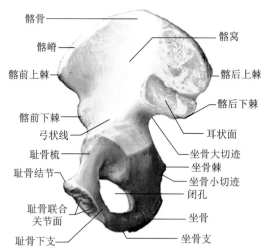
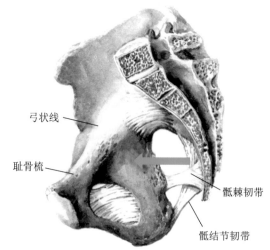

图 1-1-9 髋骨解剖标志　　　　**图 1-1-10 方形区骨表面（蓝色箭头）**

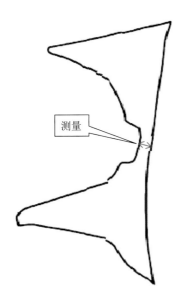

图 1-1-11 髋臼内侧壁测量（红色箭头）

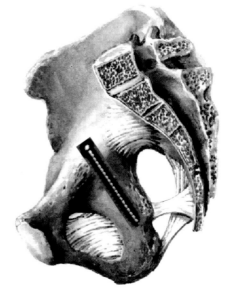

图 1-1-12 方形区从前向后置入螺钉

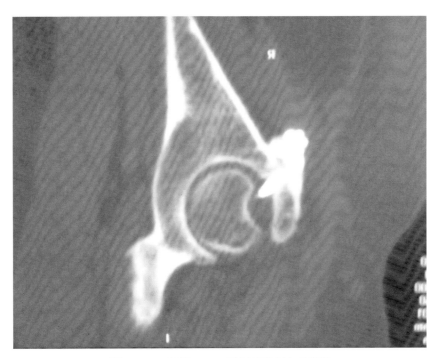

图 1-1-13 为图 1-1-12 置钉后螺钉入关节腔

　　方形区作用易被忽略。方形区虽然较薄，但在维持髋关节稳定中作用巨大。作为髋臼的底部，通过月状面与股骨头相匹配，完成关节负重与运动的功能，同时可作为阻止股骨头向盆腔内突出或移位的屏障。如仅月状面压缩，则股骨头可呈半脱位；如同时出现髋臼窝骨折即方形区全层骨折，则可发生中心性脱位；如方形区骨折未解剖复位，如向盆腔内凸出，视程度不同，可将残留股骨头半脱位或全脱位。在进行全髋关节置换术中，髋臼侧的处理是以髋臼窝为深度止点，即不能突破此层结构，否则将导致髋臼假体中心性脱位。由此可见薄薄的方形区往往发挥巨大的稳定作用。

方形区位于髋臼窝内侧面，实际上是两柱之间的联系结构。方形区因其外表面的髋臼而不能像双柱其他结构那样坚固，但它却是各种应力集中的区域，这也是该部位易出现骨折的重要因素。由于髋臼骨折时显露关节腔比较困难，临床常利用骨质外表面作为骨折复位的参照，而方形区所在的部位是决定该结构复位内固定的重要参考依据。这表明方形区实际上是恢复髋关节头臼匹配的基础结构之一，而非可有可无之结构。另外，髋臼窝附着的股骨头圆韧带也有较强的稳定股骨头的作用，实际上股骨头与髋臼之间头臼匹配是股骨头圆韧带调节下的动态匹配。因此，对方形区的复位与有效固定对于涉及方形区髋臼骨折的疗效至关重要。

四、方形区周围软组织结构复杂

髋臼方形区解剖位置深在，周围毗邻盆腔内大量神经、血管（如坐骨神经、股神经、髂内外动静脉及股动静脉、精索等）和重要脏器（如尿道、膀胱、直肠、子宫及其附件）（图 1-1-14），故该区手术操作空间狭小，显露范围有限且存在较高风险。骨折或手术时易导致其周围组织损伤，尤其是死亡冠损伤（图 1-1-15）。

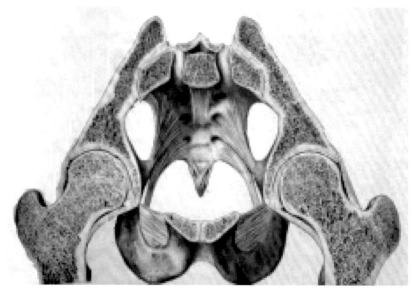

图 1-1-14　髋臼-股骨头与骨盆腔

死亡冠（corona mortis or crown of death）通常是指闭孔血管（动脉或静脉）与髂外血管（动脉或静脉）或腹壁下血管（动脉或静脉）之间的粗大交通吻合支，属于髂内、外血管间的异常交通支，又称为副闭孔动脉或外闭孔动脉（图 1-1-16）。其位于耻骨上支后方，紧贴骨面，移动性差，距耻骨联合平均 60 mm（距离 40～96 mm）。有较多文献报道，如果耻骨上支骨折或手术时易损伤，将导致控制十分困难的大出血，甚至因休克而死亡。因此，在进行前路手术如经髂腹股沟入路、改良 Stoppa 入路或腹直肌旁入路进行涉及耻骨上支或髋臼前柱、前壁骨折时，均对此有不同程度的恐惧心理。

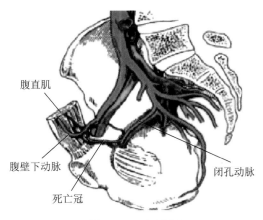

腹直肌

腹壁下动脉

死亡冠

闭孔动脉

图 1-1-15　死亡冠

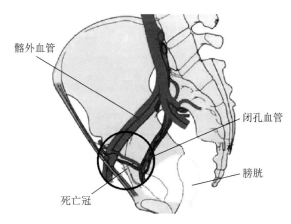

髂外血管

闭孔血管

膀胱

死亡冠

图 1-1-16　髂内外动静脉及其吻合支－冠状动脉

　　死亡冠的出现率各家报道不一样，据 Darmanis 等对 80 具英国人半盆尸体经髂腹股沟入路解剖发现其占 83%；而 Hong 等对 50 具中国人半盆尸体解剖发现其占 72%。呈动脉交通支、静脉交通支及动静脉交通支三种，其中动脉交通支低于静脉交通支。但实际术中发现死亡冠及其导致大出血的概率没有尸体解剖预测的那样高，且普外科、妇产科医生在腹股沟区的手术中似乎比骨科医生更容易发现死亡冠。原因尚不清楚，但相对可能的原因是骨盆前环、髋臼前柱或前壁骨折时直接或间接的创伤、血肿等均有可能导致死亡冠撕裂、痉挛或闭塞，术中不易发现，而非骨科医生往往多见到的是正常结构。尽管如此，该区域创伤与手术均需高度重视（图 1-1-17、图 1-1-18）。

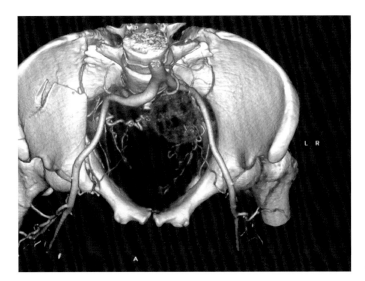

图 1-1-17　髋臼骨折与动脉关系

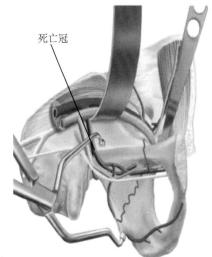

死亡冠

图 1-1-18　髋臼骨折手术时见
冠状动脉

（蔡贤华　刘曦明　王正坤）

第二节 髋臼方形区骨折基本概念

一、髋臼方形区骨折的定义

髋臼骨折为高能创伤，创伤严重且复杂（图1-2-1）。Letournal-Judet分型与建立在Letournal分型基础上的AO分型临床最为常用，但均无方形区骨折分型。尽管如此，临床研究不难发现，除前壁、后壁骨折（图1-2-2）外，其他类型髋臼骨折均为涉及方形区的髋臼骨折（图1-2-3）。这表明，骨折线涉及方形区的髋臼骨折是髋臼骨折的主要骨折类型，本书将此类骨折命名为髋臼方形区骨折或方形区骨折或涉及方形区的髋臼骨折，充分体现了这种以方形区为损伤中心部位的髋臼骨折特色。方形区的骨质特点与损伤程度关乎绝大部分髋臼骨折治疗方法的选择与预后，因此方形区骨折治疗对髋关节功能的恢复具有非常重要的意义。

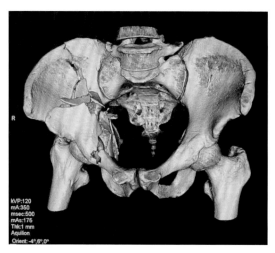

图1-2-1 髋臼骨折

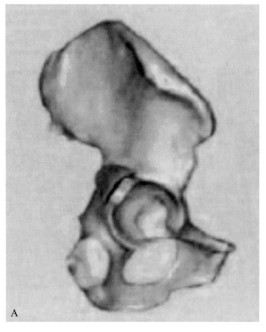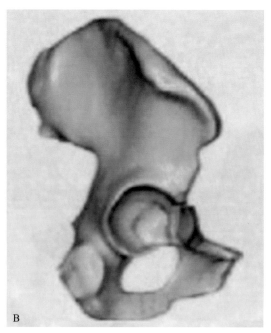

图1-2-2 未涉及方形区的髋臼骨折

A后壁骨折；B前壁骨折。

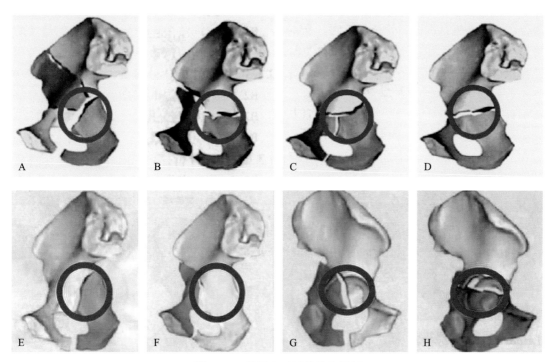

图 1-2-3　涉及方形区的髋臼骨折

A 双柱骨折；B 前方合并后半横行骨折；C T 形骨折；D 横行骨折；E 后柱骨折；F 前柱骨折；G 后柱加后壁骨折；H 横行伴后壁骨折。

二、髋臼方形区骨折的发生率

髋臼骨折的发生率文献报道的并不完全一致，但后壁型与双柱型骨折分别在简单骨折与复杂骨折中发生率最高。根据本书第一节的分析，方形区位于髋臼中心的盆腔侧（图 1-1-6）。发生在这一区域的骨折具有共同的特点，涉及方形区的骨折包括部分简单骨折（后柱型、前柱型和横行型）与全部复杂骨折（图 1-2-3）。Letournel 与 AO 分型均以柱状理论为基础，即将髋臼分为前柱和后柱2 个结构（图 1-1-4），前者包含前柱和前壁 2 种因素，后者则包括后柱和后壁 2 种因素。根据Letournel 对 940 例髋臼骨折的分析结果：分为单一因素的简单骨折（后壁型 23.7%、后柱型3.2%、前壁型 1.9%、前柱型 4.5% 和横行型 7.4%）和至少包含 2 个因素的复杂骨折（后柱加后壁型 3.4%、T 形 7.0%、横行型加后壁型 19.5%、前柱加后半横行型 6.6% 和双柱型 22.7%），可知髋臼方形区骨折占全部髋臼骨折的 74.4%，说明此类损伤为髋臼骨折的主要部分。

（蔡贤华　刘曦明　汪国栋）

第三节　髋臼方形区骨折移位的机制与特点

一、机制

随着交通业及建筑业的发展，高能量创伤日益增多，髋臼骨折发生率逐年增高。作为髋臼骨折的中心部位——方形区骨折，因受伤机制复杂、致伤暴力大，骨折多呈粉碎性，且常合并股骨头中心性脱位。具体分析这些髋臼骨折的机制，实际上主要由直接暴力或间接暴力引起，但最常见还是间接暴力，即由股骨头撞击所致（图1-3-1～图1-3-4）。暴力一般是从大转子、膝部或足部传递到股骨头，偶尔可见在髋关节处于屈曲位时，从后面来的暴力使髋臼撞击股骨头，从而引起髋臼骨折。高能量暴力多见于青壮年患者；低能量暴力则多见于老年骨质疏松人群，低位前柱骨折是其最常见的骨折类型。

如图1-3-1A所示，当力 F' 施加到股骨上，只有加入 F' 作用点的分力 F 沿股骨颈轴传递到股骨头 C 的中心和髋臼。该轴在头-髋臼撞击点与髋臼表面相交（图1-3-1B）。如果髋关节是无软骨的球窝关节，那么施加在股骨上的力几乎均衡地分担到由头到臼的区域（图1-3-1A）。但是，由于股骨头与髋臼表面均有关节软骨，应力可被传递到髋臼的局限区域（图1-3-1B），沿力线 $F-C-F$ 的作用点（I）处的应力效果最大，并从该点开始逐渐减小，如半椭圆应力图所示。其高度、宽度和位置是传递到髋臼的应力方向和大小的作用结果，临床上见到的髋臼损伤和骨折碎片移位可能与这些应力图有关，这表明撞击时股骨的位置将影响最终的损伤结果（图1-3-2～图1-3-4）。

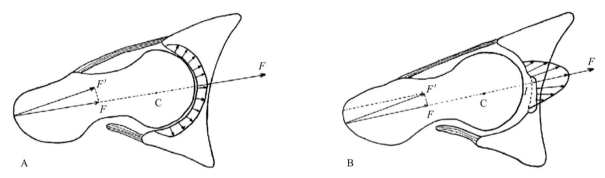

图1-3-1　经外展髋关节水平切面图显示作用于股骨大转子后引起髋臼应力分布

A 如髋部是无软骨的球窝关节，则应力会均匀分布；B 在骨表面有软骨的髋关节中，应力将会集中在如图所示的位置，实际上，股骨头与髋臼表面完全接触并向下延伸至耻骨结节。

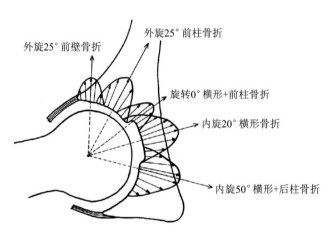

图1-3-2　冠状位切面图显示股骨头不同内外旋转角度与髋臼损伤部位的关系

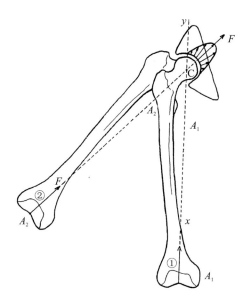

图 1-3-3 下肢不同内收与外展时引起髋臼横行骨折的机制

同样应力 F 作用于在位置①A_1（屈90°、外展0°、内旋20°、股骨颈外展45°）大转子，和在位置；②A_2（屈曲90°、外展45°）屈膝位时将产生同样的髋臼骨折。传递到髋臼应力的部位、方向及由此而引起的横行骨折部位将根据损伤时髋外展或内收的程度出现改变。间断线 $y-x$ 是髋关节在中立位时下肢的轴线。

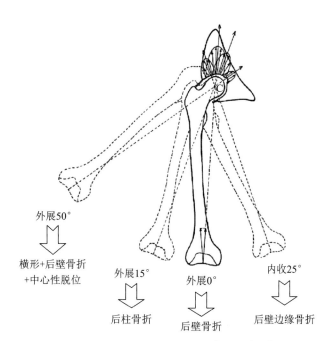

图 1-3-4 髋屈曲 90°通过股骨-髋关节同一水平切面图

当应力作用于屈曲的膝关节时，因股骨内收与不同外展位的作用力在髋臼的分布及其相应的损伤。

因此，沿股骨颈纵向传导的强大暴力均可能引起涉及方形区骨折，骨折常呈粉碎性，股骨头常随骨折块向盆腔内移位。但具体损伤部位与股骨内旋与外旋角度、内收与外展角度等相关（图 1-3-1～图 1-3-4），部分骨折如横行骨折损伤机制尤为复杂（图 1-3-1、图 1-3-2），因此，临床上常可根据髋臼方形区损伤部位逆行推测损伤机制，并据此判断可能相关的合并损伤，避免漏诊，同时指导患者的治疗。

二、移位

因暴力强大，髋臼方形区骨折多呈粉碎性，骨折块多向盆腔内移位，常与股骨头中心性脱位并存。本课题组在术中发现，方形区与前柱之间产生"开窗"样分离（图1-3-5A），方形区骨块常以骶棘韧带或骶结节韧带为轴，同时存在旋转移位，可向盆腔内旋转，也可向坐骨大切迹旋转（图1-3-5A、B）。方形区骨折块在主要向盆腔内移位的同时，常伴有向后下方移位（图1-3-5C），这意味着在方形区骨折复位固定的过程中，必须克服其向内、向后下移位的趋势，同时矫正旋转，即内固定在骨折复位后，必须既有阻挡骨块向内移位的能力，又具备一定向前上提拉的作用，需直接固定。

值得注意的是，单纯方形区骨折有一定的发生率。如发生，可轻度移位，有保守治疗的报道。也可合并前柱骨折，则骨折块可为粉碎性骨折或相对较完整（参见第四章第四节图4-4-17～图4-4-24），处理比较困难。

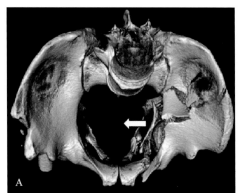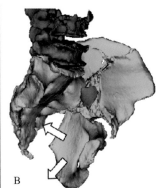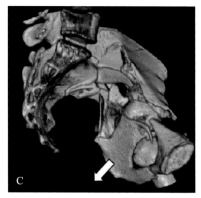

图1-3-5　髋臼方形区骨折移位情况

A 方形区骨折向盆腔内移位并旋转；B 方形区骨折可同时向坐骨大切迹方向旋转，并向下移位；C 方形区骨折粉碎且向下移位并旋转。

（蔡贤华　刘曦明　王华松）

第四节　髋臼方形区骨折分型的研究现状

涉及髋臼方形区骨折为一类临床上较为常见且处理非常棘手的骨折类型，已成为创伤骨科医生面临的一项挑战。虽然方形区骨折未列入常用Letournel-Judet与AO等分型，但因其位于髋臼骨折的中心区域，如不能对其进行有效复位与内固定，髋关节头臼匹配度就会降低，造成肢体短缩、创伤性关节炎或活动障碍（图1-4-1），无疑将严重影响髋关节功能。因此，不少学者认为髋臼方形区骨折可以作为髋臼骨折中特殊类型的骨折进行独立分型，且由于其解剖结构的特殊性，应采用专门或特殊内固定器械进行内固定。有鉴于此，本节将就涉及髋臼方形区骨折分型进展进行综述。

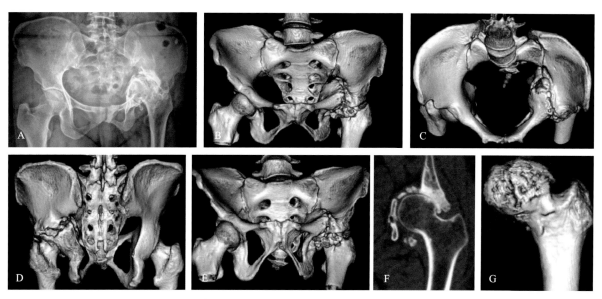

图 1-4-1　未经手术治疗的髋臼方形区骨折（横行骨折 B1.3）

　　女性，45 岁，伤后 30 余年，残留方形区骨折未完全骨愈合、股骨头变形坏死伴中心性脱位、头与大转子间的颈上部成为负重区，股骨颈周围大量骨组织形成，患侧下肢短缩：A 骨盆正位片；B～E 及 G 分别为类骨盆前后位、入口位、后前位、出口位及类股骨头正位 CT 三维重建；F 经股骨颈－头－臼断面 CT 扫描。

一、涉及方形区髋臼骨折的分型

　　髋臼骨折分型方法众多，也存在分歧，但多种分型中都涉及方形区骨折。如 Letournal-Judet 分型是临床应用最为广泛的髋臼骨折分型之一，其将髋臼骨折分为 5 种简单骨折（前壁骨折、前柱骨折、后壁骨折、后柱骨折和横行骨折）和 5 种复杂骨折（横行伴后壁、后柱伴后壁、前柱合并后半横行骨折、T 形骨折和双柱骨折）。这种分型方法虽未将方形区骨折进行独立分类，但除简单的前壁或后壁骨折外，其他 8 种髋臼骨折均涉及方形区骨折（图 1-2-3）。

　　近年来随着对方形区解剖结构重要性的认识加深，在最新提出的髋臼骨折分型中，方形区均被认为是髋臼骨折分型的重要参考结构。如以色列学者 Herman 等提出双柱理论，从髋臼骨折损伤机制出发，以骨折初始移位矢量方向作为分类的主要依据，并选择 6 个特定解剖结构作为识别不同亚型的重要标志点，其中方形区被认为是其中的一个重要参考标志；若患者合并有方形区内侧移位时，则标志着髋臼骨折存在内侧移位矢量。侯志勇教授等基于三柱理论提出的改良髋臼骨折分型，认为除 A1.1 型前壁骨折、A2.1 型后壁骨折和 A3.1 型顶壁骨折外，其他类型的髋臼骨折均可累及方形区；方形区为耻骨和坐骨之间的移行薄弱区，是构成髋臼内壁的主要结构。而王钢教授等提出的改良 Letournel-Judet 分型中，将髋臼骨折简化为后壁骨折、后柱骨折、前壁骨折、前柱骨折、横行骨折、T 形骨折、前柱合并后半横行骨折和双柱骨折 8 种类型，并结合骨折的粉碎程度和累及结构分成若干亚组，其中涉及方形区结构的骨折以添加 "q" 后缀表示。这些分型均将涉及方形区骨折列为重要指标之一进行分型，足以说明目前对此区域骨折越来越重视。

二、髋臼方形区骨折独立分型

　　虽然在多种髋臼骨折分型中均涉及方形区，但上述分型方法均难以对涉及方形区髋臼骨折处理形成有效的指导。同时，目前关于方形区骨折的固定也存在着方法众多、标准不一的问题，故为了对涉及方形区骨折的诊断和治疗提供更好的指导策略，有学者开始尝试提出方形区骨折独立的分类方法。

Prasartritha 等总结了 84 例髋臼骨折患者 CT 三维重建骨折线特点，将髋臼骨折分为壁骨折、横向骨折和柱骨折三种基本类型，并建议将方形区骨折首次纳入髋臼骨折分型。根据骨折线是否累及方形区，分为涉及方形区的髋臼骨折和不涉及方形区髋臼骨折；根据骨折线在垂直和水平方向的分布情况，将方形区骨折进一步划分为轻度、中度和重度三种亚型。

Karim 等根据方形区骨折粉碎程度及与前后柱的关系提出了方形区骨折 CHU 分型，其中 QPL1 型为不完全分离的简单骨折，即方形区与前柱分离，部分附着于后柱；QPL2 型为不完全分离的粉碎性骨折，即方形区的主要骨折块部分附着在其中一柱上，伴有不同程度的粉碎性骨折；QPL3 型为完全分离的粉碎性骨折，即方形区粉碎性骨折并与髋臼的两个柱完全分离；QPL4 型为完全分离的简单骨折，即方形区与两个柱完全分离，但骨折不粉碎。该分类与髋臼骨折损伤严重程度相对应，并可在一定程度上对 Letournel-Judet 分型中未能定义的髋臼骨折类型进行补充。但不足的是，在纳入的 98 例涉及髋臼方形区骨折患者中，QPL1、QPL2 和 QPL3 型分别占 52％、25.5％和 22.5％，而 QPL4 型仅存在理论的可能性（图 1-4-2）。

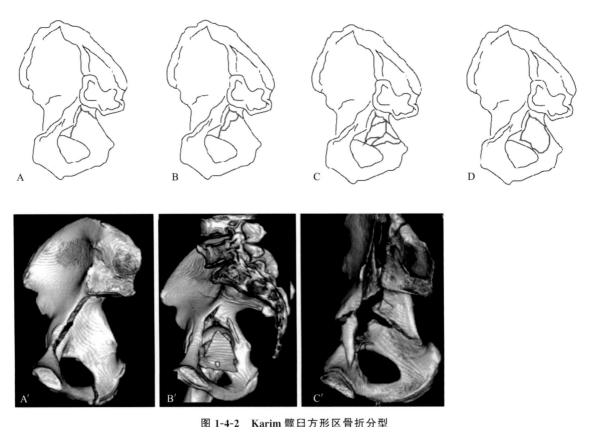

图 1-4-2　Karim 髋臼方形区骨折分型
A、A′ QPL1 型骨折；B、B′ QPL2 型骨折；C、C′ QPL3 型骨折；D QPL4 型骨折。

Yang 等采用 CT 三维重建和 Macromedia Fireworks MX 软件绘制了方形区骨折线叠加分布图（图 1-4-3）。根据骨折线分布频率，将方形区自坐骨棘至髂耻隆起连线分为两个部分，其中骨折线累及方形区后半区的为 A 型骨折，累及前半区的为 B 型骨折，两个区均累及的为 C 型骨折。在其纳入的 238 例患者中，A 型、B 型和 C 型骨折分别为 25%、10% 和 65%。这种根据骨折线分布的分型模式，一定程度上可帮助骨科医生进行诊断、术前规划和手术策略的制定。但其不足之处在于无法对于方形区骨折移位程度进行评估，如仅存在无移位的方形区骨折，可能无需手术治疗。

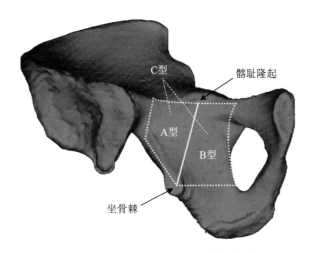

图 1-4-3　Yang 髋臼方形区骨折分型

值得注意的是，Karim、Yang 等髋臼方形区骨折分型中方形区的定义与广义方形区（图 1-1-6）十分接近，足见其定义渐获共识。

（吴海洋　蔡贤华　刘曦明）

本章小结

1. 髋臼方形区为髋臼特殊结构，虽然较薄，但对髋关节稳定与功能发挥起着至关重要的作用。

2. 本章从临床与解剖的角度，将方形区定义拓宽，更接近损伤与治疗的实际，正获公认。但其与狭义方形区定义类似，因骨质菲薄而致内固定危险。根据本课题组的研究不难发现，除单纯前壁与后壁骨折不涉及方形区以外，其他类型骨折均涉及髋臼方形区。

3. 根据现有数据统计分析发现，髋臼方形区骨折占全部髋臼骨折的 74.4%，说明此类损伤为髋臼骨折的主要部分。

4. 髋臼方形区骨折的发生机制与移位均具有自身特点，这是进行有效内固定方法研究的重要依据，方形区进行直接内固定是可靠方法，但现有内固定方法难以实现。

5. 方形区骨折虽未列入主流分型，但却是这些分型的主要内容与依据，目前方形区骨折的研究正成为一个新热点。

（蔡贤华　刘曦明　汪国栋　王华松）

第二章

髋臼方形区骨折的影像学分型及其临床思维

骨折分型的意义是为了更好地指导治疗，同时便于交流。诊断与分型是指导选择正确手术入路、制订合理内固定方案的基础。涉及方形区髋臼骨折治疗的难点之一在于诊断与分型，其主要依赖于影像学检查。X线是临床最常用的检查手段，基本可满足髋臼骨折的诊断并指导治疗，但其仍有局限性（因髋臼是立体、复杂和重叠的骨性结构）。CT扫描可部分弥补其不足，并通过三维重建图像，能显示骨折部位的立体图像。3D打印与数字骨科将髋臼骨折，尤其是方形区骨折的影像学评估带入了一个崭新的领域。

髋臼骨折诊断容易，但分型困难。目前涉及方形区的髋臼骨折仍沿用Letournel或AO分型，由于骨折的损伤形态与程度各式各样，如何进行分型比较困难，必须依据相应的临床思维来进行。本章将就髋臼方形区骨折的影像学分型及其临床思维方法进行讨论。

第一节　髋臼的应用解剖基础与X线片

一、髋臼的应用解剖——通俗概念

髋臼为髋骨的重要结构，实际上由髂骨（约占上2/5）、坐骨（约占后下2/5）和耻骨（约占前方1/5）组成（图1-1-9、图2-1-1）。在14岁以前这三部分由Y形软骨相连，骨化时间从14岁开始，16～18岁融合成整体（图1-1-9、图2-1-2）。髂骨与耻骨体结合处形成骨性隆起即为髂耻隆起，坐骨体与坐骨支移行的后部骨面粗糙隆起，为坐骨结节。髋臼外倾角约为40°，前倾约17°，是一个不完全的类半球面，由马蹄窝样关节面（horseshoe-shaped articular surface）大半环绕髋臼窝（cotyloid fossa）（非关节面，由股骨头圆韧带占据）构成（图1-2-2、图2-1-3A），髋臼横韧带恰好将髋臼之缺口封闭。除了骨性结构外，关节盂唇是另一重要的稳定结构，由纤维软骨构成，增加22%关节面和33%的髋臼容积。髋臼实际上占据方形区上半部分（图2-1-3），这是方形区作为复位内固定特殊区域的重要原因，它实际上传导躯干与下肢、坐骨间的负荷，由倒Y形双柱支撑（图1-1-3、图1-1-5B）。

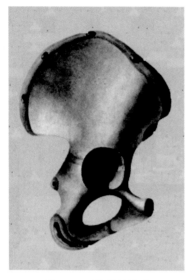

图 2-1-1　髋臼的组成

（骨骺未闭合）

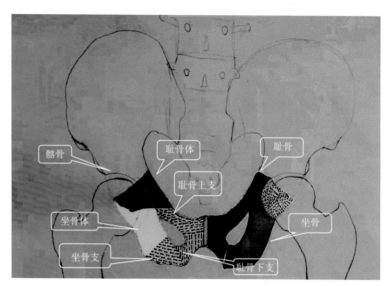

图 2-1-2　髋臼的组成

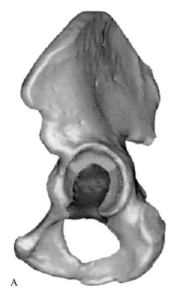

A

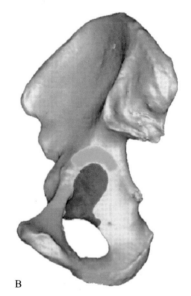

B

图 2-1-3　髋臼组成（A）及其在方形区镜像（B）示意图

红色为髋臼窝，绿色为月状面。

二、髋臼顶

　　髋臼顶（又称髋臼穹窿）为支持股骨头的髋臼关节面负重部分，常为前柱、后柱的一部分，位于方形区的顶部（图 2-1-4）。髋臼骨折手术和非手术治疗的主要目的均为恢复髋臼穹窿解剖结构并重建其与下方股骨头的同心圆匹配状态。髋臼顶周围的方形区和髂耻隆起骨质均很薄，且邻近股骨头，限制了在此区域使用内固定的类型。

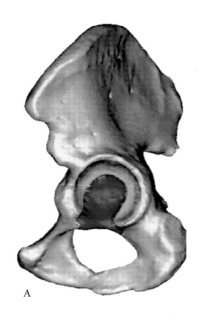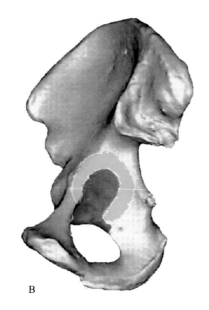

图 2-1-4　髋臼顶

髋臼组成（A）及其在方形区镜像（B）示意图；红色为髋臼窝，绿色为髋臼顶。

三、髋臼的柱状理论

髋臼的柱状理论由 Letournel 和 Judet 提出，呈倒置的 Y 形结构（图 1-1-3、图 1-1-5B）。前柱即髂耻柱，由髂骨翼前 1/3、髋臼前 1/2 及耻骨支，即分髂骨段、髋臼段、耻骨段组成（图 1-1-4、图 1-1-5A）。高位前柱骨折是指累及髂嵴前部或髂前上棘，常常导致头臼匹配不良。而低位前柱骨折是指骨折线低于髂嵴的骨折。对于低位前柱骨折，尤其是前柱髋臼段以远的骨折，有时被认为是骨盆骨折的一部分，通常可保守治疗。凡是累及髋臼的移位骨折，尤其是累及髂嵴的高位前柱骨折，会导致负重区的破坏，常需手术治疗。

后柱即髂坐柱，由坐骨大切迹、髋臼后 1/2 及坐骨支组成。生物力学研究显示，髋臼前柱维持骨盆环的稳定力量是髋臼后柱的 2.75 倍。臼内侧壁为方形区的一部分（图 2-1-3），是骨折分型的重要标志之一，柱状理论成为各种分类的基础。

四、髋臼 X 线片基本标志

X 线片是诊断髋臼骨折的基本影像资料，常用的体位包括前后位、闭孔斜位及髂骨斜位片，其中髂骨斜位和闭孔斜位统称 Judet 位，这三个标准位置的 X 线检查可以显示出髋臼骨折的基本外形和移位情况，为髋臼骨折分型诊断的必备检查。临床上发现骨盆入口位与出口位虽然主要用于骨盆骨折，但由于骨盆与髋臼损伤的相关性，本课题组常将这两种体位 X 线片作为诊断与观察髋臼方形区骨折疗效的常用方法。

1. 骨盆或髋部正位 X 线片

从图 2-1-5 A 中可以得到 6 条重要信息，包括：

1 为髂耻线：代表真骨盆入口前缘，为前柱内缘线，如中断或错位，则提示前柱或前壁骨折；

2 为髂坐线：代表方形区后下部即后柱，中断或错位提示后柱骨折；

3 为泪滴：其 U 形影像代表髋臼侧方下部、前部以及方形区前部平坦部分，可判断髂坐线是否内移或表示是否涉及方形区；

4 为髋臼顶：为髋臼负重区，如连续表示髋臼负重区未累及；

5 为前唇线：如不连续则表示前缘或前壁骨折；

6 为后唇线：如连续则表示后壁或后缘未受累及。

从图 2-1-5 B 中可见髂耻线、髂坐线均中断，前柱两处骨折，骨折线涉及髂骨，闭孔环断裂，为双柱骨折（C1.2）。

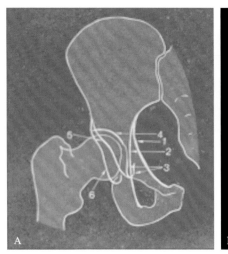
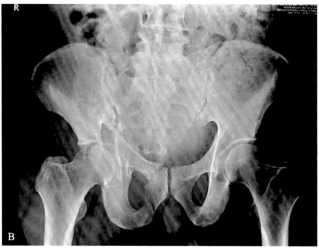

图 2-1-5　骨盆正位片

A 6 条线示意图；B 骨盆正位片 X 线片。

2. 骨盆或髋部闭孔斜位 X 线片

闭孔斜位片为患侧髋部抬高 45° 拍摄而来（图 2-1-6），图 2-1-6B 还显示：1 为前柱的中下部，2 为后柱的下半部。图 2-1-6A 显示右侧前柱与后柱均骨折，闭孔环不连续，髂骨骨折；值得注意的是骨盆 X 线片闭孔斜位对侧则为髂骨斜位。

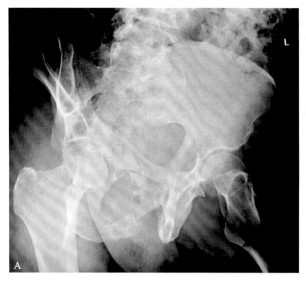
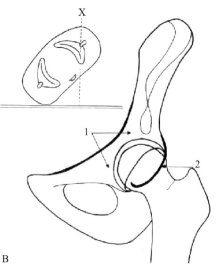

图 2-1-6　闭孔斜位片

A 右闭孔斜位 X 线片；B 闭孔斜位及拍照体位。

3. 骨盆或髋部髂骨斜位 X 线片

髂骨斜位片为健侧髋部抬高 45°拍摄而来（图 2-1-7），图 2-1-7A 还显示：1 为后柱及坐骨大、小切迹；2 为整个髂骨翼、前柱。图 2-1-7B 显示右侧后柱与前柱骨折，涉及髂骨。

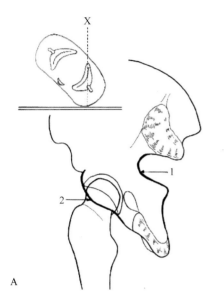
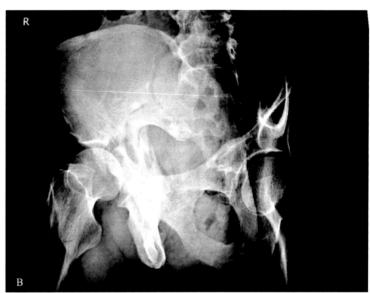

图 2-1-7　髂骨斜位片

A 髂骨斜位及拍照体位；B 右髂骨斜位 X 线片。

4. 骨盆入口与出口位 X 线片

可以从骨盆不同角度观察骨盆髋臼损伤及复位内固定的情况（图 2-1-8）。

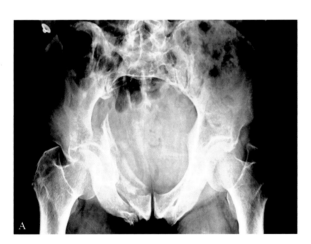
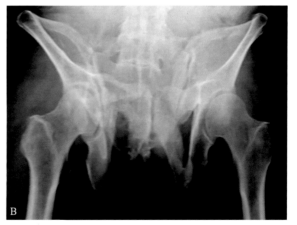

图 2-1-8　骨盆入口位与出口位 X 线片

A 入口位；B 出口位。

五、四条基本概念

X 线片（图 2-1-9）显示的特殊表现不能孤立地分析，而且常常意味着可能存在多种损伤，必须进行综合分析，如：

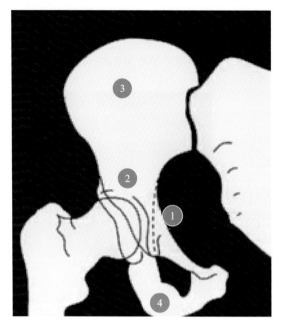

图 2-1-9 四条基本概念

①显示髂耻线中断不仅仅意味着前柱骨折，还可能合并或存在其他类型髋臼骨折；②显示髂坐线中断不仅仅意味着后柱骨折，还可能合并或存在其他类型髋臼骨折；③显示髂骨骨折不仅仅意味着双柱骨折，还可能合并或存在其他类型髋臼骨折；④显示闭孔环不完整不仅仅意味着 T 形骨折，还可能合并或存在其他类型髋臼骨折。

（蔡贤华　刘曦明　汪国栋　刘培钊）

第二节　分型的困惑与图像数字化的作用

有了上述应用解剖与 X 线片基础知识，分型时会明白一些，但单纯依赖 X 线片仍存在不少问题。这主要是因为涉及方形区的髋臼骨折，常为髋关节处于伸直位或者微屈外展位等体位时股骨头直接撞击造成，加之方形区为应力薄弱部位，常呈粉碎性骨折块，并可伴有臼顶等骨折或者股骨头中心性脱位。不同位置的 X 线片上常可见髂耻线断裂、泪滴线内移，骨折表现极为复杂。

一、常用分型概况

随着影像学的发现，髋臼骨折的常用分型方法有两种：Letournel-Judet 分型法与 AO 分型。

（一）Letournel-Judet 分型法概况

常简称 Letournel 分型法：由 Letournel 和 Judet 提出，因简单实用，临床最为常用，它建立在 X 线片数据基础之上。

1. 简单骨折

仅累及一个骨柱的部分或全部（图 2-2-1）。

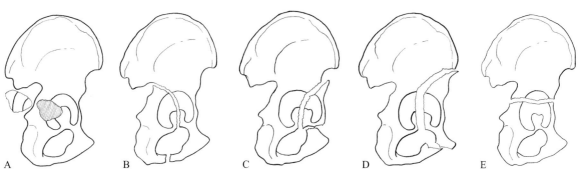

图 2-2-1　简单骨折具体分型

A 后壁骨折；B 后柱骨折；C 前壁骨折；D 前柱骨折；E 横行骨折。

2. 复杂骨折

合并存在两个以上简单骨折者（图 2-2-2）。

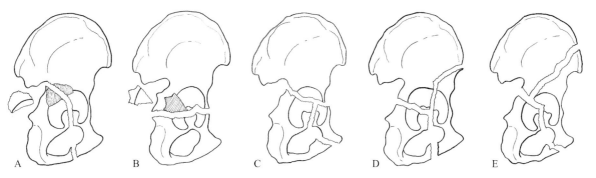

图 2-2-2　复杂骨折具体分型

A 后柱加后壁骨折；B 横行加后壁骨折；C T 形骨折；D 前方合并后半横行骨折；E 双柱骨折。

并非所有髋臼骨折都能在 X 线片上清晰显示，这就给分型带来了困难。

（二）AO 分型概况

在 Letournel 分型法基础上，结合 CT 及三维重建影像而形成，比较常用。

1. A 型

部分骨折，指骨折仅累及一个骨柱的部分或全部，分为 A1（后壁骨折）；A2（后柱骨折）；A3（前壁或前柱骨折）（图 2-2-3）。

2. B 型

部分骨折，指髋臼的横向骨折，分为 B1（横行骨折）；B2（T 形骨折）；B3（前柱或前壁伴后半横行骨折）（图 2-2-4）。

3. C 型

完全骨折，指双柱骨折，分为 C1（前柱骨折延伸至髂嵴）；C2（前柱骨折延伸至髂前上棘或下棘）；C3（骨折累及骶髂关节）（图 2-2-5）。

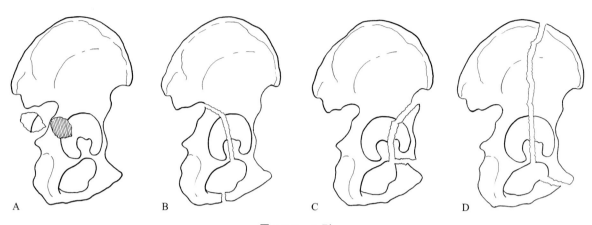

图 2-2-3　A 型

A 后壁骨折（A1.1）；B 后柱骨折（A2.2）；C 低位前柱骨折（A3.3）；D 高位前柱骨折（A3.2）。

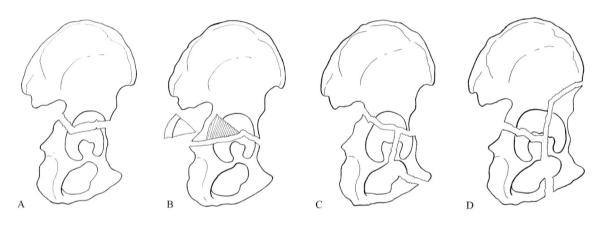

图 2-2-4　B 型

A 横行骨折（B1.2）；B 横行加后壁骨折（B1.3）；C T 形骨折（B2.2）；D 前柱伴后半横行骨折（B3.3）。

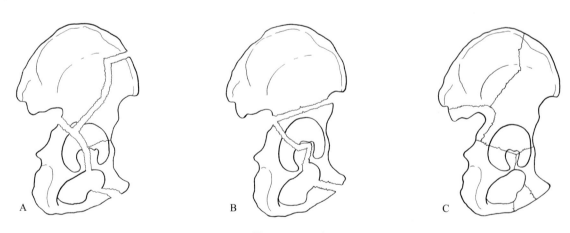

图 2-2-5　C 型

A 高位双柱骨折（C1.2）；B 低位双柱骨折（C2.1）；C 波及骶髂关节的双柱骨折（C3.2）。

按上述方法，进行大类分型基本可以完成。

二、依据 X 线片进行分型时的困惑

（1）虽然常规三种体位 X 线片能部分显示髋臼骨折类型及移位程度，但进行具体骨折分型时，容易混淆。因其仅为平面图片，对于缺乏经验的医生，或不标准的投照位置，以及 X 线片本身分辨率的影响，加之髋臼方形区骨折特殊的解剖位置，X 线投照后重叠影的影响，有时骨折后的详细信息往往不能完全显示，导致因分型不正确而影响手术入路与内固定选择而产生不良后果的教训常有发生，这提醒大家单纯依赖平片难以作出正确诊断，因此为了准确作出诊断，如有可能，必须有更清楚的检查图片用于临床。

（2）随着科学的进步，各种先进技术用于髋臼骨折的诊断，使获取更全面、更可靠的影像学资料成为可能。

（3）无数经验与教训告诫我们，在诊断分型过程中，简单骨折常不简单！复杂骨折可能更复杂！因拍摄技术与患者配合程度的差异，X 线片常常可能不标准，难以据此判断！也就是依靠单纯 X 线片常常不容易进行分型！

三、图像数字化对分型的影响

虽然大部分病例通过高质量的 X 线片可以做出髋臼骨折的诊断与分型，但是 X 线片显示的信息还是相对有限，对于髋臼骨折的分型及合理治疗方案的提出还远远不够，加之当前国内外学者对于髋臼骨折的认识早已超越了发现骨折的层次。随着螺旋 CT 的发展和普及应用，髋臼骨折的正确分型及合理治疗方案的提出除了常规多角度的标准 X 线投照片外，CT 扫描在当今临床上已经得到普及和广泛应用，尤其对于复杂的髋臼骨折，方形区骨折更是如此。一方面通过 CT 横断面、矢状面和冠状面的扫描，可以从不同维度清晰显示骨折累及的部位、移位情况以及与周围重要结构的毗邻关系，这样就更有利于临床骨科医生对于这类骨折做出正确的分型，指导进一步治疗，从这个角度讲，CT 具有 X 线不可比拟的优势，主要体现在：其加深了解了髋臼骨折的范围与程度；很大程度上避免了骨折的漏诊；可以提供更加清晰的前后壁骨块数量和大小；对于髋臼关节面的累及情况，关节腔内是否存在碎骨块，股骨头、股骨颈是否合并骨折，通过重建图像多维显示，都可以得到很好的判断；可以初步了解关节囊及周围软组织的损伤情况；相较于 X 线片，CT 可以很好地克服影像重叠干扰的影响。

另一方面，随着 CT 影像学技术的发展，当前通过三维重建，可以沿 X、Y、Z 轴做任何方向的旋转，可以清晰显示髋骨、骶骨、股骨三者之间的解剖关系，根据骨折线的位置、走形、方向和角度，做冠状面、矢状面的重建，提供不同角度和方向的立体成像图，比如通过去除股骨头，可以显示髋臼内骨折形态；对于累及方形区的骨折，通过方形区位的重建图像，可以提供更加明确的方形区骨块数量、累及情况、移位情况以及与周围结构的毗邻关系。另外，术者可以根据三维图像在骨盆模型上标示出骨折线，模拟骨折的移位，以供选择恰当的手术入路和显露范围，并在骨盆重建模型上预弯钢板，决定钢板放置的最佳位置和螺钉置入的最佳角度、方向和长度，术后还可以通过 CT 三维重建来观察骨折的复位情况、关节面是否平整，更加细致了解钢板和螺钉的位置和角度，现已成为国内外诊疗髋臼骨折的一种主流手段。

随着螺旋 CT 平扫及三维重建在临床上的普及和应用，骨科医生虽然可以依靠 CT 平扫和三维重建获取骨盆和髋臼三维空间结构的信息，但还停留在想象层面上，且大部分只能获取轴位扫描、矢状位和冠状位以及有限位置的重建图像，不能获取实体的个体骨折模型进行直观地显示和模拟手术操作，这就要求临床骨科医生具备强大的三维空间想象能力，并且如何将影像学上获取的信息在实际手术操作中进行整合也是一大难题。随着 3D 打印的出现，这些问题正在逐步得到解决和实现，3D 打印作为影像技术的"实体化"延伸，两者之间密不可分，同时为了满足临床应用的需求，不同成像原理的影像技术与 3D 打印相结合使得其在实体骨折模型上进行手术操作和训练有了更多可能，手术规划也趋于更加完善，这与以往的大部分依靠主刀医生的经验有很大的区别。因此，随着 3D 打印在临床上的普及和应用，骨盆和髋臼骨折的治疗也将向精准化和数字化方向迈进，3D 打印也将成为骨科医生在涉及方形区的复杂髋臼骨折诊疗过程中必备的一种可靠辅助手段。

（一）CT 加三维重建

CT 可以更清晰地发现髋关节内骨折片、关节不匹配和关节面边缘嵌塞软组织等情况，骨折块的旋转也可以通过 CT 更好地进行评估，这些技术对于术前准备非常重要，因为它们可以影响术前对于复位方式和置板位置的选择。

1. CT 扫描

CT 可以显示 X 线片难以分辨的骨折线和碎骨片，但二维 CT 读片时仍缺乏立体、直观的感觉，易造成图像与解剖概念分离现象。必须仔细解读 CT 平扫图像，并与 X 线片进行对照，有助于了解骨折的个性化特点。CT 平扫图像中矢状位骨折线（图 2-2-6 B、C）在骨盆前后位 X 线片上表现为横行骨折线；CT 平扫图像中冠状位骨折线在 X 线片上表现（图 2-2-6A）为前后柱分离的骨折线。

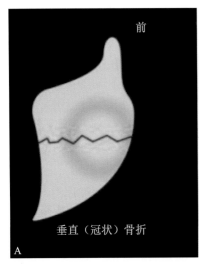
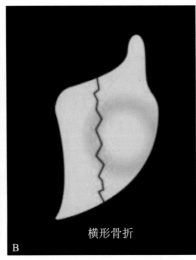
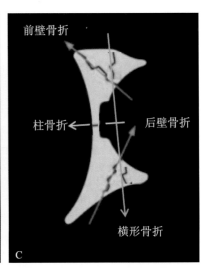

图 2-2-6　柱、壁骨折在断层上的诊断标志示意图

A、B 经臼顶扫描诊断标志线；C 断层诊断标志线。

2. CT 三维成像

1982 年 Harley 首先引入。通过 CT 扫描、标准的电脑程序化处理和三维重建图像后，从三维空间上可以分别制作出前后位、入口位、出口位、后前位、Judet 斜位、髂窝位、方形区位、去除股骨头后的髋臼窝位等影像，这样临床医生就可以根据不同位置反映的骨折信息，对复杂的髋臼骨折进行更加准确地判断（图 2-2-7）。

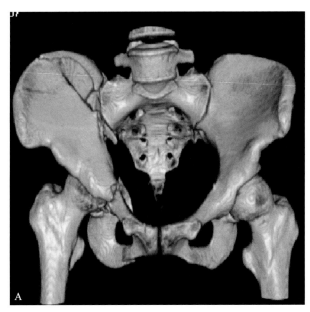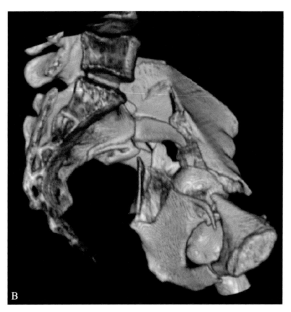

图 2-2-7　双柱骨折 CT 三维重建片

A 类骨盆前后位；B 方形区位。

优点：①可对骨盆做全面摄像，而患者无不适感；②射线量较通常 X 线摄片少；③可根据需要在任何时候反复重建，无需在每次重建前再次检查患者；④可通过重建，从任何角度观察骨折部位；⑤更具立体观，可自动消除肠腔内容物和盆腔脏器的干扰。CT 三维重建能直观地显现髋臼骨折形态及骨折块移位方向和程度，有助于认识骨折的特点，并制定切开复位内固定方案。

缺点：只能呈现骨折表面情况，无法展示骨折和骨骼内在结构的改变，如压缩性骨折、关节内骨折块等，对于这些易被忽视的情况应予以注意。难以显示无移位骨折、骨折线小于 2 mm 的骨折和重建骨块阻挡的关节腔等。

总之，CT 加三维重建为正确分型提供了重要依据，使曾经单纯依赖正位、髂骨斜位与闭孔斜位 X 线片的 Letournel 分型更具有立体感，准确率明显提高。并且以此为基础建立了 AO 分型，从另一角度对髋臼骨折进行了分型。但 CT 加三维重建无法替代 X 线片，这是必须要注意的。虽然 X 线片及 CT 加三维重建为绝大部分医院目前常规的检查措施，但仍存在无法形象地显示损伤实际情况，难以进行沟通或分享损伤程度。

（二）3D 打印与数字骨科软件的应用

3D 打印技术源于 20 世纪 80 年代中期，为了区别传统工业制造的减材特性，又称为"增材制造"，实际上是一种利用光固化和纸层叠等技术的最新快速成型技术。3D 打印及数字骨科软件应用，标志着骨盆髋臼损伤的诊断真正进入数字化时代。数字骨科软件及 3D 打印能真实地显现损伤的立体状态，有利于正确地对髋臼损伤进行诊断与分型。

1. 3D 打印的优势和不足

传统 X 线片及二维 CT 仅能提供平面影像，缺乏立体感，空间形态不够具体，这就使得骨科医生在了解骨盆髋臼骨折部位、骨折线走向、累及范围和移位情况等骨折具体信息时还不够客观完善，制订手术方案时医生的经验因素偏多，影像学客观指导还相对欠缺。有学者认为骨盆 CT 三维重建可从多角度较为清楚地显示骨盆髋臼骨折损伤的立体形态，能更加准确地判断骨盆髋臼骨折的部位、分型等，具有一定的优越性。但 CT 三维重建仅能提供几个角度的三维图像，不能帮助临床医生从任意角度和方向观察骨折情况，也不能通过触摸了解骨折线的走行方向和骨折块的具体形态，对制定手术方案的指导还存在一定的局限。此外，骨盆和髋臼本身结构复杂，空间立体感强，加之方形区解剖位置的深在和复杂的毗邻关系，骨盆的 CT 平扫及三维重建可以了解骨折视觉平面的立体结构情况，但是对于骨折内部的压缩或骨折块之间的交锁、嵌插，以及粉碎性骨块中关键骨块的取舍还不能作出准确判断，仍需术中具体情况进行证实，总体影响手术的顺利进行及复位质量，加之髋臼骨折的不确定性决定了骨折内固定选择时需要个性化的特点，传统手术无法做到精确的术前设计，过于依赖术者的经验，且无法做到设计思路及过程准确、共享。

3D 打印技术的出现可以说给复杂骨盆髋臼骨折患者带来了福音，正逐步成为骨科医生处理复杂髋臼骨折的一种新型辅助手段。其优势主要表现在：①可详细了解骨折类型、骨折的具体形态和移位方向，辅助医生对骨盆髋臼骨折进行更加确切的分型；②可通过骨折打印模型向患者及家属直观形象地介绍病情和手术方案，患者也更易接受；③制订个体化的手术方案，可以根据骨折打印模型和自身临床经验，选择最适宜患者的手术入路，模拟暴露骨折区域、复位方式的预选择和先后顺序、内固定方式的选择和固定先后次序进行详细的规划和指导，再结合术中的具体情况，达到个体化、安全和精准的治疗效果；④模拟手术复位，可以增加手术医生的操作熟练程度，便于培养年轻医生，还可以在术前对钢板进行塑形预弯，最大限度地增加钢板和骨面的贴服程度，减少术中透视次数，缩短手术时间，减少不必要的手术创伤。

当然其存在一些不足，主要表现在：①3D 打印技术涉及的机器昂贵，打印材料较昂贵和稀缺；②3D 打印技术涉及的患者隐私及伦理问题。总之，3D 打印假体作为一种新型产品、一项临床新技术，无论个体化定制或规模化制造，目前国际上仍无严格的技术标准和产品质量控制，导致了临床应用的安全隐患。

2. 数字骨科软件的优势和不足

数字骨科软件借助 CT 数据与 mimics 软件进行操作，按照诊断与分型需要进行图像旋转，从而得到十分清晰的髋臼骨折图像，有助于实现诊断与模拟手术操作的一体化，可在电脑上进行操作，有利于远程处理。本课题组的体会是，数字骨科软件是一项非常有前途且十分方便的应用软件。不足的是无法像 3D 打印那样实现内固定材料的预成形。

3. 图像数字化在分型中的应用

从 X 线片检查到图像数字化，将常用分型能更形象地展示出来，这类进步有利于髋臼骨折的诊断与分型。

1）AO 分型的病例举例。

从某种意义上来说，AO 分型实际上是某些髋臼骨折的细化。略举几例如下。

（1）双柱骨折（C3.2）（图 2-2-8）：A、B 为 CT 三维重建片显示后柱多处骨折，累及骶髂关节，前柱高位骨折；C、D 为 3D 打印实物，在相类体位下能更清晰地显示双柱骨折类型。

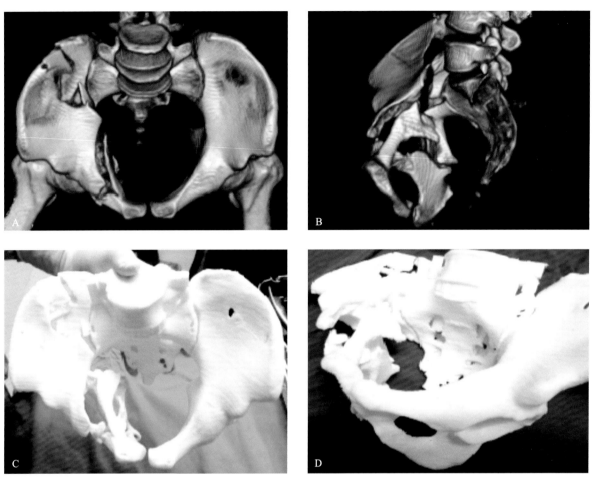

图 2-2-8　双柱骨折（C3.2）

　　（2）双柱骨折（低位）（C2.2）（图 2-2-9）：A～C 数字骨科软件图能从类正位、髂骨与闭孔斜位清晰显示两处或以上前柱低位骨折（前柱骨折线低于髂嵴，通常位于髂前下棘的下部或上部），而后柱仅一处骨折，但未累及骶髂关节；D～F 为 3D 打印实物，在相类体位下能更清晰地显示双柱骨折类型。

　　（3）双柱骨折（C3.3）（图 2-2-10）：A～C 数字骨科软件图能从类正位、髂骨与闭孔斜位清晰显示前柱低位骨折，后柱多处骨折，累及骶髂关节；D～F 为 3D 打印实物，在相类体位下能更清晰地显示双柱骨折类型。

　　以上举例不难看出，在数字骨科软件及 3D 打印得到广泛应用后，各种分型如 AO、Letournel 分型可从立体图片或实物中得到正确认识，并能实现医生之间、医患之间的良好沟通，但不能完全取代 X 线检查。

　　2）AO 分型的数字化。

　　（1）A 型：部分髋臼骨折，仅累及髋臼关节面的一部分。最为常见，常合并股骨头后脱位，易合并坐骨神经损伤，此型骨折后遗股骨头坏死相当多见。

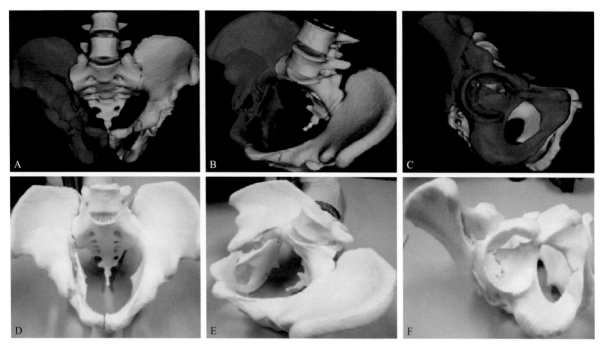

图 2-2-9　双柱骨折（低位）（C2.2）

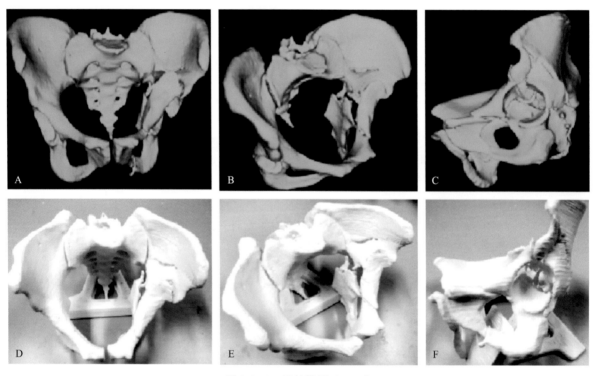

图 2-2-10　双柱骨折（C3.3）

A1 型（图 2-2-11）：后壁骨折。

A1.1 单纯骨折合并股骨头后脱位，1 个骨折块（图 2-2-11A）；

A1.2 单纯骨折合并股骨头后脱位，粉碎骨折（图 2-2-11B）；

A1.3 单纯骨折合并股骨头后脱位伴臼缘塌陷（图 2-2-11C）。

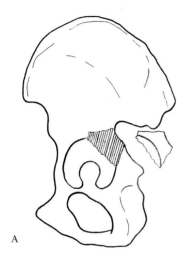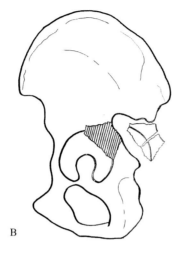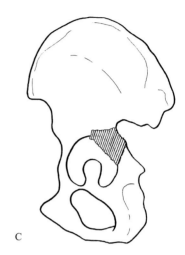

图 2-2-11 后壁骨折

A2 型（图 2-2-12）：后柱骨折，在双斜位上可清晰显示。

A2.1 经坐骨骨折，后柱骨折完全位于坐骨区（图 2-2-12A）；

A2.2 经闭孔环骨折，骨折线通过闭孔（图 2-2-12B）；

A2.3 后柱骨折合并后壁骨折（图 2-2-12C）。

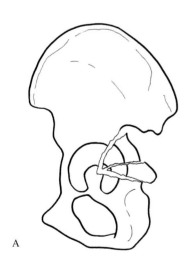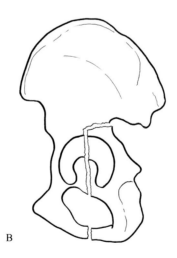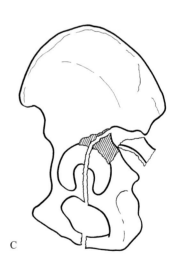

图 2-2-12 后柱骨折

A3 型（图 2-2-13）：前柱和/或前壁骨折，单独发生较少见。

A：A3.1 单纯前壁骨折（图 2-2-13A）；

B：A3.2 高位前柱骨折（图 2-2-13B）；

C：A3.3 低位前柱骨折（图 2-2-13C）。

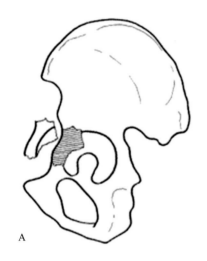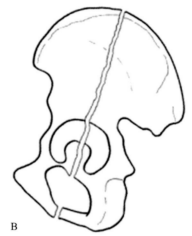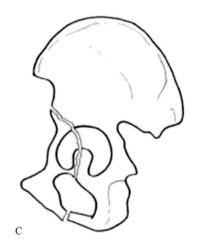

图 2-2-13　前柱和/或前壁骨折

（2）B 型：为部分髋臼骨折，包括横行骨折、T 形骨折及前方合并后半横行骨折。

B1 型（图 2-2-14）：横行骨折，经过髋臼关节面不同水平，将其分为上、下两部分。根据骨折线的位置又分为 3 个亚型。

B1.1 臼顶下型（图 2-2-14A），即骨折线同时经过月状面与髋臼窝，属低位横行骨折，因低于臼顶，预后往往较好；

B1.2 臼顶下缘型（图 2-2-14B），即骨折线仅经过月状面与髋臼窝上缘的交界处；

B1.3 经臼顶型（图 2-2-14C），即骨折线仅经过月状面，即臼顶区，预后最差。

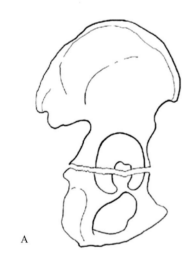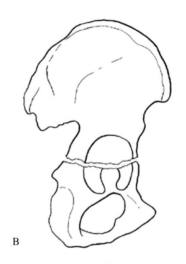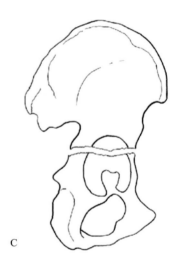

图 2-2-14　横行骨折

B2 型（图 2-2-15）：T 形骨折，在横行骨折（其垂直骨折线可位于闭孔后侧、经闭孔和闭孔前侧）的基础上，髋臼远侧垂直分为两部分。根据横行骨折水平不同分如下 3 个亚型。

B2.1 臼顶下型（图 2-2-15A）：横行骨折线同时经过月状面与髋臼窝，即低位横行骨折；

B2.2 臼顶下缘型（图 2-2-15B）：横行骨折线经过月状面与髋臼窝上缘的交界处；

B2.3 经臼顶型（图 2-2-15C）：横行骨折线仅经过月状面。

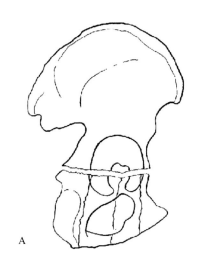 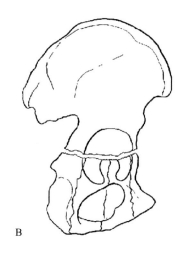 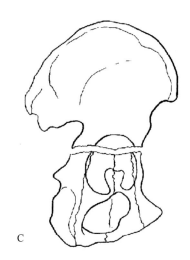

图 2-2-15　T 形骨折

　　B3 型（图 2-2-16）：前柱伴后半横行骨折，实际上是 T 形骨折的变异，后半横行骨折线应位于髋臼水平。因前方骨折的不同分如下三种亚型。

　　B3.1 前壁伴后半横行骨折（图 2-2-16A）：前壁骨折；

　　B3.2 高位前柱伴后半横行骨折（图 2-2-16B）：高位前柱骨折；

　　B3.3 低位前柱伴后半横行骨折（图 2-2-16C）：低位前柱骨折。

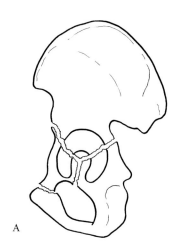 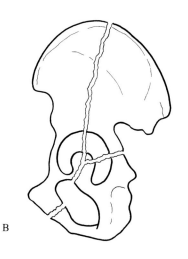 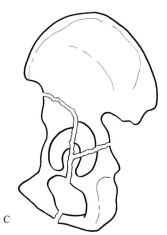

图 2-2-16　前柱伴后半横行骨折

　　（3）C 型：髋臼完全骨折，近侧与中轴骨分离，又称"漂浮髋"。

　　C1 型（图 2-2-17）：双柱骨折，高位型（前柱骨折线通过髂嵴）。

　　C1.1 前后柱均一处骨折（图 2-2-17A）；

　　C1.2 后柱一处，前柱两处或多处骨折（图 2-2-17B）；

　　C1.3 后柱与后壁骨折同时存在（图 2-2-17C）。

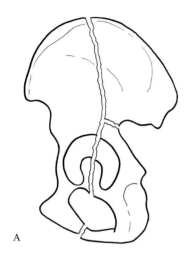 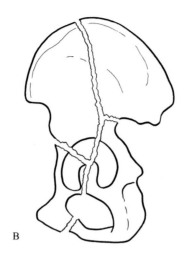 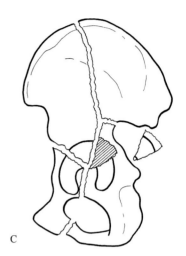

图 2-2-17　双柱骨折（高位型）

C2 型（图 2-2-18）：双柱骨折，低位型（前柱骨折线低于髂嵴）。

C2.1 前柱、后柱均一处骨折（图 2-2-18A）；

C2.2 后柱一处，前柱两处或多处骨折（图 2-2-18B）；

C2.3 后柱与后壁骨折同时存在（图 2-2-18C）。

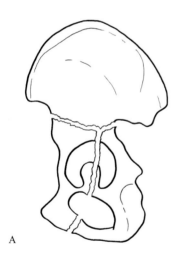 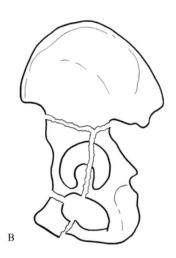 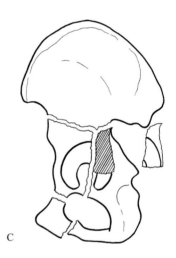

图 2-2-18　双柱骨折（低位型）

C3 型（图 2-2-19）：双柱骨折，累及骶髂关节。

C3.1 后柱一处骨折（图 2-2-19A）；

C3.2 后柱多处骨折，前柱高位骨折（图 2-2-19B）；

C3.3 后柱多处骨折，前柱低位骨折（图 2-2-19C）。

3）Letournel 分型的数字化。

X 线片虽然从不同角度能显示髋臼骨折的分型，但因损伤与移位复杂，并不总能全面而准确地显示骨折类型，数字化影像学为建立在 X 线片基础上的 Letournel 分型的准确实施打下了基础，临床再也不用冒单独使用 X 线片进行分型而带来的危险。

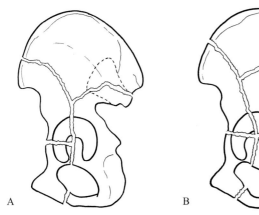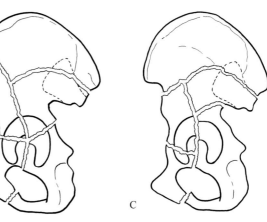

图 2-2-19　双柱骨折（累及骶髂关节）

（1）后壁骨折—简单骨折（图 2-2-20）。特点：①髋臼后缘线中断，后缘骨折，系髋臼的坐骨部分骨折。②常合并股骨头后脱位。③髋臼后壁骨折块大小的意义：当超过整个后壁 40％时将严重影响髋关节的稳定性。

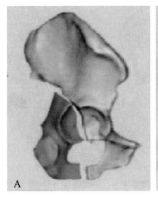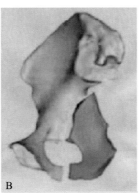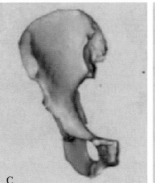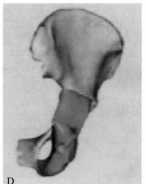

图 2-2-20　后壁骨折

A 外则像；B 内侧像；C 前侧像；D 后侧像。

（2）后柱骨折—简单骨折（图 2-2-21）。特点：①骨折线从坐骨大切迹开始，经髋臼至坐骨结节或坐骨支。②可伴股骨头后脱位或中心性脱位。③X 线片示髂坐线分离、中断。

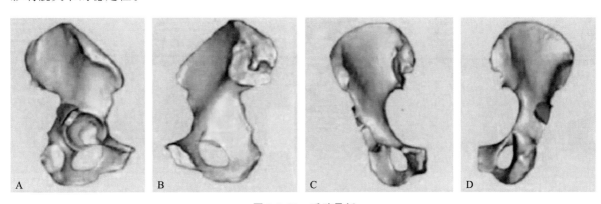

图 2-2-21　后柱骨折

A 外侧像；B 内侧像；C 前侧像；D 后侧像。

（3）前壁骨折—简单骨折（图2-2-22）。特点：①仅涉及前柱中间部分，无耻骨支骨折。②X线可见髋臼前缘完整性破坏。③单纯前壁骨折少见，且几乎不合并髋关节前脱位。

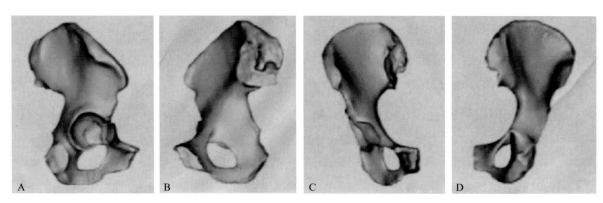

图2-2-22　前壁骨折

A外侧像；B内侧像；C前侧像；D后侧像。

（4）前柱骨折—简单骨折（图2-2-23）。特点：①骨折线起自髂嵴或髂前上、下棘，累及髋臼前半，延及耻骨支。②正位片髂耻线中孔斜位片显示最清楚。

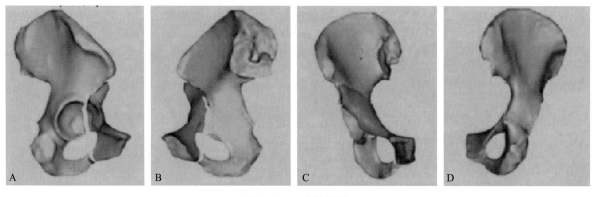

图2-2-23　前柱骨折

A外侧像；B内侧像；C前侧像；D后侧像。

（5）横行骨折—简单骨折（图2-2-24）。特点：①骨折线经髋臼将半侧骨盆分成上、下两部分，上部包括髂骨翼及部分或全部臼顶，下部包括耻骨、坐骨及完整闭孔。②X线片上髂耻线、髂坐线均中断、分离。③股骨头轻度内移或完全中心性脱位。

（6）后柱伴后壁骨折—复杂骨折（图2-2-25）。特点：①正位片示髂坐线和后唇线在坐骨大切迹处中断、移位。②闭孔斜位片示后壁骨折移位。③髂骨斜位片示后柱骨折。

（7）横行伴后壁骨折—复杂骨折（图2-2-26）。特点：①在横行骨折的基础上合并后壁骨折。②X线表现：正位、闭孔斜位及髂骨斜位片上除有横行骨折征象外（髂耻线，髂坐线，前后唇在同一平面中断），还可见后壁骨折。

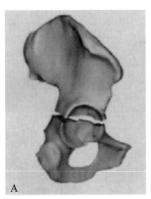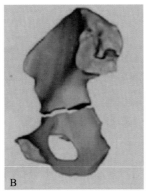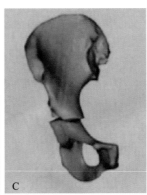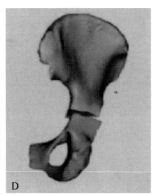

图 2-2-24　横行骨折

A 外侧像；B 内侧像；C 前侧像；D 后侧像。

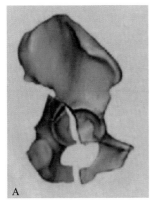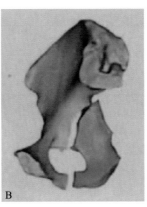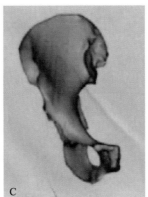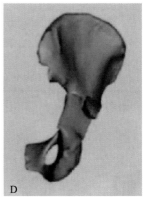

图 2-2-25　后柱伴后壁骨折

A 外侧像；B 内侧像；C 前侧像；D 后侧像。

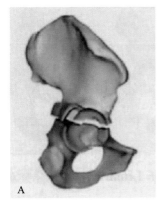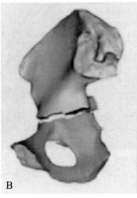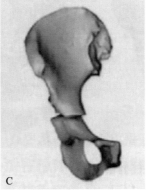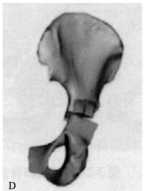

图 2-2-26　横行伴后壁骨折

A 外侧像；B 内侧像；C 前侧像；D 后侧像。

（8）T 形骨折—复杂骨折（图 2-2-27）。特点：①横行骨折的基础上，髋臼下半部分被垂直骨折线分离。②垂直骨折线位置有多种（图 2-2-15），典型的垂直骨折线经闭孔，合并耻骨下支骨折。

③中心性脱位较常见。④骨折预后最差（解剖复位成功率不超过60%）。

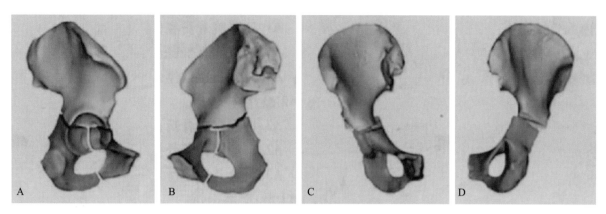

图 2-2-27　T 形骨折

A 外侧像；B 内侧像；C 前侧像；D 后侧像。

（9）前柱伴后半横行骨折—复杂骨折（图 2-2-28）。特点：①此型骨折并不常见，属 T 形骨折的变异。②CT 或三维 CT 显示最清楚。③该型与 T 形骨折区别在于前柱骨折线起点高，而后者前方骨折线近水平。

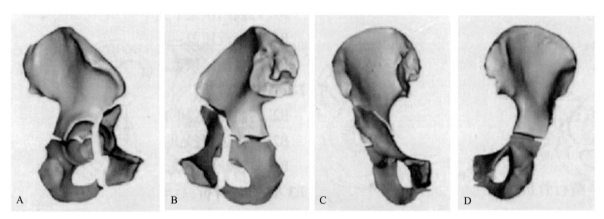

图 2-2-28　前柱伴后半横行骨折

A 外侧像；B 内侧像；C 前侧像；D 后侧像。

（10）双柱骨折—复杂骨折（图 2-2-29）。特点：①A. 前后柱均存在骨折，关节完全破坏，因关节面不再与中轴骨相连续，亦称"漂浮髋"。②X 线特征表现：闭孔斜位上典型的"马刺征（spur sign）"：即主体骨（与躯干正常相连的髂骨）的最远端外侧骨质后部与内移的髋臼相反，较为突出，形似马刺（参见图 2-3-2C）。③常伴中心性脱位。

（三）检查方法的进步作用有限

尽管从 X 线拍片到 CT 三维重建及数字化检查，检查手段明显得到更新，确实为提高髋臼骨折临床诊断与分型提供了重要条件，但因为存在着不同类型损伤，正确分型仍存在困难！因此，需要遵循一定的诊断思路才能完成分型。

（蔡贤华　刘曦明　钟炎军　刘培钊）

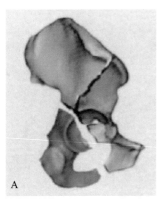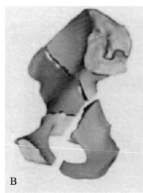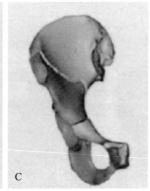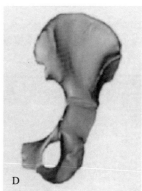

图 2-2-29　双柱骨折

A 外侧像；B 内侧像；C 前侧像；D 后侧像。

第三节　分型的诊断思维

任何事物，均有一定的规律，髋臼骨折的诊断也一样。这意味着影像学不管进入什么时代，必须具备正确的诊断思维才能完成髋臼骨折的诊断与分型，本节以 Letournel 分型为主线进行诊断思维分析。虽然 Letournel 分型有 10 种类型，但双柱骨折、T 形骨折、横行骨折、横行加后壁骨折及后壁骨折这 5 种骨折占全部髋臼骨折的 80.3％。双柱骨折、T 形骨折均影响到闭孔环完整，而后三种则与髂坐线、髂耻线的完整性密切相关，有一定的内在联系。

一、双柱骨折（C1.1）的诊断思维

图 2-3-1、图 2-3-2 从右髂耻线与髂坐线不连续来看，属于 T 形、双柱骨折的范畴，但如何具体分型，尤其是 AO 分型还需思考。

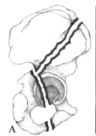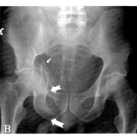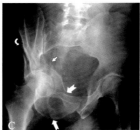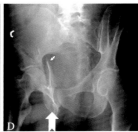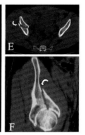

图 2-3-1　右高位双柱骨折

高位双柱骨折示意图（A），骨盆正位片（B）、Judet 双斜位（C、D）、CT 断层扫描（E）及矢状位 CT 重建扫描（F）显示髋臼骨折（B～D 中直箭头），骨折线进入闭孔环（燕尾箭头，B～D）及骨折线延伸到髂骨翼（弧形箭头，B～F）。请注意 CT 片发现的冠状位骨折，位于耻骨－髋臼交界处的耻骨上支。

首先看闭孔环是否完整，如不完整，且伴髂坐线不连续，骨折块向盆腔内移位，证明存在后柱骨折，这点与 T 形骨折类似。但在双柱骨折中，前柱骨折波及髂骨，在前后位中并不总是明显，但在闭孔斜位与 CT 片中常能显示，属于高位前柱骨折，而 T 形骨折则没有类似现象，且双柱骨折还

有典型的马刺征（图 2-3-2 C）。CT 平扫图像（图 2-3-2 B）中冠状位骨折线在 CT 三维重建图像上表现为髋臼前后柱分离，髋臼与中轴骨无连接，因此确定图 2-3-1 及图 2-3-2 属双柱骨折无疑，双柱骨折常伴有髋关节中心性脱位。由于前、后柱仅一处骨折，故属于 C1.1。

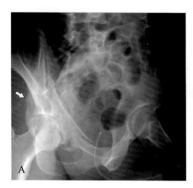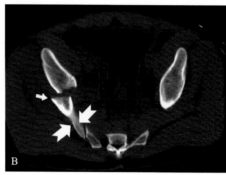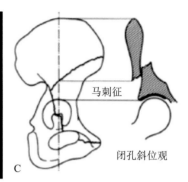

图 2-3-2　右双柱骨折及马刺征

右闭孔斜位（A）及横断 CT 扫描片（B）示马刺征（箭头），它代表骨折移位并涉及坐骨支撑柱（sciatic buttress）（直箭头），注意坐骨支撑柱（燕尾箭头，B）不再与髋臼负重部分相连接，这种冠状位分离表现，意味着前后柱分离，也为其特征；闭孔斜位马刺征示意图（C）。

二、T 形骨折（B2.1）的诊断思维

T 形骨折处理比较困难，因为常常需双入路才能完成手术，因此必须诊断明确。T 形骨折实际上为横行骨折与向下延伸到闭孔环的联合骨折（图 2-3-3），它与双柱骨折的相似点在于闭孔环完整性破坏及同时存在髂耻线与髂坐线不连续。容易混淆的地方之一是如何认定其横行骨折，实际上横行骨折线形不是解剖学上的横断面，而是相对于髋臼的横行线。由于髋臼杯的形态正常向下、向前倾斜，横行骨折面则被设定为相似的横行方向。因此，在闭孔斜位 X 线片上，横行骨折线中断髂耻线的方向是自髋臼向上走行，而中断髂坐线的方向则是向内走行，这种现象在移除股骨头的髋臼 X 线片中常可显示（图 2-3-3F）。在 CT 片上，横行骨折线呈从髋臼向内、向上的矢状位骨折线。当然骨折线的 T 形柄最常见可垂直于耻骨下支，也可斜向前方或后方，形成各自不同的 T 形骨折（图 2-2-15、图 2-3-4），即横行髋臼骨折可伴有耻骨下支和坐骨支垂直骨折，X 线片上所有纵向标记线均不连续，其中坐骨支方向骨折时可出现闭孔环完整，但髋臼顶和髂骨翼连续。T 形柄在前后位可见，但在闭孔斜位更清晰，并可确定闭孔环是否完整（图 2-3-3 C 或 F）。因此，本例诊断为 T 形骨折。由于横行骨折线同时经过月状面与髋臼窝，故属于 B2.1（臼顶下型）。

三、横行骨折（B1.1）的诊断思维

髋臼的横行骨折局限于髋臼（图 2-3-5），没有涉及闭孔环。这种骨折必须同时累及髋臼的前部与后部，因此，在 X 线片上髂耻线与髂坐线均中断。与前述的 T 形骨折中的横行骨折类似，这种骨折线从髋臼向上和向内侧延伸。在 CT 从下到上的系列断层扫描片上，可显示从外到内矢状位特征性的骨折线（图 2-2-6，图 2-3-5E）。虽然骨折线不一定自然呈横行，但相对于髋臼窝而言，骨折线是横行的，且向下和向前倾斜。这种骨折线实际走向在髋臼 CT 三维重建片上显示最为清楚（图 2-3-5F）。有鉴于此，本例诊断为横行骨折。由于横行骨折线同时经过月状面与髋臼窝，因此分

型为 B1.1（臼顶下型）。

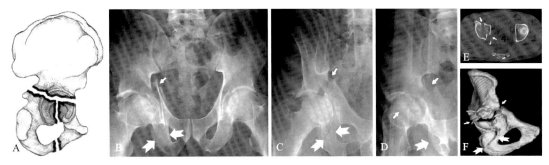

图 2-3-3 T 形骨折

　　T 形骨折示意图（A），骨盆正位（B）、双斜位片（C、D）、CT 断层扫描（E）及移除股骨头、显示臼底的 CT 三维重建片（F）显示闭孔环骨折（燕尾箭头）及经过髋臼的横行骨折（直箭头）。请注意，在 CT 扫描片上闭孔斜位特征——横行骨折线相对于髋臼而言呈横行矢状位（由前向后）走向。

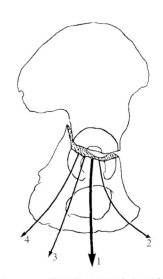

图 2-3-4 骨折线 T 形柄方向示意图

　　最常见的方向为（1），也可向前（2）或向后（3，4），注意当完全经坐骨支（4）时，闭孔环是完整的。

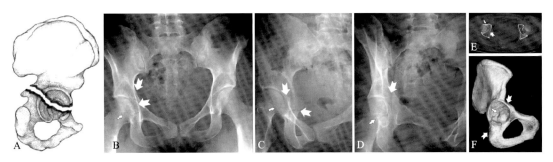

图 2-3-5 髋臼横行骨折

　　髋臼横行骨折示意图（A），骨盆前后位 X 线片（B）、双斜位骨盆 X 线片（C、D）、CT 断层扫描（E）及移除股骨头、显示臼底的 CT 三维重建片（F），显示骨折线（燕尾箭头）方向与髋臼呈横行，髂耻线与髂坐线同时中断（直箭头）。注意在 CT 扫描片上可见特征性矢状—斜行骨折线（E）。

四、横行加后壁骨折的诊断思维

横行伴后壁髋臼骨折实际上是横行骨折增加了粉碎的后壁骨折，且后者常常呈移位状态（图2-3-6）。诊断单一横行骨折的关键是闭孔环的完整性未受到破坏，这也是排除双柱和T形骨折的依据。与单一横行骨折类似，这种骨折类型并不延伸到髂骨翼。在X线片上，髂耻线与髂坐线同时中断如孤立性横行骨折所见一样（图2-3-6B～D）。然而，与孤立性横行骨折不同，这种骨折还可伴后壁粉碎性骨折。如果没有移位，后壁粉碎骨折可能在前后位X线片上难以发现，这是由于骨折块与股骨头重叠。双斜位X线片与CT对显示粉碎性后壁骨折有帮助（图2-3-6C～F）。因此，本例诊断为横行伴后壁髋臼骨折。

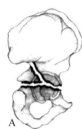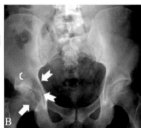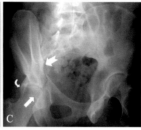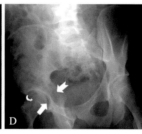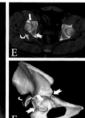

图2-3-6　横行伴后壁髋臼骨折

横行伴后壁髋臼骨折示意图（A），骨盆正位片（B）、双斜位片（C，D）、CT断扫（E）及移除股骨头的CT三维重建外侧面观（F），显示骨折线（燕尾箭头）方向与髋臼呈横行，髂耻线与髂坐线中断的横行骨折（直箭头）和粉碎的后壁骨折块（弧形箭头）。

五、单纯后壁骨折的诊断思维

单纯后壁骨折（图2-3-7）是髋臼骨折最常见的骨折类型之一，发生率约23.7%，有些报道达27%，常伴有髋关节脱位。闭孔环完整，与双柱及T形骨折差异明显。它完全没有髋臼横行骨折的表现，髂耻线无中断，可排除横行伴后壁骨折。然而，作为粉碎性后壁骨折成分的延伸，可能存在或可能不存在髂坐线中断。双斜位（Judet）X线片和CT有助于显示孤立的后壁骨折（图2-3-7 C～F）。因此，本例诊断为单纯后壁骨折。

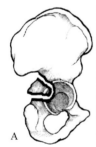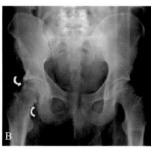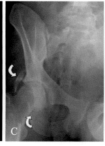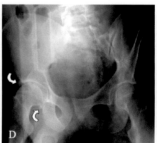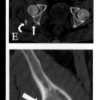

图2-3-7　单纯后壁髋臼骨折

单纯后壁髋臼骨折示意图（A），骨盆正位片（B）、双斜位片（C，D）、CT断扫（E，F）及CT三维重建矢状位观（G），显示单纯后壁骨折（直箭头）及其移位的骨折块（弧形箭头）。

六、无法常规分型的部分骨折

目前使用最广泛的髋臼骨折分型是 Letournel 分型，这种解剖学分型将所有髋臼骨折分为简单骨折和复杂骨折。AO 分型在此基础上，将髋臼骨折分 9 大类。经过临床应用显示，这两种分型对临床均具有很强的指导意义。2005 年 Giannoudis 等的荟萃分析显示，3 670 例髋臼骨折均可使用 Letournel 方法进行分型，方形区骨折通常因髋臼后柱中断而进行分型。但随着病例的增加，不难发现，髋臼骨折的类型远超过 Letournel 分型与 AO 分型。这就是说，仍有不少骨折无法进行常规分型，这主要是髋臼骨折损伤能量比较高、损伤机制越来越复杂所致。

Laflamme 等 2009 年报道，因车祸导致仅涉及方形区的髋臼骨折（图 2-3-8），比较特殊，姑且称之为单纯方形区骨折。作者认为，在左髋置于屈曲 90°、内旋 20° 和最大外展的体位下受到暴力，由于在股骨头外上方与髋臼外侧之间发生了撞击并形成压缩骨折，产生仅导致股骨头部分中央突出的力矢量进入髋臼内侧，从而形成孤立的方形区骨折伴股骨头压缩骨折。也有这种可能，即在撞击瞬间，股骨头在髋臼内向下半脱位，然后向内侧半脱位，使大部分力指向髋臼的方形区，股骨头的大小与髋臼内侧壁破裂所形成的缝隙匹配是发生此种骨折的条件。这种解释将首先说明以下事实：大部分残余骨折位移在内侧壁的下方，而内侧壁的上方基本上未移位（图 2-3-8）；其次，在事故发生后，获得了 X 线片髋部处于中立位置时，未发现关节残留半脱位。

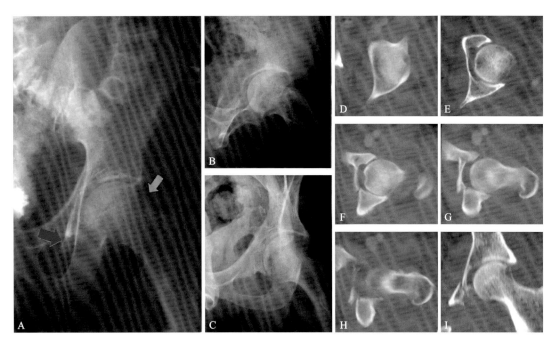

图 2-3-8　孤立性左髋臼方形区骨折

髋关节正位 X 线片（A）、Judet 斜位片（B、C）显示方形区骨折并向中心移位（红色箭头），且双柱连续（A～C），股骨头外上方的压缩骨折（蓝灰色箭头）；CT 断层扫描（D～H）显示方形区骨折移位但没有双柱中断，冠状位扫描显示髋臼顶完整。

中部战区总医院的病例（图 2-3-9、图 2-3-10）也发现方形骨折并不总与后柱骨折同时发生，但可与前柱骨折同时发生（图 2-3-8），方形区骨折块可完整，也可粉碎。Collinge 等也报道过类似病例。其发生机制可能与髋关节特殊体位加过伸外力所致，与 Laflamme 等报道的机制有一定的相似之处。因此，无法进行常规分型的髋臼骨折并非十分少见。

涉及方形区骨折的分型方法探讨详见本书第一章第四节。在未得到公认分型方法之前，仍应依据解剖部位进行相关分型，如孤立性左髋臼方形区骨折（图 2-3-8）、右髋臼前柱骨折加方形区骨折（图 2-3-9）等，以便指导临床与相关研究。

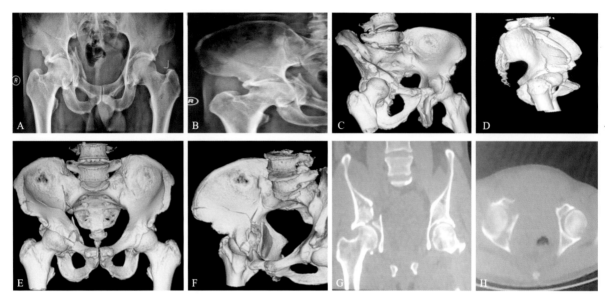

图 2-3-9　右髋臼前柱骨折加方形区骨折

骨盆正位 X 线片（A）、髂骨斜位片（B）显示髂耻线不连续，且骨折线波及髂骨翼，方形区骨折（骨折块基本完整）；CT 三维重建（C～F）类前后位、髂骨斜位、闭孔斜位、髋关节外侧位及冠状位片证实高位前柱骨折，方形区骨折及股骨头向前、内（中心）移位，后柱完整；经髋臼 CT 断层扫描显示方形区骨折且伴股骨头向内（中心）移位（G、H）。

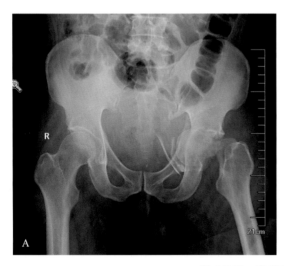
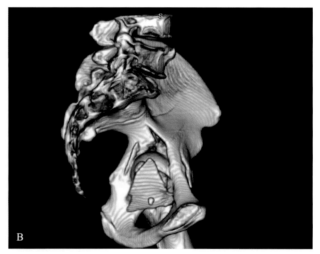

图 2-3-10　左髋臼前柱骨折加方形区骨折

骨盆正位片（A）示左髂耻线中断但髂坐线完整，骨折线涉及髂骨，臼顶海鸥征（gull sign），方形区粉碎性骨折并向盆腔内移位，股骨头随之部分突破髂耻线，明显移位的股骨颈骨折；CT 三维重建方形区位（B）显示前柱骨折，方形区粉碎性骨折并见部分突入盆腔的股骨头。

（蔡贤华　刘曦明　黎立荣　吴李菲）

本章小结

1. 正确诊断涉及方形区髋臼骨折需做到：①熟悉髋臼解剖结构及其在 X 线片上的位置和形态；②根据不同体位的 X 线、CT 及三维重建、数字骨科等检查明确髋臼骨折诊断；③掌握并采用目前常用的 Letournel 分型与 AO 分型来准确判断髋臼骨折类型。

2. 近年来影像学进步较为明显，为确立正确诊断打下了坚实的基础，但必须建立诊断的正确思路。本节以常见的 5 种髋臼骨折（包括双柱骨折、T 形骨折、横行骨折、横行加后壁骨折及单纯后壁骨折）为例分析了诊断思维，虽然各种骨折各有特点，但可通过闭孔环中断与否作为决策树的基础进行分型（图 2-3-11）：①闭孔环骨折意味着可能有双柱或 T 形骨折。如果骨折线波及髂骨翼，则应为双柱骨折；如果没有，则为 T 形骨折。②闭孔环完整通常表示可能存在横行、横行伴后壁或单纯后壁骨折。如果髂耻线和髂坐线同时中断，可能表示横行、横行伴后壁骨折存在，如同时有后壁骨折，则为横行伴后壁骨折，否则为横行骨折；如果没有髂耻线和髂坐线同时中断，仅有后壁骨折，则为单纯后壁骨折。

值得注意的是，双柱骨折线均在冠状面上，而横行骨折、T 形骨折则是在 CT 上的矢状斜面上的骨折。CT 三维重建（尤其是移除股骨头的髋臼窝外侧像与内侧像即方形区位像）有助于理解并进行髋臼骨折分型（图 2-2-20～图 2-2-29）。由于损伤机制复杂，髋臼骨折的类型远超过目前分型所能概括的范围。对于无法进行常规分型的髋臼骨折，我们认为宜根据骨折解剖部位进行相应诊断与分型（图 2-3-8～图 2-3-10）。

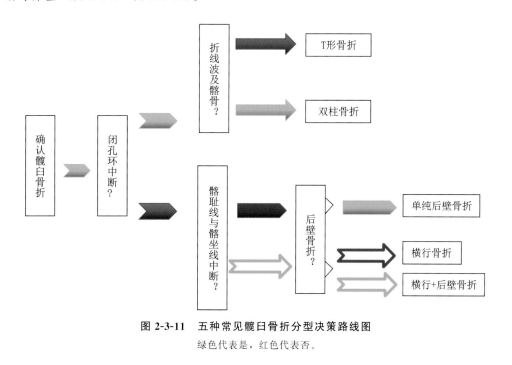

图 2-3-11　五种常见髋臼骨折分型决策路线图
绿色代表是，红色代表否。

（蔡贤华　刘曦明　汪国栋　王华松）

第三章

髋臼方形区骨折治疗目的与原则

方形区骨折占全部髋臼骨折的 74.4%，为髋臼骨折的主要部分，其治疗目的和原则虽然与髋臼骨折具有相同要求，但也有其自身的特点。本章将就相关问题进行讨论。

第一节　方形区骨折治疗目的

一、Matta 顶弧角（roof arc angle）及其测量

顶弧角由 Joel M. Matta 提出，用以评估髋臼骨折后头臼的匹配度及稳定性。在非牵引情况下测量自骨盆正位（中顶弧角）、闭孔斜位（前顶弧角）及髂骨斜位（后顶弧角），每个顶弧角均有相对应的髋臼关节面（图 3-1-1）。该角度是骨折是否涉及负重区的定性指标，适用于后柱、前柱、横行、T 形、前柱加后半横行骨折的评估。双柱骨折因为存在冠状关节面骨折，不能采用此角度评估，后壁与前壁也不能采用此角度评估。

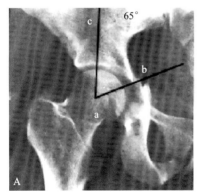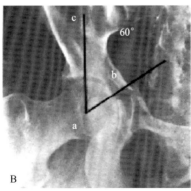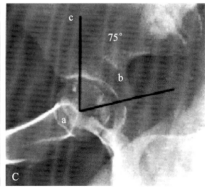

图 3-1-1　中顶弧角（骨盆正位）、前顶弧角（闭孔斜位）及后顶弧角（髂骨斜位）

①测量方法：确定股骨头旋转中心（a），再通过 a 作垂线（ac）；确定髋臼骨折的端点（b），连接点 a、b 得到线段 ab；线段 ab 与线段 ac 间的夹角即顶弧角。②参考值如下。Matta 标准：前、内和后顶弧角＞40°、30°及 50°，或均＞45°（便于记忆）。Vrahas 标准：前顶弧角＞25°，中顶弧角＞45°，后顶弧角＞70°。

二、涉及方形区髋臼骨折治疗目的

方形区是髋臼的一部分（图1-1-6），方形区骨折的治疗目的与普通髋臼骨折一样，即通过手术等治疗方法使骨折解剖复位并恢复头臼匹配，以尽量恢复髋关节功能，减少创伤性关节炎的发生率。这是因为髋臼对股骨头的包容具有保持关节稳定并保持头臼间正常单位软骨面压力的功能，否则髋臼包容和载荷面降低，易产生关节失稳和单位软骨面压力增高，引起软骨与软骨下骨代谢障碍而继发创伤性关节炎（参见第十九章至第二十章）。而在复位股骨头的同时，解剖复位髋臼骨折，对于防止继发性创伤性关节炎十分重要。这就意味着髋臼方形区骨折首选的手术治疗目的是恢复髋臼解剖结构、头臼接触区几何形态和关节内正常压力分布；但对少部分无法实现上述目的的患者，直接恢复髋关节功能成为首要目的，可选择人工关节置换或为其打下基础。

确定头臼匹配的首要标准必须是股骨头在骨盆正位及双斜位（Judet）X线片上均显示与髋臼相匹配，然后是CT扫描软骨下骨是否改变。如果髋关节匹配，则髋臼负重区受到骨折严重影响将可能缓解或减轻。臼顶负重区的量化标准是在三张平片上临界值为45°顶弧角及CT轴位断层片上10 mm内完整的软骨下弧（subchondral arc）（指臼顶最高点至垂直向下10 mm之间的平面区域，相当于3个顶弧角45°范围）。如顶弧角＞临界值，则表示骨折后臼顶负重区剩余量能维持髋关节稳定和有效载荷面，无需手术。但如＜临界值，则表示剩余量不足以维持这些功能，应该手术。

虽然狭义方形区为非负重区，且不在臼顶弧度范围（图1-1-1、图1-1-12、图2-1-4），但其为髋臼的底部结构，通过其外面月状面与股骨头相匹配，是实现髋关节负重与运动的基础结构之一，同时方形区也是阻止股骨头向盆腔内突出或移位的最后屏障。因此恢复其完整对于恢复股骨头与臼匹配十分重要。如不处理，将导致形成方形区骨折的股骨头再移位，难以恢复头臼匹配。而且方形区常同时合并前柱或/和后柱骨折（图2-3-8～图2-3-10），涉及范围更广。而广义的方形区已涉及髋臼及其臼顶负重区（图1-1-6、图1-1-7），因此，涉及方形区髋臼骨折的治疗目的与普通髋臼骨折相似。

（蔡贤华　刘曦明　吴海洋）

第二节　方形区骨折手术治疗原则

髋臼方形区骨折非手术治疗曾经是此类骨折治疗的主要方法，但出现的后果也是很严重的（图1-4-1），使伤残率居高不下。随着1960年代Letournel-Judet分型的建立，髋臼骨折的研究进入了髋臼骨折治疗的新时代，主要体现在对移位髋臼骨折的治疗由保守治疗向手术治疗逐步过渡，直至目前手术治疗成为主流，临床疗效得到了明显的提升。对于移位的髋臼骨折，手术治疗术后5年随访可以达到75%～80%的优良率，大大地降低了伤残率，这表明骨折复位满意度与临床疗效密切相关。

髋臼方形区骨折为髋臼骨折的主要类型，常见于青壮年，属于关节内骨折，必须按照关节内骨折的治疗原则进行处理，但由于涉及方形区的髋臼骨折解剖复杂，处理难度更大。主要表现在显露、复位及内固定比较困难，并发症相对较多，与其他肢体关节内骨折的治疗相比，治疗难度更大，属最具挑战的创伤骨科手术，学习曲线更长，同时还需要有扎实的解剖基础及立体空间思维能力。只有这样，才可能逐渐掌握髋臼骨折的治疗原则。

一、手术治疗原则

手术治疗原则 1964 年由 Letournel 等提出。如前所述，涉及方形区的髋臼骨折主要由高能量创伤所致，骨折移位不仅意味着其解剖结构发生变化，同时可导致髋关节头臼匹配部分或完全丧失，则髋臼的负重面受骨折的负面影响。如果不予干预而任其畸形愈合，将导致股骨头与髋臼接触面减小，局部压力增加，加速关节软骨退变、塌陷，最终导致创伤性关节炎。因此，此类骨折手术治疗原则是在抢救生命的基础上，进行准确诊断分型，尽量利用单一入路进行手术，采取损伤控制。对骨折行解剖复位、可靠内固定，术后早期功能锻炼。

二、选择治疗方法的具体思路

髋臼方形区骨折的治疗方法包括手术治疗与非手术治疗两种，应根据患者的全身情况、合并伤、骨折损伤类型、软组织损伤情况及医疗条件选择相应的治疗方案。

（一）初期处理

由于损伤的复杂性与严重性，常合并内脏与血管损伤，早期处理应采取一切抢救生命的措施，包括多学科合作。一俟生命体征平稳，即开始处理髋臼方形区骨折。主要是纠正髋关节脱位及初步稳定骨折断端，进一步完善各项检查，为下一步处理做准备。

1. 闭合复位

多为应急性处理措施，适宜于合并股骨头脱位（尤其是前、后脱位）的髋臼骨折患者，以免脱位时间过长，影响股骨头血供，增加坏死发生率，并防止骨折片对股骨头的关节软骨进一步损伤。但在实施之前，应仔细评估患者的全身情况、骨折脱位类型、是否存在相关并发症、是否需要麻醉下复位等。最好在复位床上进行，并用 C 臂 X 线机观察复位情况。

2. 急诊切开复位内固定

根据损伤控制理论，对髋臼骨折而言，这是迫不得已才做的操作。由于髋臼骨折损伤机制复杂，损伤程度严重，未经周密的术前计划，手术失败概率高，或费时较长，各种并发症增多，加重原有损伤对患者的打击，因此宜严格掌握适应证。对于在全身麻醉下难以复位的股骨头脱位或复位后易再脱位且髋臼骨折块较大者或合并进行性加重的坐骨神经损伤或血管损伤考虑骨片刺破所致者，应急诊手术复位并酌情进行骨折内固定。急诊手术多为后壁骨折伴股骨头脱位无法维持复位状态者。开放性骨折虽然罕见，但也应急诊处理。需要强调的是，急诊处理此类骨折，还应注意患者全身情况及医疗条件，尤其是主刀医生的技术水平，注意正确应用损伤控制理论。如感到本级医疗机构水平不够，宜酌情快速转送到有能力处理此类问题的医院。

3. 骨牵引

多采用胫骨结节或股骨髁上骨牵引。多在股骨头脱位或骨折复位之后、手术之前临时使用。对相当一部分患者，牵引主要是初步稳定骨折，等全身情况稳定再行手术治疗，属临时措施，但对少部分患者是确定性治疗措施。由于涉及方形区骨折常见中心性脱位，股骨大转子骨牵引可发挥直接牵引效果，但对于手术治疗患者，术前不宜进行此种骨牵引，以免增加手术感染的机会。在此基础上，进一步完善各项检查。

（二）骨折评估与治疗方案设计

根据手法复位或牵引前后的 X 线平片和 CT 扫描及三维重建，必要时借助数字骨科及 3D 打印技术，进一步评估复位、头臼匹配情况并确定骨折的类型。

1. 骨折的分型

这是进行各项处理及判断预后的基础。

2. 非手术治疗

非手术治疗的客观标准基于普通的 X 线片和 CT 扫描。如果骨折达到解剖复位及头臼匹配的标准，髋臼骨折比较稳定，或患者有手术禁忌证，非手术治疗可以选择。持续骨牵引 8～12 周，床上功能锻炼并定期动态复查 3 个位置的床边 X 线片，必要时行 CT 检查。如位置难以维持或变化，应果断地选择手术治疗。

3. 手术治疗

移位性髋臼方形区骨折除非满足特定标准，否则应考虑外科手术问题。对绝大部分移位的方形区骨折，骨折或脱位复位后仍旧头臼不匹配，或潜在不稳定者，如累及髋臼顶的骨折、合并压缩性骨折及软组织嵌入等，如条件许可，宜选择手术治疗。

（1）髋臼方形区骨折的手术适应证主要有：①负重区骨折移位＞2 mm；②合并难复性股骨头脱位或半脱位，不稳定性骨折或头臼不匹配（incongruity）；③关节内游离骨块或压缩性骨折或软组织嵌入；④CT 片示后壁骨折缺损范围＞40％；⑤移位骨折累及臼顶（Matta 顶弧角标准：前、内和后顶弧角＜40°、30°及 50°者，或均＜45°者）；⑥合并坐骨神经损伤；⑦合并股骨骨折及膝关节损伤等多处（发）伤者。

（2）手术治疗禁忌证。与常规手术基本类似，主要有全身情况差、严重骨质疏松症、存在伤口污染或感染、皮肤条件差、术者缺乏手术经验、手术设施不足等。

（三）术前设计

根据患者的一般情况、生命体征变化、骨折类型、合并伤（症）、患方要求及医方条件，合理选择手术治疗方案，做好术前手术设计与规划。需要强调的是，确定的具体手术方案应是最能有利于患者恢复功能的手术，近远期疗效满意，而非医生习惯做的手术。髋臼骨折手术属创伤骨科具有顶级难度的手术，从事髋臼骨折内固定术的医生必须经过正规的培训，未经过正规培训而尝试手术治疗髋臼方形区骨折是比较危险的。

1. 复位内固定术

随着创伤骨科的发展，复位及内固定疗效提高迅速，因此对髋臼方形区骨折首选切开（或闭合）复位内固定术，这是本书研究的重点内容。内固定术应注意根据病情选择合适的手术入路进行显露与复位，然后选择可靠的内固定方法。

2. 人工髋关节置换术

由于人工关节置换后有生存期及磨损等问题，对绝大部分可以通过创伤骨折手术获得满意疗效的髋臼骨折是不适宜的。但对少部分无法通过上述方法恢复髋关节功能者，如同时合并股骨头粉碎性骨折等，早期行人工关节置换也是不得已的手术选择，尤其是对老年患者，可简化手术，更为安全有效，但宜严格掌握其适应证。当然对陈旧性骨折伴严重移位无法通过常规内固定达到治疗目的或股骨头坏死者，仍是不错的选择，有关此项内容参见本书第八章及相关专业书籍。

（四）术后康复

康复是患者取得满意疗效的十分重要的一环。解剖复位，可靠固定为涉及方形区骨折取得满意疗效打下了坚实的基础，同时也为康复的实施提供了可靠保证。在内固定的早期、中期与后期均应酌情进行相关康复训练，具体详见相关专业书籍。值得一提的是，髋臼骨折愈合速度快，也为康复训练提供了重要条件。

三、手术时机

目前对手术时机尚无统一意见，一般认为以伤后 3～7 d 最佳，最迟不超过 3 周，手术难度与手术时机呈正相关。除非开放性损伤或不可复位的髋关节脱位等需立即手术，髋臼骨折无急诊手术指征，如伤后 6～12 h 未复位，股骨头坏死率明显增加。

关于陈旧性骨折的手术时限尚无明确意见，不少学者报道了为受伤较长时间的患者进行的（经骨折线）截骨、复位及内固定手术，但本书中除非明确显示陈旧性骨折，以新鲜骨折处理为主。

（蔡贤华　刘曦明　汪国栋）

本章小结

1. 正确治疗涉及方形区髋臼骨折应充分考虑方形区的解剖与功能特点，以恢复头臼匹配为目的。

2. 按手术治疗原则，选择治疗方法的具体思路，做到：①掌握并应用 Letournel 分型与 AO 分型方法准确判断髋臼骨折类型，并据此选择治疗方法、制订手术计划；②根据相应手术适应证，选择髂腹股沟入路或 K-L 等入路；③在治疗过程及康复训练中避免并发症发生；④根据病情，选择合适的手术时机。

（蔡贤华　刘曦明　汪国栋　王华松）

第四章

髋臼方形区骨折显露与复位的方法

髋臼方形区骨折作为复杂的关节内骨折，手术入路选择十分重要。业界常讲的一句话值得提醒读者：没有一种手术入路能显露所有的髋臼骨折，但对某种特定骨折、每个不同的术者而言，则只有相对合适的手术入路。本章我们将在介绍常规手术入路的基础上，重点介绍特殊内显露及髋臼方形区骨折的不同类型手术入路的选择。

第一节 前入路显露与开放复位

前入路主要有髂腹股沟入路、髂股入路（Smith-Petersen 入路）、改良 Stoppa 入路、腹直肌外侧入路等，但髂腹股沟入路为临床最为常用的前方入路，且为 DAPSQ（详见本书第六章）内固定基本入路，因此，重点介绍此入路。

一、髂腹股沟入路

1960 年 Letournel 通过尸体解剖发明了髂腹股沟入路并用来治疗骨盆髋臼骨折，能从髂骨内侧显露从骶髂关节到耻骨联合的几乎整个半骨盆，属骨盆髋臼手术入门切口。仰卧位手术，从理论上讲，骨盆内髂腹股沟入路可避免骨盆外入路的所有缺点，故有些学者有选择性地替代骨盆外入路治疗累及双柱的髋臼骨折，前柱、前壁骨折多用此入路。平均失血为 1 366 ml（300～6 000 ml），手术时间平均为 3.4 h（1～12 h）。

（一）髂腹股沟入路适用范围

此入路可以显露髂骨翼内侧、骶髂关节前方、整个前柱和耻骨联合部（图 4-1-1）。对于双柱骨折、横行骨折、前柱合并后半横行骨折、T 形骨折复位等以前柱或向前移位为主的涉及方形区的髋臼骨折，有望采取单一前路完成。

（二）髂腹股沟入路显露方法

1. 术前准备与体位

患者仰卧于手术台上，或取漂浮体位，伤侧膝关节屈曲，留置导尿管。整个下腹部、骨盆及患侧下肢消毒并铺单；术中注重会阴部消毒。

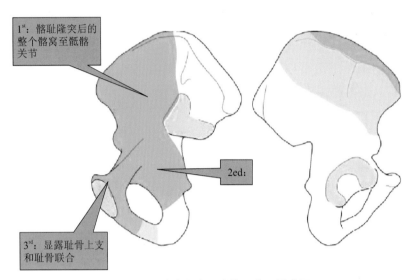

图 4-1-1　髂腹股沟入路的三窗显露范围

深绿色：直接显露；浅绿色：间接显露（手指或复位钳可触及）区域。

2. 手术切口术前规划

术前采用记号笔标注手术入路所经重要位置及结构，切口自髂嵴中点或前 2/3，略偏内或偏外，弧形经髂前上棘、髂腹股沟韧带，延至耻骨联合上 20 mm 处（图 4-1-2）。

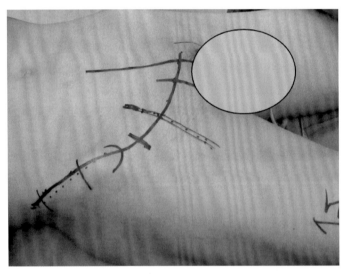

图 4-1-2　术前标注髂前上棘、股外侧皮神经、股动静脉及耻骨结节的位置与走行方向

3. 手术入路

（1）沿皮肤设计切口，逐层切开，沿髂嵴切开骨膜，骨膜下剥离腹直肌和髂肌的附着点，显露髂窝，向后可达骶髂关节，向下剥离至坐骨大切迹，采用纱布填塞止血。

（2）从髂前上棘至腹股沟管的外环，将腹外斜肌腱膜在距离腹股沟韧带止点 5 mm 处切断，打开腹股沟管外环显露精索或圆韧带，将精索或圆韧带使用橡胶管环绕牵开保护，以显露术野。

（3）在髂前上棘内下方约 20 mm 处分离时应注意保护股外侧皮神经（图 4-1-3）。

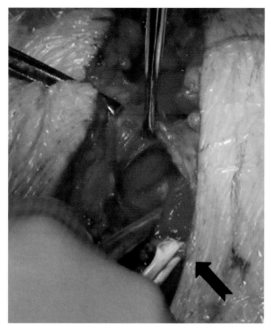

图 4-1-3　术中使用橡皮条分离保护股外侧皮神经（黑色燕尾箭头）逐层切开后暴露

（4）切口向内下方可触及髂耻筋膜的折返部，该筋膜的内侧为股动静脉，外侧为股神经、髂腰肌肌腹。在分离神经血管时必须高度警惕，加以保护，避免损伤。此外，保留股动、静脉及淋巴系统上方联合腱的完整性，减少术中牵拉，避免损伤。

（5）在血管的内侧切开联合腱，如需要进一步显露可保留止点 10 mm 切断腹直肌，显露耻骨结节至耻骨联合，直达耻骨后方的 Retzius 间隙。导尿可减少膀胱的张力，减少术中损伤。

（6）小心分离髂耻筋膜，沿骨盆缘切开，显露方形区。将髂耻筋膜用组织剪剪开，使用细橡胶管将股动静脉、股神经与髂腰肌分别牵开保护。使手术区域分为三个窗：外侧窗、中间窗、内侧窗（图 4-1-4）。

（7）显露骨盆界线以上部分、髋臼前壁及方形区上半部分，下半部可触及；如需增加方形区显露范围，则需将髂外血管束向近侧游离，牵开软组织后，从中间窗即可实现（图 4-1-1、图 4-1-4）。屈曲髋、膝关节有助于缓解髂腰肌及髂股血管神经的张力，仔细探查"死亡之冠（corona mortis）"，并将其结扎切断（图 1-1-15）。

（8）骨膜下分离显露弓状线、髋臼内侧面，但需保留骶结节韧带及骶棘韧带完整性。从中间窗或内侧窗可将前壁向前或将方形区碎骨片向盆腔内稍牵开，清理关节腔内碎骨片与血肿。对于方形区骨折伴有髋臼关节面压缩骨折需要复位、关节内骨折碎骨片与血肿需要清除者以及需要充分显露方形区以便进行复位、止血、内固定操作者，还可以通过髂腹股沟入路特殊的内显露方法进行（参见本章第四节以及图 4-1-3～图 4-1-5）。

（9）然后，在牵引辅助下，首先借助器械或手法由近及远恢复骨盆环连续性，并予以克氏针临时固定或钛板固定，然后使用普通顶棒、特制 L 形顶棒、大号不等长复位钳等器械缓慢复位方形区骨折，安装内固定装置（如改良后柱拉力螺钉及 DAPSQ 内固定系统等）（图 4-1-6）。

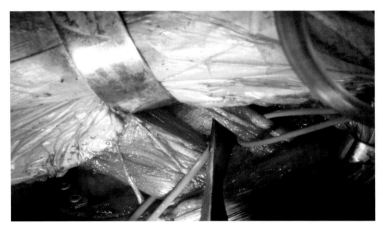

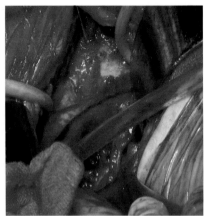

图 4-1-4　牵拉橡胶条分别显露不同窗口　　　　　　图 4-1-5　中间窗显露方形区

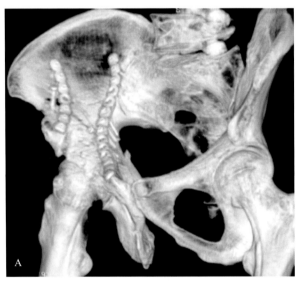

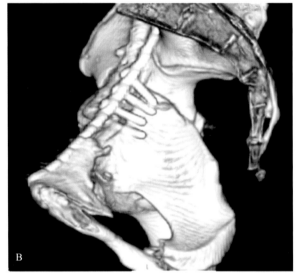

图 4-1-6　术后三维髂骨斜位和方形区位像示 DAPSQ 内固定

4. 手术切口的关闭与重建

完成骨折复位内固定后，需在 Retzius 间隙、方形区表面放置引流管。原位缝合腹直肌、联合腱、腹外斜肌腱膜，重建腹股沟管的解剖结构和腹壁的稳定性（图 4-1-7）。

5. 术中注意事项

（1）股外侧皮神经：因为该神经的位置和变异，使其在从髂腹股沟韧带上游离腹横肌和从髂前上棘游离腹外斜肌时容易发生损伤。术中应先将股外侧皮神经进行游离，使用橡皮条进行分离、牵拉保护，尽可能降低医源性损伤。但术前应向患者及家属告知术中存在损伤股外侧皮神经的可能，大约 35% 的患者会出现感觉丧失，5% 的患者会发生痛性神经麻痹。

（2）股动静脉：在分离髂耻筋膜的过程中，有可能损伤股血管（图 1-1-15～图 1-1-17）。术中应仔细分离，分离后使用橡胶导尿管进行保护（图 4-1-4）。此外，此区域具有丰富的淋巴系统，术中往往将其忽视，撕裂后可能导致术后严重的淋巴肿。术中保持股血管表面联合肌腱的完整性，以防

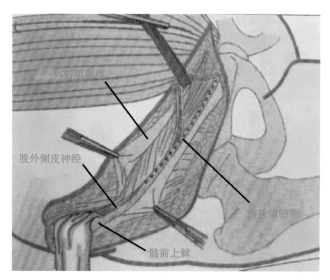

图 4-1-7

闭合切口时将联合腱缝合至腹股沟韧带上，重建腹股沟管的底部；然后缝合腹外斜肌腱膜和腹直肌鞘，注意密闭缝合，以免形成切口疝。

切断或过度牵拉。

（3）股神经：术中将其与髂腰肌一起使用橡胶导尿管分离固定，术中切忌过度牵拉。此外，术中尽可能将髋关节屈曲以利于放松髂腰肌。

（4）腹股沟管：手术过程中，在显露腹股沟管外环时，可能损伤精索结构，术中分离时应使用橡胶导尿管给予保护。此外，手术切口缝合时底部关闭不全可能导致直疝，为避免术后并发症出现，必须将腹横肌和腹内斜肌严密缝合在腹股沟韧带上。

（5）"死亡冠"：介于髂外动脉、腹壁下动脉深支及闭孔动脉之间的耻骨后吻合支成为"死亡冠"（图 1-1-15）。在髋臼方形区骨折时易波及该血管，术中应积极进行结扎或电凝止血处理。

（6）显露第三窗时应注意保护膀胱（图 1-1-16）。

（三）髂腹股沟入路的优点

（1）与 Langer 氏皮纹平行，手术瘢痕小且美观。

（2）不切开关节囊，手术创伤小。

（3）臀肌未剥离，术后功能恢复快。

（4）几乎无异位骨化，关节活动满意。

（5）能显露耻骨联合到骶髂关节前侧的无名骨内板，有利于髋臼的复位与内固定。

（四）髂腹股沟入路的缺点

（1）解剖较为复杂，需经髂外血管、股神经、股外侧皮神经及精索等重要组织，有损伤之虞，如损伤髂外与髂内动静脉吻合支（闭孔系统）（corona mortis）损伤易导致大出血（发生率为82.5%）（图 1-1-15～图 1-1-17）。

（2）是一种关节外入路，通过三个窗口对涉及方形区的髋臼骨折进行显露并间接复位，术中不能直视关节内和关节面的骨折。

（3）应注意保护静脉及淋巴系统上方联合腱的完整性，避免过度牵拉，否则术后可能出现股静脉血栓及淋巴管瘘，切口难以愈合。

（4）切口或耻骨后间隙易出现感染。

（5）术中神经牵拉损伤的发生率较高。

（6）术后股静脉血栓形成。

（五）髂腹股沟改良入路

改良的髂腹股沟入路可在经典手术入路基础上进行多种改良，根据骨折复位的需求而适当向前、后以及侧方进行手术切口延伸（图4-1-8、图4-1-9）。优点：可根据术前计划或术中情况随时改用这些切口。缺点：对侧方肌肉的剥离有可能导致异位骨化和骨折块的缺血。此外，如果不能严格进行骨膜下剥离，可能损伤坐骨神经及臀上血管神经束。

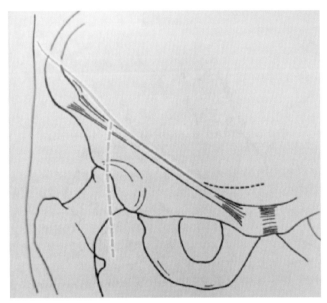

图 4-1-8　髂腹股沟入路结合 Smith-Petersen 入路

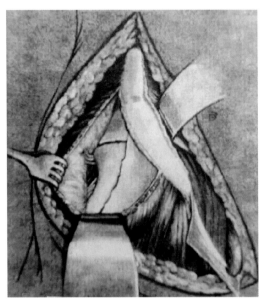

图 4-1-9　髂腹股沟入路加有限的外侧切口

（吴　刚　王小阵　陈　龙　刘曦明）

第二节　后路显露与开放复位

鉴于累及方形区的部分复杂髋臼骨折需要前、后联合入路进行，在此我们也简要介绍常用的后方入路。20世纪50年代，Judet 和 Lagrange 共同对 Kocher（1907年）和 Langenbeck（1874年）提出的髋关节后方入路进行改良，提出了 Kocher-Langenbeck 入路（简称 K-L 入路），目前已成为髋臼骨折后方入路的主要切口。K-L 入路需注意的重要解剖结构有坐骨神经、旋股内侧动脉、臀上动脉、臀上神经和臀下神经等。后来又有学者不断根据临床经验及需要对该入路进行改良，其中包括改良 K-L 入路、Gibson 入路、改良 Gibson 入路、经大转子截骨入路、二腹肌截骨入路（Ganz 入路）及直接后方入路（DPA）等。

一、Kocher-Langenbeck 入路

（一）Kocher-Langenbeck 入路的适用范围

K-L 入路可以直接显露髋臼后方骨性结构（包括后壁和后柱等），从坐骨直至坐骨大切迹，包括直视整个后壁。K-L 入路主要适用于后壁、后柱、横行、后柱加后壁、横行加后壁型髋臼骨折，及伴有难复性或不稳定性髋关节脱位，或伴有关节内有游离骨折块的髋臼骨折。对于涉及方形区的复杂髋臼骨折，也可选择该入路辅助复位和固定，可通过触摸坐骨大切迹和小切迹，间接显露方形区和骨盆缘（前柱）骨折复位后的状况。通过坐骨大切迹可放置特殊的复位钳，以便于骨折复位。

（二）Kocher-Langenbeck 入路手术方法

侧卧位或俯卧位，取决于骨折类型。对于后壁骨折，两种体位均可；横行或 T 形骨折，如适用侧卧位，则下肢重量可加重远侧骨折段内移，增加骨折复位难度，而俯卧位可避免这一问题。平均失血为 900 ml（100～3 500 ml），手术时间平均为 2.4 h（1～8 h）。除术区常规消毒铺巾外，伤侧下肢也消毒铺巾。手术过程中，适度伸髋屈膝，尽量减少医源性坐骨神经损伤的风险。

Kocher-Langenbeck 入路切口中心位于股骨大转子后半部分之上，近端弧形绕向髂后上棘远侧 50～80 mm，远端沿股骨干延伸 50～80 mm（图 4-2-1）。切开阔筋膜，沿臀大肌肌纤维走形钝性分离，在股方肌筋膜内侧探查坐骨神经，并予以标记保护，臀大肌止点一部分可能需要切断以减少张力。内旋髋关节，标记短外旋肌群（梨状肌、上孖肌、闭孔内肌和下孖肌），在其止点距离股骨止点 5～10 mm 处离断并翻转。分别牵开梨状肌及闭孔内肌，用骨膜剥离器钝性剥离，显露坐骨大、小切迹，牵拉过程中时刻注意保护坐骨神经及从坐骨大切迹穿出的臀上神经、血管束。用宽"S"形拉钩小心放置在上述两个位置，显露整个髋臼后表面。手术过程中保持膝关节屈曲（90°）和伸髋，可有效减少坐骨神经的张力。

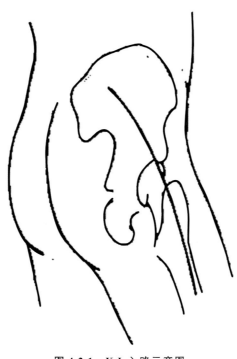

图 4-2-1 K-L 入路示意图

对于涉及方形区的复杂髋臼骨折，需要探查方形区复位情况时，应剥离并显露坐骨大切迹，便于手指伸入，沿着方形区表面触摸前方的骨折线。需要进一步探查方形区时，需要松解骶棘韧带或行坐骨棘截骨等。

关闭该切口时，再次探查是否存在坐骨神经损伤或卡压，原位缝合短外旋肌群，放置深部和浅层引流。缝合阔筋膜和臀大肌表面筋膜，缝合浅层组织。

（三）Kocher-Langenbeck 入路的优点

提供了髋关节后方良好显露，便于处理髋臼后方骨折块的固定、软组织的修复及坐骨神经的探查，但不利于处理髋臼前方及股骨头前方的骨折。

（四）Kocher-Langenbeck 入路的缺点

（1）有一定的损伤坐骨神经、旋股内侧动脉以及臀上神经、臀上血管的风险。手术时后伸髋关节、屈曲膝关节可避免神经损伤。当用髋臼拉钩插入坐骨小切迹时，短外旋肌有助于保护坐骨神经，但牵开时应轻柔。断裂的臀上血管可能回缩至骨盆内，难以止血。盲目牵拉或使用血管钳钳夹臀上神经，可能造成永久性外展肌无力。旋股内动脉为股骨头的主要供血动脉，其后侧走行于闭孔内肌与股方肌之间，其分支包埋于股方肌内。离断或牵拉闭孔内肌时容易损伤该动脉，松解股方肌时可能损伤其分支，影响股骨头的供血，造成股骨头的缺血坏死。

（2）髋臼前柱、后方的坐骨大切迹和前方的耻骨体难以显露或显露不够。该切口的弧形点位于股骨大转子后侧，受髂胫束的限制，以及臀中肌和臀小肌不能充分向上和向前牵开，导致髋臼上方的髂骨和前方的耻骨体显露不足，需要联合前方入路如髂腹股沟入路来复位和固定前柱的骨折。

（3）异位骨化发生率比较高。

（五）改良 Kocher-Langenbeck 入路

改良 K-L 入路根据髋臼骨折位置、短外旋肌损伤情况及坐骨神经位置进行探查，以"三窗口"显露法（下孖肌、上孖肌、梨状肌、闭孔内肌为界）显露骨折断端。第一窗位于梨状肌上方，主要显露髋臼上方；第二窗位于短外旋肌群内侧，从梨状肌上方向下行骨膜下剥离，向外上方牵开外旋肌群，显露髋臼后方；第三窗位于下孖肌下方，探查坐骨结节，并向坐骨结节后内侧提升、牵开、剥离坐骨神经，注意避免损伤坐骨神经。

在处理累及臼顶部负重区的复杂髋臼骨折或者骨折线在坐骨大切迹之上时，可以做大转子截骨，更好地显露髋臼顶、髋臼前柱及髋臼窝，避免为更好地显露而强力牵拉臀中肌导致臀上动脉撕裂，造成难以处理的大出血及臀上神经损伤，造成髋外展肌的永久性瘫痪等不必要的损伤。

二、改良 Gibson 入路

（一）手术方法

改良 Gibson 入路：取股骨大转子为中心点，弧形连线髂前上棘与髂后上棘连线中、外 1/3 交点处，向远侧延伸至股骨大转子的前上方 20 mm 处，至臀纹下方 20 mm 处拐向内下，拐弯后切口长度 40～60 mm，其中 2/3 的长度在大转子近端，1/3 的长度在大转子远端。在髂嵴下方沿臀大肌的前缘切开，将臀大肌作为一个整体牵开，避免损伤臀下神经肌支；做股骨大转子截骨，将股骨大转子连同外展肌群向上牵开，可充分显露股骨头、髋臼顶、髋臼上方髂骨和耻骨体，方便解除髋关节软组织嵌顿，修复后方破裂的关节囊及盂唇，清理髋关节内碎骨块等。

（二）改良 Gibson 入路与 K-L 入路比较

（1）改良 Gibson 入路切口不是始于髂后上棘外下 60～80 mm 并沿臀大肌纤维劈开臀大肌，而是始于髂后上棘前方 60 mm，然后在髂嵴下方 40 mm 处沿臀大肌的前缘切开臀筋膜，将臀大肌作为一个整体牵开，这样不容易损伤臀下神经的肌支，从而避免了切口前方的臀大肌纤维失神经支配。

（2）切口的拐弯处不是位于大转子，而是位于大转子的前上方 20 mm 处，大转子截骨后，能够将大转子连同臀中肌和臀小肌充分向上和向前牵开，髋臼上方的髂骨和前方的耻骨体显露得非常充分；切口的下段不是沿股骨的中轴线垂直向下，而是沿股骨前缘前方 20 mm 切开，至臀纹下方 20 mm 处拐向内下。

（三）改良 Gibson 入路优缺点

具有显露充分、创伤小、手术时间短、复位质量高、并发症少等优点，有时可以替代 K-L 入路。其缺点与 K-L 入路缺点基本一致。

（吴　刚　潘昌武　汪国栋　张　鑫）

第三节　前后联合入路与开放复位

前后联合入路是复杂髋臼骨折，尤其是陈旧性骨折的标准手术入路。

一、前后联合入路的显露范围

后入路可以显露后柱后侧面、髋臼后壁；前入路可以显露后柱后侧面、骶髂关节、耻骨联合（图 4-1-1）。可以用于各种横行骨折、T 形骨折、双柱骨折、前方合并后半横行骨折等复杂性骨折及陈旧性骨折。这就意味着前后联合入路灵活性大，几乎可以显露髂骨内外侧面的全部区域，使某种单一入路难以判定游离骨块来源及复位内固定困难的复杂骨折能够准确得到判断、复位及内固定。

二、前后联合入路手术方法

（一）术前准备与体位

患者行全身麻醉，取健侧卧位、自由体位或者漂浮体位，便于术中向前、后倾斜骨盆，方便显露。整个下腹部、骨盆及患侧下肢消毒并铺单；术中注重会阴部消毒，手术区域使用贴膜封闭，避免手术切口与会阴相通而污染手术切口。

（二）手术入路

前方采用髂腹股沟入路或 Stoppa 入路等切口，后方采用 Kocher-Langenbeck 入路等，是两者的一期联合使用，而非两次单独使用。

三、前后联合入路的优点

（1）前后联合手术切口能够充分显露髂骨内、外侧面的全部区域，适用于髋臼的各种复杂骨折和陈旧性骨折，术中直视下复位前柱（壁）、后柱（壁），减少了术中透视时间。

（2）相对于单一手术入路而言，技术要求低，学习曲线相对短。

（3）对涉及方形区的髋臼骨折可避开方形区进行骨折内固定，从而不易出现螺钉进入关节腔的不良事件。

四、前后联合入路的缺点

（1）不能通过一个切口看见骨折的全貌，术中宜取漂浮体位通过坐骨大切迹进行前后联通。

（2）手术损伤大，出血多，感染的概率增加，且易出现神经血管损伤、异位骨化、关节僵硬等并发症的风险较高。

（吴刚　陈　龙　刘曦明　汪国栋）

第四节　方形区骨折前路特殊的内显露与复位方法

一、概述

　　髋臼骨折因其解剖结构的特殊性、损伤的严重性及骨折类型与移位方向的复杂性而成为当前骨科的处理难点之一。除单纯的前壁及后壁骨折外，其他类型髋臼骨折均可能涉及方形区。涉及方形区髋臼骨折的中心部位即为方形区，因其位置深在，与周围重要血管、神经等组织器官毗邻，骨折后移位复杂，手术显露及操作颇为困难。正确选择其手术入路是治疗的重要环节，恰当的入路既有利于髋臼骨折实现解剖复位与有效内固定，又可减少手术创伤，降低并发症的发生率，是保证治疗成功的关键因素之一。髋臼手术入路较多，包括前路（如髂腹股沟或 Stoppa 入路等）、后路（如 Kocher-Langenbeck 入路、扩大髂股入路等）及前后联合入路，不同径路显露重点不一样，至今没有一种手术入路能满足所有类型骨折的显露，但就某一特定类型的髋臼骨折而言，总有一个较合适的入路。因此，应正确判断，加以选择。

　　涉及方形区髋臼骨折的显露是复位内固定的基础。如前所述，髋臼骨折内固定术手术入路比较多，但切口与内显露往往不一定完全一致，不同的伤情内显露方法也各有特点。内显露是手术入路的延伸，能充分发挥并拓宽手术入路的功能，是完成骨折显露、复位与内固定操作的重要一环。在此，本课题组以临床常用的髂腹股沟入路为例，进行了相关临床研究（图 4-4-1）。着重分析面对涉及方形区髋臼骨折的中心部位——方形区时，针对解剖复杂、骨折移位严重、常规显露方法难以完成手术时的窘态，如何采用经髂腹股沟入路的特殊内显露方法完成较为复杂的手术，介绍发生在髂腹股沟入路切口设计与术毕缝合之间背后的过程即内显露方法。

　　Letournel 于 1964 年设计的髂腹股沟入路（图 4-1-2、图 4-4-1），因显露充分且损伤小，尤其是腹股沟部分从自然组织间隙进入，临床广泛应用，已成为髋臼骨折前侧主要切口之一，但部分报道认为采用髂腹股沟入路进行涉及方形区骨折，尤其是髋关节腔的显露与复位较困难。为了探讨此入路对涉及方形区骨折显露及复位的临床疗效，本课题组回顾性分析了自 2005 年 1 月至 2012 年 5 月采用该入路加 DAPSQ 治疗髋臼方形区骨折患者 79 例，其中男 42 例，女 37 例；年龄 21～59 岁，平均 43.5 岁。致伤原因：交通伤 36 例，高处坠落伤 24 例，重物砸伤 19 例。涉及方形区髋臼骨折类型：按 Letournel-Judet 分型，横行骨折 6 例，前柱伴后半横骨折 19 例，T 形骨折 23 例，双柱骨折 31 例，其中合并股骨头中心性脱位 67 例。患者受伤至手术时间为 3～21 天，平均 8 天。经中间窗显露方形区骨折及其关键部位（图 4-4-2），采取特殊内显露方法（图 4-4-1～图 4-4-8）过程如下。①显露髋关节腔：于中间窗经骨折块间；于中间窗截骨＋；②显露前柱骨折：常规入路可完成；未固定者；已内固定——开窗显露；③显露外板：部分剥离外板；经内板骨折间隙。

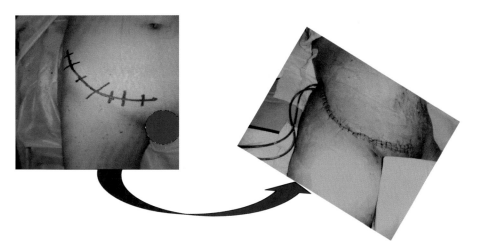

图 4-4-1　髂腹股沟入路从术前切口设计到术毕缝合

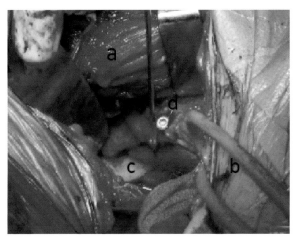

图 4-4-2　经中间窗显露方形区

a 拉钩向外牵开髂腰肌与股神经；b 导尿管向内牵开血管束；c 经中间窗显露粉碎性骨折的方形区；d 打入后柱拉力螺钉。

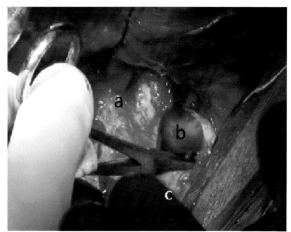

图 4-4-3　在牵引辅助下，摘除关节腔内游离骨片

a 骨折块间；b 股骨头；c 经前侧摘除关节腔内碎骨块。

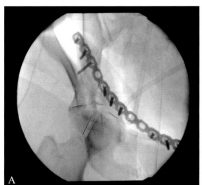
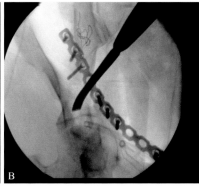
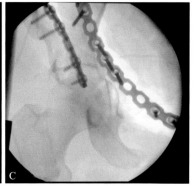

图 4-4-4　开窗撬拨复位加植骨术中透视

A 首次内固定后复位不满意；B 开窗撬拨复位前柱加植骨；C 5 孔钛板固定前柱，远端 2 螺钉位于绝对危险区，疑为进入关节腔，拔除之。

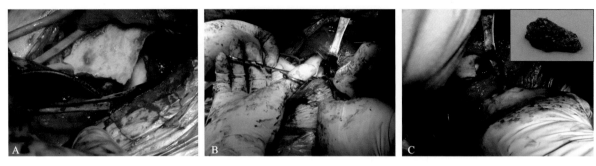

图 4-4-5　经骨折块间显露关节腔与前柱骨折

A 经骨折块间显露关节腔与前柱骨折；B 钳夹关节腔内游离骨块；C 取出的骨折块。

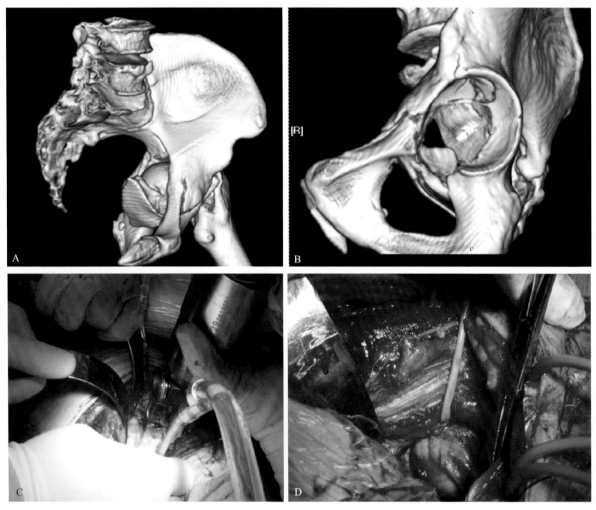

图 4-4-6　于中间窗前壁截骨＋显露

A 前柱及方形区骨折、中心性脱位、股骨颈骨折；B 髋臼前柱、方形区及臼顶骨折；C 前壁截骨；D 显露关节腔。

　　结果显示，本组伤后＜2 周手术者 68 例，＞2 周手术者 11 例。手术时间为 1.5～4.5 h，平均 2.3 h；失血量为 300～2 500 ml，平均约 850 ml；输浓缩红细胞 0～12 单位，平均 4.3 单位。髂腹股沟入路能满意显露复杂髋臼骨折中心区——髋臼方形区，经中间窗能充分显露方形区骨折并利于复位，先恢复骨盆环连续性、再复位方形区骨折是有效的开放复位策略。该入路可方便使用各种器械辅助复位（图4-4-9）；改良后柱拉力螺钉虽可简化手术（图4-4-10），但矫正旋转困难。当同时矫正分离与旋转移位时方形区骨折方完成复位，使用DAPSQ内固定。术后复查显示：解剖复位42例，良好复位28例，不满意复位9例，复位满意率88.6%（表4-4-1）。术后2例切口浅表感染，6例股外侧皮神经损伤，1例发生腹股沟疝。

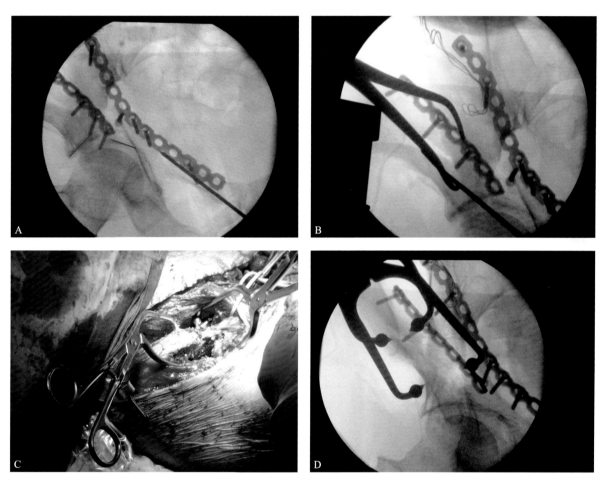

图4-4-7　部分剥离外板显露并复位

A 初步固定后前柱复位差；B 内板显露辅助复位失败；C 部分剥离外板＋复位；D 透视示复位成功。

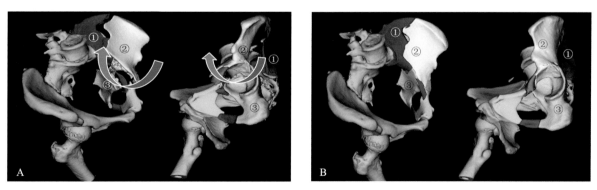

图4-4-8　双柱骨折经内板显露外侧

A 外翻前柱骨折块②（保留髂骨嵴外板软组织附着）显露外侧，解除后柱③与髂骨①之交锁，再将②复位以恢复前柱结构，最后复位方形区（后柱）③；B 复位后髋臼结构恢复。

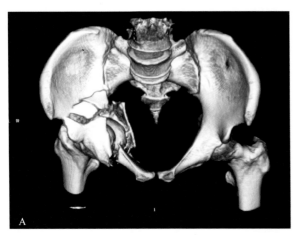
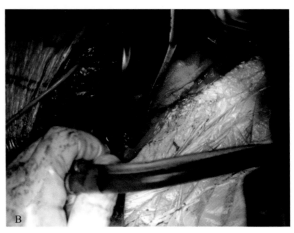

图 4-4-9　骨折复位方法

A 骨折移位情况；B 前柱复位固定后，使用复位钳复位方形区骨折。

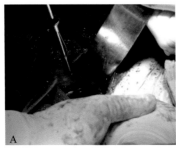
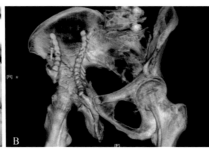
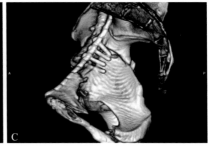

图 4-4-10　内固定方法

A 在顶棒的辅助下，行改良后柱拉力螺钉内固定，可简化手术，但矫正方形区旋转移位困难；B 术后三维重建仿髂骨斜位像示 DAPSQ 内固定，能有效抗方形区旋转；C 术后方形区位像示 DAPSQ 内固定。

表 4-4-1　髋臼骨折分型与骨折复位质量　　　　　　　　　　　　　　单位：例

骨折类型	解剖复位	良好复位	复位差	合计
横行骨折	6	0	0	6
前柱合并半横行骨折	10	8	1	19
T 形骨折	12	9	2	23
双柱骨折	14	11	6	31
合计	42	28	9	79

这表明切口选择正确并不完全代表显露正确，应根据伤情合理选择正确的内显露方法，以下将根据具体病例解析各种内显露方法。

二、显露髋关节腔

Letournel 通过尸体解剖发明的治疗髋臼骨折的髂腹股沟入路临床常用，也属髋臼手术的入门切口，能从髂骨内部显露从骶髂关节到耻骨联合的几乎整个半骨盆，即可显露髂窝和前骶髂关节、骨盆缘和方形区、耻骨上支和耻骨联合（图4-1-1、图4-4-11），但未涉及如何显露髋关节腔，有的文献甚至将此入路不能显露关节腔作为其缺点。在临床研究中，发现可以经过中间窗骨折块间、前壁截骨的内显露方法，可比较清晰地显露髋关节腔，扩大了髂腹股沟入路的延伸显露范围。

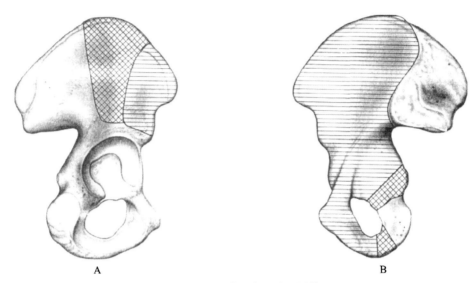

图4-4-11　髂腹股沟入路显露范围

A 外侧像；B 内侧像；线条区：直接显露；网格区：间接显露（手指或复位钳可触及）区域。

1. 于中间窗经骨折块间显露髋关节腔

关节腔内骨折复位内固定前，首先需摘除关节腔内碎骨片，复位关节内压缩骨折，为其表面或壁（柱）骨折处理打下基础。髂腹股沟入路可直接显露前柱及方形区，但常规显露髋关节腔有困难。髋臼前壁或前柱骨折为此入路打开了通向髋关节腔的一扇门，可经骨折块间显露髋关节腔，清理关节腔内碎骨片与血肿（图4-4-3、图4-4-5），并进行相关骨折的复位并辅助内固定，为非常规内显露。

▶ **病例4-4-1　前入路于中间窗经骨折块间显露髋关节腔**

患者伊某，女性，23岁，车祸伤。术前X线片示右髂耻线、髂坐线均中断，股骨头与粉碎的方形区骨块向盆腔内移位，闭孔环断裂，右股骨大转子及中下段骨折（图4-4-12A、B）。经CT扫描及三维重建证实（图4-4-12C～F）上述损伤并臼顶粉碎骨折并关节腔内游离骨块，横行骨折线经月状面及髋臼窝，T形柄经闭孔环。诊断：①右髋臼T形骨折（B2.1）；②右股骨大转子及中下段骨折。采取髂腹股沟入路，于中间窗经骨折块间显露髋关节腔，摘除游离骨块（图4-4-5），开放复位钛板螺钉固定前柱，DAPSQ固定方形区及后柱并辅助固定前柱（图4-4-13）。术后影像学证实骨折复位满意（图4-4-14、图4-4-15），1.5年复查骨折愈合，功能良好（图4-4-16）。

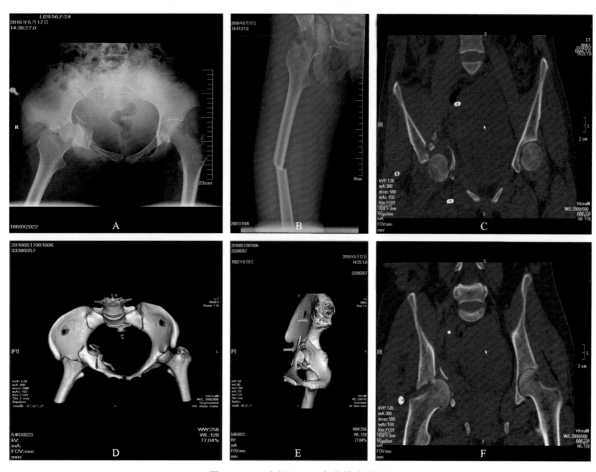

图 4-4-12　病例 4-4-1 术前检查结果

A 骨盆入口位；B 右大腿（包髋部）正位；C、F 冠状面 CT 扫描；D 三维重建类骨盆入口位；E 三维重建方形区位。

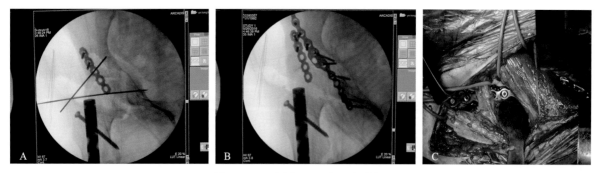

图 4-4-13　病例 4-4-1 内固定过程

　　A 透视见利用股骨头的模板作用进行复位后，5 孔钛板固定前柱，克氏针临时固定方形区，髓内钉固定股骨干；B 更换 DAPSQ 固定后柱透视所见；C 髂腹股沟入路三个窗与 DAPSQ。

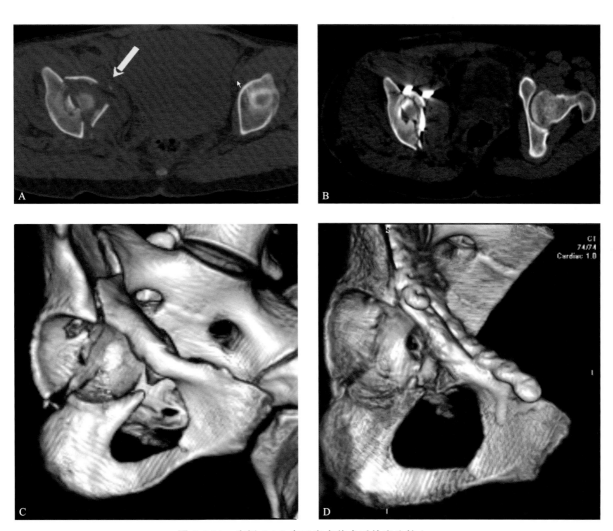

图 4-4-14　病例 4-4-1 内固定术前术后检查比较之一

A、B 术前、术后 CT 臼顶平面平扫；C、D 术前、术后三维重建类右闭孔斜位（移除右股骨头、显示臼底）。

2. 于中间窗前壁截骨

髋臼前柱骨折通常累及臼顶内侧负重区，骨折常移位和/或压缩，并与方形区一起向内侧移位。对于此类患者，采用标准的髂腹股沟入路往往难以处理，失败率几乎 100％，其主要原因在于通过此入路的传统方法无法显露骨折部位。这种关节面压缩损伤通常出现在臼顶的内侧面，通过中间窗或血管窗可能允许有限地接近这个区域，但经过此窗安装内固定时处理这种骨折块常常是不可能的。对此类病例，必须采取经损伤部位近侧髂骨截骨术来创造一个骨窗来显露（图 4-4-6），但采用此种方法处理这种骨折结果往往难以预料，因为这种骨软骨块往往非常薄，复位与内固定均十分困难。处理的骨折块往往易出现再移位或沉降，且其中任何一种情况出现将引起不良后果。在此情况下，必须充分利用股骨头的模板作用辅助并维持骨折的复位，术后过度牵引将可能引起不利的结果出现。

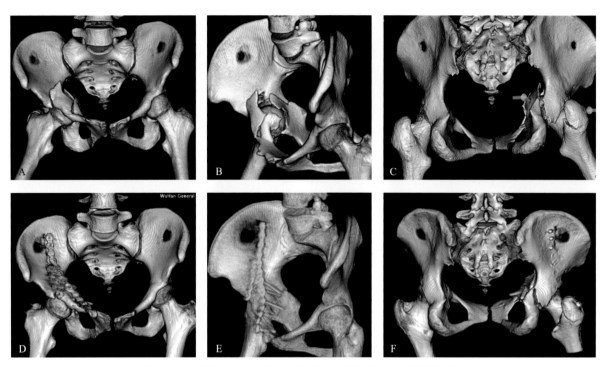

图 4-4-15 病例 4-4-1 内固定术前术后检查比较之二（三维重建）

A、D 术前、术后类骨盆前后位；B、E 术前、术后类右髂骨斜位；C、F 术前、术后类骨盆后前位。

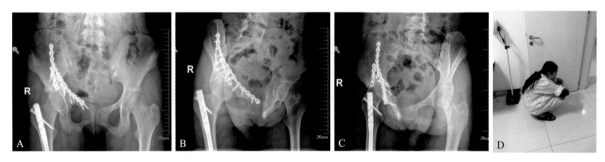

图 4-4-16 病例 4-4-1 内固定术后 1.5 年复查与功能

A 术后骨盆正位片；B 术后右闭孔斜位；C 术后右髂骨斜位；D 术后功能像。

病例 4-4-2 前入路于中间窗前壁截骨显露髋关节腔

患者征某，男性，54 岁，车祸伤。术前 X 线片示左髂耻线中断，髂坐线连续，臼顶呈海鸥征，股骨头与粉碎的方形区骨块向盆腔内移位，闭孔环完整，左股骨颈骨折伴移位（图 4-4-17A、B）。CT 及三维重建显示前柱骨折且波及髂骨，方形区粉碎性骨折且随股骨头突向盆腔，臼顶及股骨颈骨折（图 4-4-17C，图 4-4-18）。诊断：①左髋臼前柱并方形区骨折；②左股骨颈骨折。鉴于髋臼顶骨折状态，常规入路无法显露，术前设计采取髂腹股沟入路，于中间窗经前壁截骨进入髋关节腔（图 4-4-19），从而显露臼顶及股骨颈骨折，以便复位与内固定。按计划进行前壁截骨（图 4-4-6C、图 4-4-20）、开放复位钛板固定前柱，第二代 DAPSQ 固定方形区，空心钉固定股骨颈（图 4-4-21、图 4-4-22）。术后影像学证实骨折复位满意（图 4-4-23，图 4-4-24D、E），半年复查骨折愈合良好

（图4-4-24C、F）。

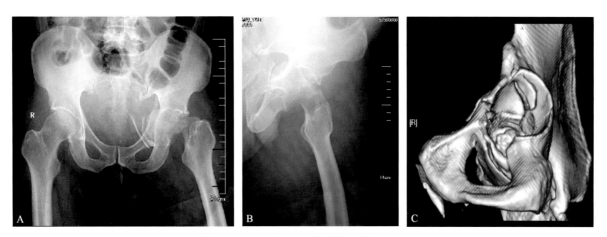

图4-4-17 病例4-4-2术前检查结果之一

A骨盆正位；B左髋关节轴位；C三维重建类左闭孔斜位。

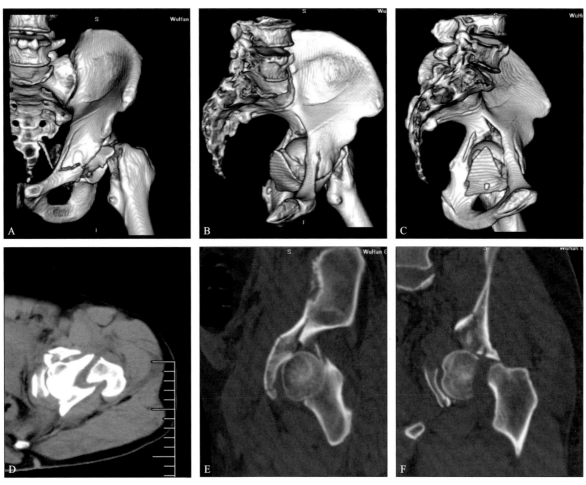

图4-4-18 病例4-4-2术前检查结果之二

A三维重建类左半骨盆前后位；B三维重建类左半骨盆入口位；C三维重建类左髂骨斜位；D经髋臼-头-颈横断面CT平扫；E、F经髋关节冠状面CT扫描。

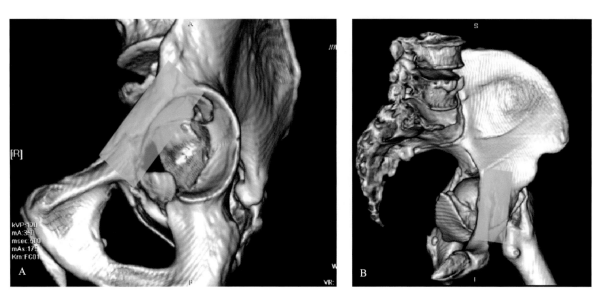

图 4-4-19　病例 4-4-2 手术设计

A 三维重建类左闭孔位截骨示意图；B 三维重建类左入口位截骨示意图。

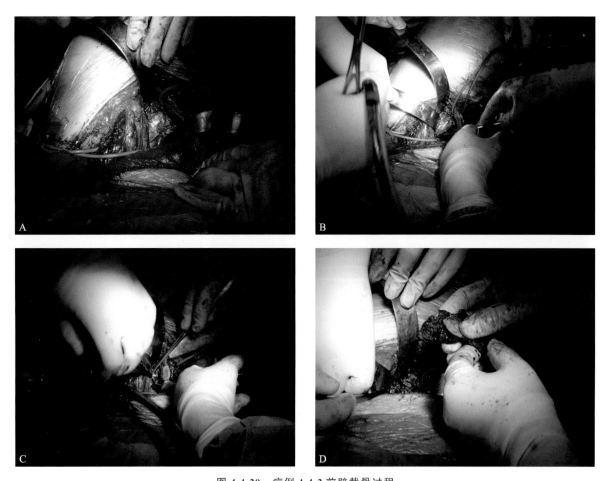

图 4-4-20　病例 4-4-2 前壁截骨过程

A 髂腹股沟入路显露骨折部位；B 在图 4-4-6C 之后，用骨刀小心撬开截骨块；C 翻转截骨块；D 取出截骨块。

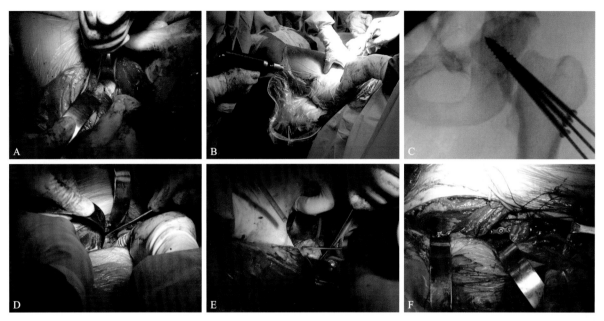

图 4-4-21 病例 4-4-2 复位与内固定过程之一

A 在图 4-4-6D 的基础上，显露股骨颈骨折直视下复位；B 经皮植入导针固定股骨颈；C 空心钉内固定，股骨头仍中心脱位伴方形区骨折仍移位；D 利用股骨头作模板经截骨区复位髋臼骨折并内固定（腔内臼顶→前壁→方形区）；E 克氏针临时固定前壁与截骨区；F 第二代 DAPSQ 内固定方形区。

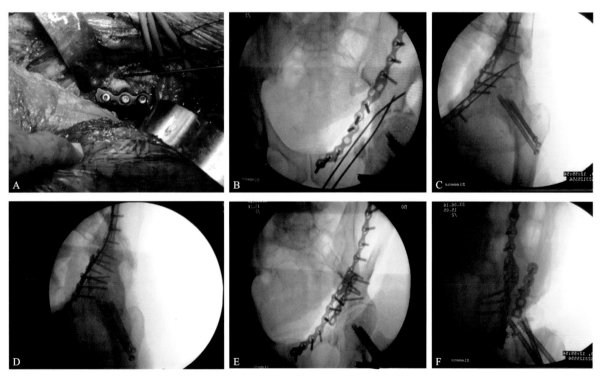

图 4-4-22 病例 4-4-2 复位与内固定过程之二

A 克氏针与 DAPSQ；B、C 克氏针与 DAPSQ 内固定术中骨盆正位、左闭孔斜位透视；D、E、F 5 孔钛板及 DAPSQ 内固定术中左闭孔斜位、正位及左髂骨斜位透视。

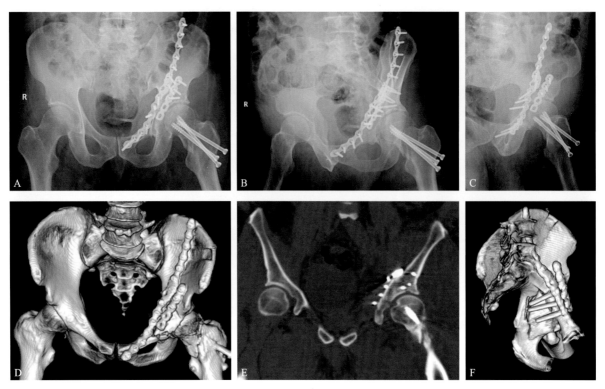

图 4-4-23 病例 4-4-2 术后检查结果之一

A、B、C 内固定术后骨盆正位、闭孔斜位、髂骨斜位 X 线片复查；D、F 内固定术后骨盆正位、方形区位三维重建；E 术后冠状面 CT 扫描。

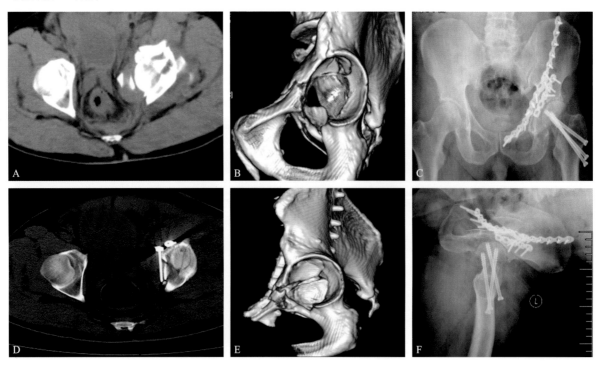

图 4-4-24 病例 4-4-2 术后检查结果之二

A、D 术前、术后经髋臼 CT 平扫比较；B、E 术前、术后类左闭孔位三维重建比较；C、F 术后半年复查正位与左股骨颈轴位 X 线片。

三、显露前柱骨折

虽然髂腹股沟入路可十分满意地显露前柱（图 4-1-1、图 4-4-11），但鉴于髋臼骨折的复杂性，在复位与内固定过程中，骨折或内固定区域仍需进行特殊内显露，充分利用骨折块间非常规入路完成相关操作，有时需与髋关节腔内显露技术配合使用（图 4-4-3～图 4-4-5），以解决关节腔内游离骨块复位或摘除或内固定问题。

1. 未固定者——经骨折块间复位内固定

如前所述，髋臼骨折在复位内固定前，应按关节内骨折的处理原则首先处理关节腔内游离骨折块问题，经骨折块间髋关节腔内显露技术扩大了髂腹股沟入路的显露范围。在此基础上，利用这种内显露途径显露前柱骨折，并进行后续的复位与内固定操作。充分利用髋臼骨折常规方法如双螺钉技术、复位钳技术（图 4-4-9）等进行复位，采取克氏针进行暂时内固定，根据透视结果酌情进行调整。待骨折复位满意，再进行确定性内固定（图 4-4-13～图 4-4-16）。虽然这是常规性操作，但经骨折块间非常规途径无疑为完成此类患者的手术提供了方便。

2. 已内固定——开窗撬拨复位

髋臼骨折复位内固定属创伤骨折高难手术，尤其是涉及方形区骨折更是如此。如内固定术中透视发现骨折复位不满意，拆除全部内固定进行调整，这是常用选择方法之一。但此类操作将明显增加损伤，使出血增多，延长手术时间，术中与术后出现并发症的风险将明显增加，这是髋臼骨折术后疗效不满意的重要原因之一。实际上，当发现骨折复位内固定不满意时，应进行冷静地思考，拆除部分内固定，进行调整。如对前柱骨折已内固定者，酌情采用胫骨平台骨折常用的开窗复位方法调整复位，这类非常规显露方法常可取得满意的效果。

> **病例 4-4-3　前柱骨折已内固定者，术中开窗撬拨复位**

患者阎某，女性，45 岁，车祸伤。术前 X 线片示右髂耻线、髂坐线均中断，臼顶粉碎骨折，股骨头与粉碎的方形区骨块向盆腔内移位，闭孔环不连续（图 4-4-25A、D）。CT 扫描及三维重建证实平片损伤情况，横行骨折线经过月状面与髋臼窝，T 形柄经闭孔环（图 4-4-25B、C、E、F），还发现右骶骨骨折（denis Ⅱ 型）（图 4-4-25B）。诊断：①右髋臼骨折（T 形）（B1.1）；②骨盆骨折（Tile C3 型）。采取髂腹股沟入路，于中间窗经骨折块间进入髋关节腔（图 4-4-3、图 4-4-26），清除游离骨块及血肿，然后进行开放复位 DAPSQ 内固定。术中透视见前柱及臼顶复位不满意，予以开窗撬拨复位加植骨，透视见骨折复位（图 4-4-4A、B），采用 5 孔钛板固定前柱，拔除位于绝对危险区的远端 2 枚螺钉（图 4-4-4C），完成手术。术后及术后 4 个月平片及 CT 检查证实骨折复位满意、骨折愈合良好（图 4-4-27～图 4-4-32 及图 4-4-33A），功能满意（图 4-4-33B）。

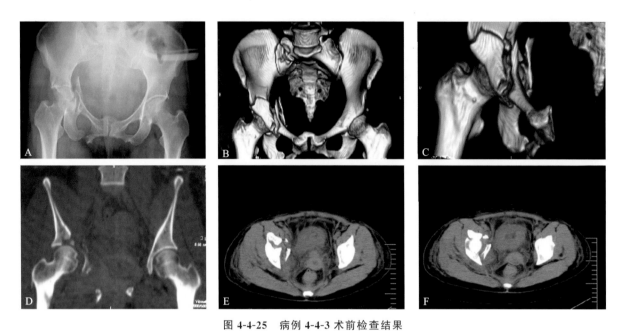

图 4-4-25 病例 4-4-3 术前检查结果

A 骨盆正位 X 线片；B、C 三维重建类骨盆正位、右髋部正位；D 经髋关节冠状面 CT 扫描；E、F 经臼顶、经髋臼 CT 平扫。

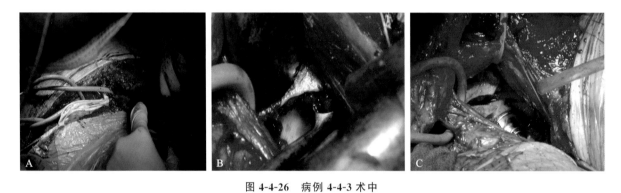

图 4-4-26 病例 4-4-3 术中

A 髂腹股沟入路；B 经骨折块间隙内显露髋关节腔，清理游离骨块与血肿；C 采用顶棒辅助复位。

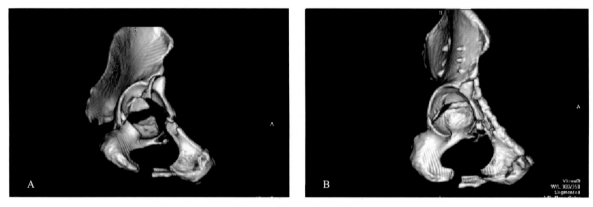

图 4-4-27 病例 4-4-3 移去股骨头的类右闭孔斜位三维重建

术前（A）与术后（B）复查比较。

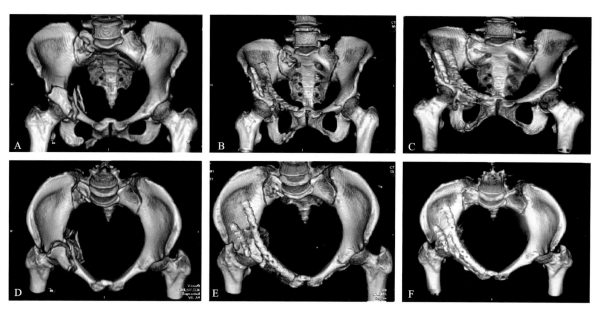

图 4-4-28 病例 4-4-3 术前术后与随访骨盆前后正位、入口位三维重建比较

术前（A、D）、术后（B、E）及术后 4 个月（C、F）复查比较。

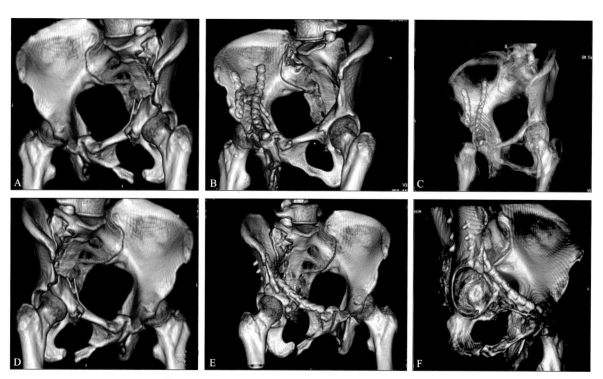

图 4-4-29 病例 4-4-3 类右髂骨斜位、类右闭孔斜位三维重建

术前（A、D）、术后（B、E）及术后 4 个月（C、F 移去股骨头的闭孔斜位）复查比较。

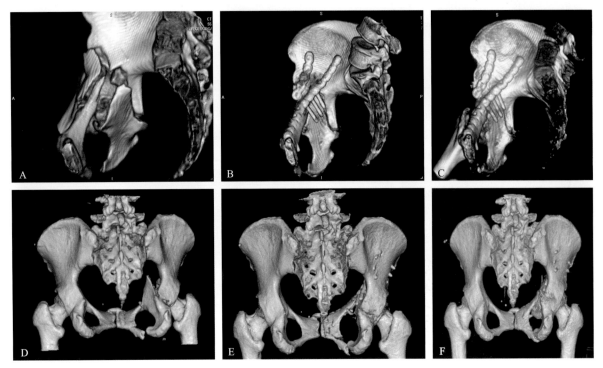

图 4-4-30　病例 4-4-3 三维重建方形区位、类骨盆后前位

术前（A、D）、术后（B、E）及术后 4 个月（C、F）复查比较。

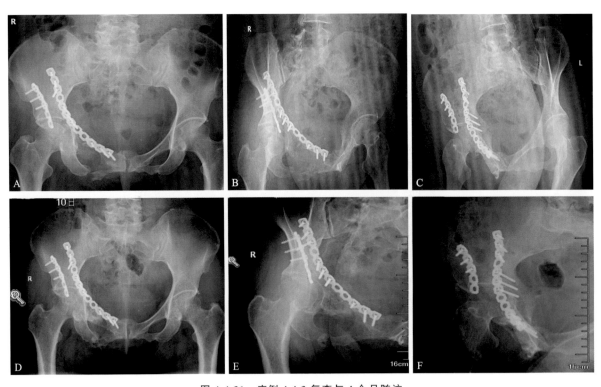

图 4-4-31　病例 4-4-3 复查与 4 个月随访

术后（A 骨盆正位、B 闭孔斜位、C 髂骨斜位）与术后 4 个月（D、E、F）X 线片复查比较。

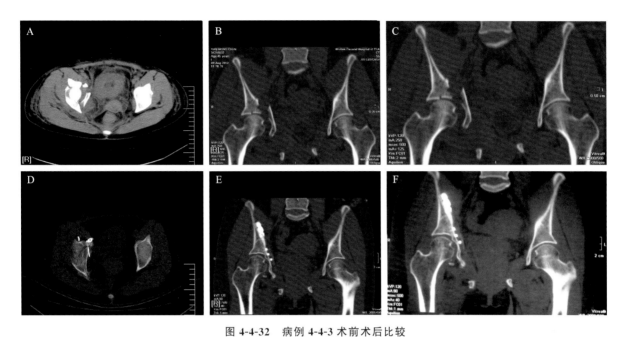

图 4-4-32 病例 4-4-3 术前术后比较

术前（A 经臼顶 CT 平扫，B、C 经髋关节冠状面 CT 扫描）与术后 4 个月（D、E、F）CT 复查比较。

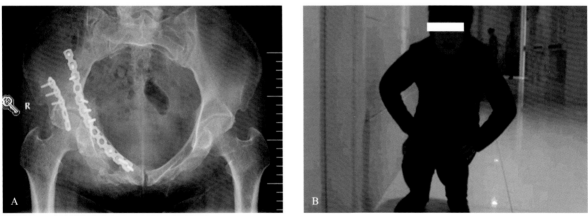

图 4-4-33 病例 4-4-3 术后 4 个月复查。

A 骨盆入口位 X 线片；B 功能状态。

四、显露髂骨外板

由于后入路面临较多并发症（如异位骨化）发生率较高的现状，在复位与内固定中前入路较为常用，但部分病例仍需要显露髂骨外板。从图 4-4-11 不难看出，在髂腹股沟入路中，髂骨前侧（前柱）内板能直接显露，其外板可触摸显露，但对前柱骨折向后柱方向涉及者，扩大显露范围对于骨折的复位是必须的。本部分将通过 2 个病例来展示此类非常规显露方法及其效果，提醒术者应充分利用切口与骨折所提供的有利条件，扩大常规显露范围，为较为复杂髋臼骨折的处理提供实用的内显露方式。

（一）部分剥离髂骨外板

与髂骨内板显露不一样，髂腹股入路一般不会广泛显露髂骨外板，这主要是因为一般来说内板显露对于复位与内固定已足够。但对髂骨内板的显露并不总是足够，不少病例还需要显露标准髂腹股沟入路仅能触及的区域（图 4-4-11），即部分剥离髂骨外板，以便显露影响前柱复位的部位，完成手术。虽然最大限度地利用了单一入路，避免了再增加切口，但不足之处是对局部髂骨血供有破坏，且可能增加异位骨化的发生率。

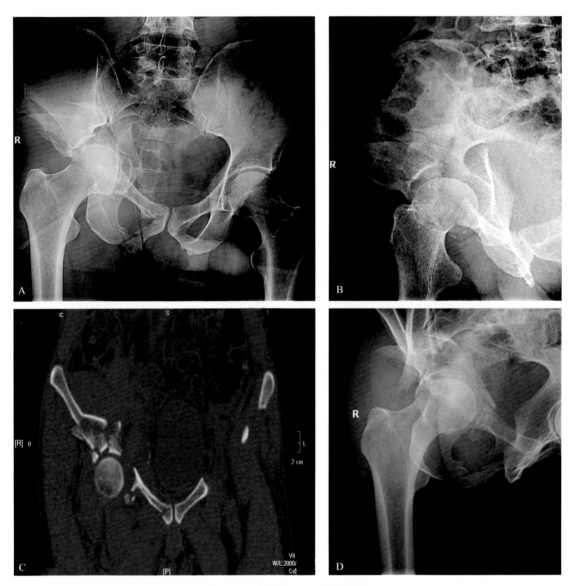

图 4-4-34　病例 4-4-4 术前检查

A 骨盆正位 X 线片；B、D 右髂骨斜位、闭孔斜位 X 线片；C 经髋关节冠状面 CT 扫描。

病例 4-4-4　经髂腹股入路部分剥离髂骨外板

患者葛某，男性，45 岁，坠落伤。术前 X 线片示右髂耻线、髂坐线均中断，骨折线涉及髂骨，闭孔斜位显示典型的马刺征，股骨头与粉碎的方形区骨块向盆腔内移位，闭孔环断裂（图 4-4-34A、B、D）；冠状面 CT 扫描还显示臼顶呈海鸥征（图 4-4-34C）；数字骨科软件分析清晰显示前柱多处骨折且波及髂骨、臼顶（图 4-4-35）。诊断：右髋臼双柱骨折（C1.2）。利用股骨头的模板作用首先进行前柱（髋臼前壁、臼顶）复位并使用短钛板固定（图 4-4-36），然后进行后柱与方形区复位，使用后柱拉力螺钉可简化手术，第一代 DAPSQ 内固定（图 4-4-37）。术中透视见前柱及臼顶复位不满意，且有台阶，在内板显露辅助复位失败的情况下，部分剥离髂骨外板后复位成功，完成内固定，由于骨折粉碎，可利用粗缝线缝合辅助固定（图 4-4-7、图 4-4-38）。术后各种体位 X 线片、CT加三维重建检查证实髋臼骨折复位 DAPSQ 内固定满意（图 4-4-39～图 4-4-43）。

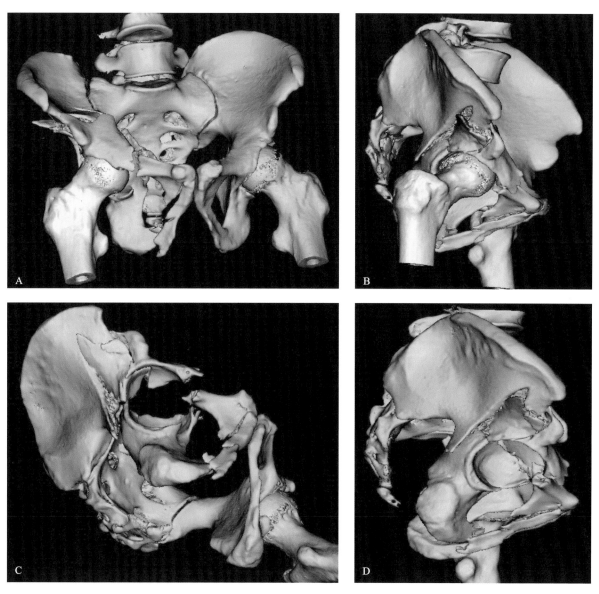

图 4-4-35 病例 4-4-4 数字骨科软件分析

A 类右闭孔斜位；B A 图左前旋转 30°；C A 图上旋转 90°并移去股骨头；D A 图左前旋转 45°并移去股骨头。

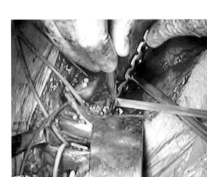 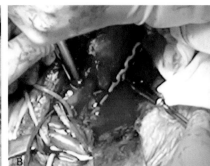 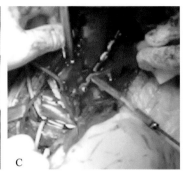

图 4-4-36　病例 4-4-4 利用股骨头的模板作用进行复位，固定前柱（髋臼前壁、臼顶）

A 在近侧顶棒的辅助下，自 7 孔钛板固定远端钻骨孔；B 在髂前下棘处顶棒辅助下，开始钛板近端螺钉植入；C 在髂前下棘处顶棒辅助下，在钛板远侧钻骨孔。

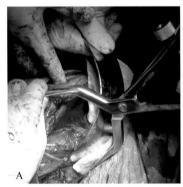 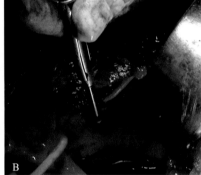 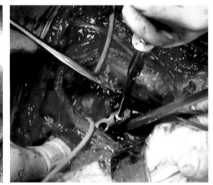

图 4-4-37　病例 4-4-4 后柱与方形区复位，后柱拉力螺钉与 DAPSQ 内固定

A 安放复位钳，以助后柱与方形区复位；B 基本复位后，在替代复位钳的顶棒辅助下，拧入后柱拉力螺钉；C 安装第一代 DAPSQ，图中显示方形区螺钉与后柱拉力螺钉之间的位置关系。

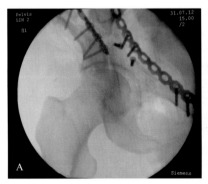 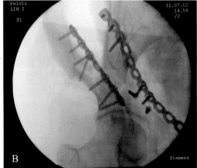 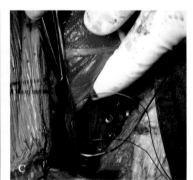

图 4-4-38　病例 4-4-4 在图 4-4-7 基础上，前柱臼顶调整复位内固定后处理

A 以髋关节为中心正位透视；B 以前柱髂骨段为中心正位透视；C 粉碎骨折辅助粗缝线缝合固定。

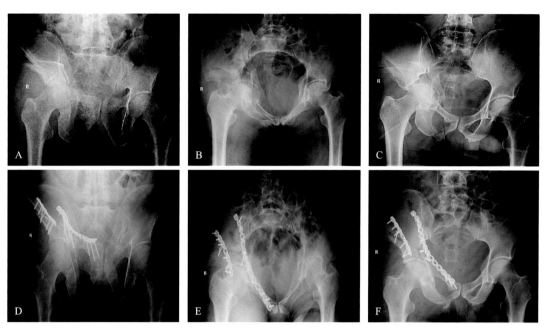

图 4-4-39　病例 4-4-4 术前术后检查结果（X 线片）比较之一

A、B、C 为骨盆出口位、入口位及正位术前 X 线片；D、E、F 为相应术后片。

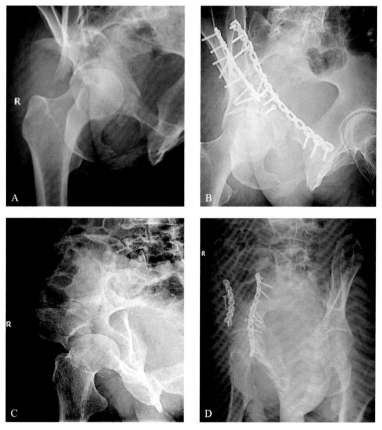

图 4-4-40　病例 4-4-4 术前术后检查结果（X 线片）比较之二

A、B 为术前、术后右闭孔斜位；C、D 为术前、术后右髂骨斜位。

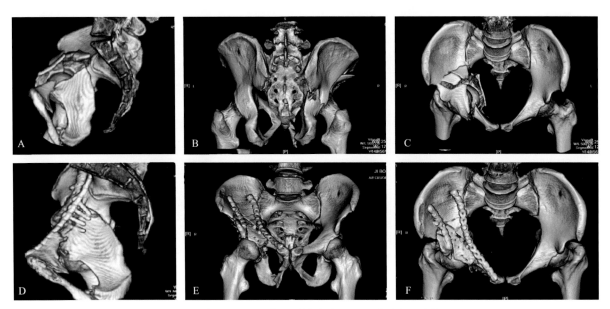

图 4-4-41　病例 4-4-4 术前术后检查结果（三维重建）比较之三

A、B、C 为术前方形区位、类骨盆正位及入口位；D、E、F 为术后对应片。

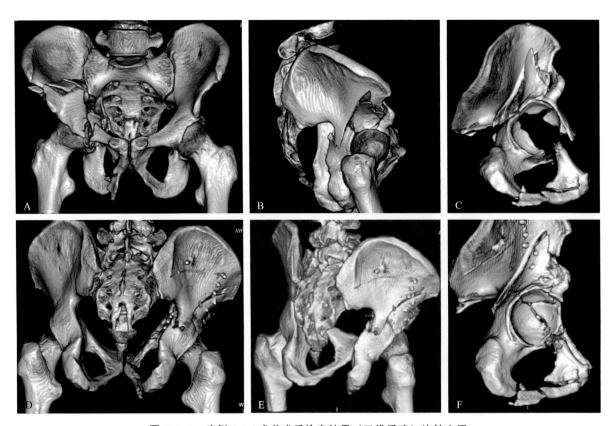

图 4-4-42　病例 4-4-4 术前术后检查结果（三维重建）比较之四

A、B 及 C 为术前类骨盆后前位、后斜位及移去股骨头类闭孔斜位；D、E 及 F 为术后相应 CT 片。

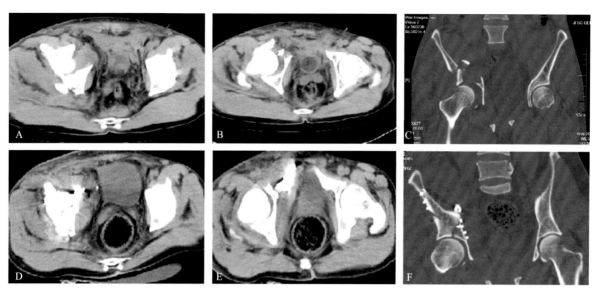

图 4-4-43　病例 4-4-4 术前术后检查结果（CT 扫描）比较之五

A、B、C 为术前经臼顶、经髋臼、冠状位；D、E、F 为术后相应 CT 扫描。

（二）经内板显露髂骨外板

髋臼骨折因损伤机制的复杂性而出现各式各样的移位，相关的显露是复位与内固定的基础。髂骨外板的显露除了部分剥离髂骨外板的内显露方式外，还可以充分利用骨折间隙进行显露，即经内板显露髂骨外板（图 4-4-8），这样既解决了显露问题，又最大限度地保留了髂骨的血供，实为非常巧妙的内显露方法，颇为实用。

> **病例 4-4-5　经内板显露髂骨外板**

患者周某，女性，36 岁，车祸致多发伤 8 天入院，伤后 14 天手术。术前 X 线片示左髂耻线、髂坐线均中断，股骨头与粉碎的方形区骨块向盆腔内移位，前柱 2 处骨折且骨折线波及髂嵴，后柱仅 1 处骨折，闭孔斜位片示马刺征，闭孔环不连续（图 4-4-44A～C、图 4-4-45A、B）。CT 扫描及三维重建、数字骨科软件证实平片损伤情况，方形区与髂骨骨折块之间似呈交锁状态（图 4-4-44D～F、图 4-4-45C～F、图 4-4-46）。诊断：左髋臼双柱骨折（C1.2），患者还有急性颅脑损伤（Ⅲ），胸腹部闭合性损伤。

术前数字骨科软件从不同角度进行分析，图 4-4-46 清晰地显示方形区③与髂骨①骨折块之间呈交锁状态，两者与前柱②骨折块之间的移位状态。采取数字骨科软件进行手术设计，髂腹股沟入路首先显露髂骨内板，经骨折块间隙将②外翻（保留髂骨嵴外板软组织附着）后，显露①、③之间的外板，先解除①③交锁；再将②复位，恢复前柱结构并短钛板初步固定；再复位③，采用第一代 DAPSQ 内固定。

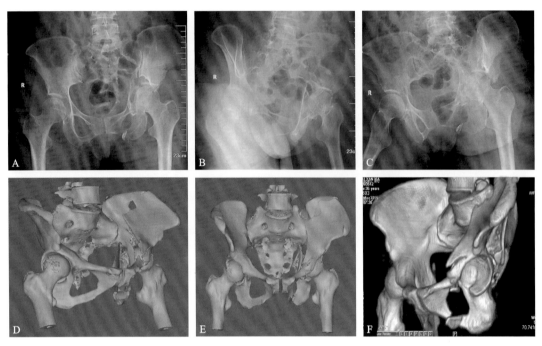

图 4-4-44　病例 4-4-5 术前检查之一

A～C 骨盆正位、左髂骨斜位及闭孔斜位 X 线片；D、E 数字骨科软件类骨盆正位、类左髂骨斜位像；F 三维重建类闭孔斜位像（移去股骨头）。

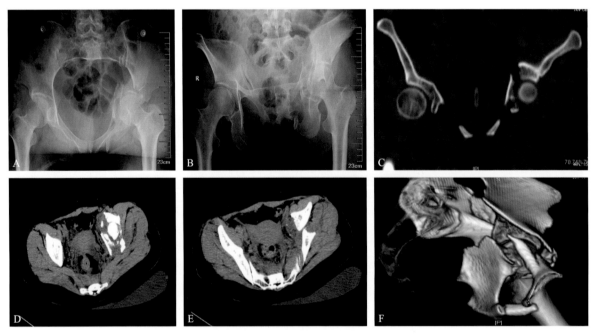

图 4-4-45　病例 4-4-5 术前检查之二

A、B 骨盆入口与出口位 X 线片；C 经髋关节冠状位 CT 扫描；D 经髋臼 CT 扫描；E 经髋臼顶 CT 扫描；F 方形区位三维重建。

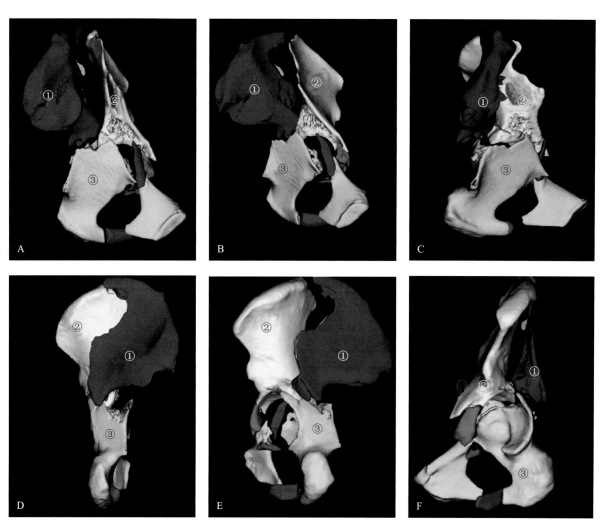

图 4-4-46 病例 4-4-5 术前数字骨科软件分析

A～C 方形区位逐渐外旋位像；D～F 半骨盆后前位逐渐外旋位像。

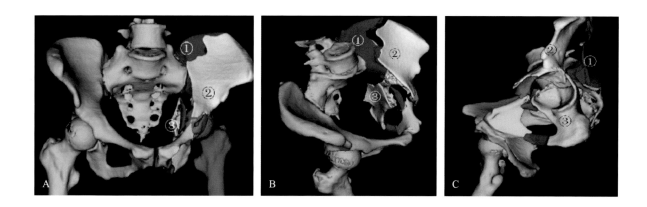

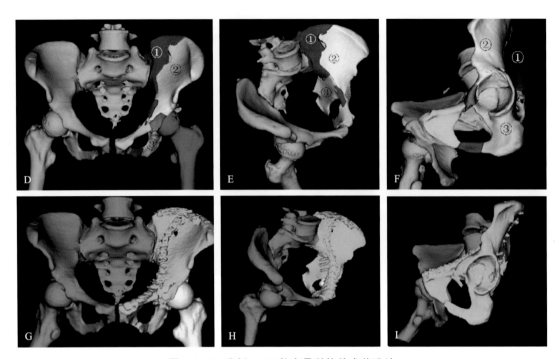

图 4-4-47 病例 4-4-5 数字骨科软件术前设计

A—C 术前诊断；D—F 模拟复位后结果；G—I 模拟短钛板与 DAPSQ 内固定。

按术前计划经内板显露髂骨外板，解除交锁，复位前柱（图 4-4-48）；采用 5 孔钛板固定前柱 ①②，顶棒或特殊顶棒辅助复位方形区 ③，后柱拉力螺钉内固定，可简化手术，最后安放第一代 DAPSQ（图 4-4-49）；方形区螺钉拧入后 DAPSQ 与②③的关系，及透视下见复位与内固定均满意（图 4-4-50），完成手术。术后及术后 12 个月平片及 CT 检查证实骨折复位（包括对位对线与旋转纠正）与内固定均满意、骨折愈合良好，功能满意（图 4-4-51～图 4-4-56）。

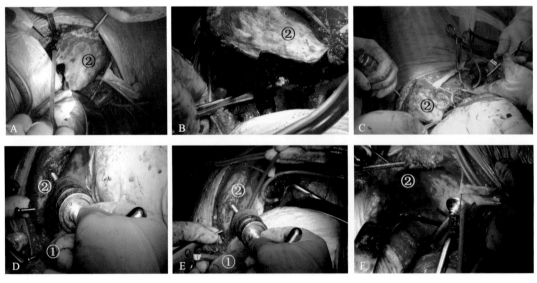

图 4-4-48 病例 4-4-5 解除交锁、复位前柱术中

A 髂腹股沟入路显露，保留②血供；B 外翻②；C 解除交锁后拟复位前柱；D 控制②旋转，置①②螺钉；E 双螺钉技术复位①②；F 利用各种复位器械完成前柱复位。

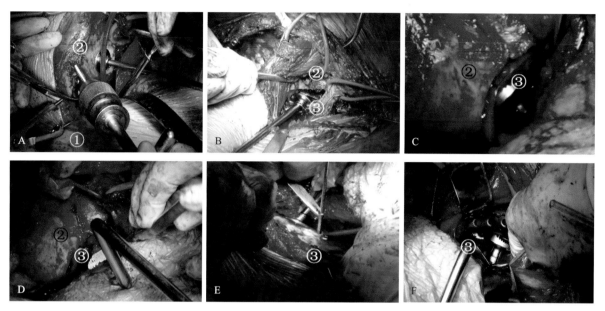

图 4-4-49 病例 4-4-5 固定前柱后，复位后柱并内固定术中

A 5 孔钛板固定前柱①②；B～D 顶棒或 L 形顶棒辅助复位方形区③；E 后柱拉力螺钉内固定，可简化手术；F 在 L 形顶棒辅助下安装 DAPSQ。

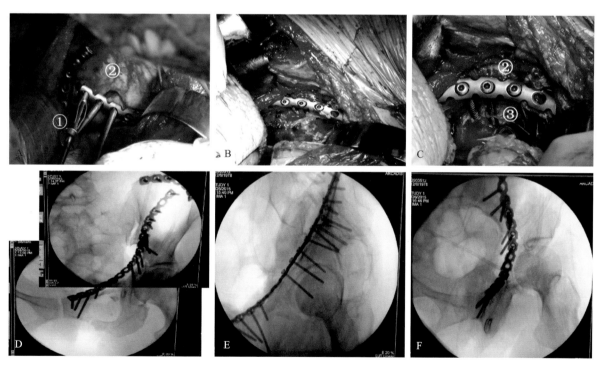

图 4-4-50 病例 4-4-5DAPSQ 内固定术中

A 5 孔钛板固定①②，在顶棒与限深改锥向后内旋转辅助下，拧入 DAPSQ 髂骨区最外侧螺钉；B 方形区螺钉拧入后第一代 DAPSQ 前后观；C 部分裸露骨外的方形区螺钉、DAPSQ 方形区钛板与②③的关系；D～F 内固定完成后，各种体位术中透视。

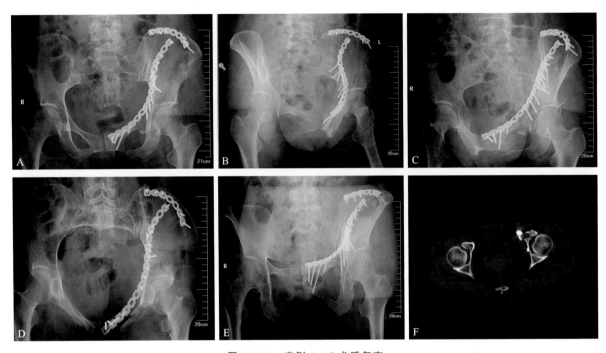

图 4-4-51　病例 4-4-5 术后复查

A～E 术后骨盆正位、左髂骨斜位、左闭孔斜位、入口位及出口位 X 线片；F 经髋臼 CT 扫描。

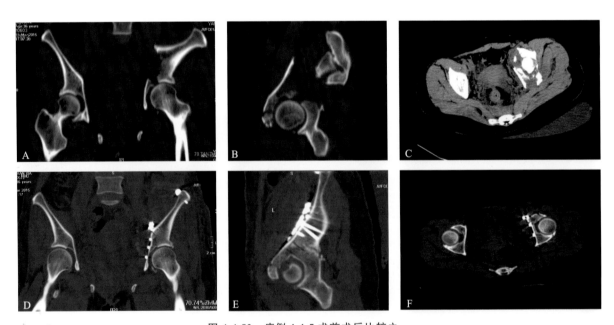

图 4-4-52　病例 4-4-5 术前术后比较之一

A～C 术前经髋臼冠状位、矢状位及 CT 平扫；D～F 术后各相应体位复查结果。

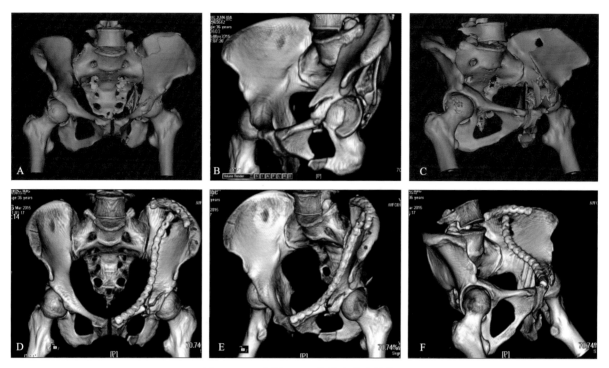

图 4-4-53 病例 4-4-5 术前术后比较之二

A~C 术前类骨盆正位、类左髂骨斜位与闭孔斜位；数字骨科软件（A、C）及三维重建（B）；D~F 术后相应体位三维重建检查结果。

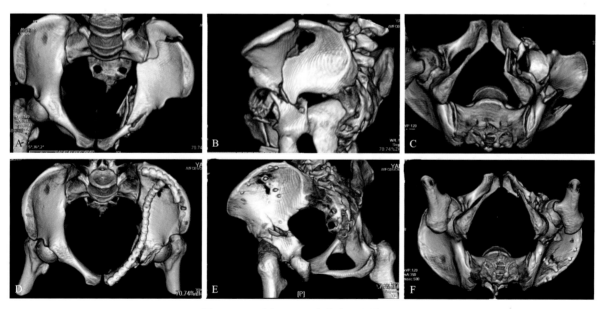

图 4-4-54 病例 4-4-5 术前术后比较之三

A~C 术前骨盆入口位、后斜位与盆底位三维重建；D~F 术后相应体位三维重建。

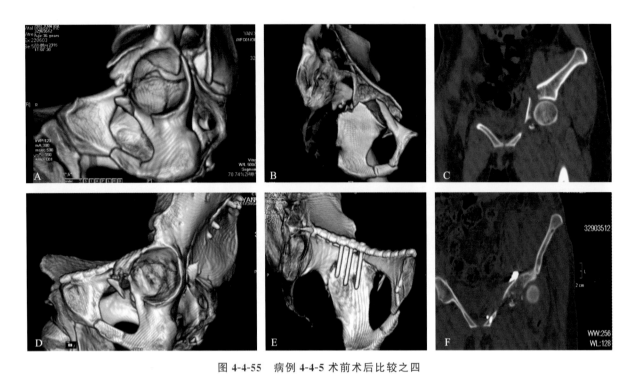

图 4-4-55　病例 4-4-5 术前术后比较之四

A～C 术前移去股骨头的类左闭孔斜位、方形区位及经髋臼冠状位 CT 及三维重建检查；D～F 术后相应体位检查结果。

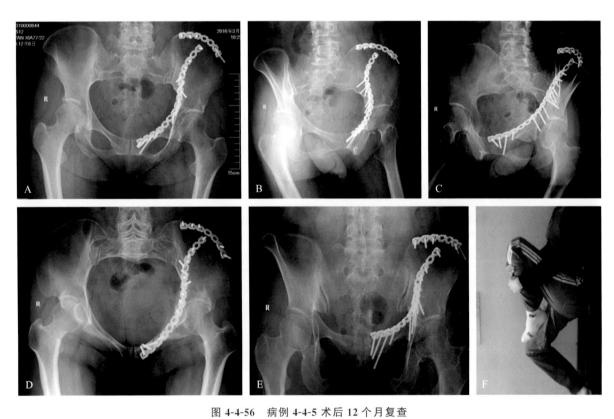

图 4-4-56　病例 4-4-5 术后 12 个月复查

A～E 术后骨盆正位、左髂骨斜位、闭孔斜位、入口位及出口位 X 线片；F 功能位像。

五、方形区显露

髂腹股沟入路显露方形区并不困难，属常规内显露。目前新入路出现较多，其原因之一是不少人称髂腹股沟入路难以或显露方形区较为困难。实际上这种经正常间隙的经典入路是窗口显露，根据术中要求而显露相应的部分，不会损伤肌肉，术后远较经肌肉的入路恢复完全。笔者进行方形区显露的图片列于此（图 4-4-57），意在提醒读者，使用髂腹股沟入路时，方形区的内显露足够，且容易使用各种复位器械，方便台上所有人员配合手术。

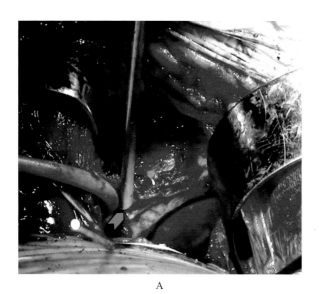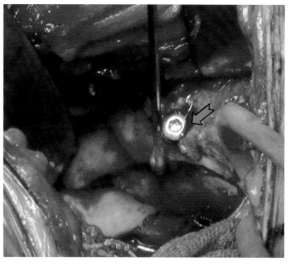

A

B

图 4-4-57　髂腹股沟入路方形区窗口显露：拉钩的作用

A 显露邻闭孔之方形区，燕尾形示后柱拉力螺钉拧入；B 显露同一患者邻坐骨大切迹之方形区，燕尾形箭头示后柱拉力螺钉已拧入。

六、小结

（1）髋臼骨折显露是复位内固定的基础，切口选择正确并不完全代表显露正确。应根据伤情合理选择正确的内显露方法，如本例于中间窗前壁截骨，可充分显露骨折部位。

（2）术中应充分利用股骨头的模板作用，将原切口如髂腹股沟入路进行延伸，打开手术需要的窗口，尽量不增加副损伤，扩大其手术适应证，为复位与内固定打下良好的基础。笔者的经验显示，特殊的内显露方法常能取得意想不到的效果。

（蔡贤华　刘曦明　汪国栋　陈　龙）

第五节　有移位髋臼骨折显露与复位策略临床分析

有移位的髋臼骨折是一种复杂的关节内损伤，骨科手术因能最大限度地恢复关节的解剖结构、降低相关并发症的发生率而被公认为是此类损伤最有效的治疗措施。开放复位策略的选择是手术治疗的重要一环，文献对某些特殊类型的髋臼骨折复位方法进行了探讨，但对各种有移位髋臼骨折如何选择有效的开放复位措施需专题研究。为了对初学者有指导意义，对有经验者有一定借鉴意义，本课题组回顾分析了中部战区总医院骨科从1995年1月—2006年3月手术治疗126例有移位髋臼骨折的显露与复位策略。

一、资料与方法

1. 一般资料

本组126例，男87例，女39例，年龄21～61岁，平均36.55岁。致伤原因：车祸伤75例，重物砸伤19例，高处坠落伤32例。骨折类型：根据Letournel分型，后壁骨折18例，后柱9例，前壁骨折5例，前柱骨折10例，横行骨折19例，后柱伴后壁12例，前柱合并后半横行骨折9例，横行伴后壁骨折8例，双柱骨折30例，T形骨折6例。其中，陈旧性骨折14例，新鲜骨折112例。髋臼其他相关损伤：髋关节后脱位31例（包括陈旧性后脱位3例），髋臼后壁软骨塌陷或翻转骨折11例，髋关节内有游离骨块15例，坐骨神经损伤14例，同侧股骨近端骨折21例。合并失血性休克87例，头颅、胸腹部损伤48例，四肢其他骨折72例。

2. 治疗方法

一俟生命体征稳定，即行患侧胫骨结节骨牵引，合并髋关节脱位者则先在麻醉下行手法复位，合并其他部位损伤者则酌情行相应处理。手术时间为伤后4～45 d（平均9.4 d），其中33例因并发其他脏器损伤而在伤后2周后进行手术。开放复位步骤：根据骨折类型，选择合适手术入路，先处理关节腔内存在的游离骨块（摘除小碎骨片9例，可吸收钉内固定较大骨片6例），将负重区关节软骨下压缩骨折或翻转骨折复位，然后根据骨折复杂程度及其手术入路，借助器械或手法矫正骨折端旋转或前后（内外）移位，最后解决分离移位，复位后采用重建钢板内固定。复位具体顺序为先复位单一的大骨块或前（后）柱，然后将其他的骨折块与已复位骨折块相连接。

3. 判断标准

采用髋臼MattaX线评定标准，判断骨折复位程度；应用美国矫形外科学会髋关节功能评价标准对其临床疗效进行评估。

二、结 果

本组病例无死亡及伤口感染，术后拍片复查：解剖复位78例，满意复位42例，不满意复位6例。随访1～12年，髋关节功能评估，优42例（33.33%），良72例（57.14%），可8例（6.35%），差4例（3.18%），总优良率90.47%。

三、分析与小结

1. 髋臼骨折选择正确开放复位策略的意义

与其他关节内骨折一样，髋臼骨折开放复位旨在尽可能恢复关节面的正常结构与完整性。但髋臼骨质为松质骨，所处解剖位置深在，骨折类型复杂多样，多呈粉碎性，且髋臼周围较多的软组织附着常影响骨折的复位，而软组织剥离过多将引起骨折块缺血、异位骨化或加重软组织损伤或引起其他副损伤，这意味着对此类骨折的开放复位方法将与四肢关节内骨折不尽相同。本组发现，尽管术前与术中牵引是各种复位方法的基础，能最大限度地利用骨折周围软组织合页来达到骨折复位或维持骨折复位、降低手术难度，但大部分情况下术中仅靠手法复位常难以获得成功，需选用特殊辅助器械进行渐进复位，而且不同的骨折类型、不同的移位方向及其不同的手术入路明显影响着开放复位策略的选择。

2. 首先处理关节腔内游离骨块

处理髋关节腔内存在的游离骨块是开放复位前的主要准备工作。游离骨块来源有两种：①髋臼源性，其游动性较大；②股骨头源性，多系圆韧带撕脱骨折。对小骨片固定困难者，可予摘除；如骨块较大则用可吸收钉或金属螺钉原位固定（本组固定者均为股骨头骨折）（图 4-4-5）。将股骨头脱位显露游离骨块是一种有效方法，但此操作将可能加重股骨头血运损伤，故本组不作为首选，多在游离骨块需内固定时应用。在 K-L 入路时，本组常向后外侧牵开后壁或后柱骨折块，显露股骨头，在向前下辅助牵引的同时，用弯骨膜剥离子轻轻向前下撬动股骨头，即可显露髋臼软骨面，发现碎骨片；髂腹股沟入路时，将前壁或内壁碎骨片向盆腔内牵开，或切开关节囊，即可发现并处理游离骨片。在处理关节内骨块的同时，应注意关节软骨下压缩骨折或翻转骨折复位。当然，对髋关节脱位并臼内游离骨块形成时，急诊手法复位应有所保留，切忌反复勉强复位，以免加重关节面损伤，应尽可能早期进行开放复位。

3. 后入路显露与复位策略

采用 K-L 入路进行开放复位者，常视不同骨折类型而采取不同方法。本课题组强调患侧下肢宜用软枕垫高，使髋关节保持轻度外展位，以消除下肢重力对骨折复位的影响。后缘或后壁骨折复位较容易，只需显露骨折线两侧骨质，直视下采用骨膜剥离子或顶棒或巾钳双孔复位技术（图 4-5-1）辅助复位骨折。由于无法直视其关节面是否准确复位，本组常检查骨折外侧骨皮质（尤其髋臼后上缘、后缘或下缘处）复位情况，以间接判断髋臼关节面复位情况，并利用透视观察骨折复位情况，以闭孔斜位最为清晰（图 2-1-6）。

对后柱骨折，本组认为双螺钉技术是最好的复位与临时固定方法，即在骨折线的两侧分别部分拧入 1 枚螺钉，用 Farabeuf 钳或 AO 骨盆复位钳 2 个末端分别卡在这 2 枚螺钉露出部分，或骨折复位钳钳夹，经缓慢提拉、钳夹等动作矫正骨折分离或前后移位（图 4-4-49A），但对于后柱的旋转移位，则需先将带有 T 型手柄的 Schanz 螺钉拧入坐骨结节内控制旋转，然后将 Farabeuf 钳或 AO 骨盆复位钳合拢。双螺钉位置宜靠内，以免妨碍重建钢板的放置。判断后柱骨折后侧部分复位程度主要是观察后柱与坐骨大切迹骨折线是否对齐，对齐说明复位较好，而确认是否同时存在旋转移位，则可通过正位透视或将食指经坐骨大、小切迹伸入骨盆内，触摸方形区骨面，若骨折断端间有较大间隙即说明存在旋转移位，需予以纠正；横行骨折多向前侧移位，但对向后移位者宜选用后入路，复位方法各不相同，本组认为宜先矫正远折端后移位，然后矫正分离移位；如合并后壁或臼顶骨折者，则先将后壁或臼顶骨折块复位，然后再处理横行骨折较为妥当。对后柱伴后壁骨折，本组 7 例先复位后柱骨折、再将后壁骨折复位；2 例因难以成功而先将后壁骨折块与后柱固定，然后再将后柱骨折复位。T 形骨折复位困难，本组对前移位较轻而后移位明显者选后入路，可直视下手法复位后侧部分，前侧可通过透视来观察其位置情况，必要时加前入路。双柱骨折因其严重粉碎程度及移位明显而令人感到棘手，以后柱骨折为主或以向后移位为主者首选后入路，由于前柱骨折移位较轻或不明显，故复位的重点宜放在后柱骨折。先从髂骨部开始，逐渐向下进行，注意近侧非解剖复位将明显放大髋臼水平骨折移位。如复位仍不满意，则需加用前入路，但确定性内固定宜放在前入路显露与双入路复位满意之后。

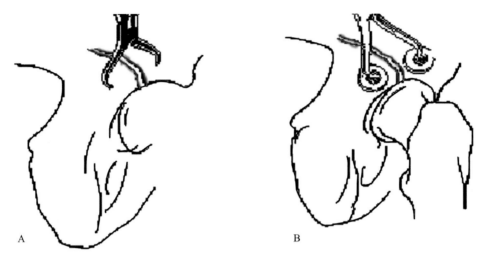

图 4-5-1　双孔巾钳辅助复位

A 巾钳置入；B 钳夹复位。

4. 前入路显露与复位策略

采用髂腹股沟入路开放复位者，患侧垫高，或选择躯干不固定且患侧在上的"漂浮体位"或"懒散侧卧位"，一期消毒铺巾。屈曲位有利于缓解髂腰肌及血管神经的张力，便于骨折的显露与复位。简单骨折复位较为容易，如前壁骨折可直视下手法复位，以其表面骨皮质对合满意为标准；对前柱骨折，可直接显露髂骨内侧及髋臼前侧骨质，在髋关节屈曲状态下，本组常采用特殊复位钳先矫正骨折旋转或内外移位，然后解决分离移位，宜由近向远侧进行复位，因为近侧前柱髂骨段直视下易复位且其复位满意与否将明显影响（远侧）髋臼部分的复位质量；通过髂骨及髋臼前缘、方形区对合情况间接判断其复位情况，当然透视更是重要观察方法（图 2-1-5～图 2-1-7）。横行骨折向前移位者，先使用器械矫正前移位，然后将近远侧骨折端复位，如复位不满意，则加用后入路进行复位。前柱合并后半横行骨折者，首先复位前柱骨折并临时固定，如后半横行骨折本身移位不明显或透视见其随之复位，则只需前路即解决问题，否则需加后入路处理后半横行骨折。双柱骨折中以前柱骨折为主或以向前移位为主者，经前入路先进行前柱骨折复位，即用各种复位钳先将已波及髂骨骨折的前柱（多有旋转）首先复位，以恢复骨盆环的完整性，部分后柱骨折可随之复位；如其位置仍差，可采用三爪复位钳（两爪在内）逐渐缓慢矫正后柱旋转与分离移位，常可完成后柱骨折复位；如其复位仍不满意，则需加用后入路。本组早期对双柱骨折多采用前后联合入路，后期则多用前入路完成新鲜双柱骨折手术。T 形骨折前后两部分均移位明显时，需采用联合入路，本组常采用前入路先行前柱骨折复位，然后加后入路，有时需前后配合方能完成复位。本组术中还观察到，新鲜骨折只需使用有限显露（即部分显露骨折端）和间接复位技术即可达到复位目的，而陈旧性骨折或伤后时间 2 周以上的骨折需增加显露范围，甚至完全显露所有骨折端，方能实现开放复位，增加了复位难度及手术损伤，因此，对此类患者早期手术将有利于复位操作的完成。

四、小结

虽然髋臼骨折开放复位时机与四肢其他部位关节内骨折的处理时机相似，但其策略独具特色。骨牵引、关节内骨折块的处理是开放复位前的重要准备工作，临床需根据髋臼骨折的不同类型、不同移位方向及不同手术入路而采取合适的开放复位策略。

（蔡贤华 刘曦明 汪国栋）

本章小结

1. 涉及方形区的髋臼骨折因其解剖结构的特殊性、损伤的严重性及骨折类型与移位方向的复杂性而成为当前骨科的处理难点之一。正确选择其手术入路是治疗的重要环节，影响入路选择的相关性因素是一个有机的整体，既相互联系，又相互制约。骨折类型及其移位情况是确定手术入路的关键因素，手术时间、骨折合并伤及不同手术入路相关副损伤或并发症是其重要参考因素。对常呈粉碎性骨折的复杂髋臼骨折而言，除后柱伴后壁骨折、横行伴后壁骨折行后侧入路已得到大家公认外，对其他类型骨折的手术入路尚未形成完全一致的意见，如双柱骨折、T形骨折、前方或前柱伴后半横行骨折，传统方法为多采取前后联合入路。有鉴于此，本课题组利用特殊内显露方法与新型内固定理念——侧方动力加压理论，扩大了髂腹股沟入路的适应证，对大部分此类新鲜复杂骨折及部分陈旧性骨折实现了单一前路显露，将常规与特殊内显露（截骨、开窗、利用骨折间窗及剥离部分外板等）相结合，充分显露骨折区域，应用后柱拉力螺钉简化手术，为进一步复位与 DAPSQ 内固定创造了条件。

2. 注意伤后时间与手术入路选择的关系。同类骨折在选择手术入路时，应考虑伤后时间与复位难度的关系，即时间越长，则显露要求越广泛，复位固定越难。如某些双柱骨折，手术在伤后一周内，可选用单一髂腹股沟入路或 Stoppa 入路；超过这一时间，则复位固定难度加大，应准备广泛显露，如髂腹股沟入路加 Kocher-Langenbeck 入路 或延长髂股入路（前者失血为 1 400～2 700 ml，平均 2 025 ml，手术时间 4～7 h，平均为 6.3 h）。再如某些累及负重区的横行或 T 形骨折，当手术在伤后 2 周内，多用髂腹股沟入路或 Kocher-Langenbeck 入路；但如大于 2 周时，则复位难度大，宜选用侧 Y 形入路、延长髂股入路或双入路。

3. 局部软组织损伤，尤其是套状撕脱伤，可增加感染率，同时可导致手术切口的改变。如有膀胱或结肠造瘘等情况，手术切口要相应调整。

（蔡贤华 刘曦明 汪国栋 王华松）

第五章

髋臼方形区骨折内固定的困难与研究现状

髋臼骨折，尤其是涉及方形区骨折，采用常规内固定极为困难，这主要是因其解剖结构的特殊性，直接进行内固定时恐螺钉进入关节腔，造成不良后果（图 1-1-13），而且这类特殊髋臼骨折尚无有效内固定方法。因此一谈到"方形区骨折"，令不少创伤骨科医生感到头痛。为了解决此类难题，不少学者进行了相关研究，并取得了一些进展。

第一节　方形区骨折内固定的困难

鉴于方形区在髋关节功能与稳定中具有十分重要的作用，一旦骨折，必须尽快恢复其解剖形态并给予可靠的内固定。但临床中发现，方形区骨折内固定术后发生螺钉进入关节腔或无法有效固定骨折，导致手术失败并不少见，因此髋臼方形区骨折内固定是十分困难的。以下将从 4 个方面对出现困难的原因进行分析。

一、骨折粉碎，移位复杂

由于髋臼方形区骨折损伤机制复杂，常导致各种复杂的骨折，多呈粉碎性，且合并多种相邻部位骨折（图 1-2-3、图 4-4-12、图 4-4-17、图 4-4-18、图 4-4-25、图 4-4-34、图 4-4-44）。方形区骨折块分离、向内向前或向后旋转，移位明显（图 1-3-5），给内固定手术造成了很大障碍。这意味着在髋臼方形区骨折复位固定的过程中，必须纠正其向内、向后下移位（图 5-1-1）及旋转，同时内固定必须既有阻挡骨块向内移位的能力，与股骨头的顶压力之间形成平衡，又要具备一定向前上提拉的作用。显然，不直接内固定方形区是难以实现有效固定的。常用髋臼内固定物见图 5-1-2。

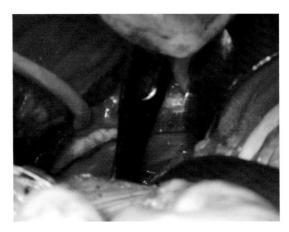

图 5-1-1　利用拉钩矫正方形区向后下移位

099

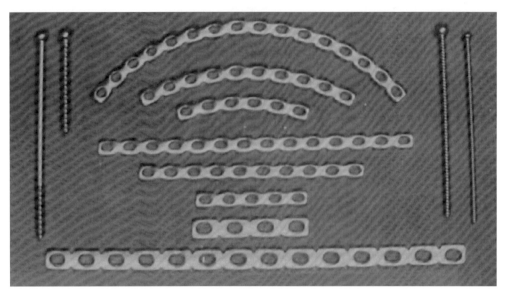

图 5-1-2　常用髋臼内固定物

二、方形区解剖结构特殊影响内固定直接固定

　　根据创伤骨科内固定理论，对骨折的有效固定是直接固定，那么对方形区骨折就是从前向后置入螺钉固定（图 1-1-12），但因该部位紧邻髋臼且骨质菲薄（图 1-1-11），考虑到螺钉的直径，方形区骨折，尤其是粉碎性骨折时已无空间容纳钉道（图 1-3-5），即使勉强拧入螺钉，可能发生术后复位丢失。而且常规置入螺钉极易进入髋关节腔（图 1-1-13）。不但不能有效固定骨折，而且易造成严重医源性副损伤。王先泉等提出髋臼危险区及其置钉的要求（图 5-1-3A、B），与相关文献类似。绝对危险区的外缘为髋臼缘，其下方为髋臼，如不平行于方形区置钉，螺钉将不可避免进入髋关节腔。在相对危险区，螺钉的进钉点应尽量靠近骨盆界线，但为避免损伤血管神经及进入关节腔，平行方形区置钉是安全的（图 5-1-3C），但对术者技术要求很高。

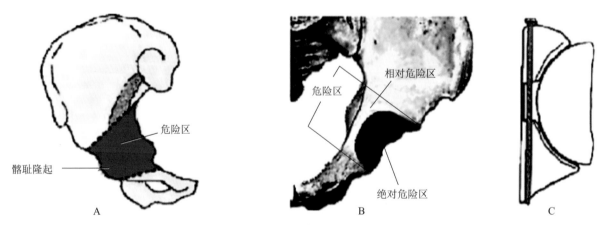

图 5-1-3　髋臼置钉危险区与置钉要求

A 置钉危险区；B 置钉绝对危险区与相对危险区；C 相对危险区置钉。

由于紧邻髋关节，方形区骨折复位固定后再移位趋势明显，原因是股骨头的顶压作用始终存在，因此持续拮抗再移位应力十分重要，但常规内固定只能提供静态固定，这就是部分患者术后仍维持骨牵引的原因，以弥补其不足。

骨盆腔形态特殊，方形区骨表面向外凸起，由于其内侧及周围为盆腔脏器、血管神经（图1-1-10～图1-1-17），影响常规内固定的使用。骨折后的方形区骨表面必须接受来自盆腔内侧的持续加压应力才可能稳定骨折（图4-4-49B～D），即方形区特殊结构要求从内向外的支撑固定，而不仅仅是静态阻挡，这是涉及方形区骨折内固定的内在要求。

三、缺乏对方形区的应用解剖研究

目前对方形区结构的解剖研究仅停留在髋臼窝测量方面，影响了相关内固定器械的设计与应用，具体内容详见本书第十章第一节。

四、现有内固定方式难以实现直接有效的固定

尽管国内外解剖专业书籍就髋骨是"不规则骨"还是"扁骨"而意见不一，但其形态异于长骨是公认的。这决定了作为髋骨一部分的髋臼内固定时使用的内固定不同于长骨，内固定的理念将不会完全一致。目前常规内固定髋臼方形区骨折为重建钛板（图5-1-2），与长骨干钢板形态不一样（图5-1-4）。使用时需根据骨折部位的形态对钛板或钢板进行塑形（图5-1-5），再按长骨干骨折的内固定原则（图5-1-4）沿钢板长轴采取中和位固定（图5-1-5），或有时进行加压内固定，螺钉钉道完全或绝大部分在骨质内。由于危险区的存在，这种由前（后）向后（前）的螺钉置入方式将难以避免引起螺钉进入髋关节腔（图1-1-12、图1-1-13），方形区难以直接进行内固定，因此，不少学者采用方形区旷置的方法即方形区不直接固定的方法（或采用无法抗旋转的单枚后柱拉力螺钉）来处理此类骨折。在此类情况下，为了达到可靠的内固定，不得不加后入路来完成手术，增加了创伤及相关并发症，影响了患者术后康复。有鉴于此，对髋臼方形区骨折，沿用四肢骨折常规内固定理念的现状必须改变。

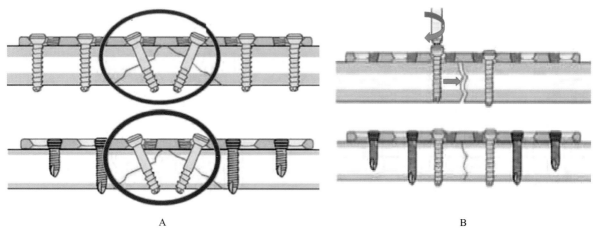

图5-1-4　长骨干骨折固定方式

A 中和位固定；B 加压固定。

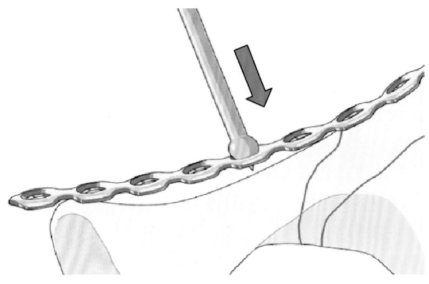

图 5-1-5　髋臼钛板塑形中和位固定

（蔡贤华　刘曦明　吴海洋）

第二节　经前路内固定的研究进展

鉴于方形区解剖与骨折的特点，使用常规器械（图 5-1-1）直接进行内固定较为困难，易出现螺钉进入关节腔或内固定不可靠等并发症，因此常回避方形区直接内固定而采用双入路处理此类骨折，但追求单一手术入路、改良内固定方法、减少损伤仍是广大学者追求的目标。国内外不少学者进行了相关研究，发明了不少新的固定理念并设计了新的内固定方法，分别从单一前路或后路试图直接固定方形区来达到治疗目的，取得了一定的疗效，在一定程度上改变了对涉及方形区髋臼骨折常规双入路的标准化手术方法。由于后入路存在较多并发症，如异位骨化、坐骨神经损伤等发生率较高，且单一螺钉内固定难以抗旋转，难以采取单一后入路解决以前柱损伤为主的方形区骨折，只能采取双入路，增加损伤。因此前路可能是采取单一入路解决涉及方形区髋臼骨折的有效方法，这也是目前临床研究的热点与难点之一。本书在这里主要概述前路内固定的研究进展。

一、后柱拉力螺钉固定

后柱拉力螺钉为临床常用的内固定方法（图 5-2-1），属偏心位固定方式，可经前路或经后路置入，有标准置钉与改良置钉两种方法。特别适用于后柱（尤其是方形区）骨折块为非粉碎骨折的固定，此时螺钉经过方形区完整的骨质发挥较强的偏后侧提拉效应，可部分固定骨折；对粉碎性骨折，与其他内固定联合应用时，能明显简化手术操作（图 5-2-2），但经钢板打入后柱拉力螺钉更困难（图 5-2-3）。因为危险区的存在（图 5-1-3），加重建钛板时，方形区直接螺钉固定困难（图 1-3-5、图 4-4-57、图 5-2-4～图 5-2-5），或旷置方形区，加后路内固定。不足之处在于：①后柱（尤其是方形区）粉碎骨折时，难以实现可靠固定（图 1-3-5、图 4-4-57、图 5-2-4），且经方形区螺钉易进入关节腔（图 1-1-12～图 1-1-13）；②单枚螺钉固定无法抗旋转，双螺钉更为困难；③骨盆髋臼结构变异大，置钉技术要求高，损伤坐骨神经等并发症时有发生，较难广泛推广应用。

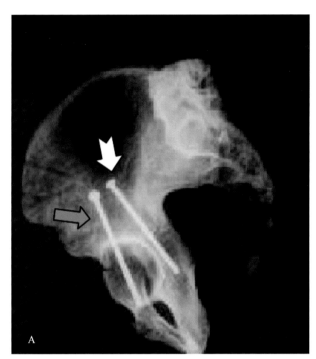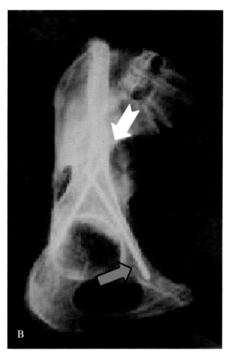

图 5-2-1　后（燕尾箭头）、前（直箭头）柱拉力螺钉

A 髂骨斜位；B 闭孔斜位。

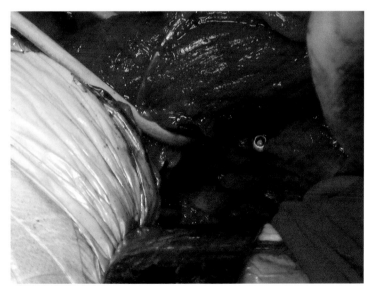

图 5-2-2　方形区粉碎性骨折后柱拉力螺钉内固定可简化手术

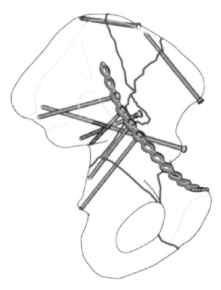

图 5-2-3　双柱骨折钢板螺钉内固定

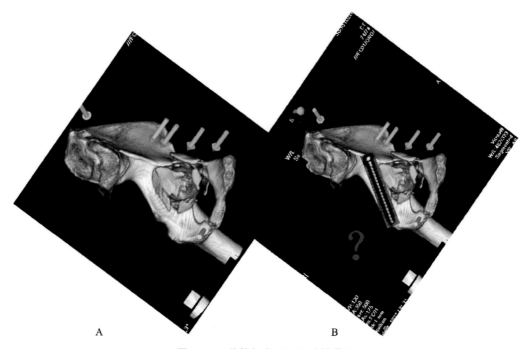

图 5-2-4　前柱加方形区粉碎性骨折

A 骨折方形区位三维重建片；B 后柱拉力螺钉无效。

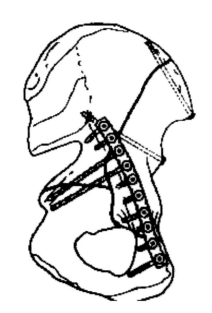

**图 5-2-5　前柱合并后半横行骨折钢板螺钉
内固定**

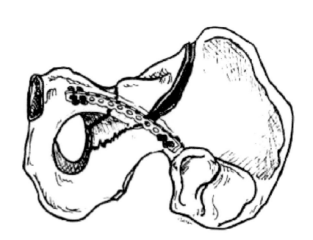

图 5-2-6　骨盆缘下重建钛板内固定

二、骨盆缘下重建钛板固定

随着改良的 Stoppa 等入路逐渐用于髋臼方形区骨折，各种类型骨盆缘下（intrapectineal）重建钛板内固定方式（图 5-2-6～图 5-2-7A）得到快速推广应用并取得了一定的疗效。主要特点是对方形区上段骨折有固定或支持或压迫作用，只要稍加注意，无螺钉进入关节腔之忧，有时需联合重建板沿骨盆界线固定（图5-2-8）。不足之处在于（图5-2-7B）：①对方形区远端骨折块无固定、无加压提拉作用；②低位后柱或严重粉碎性骨折固定较困难。临床较为多见的是方形区粉碎性骨折，因此此类内固定适应证有限。

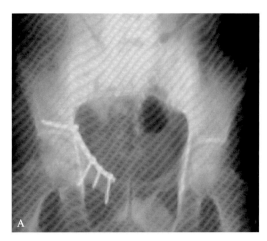
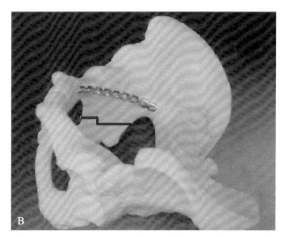

图 5-2-7　骨盆缘下重建钛板内固定

有效（A）与无效（B）。

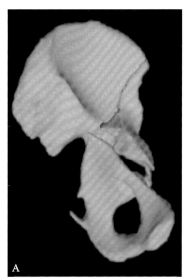
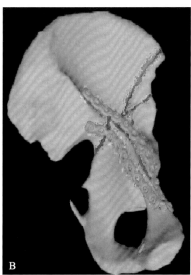
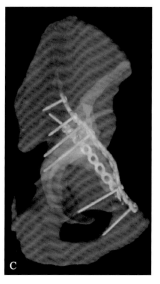

图 5-2-8　双柱骨折骨盆缘下加骨盆界线钢板内固定

A 术前；B 术后；C 术后拍片。

三、骨表面内固定技术

鉴于危险区的存在影响螺钉直接置入固定方形区，于是很多学者着眼于在方形区表面进行内固定，即避免在方形区直接拧入螺钉，而通过特殊器械进行固定，这类以"阻挡"为特点的内固定方式，本书暂且称之为骨表面内固定技术。此类技术，有一定的临床疗效，但均存在一定的不足。

1. 钢板＋钢丝环扎

为了避免螺钉直接固定方形区而引起医源性损伤，有学者采用钢板＋钢丝环扎的方式直接固定方形区骨折（图5-2-9）。其特点是通过钢丝加压或钢板加压对方形区上部分的骨折块起压迫固定作用，或起临时固定作用。缺陷：①钢丝对方形区偏下大部分粉碎骨折无明显加压作用（图5-2-9A）；②单纯靠钢板弹性压迫，单区域加压，固定作用有限（图5-2-9B）；③钢丝绕过坐骨大切迹，术中剥离范围广，对坐骨神经及伴随血管损伤概率高，且钢丝对骨质有切割作用。此类手术费时费力，风险不小，但效果有限。

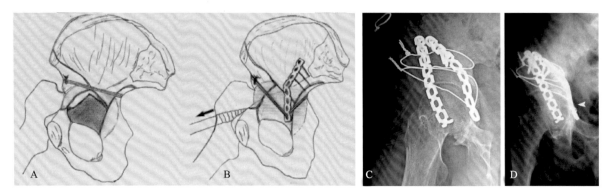

图 5-2-9　钢板＋钢丝环扎内固定

A 单纯钢丝仅能固定髂骨与高位后柱，无法解决方形区骨折及股骨头半脱位问题；B 加钢板，则能同时解决全部问题；C、D 为术后 X 线片复查。

2. 钛板加 1/3 管型钛板弹性固定

钛板加 1/3 管型弹性内固定是指将折弯的 1/3 管型钛板置于重建钛板之下，然后将重建钛板沿骨盆界线内固定，将交汇点处管型钛板的压力传递给作用点，起到固定方形区骨折的作用（图5-2-10）。这种内固定的特点是操作简单，无内固定物进入关节腔之虞，作为弹簧板对较完整后柱骨折有一定的临床疗效，曾经是经前路固定方形区骨折的常用方法（图5-2-11）。不足之处在于：①对方形区仅点状固定（图5-2-10A），无抗旋转及提拉作用；②这种点状固定力（源于交汇点处受重建钛板压迫的管型钛板弹力）有限；③不适用于粉碎性骨折。因此，其使用范围有限，疗效欠满意。

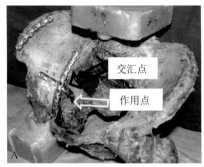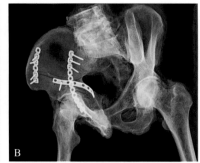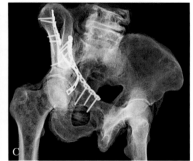

图 5-2-10　尸体标本高位双柱骨折钛板加 1/3 管型弹性内固定

A 标本实验；B 髂骨斜位复查 X 线片；C 闭孔斜位复查 X 线片。

3. 解剖板内固定

鉴于方形区骨折易向盆腔内移位的特点，不少学者和公司设计了各种方形区内侧解剖板（图5-2-12）用于涉及方形区的髋臼骨折，取得了一定的临床效果。此类解剖板的特点是阻挡效果可靠，且与方形区呈面接触，对方形区骨折块有可靠阻挡其向内移位的作用，较弹性固定强度大，与方形区板融为一体的骨盆界线钢板使解剖板固定力量恒定。不足之处在于：①不同个体骨盆髋臼解剖变异大，尤其是不同髋臼方形区倾斜角的存在（详见本书第十章第一节），解剖型钢板难以达到解剖位（图5-2-12E）；②支撑点与方形区间无锚定关系，仅限于钢板区域表面接触，且对远端骨折块（后柱骨折）无提拉及阻挡作用（图5-2-12B、D）；

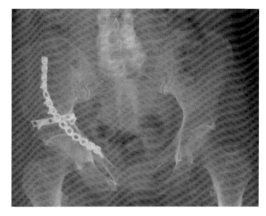

图5-2-11　钛板加1/3管型弹性内固定术后正位片

③体积较大，为静态固定，安装较困难（图5-2-12A～C）；④如为粉碎性骨折或解剖板以外区域，则固定强度较差（图5-2-12）。此类研究虽然目前研究较多，但各有优缺点，有待于进一步完善。

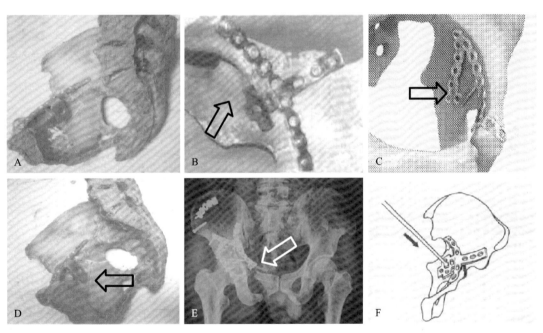

图5-2-12　解剖板内固定
A、D　T形重建板（王孝辉）；B、E、F解剖板；C史赛克重建板。

4. 前路记忆合金内固定系统

鉴于方形区特殊形态及解剖板缺乏动力作用，张春才教授推荐使用记忆合金内固定系统（图5-2-13），思路新颖，临床疗效满意。其特点是组合应用，使用灵活。不足之处在于：①两点或线状固定，中间空虚，对方形区粉碎骨折力学强度较难控制；②除非方形区骨质完整，否则对内固定系统周围骨质无可靠固定作用；③记忆合金对MRI检查有一定的影响。目前尚未见到正式产品。

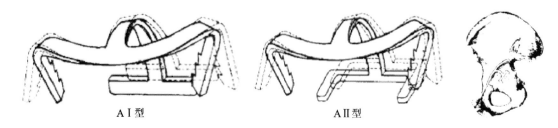

AⅠ型　　　　　　　　　　AⅡ型

图 5-2-13　记忆合金内固定系统

5. 前路 Omega 系统

为了更有效地直接固定方形区，2013 年出现了前路 Omega 系统（图 5-2-14），它实际上是集成了骨盆缘下重建钛板、解剖板及部分传统骨盆界线固定系统的精髓而设计而成。其特点是使用方便、灵活并形成多点固定，但不足之处与解剖板及骨盆缘下重建钛板类似。这表明这种涉及方形区骨折内固定方法尚不完善。

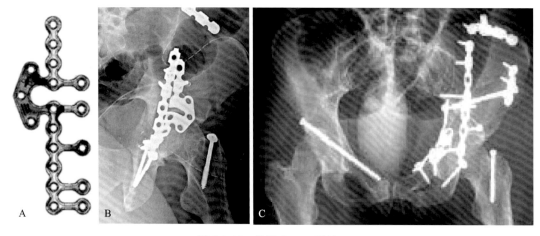

图 5-2-14　前路 Omega 系统

A 器械外形；B、C 内固定术后髂骨斜位及骨盆正位 X 线片。

（蔡贤华　刘曦明　吴海洋）

第三节　方形区表面重建钢板内固定的不足

根据骨折内固定理论，钛板螺钉固定后，断裂骨质往往向钛板靠近，这对普通骨折是可取的。由于髋臼骨折内固定时以解剖重建钢板或钛板（术中塑形为主，现多用钛板）为基本方法，部分是术前 3D 打印后获得的钛板，解剖形态吻合，骨质靠近钛板将导致骨折复位得以维持。但对方形区骨折，表面重建钛板内固定后如发生骨质向钛板靠近，将可能加重移位。也就是说虽然解决了骨折端对位的问题，却引起方形区对线的问题，这点在常规 Matta 标准中未提及。因为此类骨折常呈粉碎性，再移位趋势明显，易使钛板对侧骨折端张口（图 5-3-1），且常规置入解剖板无法确保方形区存在的倾斜角恢复正常。为了预防这种现象发生，必须对解剖钛板进行预折弯。而在采用方形区表面1/3管型钛板或直接用钛板内固定时，能对方形区骨折真正产生拮抗再移位趋势作用的是折弯钛板的门轴处（图5-2-10A交汇点），必须具有持续、较强大的力量将方形区向外推挤且能上提方形区骨折块才能实现这一目的。这是临床与基础研究的动力！本书将在后面的章节里进一步阐述。

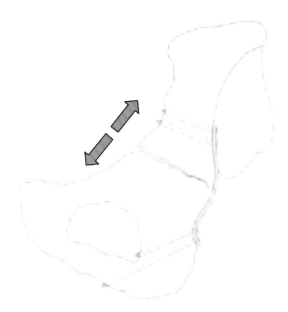

图 5-3-1 后路重建钛板内固定后前方骨折端间张口

（蔡贤华 刘曦明 吴海洋）

本章小结

由于危险区的存在，过去采用由前向后的常规内固定时需旷置方形区，可加偏心固定的后柱拉力螺钉内固定方形区，但难以控制旋转，且单枚螺钉力量有限；为了骨折的稳定，可加后入路钛板进行固定，损伤相对较大。骨盆缘下重建钛板内固定有可靠固定作用，是一种有效的治疗方法，但对于较低位方形区骨折或粉碎严重者有困难。现不少学者设计并采用解剖板等骨表面固定技术直接阻挡方形区内移，有一定的稳定作用，但安放困难，且难以拮抗方形区向后下移位；对粉碎性骨折疗效可能更差。采用解剖板加螺钉经邻坐骨大切迹的后柱拉力螺钉钉道处进行螺钉固定，有向前有效提拉并固定方形区作用，但其门轴处力量薄弱，拮抗股骨头的顶压作用有限，甚至出现因骨质被拉向钛板而导致髋臼后方骨折张口，当然对绝对不能置钉区的骨折则难以达到固定效果。记忆合金不失为一种有效选择，属表面固定，但由于其影响MRI检查，现使用不多。而方形区表面重建钛板内固定存在不足，这表明涉及方形区骨折内固定系统存在一定的问题，亟待创新。

（蔡贤华 刘曦明 汪国栋）

第六章

前路侧方动力加压内固定理论与器械设计原理

由于骨盆髋臼特殊的解剖形态与结构，方形区骨质又十分菲薄，危险区对内固定使用的要求高，导致从前向后进行内固定的传统常规方法难以实现直接内固定，即采用常规重建钛板螺钉经髂腹股沟入路进行方形区或后柱骨折直接内固定难以实现或风险极大。为了完成此类骨折的内固定手术，要么远离方形区进行力学强度不大的内固定并辅助后入路进行内固定，要么冒螺钉进入髋关节腔的风险。偏心位固定的单纯后柱拉力螺钉难以实现方形区抗旋转，显然传统的内固定方法难以实现对方形区精准可靠的内固定。尽管不少学者进行了相关研究，但仍未取得突破性进展，因此，必须进行内固定理论的创新，革新传统的内固定方式，即改变重建钛板与骨盆髋臼骨面形态一致（解剖状）且螺钉经钛板长轴对骨折进行加压或中和位固定的现状，采取新理念直接固定方形区（或后柱）。经过实验与临床研究发现，侧方动力加压是髋臼方形区骨折解剖与损伤特点的内在需要，无疑，这种新型内固定理论及其相应器械将为髋臼方形区骨折提供一种新的内固定理念与方法。本章将介绍前路侧方动力加压内固定理论与器械。

第一节　经前路行方形区直接内固定的困难

一、经前路行方形区内固定困难的解剖性因素

经前路向方形区置钉，必须首先想到髋关节（图 6-1-1）、髋臼方形区与其周围软组织。

1. 髋关节与前路置钉

髋关节紧邻方形区，其前壁较薄、内壁方形区更薄。经前路进行方形区或后柱内固定时，面临这些菲薄骨质下的关节腔、髋臼与股骨头，必须注意螺钉方向（图 5-1-3C），以免误入关节，导致副损伤。因此，在髋关节投影区内使用螺钉有进入关节腔的风险，在髂耻隆起 10 mm 范围内危险更大。另外，关于螺钉方向及相关要求主要在方形区内固定中讨论。

2. 髋臼方形区与前路置钉

髋臼方形区为两柱之间的联系结构，是各种应力集中的区域，这是该部位易出现骨折的重要因素之一。但方形区极其薄弱，国人最小厚度平均为（2.35±1.13）mm，该区域为置钉危险区

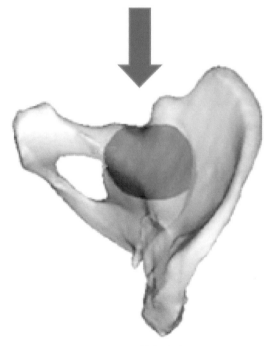

图 6-1-1　髋关节与前路置钉

（图 5-1-3），一般不宜在此区域内置入螺钉。若必须置入，螺钉的方向应背离关节面或与方形区表面平行（图 5-1-3C），或者置入短螺钉（如 12 mm），否则将导致螺钉进入髋关节腔。尽量避免在髋臼中心部置钉，应放置于髋臼方形区以外的髂骨区或耻骨区。但相关研究显示，如果远离髋臼放置螺钉将使内固定可靠程度降低约 50%，牺牲其稳定性。这表明，常规单纯前路重建钛板螺钉系统难以达到对此部位直接且安全的内固定效果。

3. 髋臼周围丰富的软组织与前路置钉

髋臼周围软组织丰富，包括重要脏器、血管（如死亡冠）神经，影响直接内固定的实施。为了避免螺钉损伤内脏、周围血管神经，前路置钉时，需平行方形区拧入螺钉（图 5-1-3C）。

二、危险区置钉的危害

尽管各种文献对危险区置钉警示不少，但此类副损伤时有发生，教训比较惨痛。

病例 6-1-1　危险区置钉后螺钉进入髋关节

患者凌某，女性，34 岁，车祸伤。因右耻骨上下支陈旧性骨折并骨缺损而于 2006 年 9 月行髂腹股沟入路开放复位内固定加取髂骨植骨术，术后复查片疑似近侧 2 枚螺钉进入关节腔（图 6-1-2A），髋关节活动受限，但未重视。以后髋关节功能逐渐改善，术后 5 年复查 X 线片示 1 枚螺钉断裂，1 枚螺钉移位，且钛板断裂，耻骨上支仍显示骨不连（图 6-1-2B）。复查 CT 加三维重建片显示近侧螺钉入关节腔并断裂；第 2 枚螺钉入关节腔并移位，引起股骨头缺损（图 6-1-3）。患者拒绝再次内固定，于是取出钛板螺钉，第 1 枚螺钉断裂部位遗留在股骨头中，骨缺损处植骨，股骨头内下方遗留部分骨缺损（图 6-1-4）。患者遗留髋关节疼痛，部分功能障碍，比较痛苦。

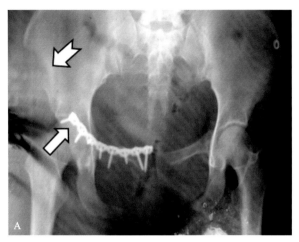
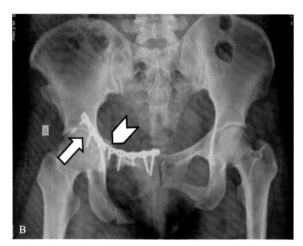

图 6-1-2　按图 6-1-1 危险区置钉后螺钉入关节

A 植骨内固定术后；B 术后 5 年复查螺钉断裂移位。

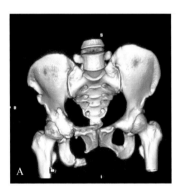
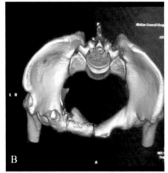
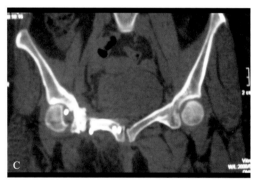

图 6-1-3　病例 6-1-1 术后 5 年复查 CT 加三维重建

A、B 骨盆正位及入口位三维重建；C 冠状位 CT 扫描。

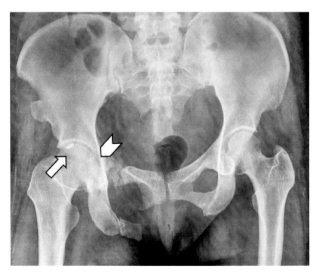
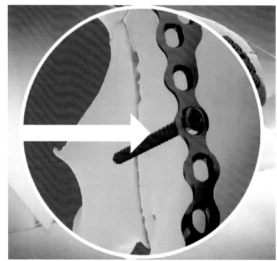

图 6-1-4　病例 6-1-1 取内固定术后 X 线片　　　**图 6-1-5　侧方动力加压应力可稳定方形区**

由于系事后发现，易引起医疗纠纷。病例 6-1-1 之教训为宜关注危险区，应避免在髋臼危险区由前向后置入长螺钉。

三、方形区骨折的特点影响直接内固定

如前所述，方形区在遭受暴力打击后往往呈现向盆腔内侧移位的粉碎性骨折（图 1-2-1、图 1-2-3、图 1-3-5）。考虑到螺钉本身直径，方形区（尤其是其呈粉碎性骨折时）已无足够空间容纳钉道。在此类情况下，勉强拧入螺钉虽可简化手术，却难以达到满意内固定效果，可能发生术后复位丢失。这表明，方形区骨折是影响内固定使用的重要因素之一。

四、经前路进行方形区内固定困难的器械因素

1. 复位是方形区骨折内固定的基础

方形区骨折常呈粉碎性，且其移位具有自身特点（图 1-3-5）。根据复位原则，近端骨折复位质量差将放大远端移位程度。当经前路完成前柱骨折满意复位后，再行方形区骨折复位。前柱髂骨段骨折应尽量达到解剖复位，复位满意后沿髂嵴或跨髂窝放置 1 块弧形预弯重建钛板（图 4-4-47G～I、图 4-4-50），或长螺钉微创内固定，以重建正常髂骨的弧度。然后进行方形区骨折复位，但如何维持并进行有效内固定是临床最大的难题，这是目前创伤骨科基础与临床研究的热点与难点之一。当前路进行方形区骨折复位时，需辅助下肢牵引，以消除或减少股骨头对方形区向盆腔内的顶压，这种逆损伤病理机制（图 1-3-1～图 1-3-4）的方法十分有效。同时采用特制的 L 型顶棒（图 4-4-49）将方形区骨折块向外推挤以矫正骨折块向盆腔内移位（矫正旋转移位）；当这种移位矫正后，可采用提拉装置将方形区骨块向前提拉（图 5-1-1），以矫正其与前柱间的移位（矫正对位），只有这样才可能实现方形区骨折的满意复位。

2. 方形区需要什么样的内固定

尽管如此，方形区骨折再移位的趋势依然强劲，术中常常可以看到，一旦股骨头向下的牵引作用消失，原损伤机制将再现，甚至可能导致更为复杂的骨折。临床研究不难发现，可靠的内固定装置必须是同时具备前述"L 型顶棒"及"提拉装置"作用且该作用具有持续性。只有这样，才能既维持骨折的对位对线，同时能有效拮抗股骨头对方形区骨折的持续顶压作用。任何具备其中一种作用的内固定装置虽有一定的效果，但难以实现有效内固定。鉴于方形区骨表面向外凸起，骨质菲薄，唯有借助从前至后或从内向外的力量才能维持骨折稳定（图 4-4-49）。这表明，该部位必须接受侧方动力加压应力（图 6-1-5、图 6-1-6）才能达到骨折固定的效果。也可以这样说，侧方动力加压也是髋臼方形区解剖特征与特殊骨折类型有效内固定的内在基本要求。

3. 目前常规内固定器械存在的问题及其突破点

由于经前路无法采用传统钛板螺钉直接内固定方形区，方形区多旷置，而远离该区域内固定将降低其固定效果。但逃避不是办法！近年来的研究表明，经前路内固定方形区虽取得了部分进展（图 5-2-1～图 5-2-14），但仍显不足，主要是这种静态的内固定理念虽有一定疗效，但难以完全满足方形区骨折复位与固定的内在要求。而施加侧方动力加压应力才可能实现内固定与持续存在的再移位动力之间的平衡，以稳定骨折（图 6-1-5、图 6-1-6）。由于高能暴力常导致方形区毗邻的髂、耻骨同时出现骨折，甚至也呈粉碎性，这就意味着在固定过程中常需要借助方形区邻近的髂、耻骨区域，以增强方形区直接内固定的效果。

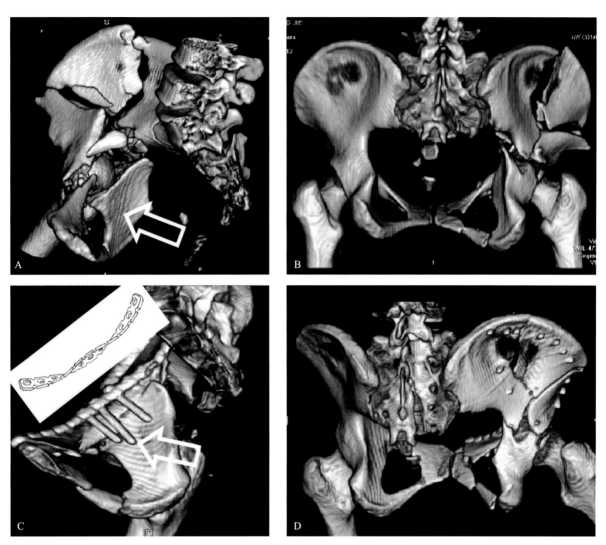

图 6-1-6 双柱骨折方形区复位与内固定要求

A、B 术前三维重建；C、D 术后三维重建。

由于方形区骨折多伴股骨头中心性脱位，且骨折常呈粉碎性，目前常规内固定缺乏既可提拉又可阻挡且接触面积大的持续固定方式。如何使内固定器械发挥侧方动力加压的综合作用，这是亟待解决的难题。

（蔡贤华 刘曦明 吴海洋）

第二节 前路侧方动力加压内固定理论与系统的设计

如前所述，侧方动力加压是髋臼方形区解剖特征及其特殊骨折类型直接内固定的内在基本要求（图 6-1-6），但要实现这种新型的内固定方式，照抄现有的传统内固定方式难以实现这种特殊的内固定，必须进行创新。

一、侧方动力加压理论及其动力来源

本课题组的基础与临床研究发现，将重建钛板（普通型）进行特殊塑形，在固定过程中借助方形区邻近的髂、耻骨区域，可为塑形钛板发挥方形区直接内固定作用提供条件（图 6-1-6）。塑形后钛板的两端形状与骨盆界线或蔡氏线骨面的解剖轮廓完全不一致，但内固定完成后却一致；钛板两端的固定螺钉与中间的方形区螺钉置钉方向不完全一致，这种塑形后钛板在复形过程中可产生势能动力，按能量守恒定律，这种动力将赋予同步扭转钛板方形区向盆腔内倾斜度增加，并通过方形区螺钉－钛板钉孔间联动而对其中间呈竹筏样排列的方形区螺钉产生侧方应力（动能），不仅仅是支撑，而是由内向外或由前到后从侧面对方形区或后柱骨折产生侧方动力加压，直接固定方形区或后柱（图 5-2-10、图 6-1-5、图 6-2-1～图 6-2-3）。随着两侧固定螺钉拧入数量的增加，两端钛板复形或形变趋势也明显增加，赋予方形区螺钉的这种侧方应力也呈持续增加状态，并随着股骨头对方形区冲击作用的加大而加大，两者之间呈动态平衡状态。这表明，方形区螺钉侧方动力加压的动力源于塑形钛板两端的复形或形变。如将钛板加工成标准化的类似特殊形态（图 6-2-4），也按上述相同的方式进行处理，也能在其两端与骨盆界线或蔡氏线匹配的过程中产生势能动力，同样赋予方形区螺钉持续加压动力。这种因形变的钛板复（变）形产生并赋予其中间呈竹筏样排列的方形区螺钉向外侧持续加压作用的理论，本书称之为侧方动力加压理论（lateral dynamic compression theory，LDCT），实际上属势能与动能之间的转换。

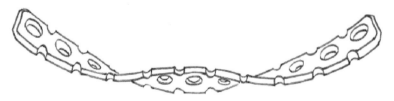

图 6-2-1 特殊塑形钛板的外－内示意图，即内固定前的钛板外观

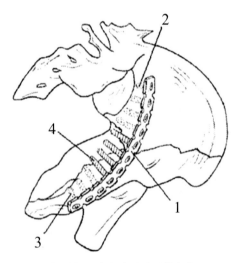

1. 钛板固定后外观：钛板与骨盆界线完全匹配；2. 虚线螺钉为近端固定螺钉；3. 虚线螺钉为远端固定螺钉；4. 实线螺钉为方形区螺钉，部分外露于骨面。

图 6-2-2 内固定后髋臼方形区位示意图

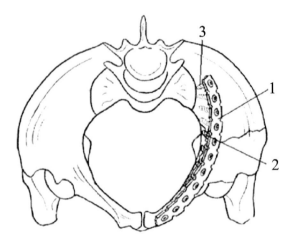

1. 钛板固定后外观：钛板与骨盆界线完全匹配；2. 实线螺钉为方形区螺钉；3. 虚线螺钉为固定螺钉。

图 6-2-3 内固定后骨盆入口位示意图：实线螺钉为方形区螺钉，部分外露于骨面

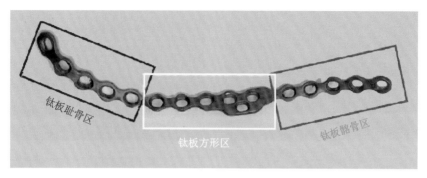

图 6-2-4　第二代 DAPSQ 钛板形态与分区示意图

红色框：髂骨区；黄色框：方形区；蓝色框：耻骨区。对应螺钉分别称为髂骨区、耻骨区固定螺钉及方形区螺钉。

二、前路侧方动力加压内固定理论系统的设计原理

1. 侧方动力加压理论的科学意义

髋骨属不规则骨或扁骨，内固定有其自己的特点。侧方动力加压理论改变了沿钛板长轴进行加压固定或中和位的传统内固定理论体系（图 5-1-4～图 5-1-5），将传统沿钛板的钉孔与螺钉间纵向动力设计变成了塑形钛板复形（或形变），以及钛板钉孔-方形区螺钉间联动而产生的持续侧向动力加压（图 6-1-5～图 6-1-6）。方形区螺钉与钛板钉孔间的非锁定连接（图 6-2-1～图 6-2-4）有助于促进其对方形区骨折产生无级弹性固定，避免了锁定钛板时，因其与方形区螺钉间的固定角度而需将钛板十分精准放置，导致无法有效固定或穿透方形区骨质的窘态发生，节省了手术时间。这种理论可用于解剖形态特殊且不宜直接进行传统钉板系统内固定的部位如髋臼方形区等。这种新理论指导下设计的新型内固定系统即为前路侧方动力加压内固定系统（dynamic anterior plate-screw system for quadrilateral area，DAPSQ）。DAPSQ 目前已取得国家实用新型专利（专利号：ZL 201320106378.0 及专利号：ZL 201621494131.0），已获第三类器械注册证（注册证编号：国械注准 20193131831）。

2. 前路侧方动力加压内固定理论系统的设计原理

经过研究后发现，为了实现有效侧方动力加压，借助髂、耻骨区域，将重建钛板按骨盆弓状线及骶髂关节前侧 10 mm 处髂骨（如需要，可沿骶髂关节前侧 10 mm 上沿至髂峰）进行塑形，但增加钛板近侧曲率半径，使其稍远离弓状线，使钛板呈类"S"形（图 4-4-47、图 4-4-51、图 6-2-4～图 6-2-5）。减少方形区钛板斜率，两端稍上翘并外翻（图 6-2-5）。塑形后的钛板安装时于方形区向盆腔内移约 1/3～1/2 钉孔横径（图 6-2-6～图 6-2-7），两端用不少于 2 枚的 3.5 mm 皮质骨螺钉（即固定螺钉）固定（图 6-2-2），中间在限深改锥的辅助下，经钛板钉孔平行于方形区表面钻孔，并拧入 3～5 枚 3.5 mm 皮质骨螺钉（即方形区螺钉），长度应超过骨折线至少 10 mm，螺钉 1/3～1/2 直径外露于骨面（图 6-2-8），具有向前提拉方形区骨块的作用，避免了螺钉进入关节腔的风险（图 6-2-9）。随着两侧固定螺钉拧入数量的增加，两端钛板复形或形变趋势也明显增加，方形区螺钉的这种侧方应力也呈增加状态，并随着股骨头对方形区的冲击作用的加大而加大，两者之间呈动态平衡状态。同时，方形区螺钉持续由内向外或由前向后加压，能部分矫正方形区骨折的部分残余移位。固定完成后，部分位于骨内的方形区螺钉无左右位移（图 6-2-10）。这种由特殊塑形的钛板、中间的方形区螺钉、两端的固定螺钉组成的内固定系统即为 DAPSQ（图 6-2-11），俗称蔡板。该系统能将骨折复位与内固定有机地结合起来。

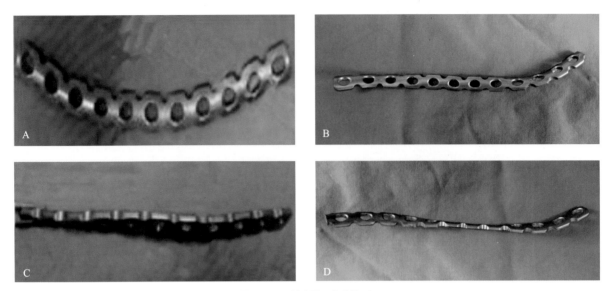

图 6-2-5　钛板塑形后外形

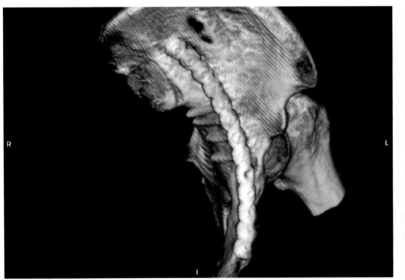

图 6-2-6　塑形后的钛板安装时于方形区向盆腔内移

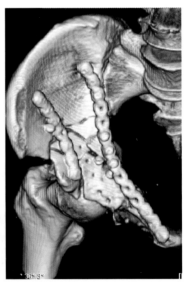

图 6-2-7　塑形后的钛板安装后
骨盆入口像

　　这种两端非解剖形态塑形的钛板在螺钉固定后与弓状线及骶髂关节前侧髂骨表面骨质基本匹配，既可辅助固定前柱骨折，更重要的是利用其两端与方形区异形板孔间所产生的扭矩力作用于木筏状排列的方形区螺钉，使其产生侧方动力加压作用阻止方形区（或后柱）骨质向下、向内移位的趋势（图 6-2-12），并与股骨头对方形区的顶压力及骨折的自然移位趋势形成动态平衡，维持复杂骨折的稳定。与方形区相连的骶结节韧带、骶棘韧带、髋关节囊及肌肉等软组织的支持具有不可忽略的协助作用（图 1-1-10）。该系统实现了单一前路完成涉及方形区骨折内固定的梦想，它利用特殊塑形或特殊形态改良普通重建钛板螺钉固定前柱、方形区螺钉直接固定方形区或后柱（旋转阻挡），内固定物无进入关节腔之虞，明显简化了手术操作。

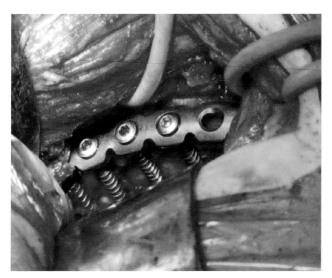

图 6-2-8 DAPSQ 置入后方形区螺钉部分外露

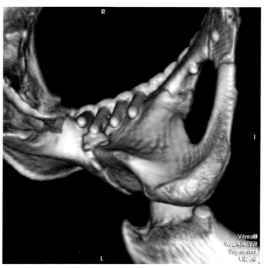

图 6-2-9 DAPSQ 置入后方形区螺钉不会入关节

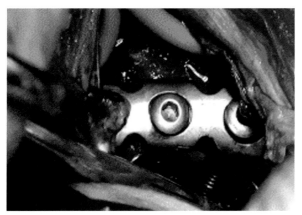

图 6-2-10 使用止血钳测试方形区螺钉无左右移动

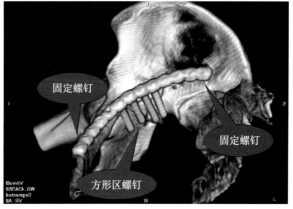

图 6-2-11 DAPSQ 的组成

3. DAPSQ 的作用

借助髂、耻骨区域，安装的 DAPSQ 具有稳定前、后柱（方形区）的作用，以后者作用更强，且呈侧方动力加压作用。方形区是 DAPSQ 固定后柱的中心区域（图 1-1-6），通过方形区螺钉发挥固定作用（图 6-2-11），而耻骨区、髂骨区则通过固定螺钉起作用（图 6-2-7～图 6-2-12）。这些固定螺钉不但可使特殊塑形（或形态）钛板两端复形（或形变），导致无法复形的方形区钛板向盆腔内倾斜角度加大，使方形区螺钉固定后柱作用持续加大；同时固定螺钉使钛板两端与骨面呈解剖接触，协助固定前柱及髂骨（图 6-2-12），部分裸露在皮质外的方形区螺钉除动力加压作用以外，还能对后柱产生提拉作用，成功地解决了前路难以实现方形区或后柱直接内固定的困难，有望实现用单一前入路内固定解决传统常需前后联合入路内固定治疗复杂髋臼骨折的梦想。

（蔡贤华 刘曦明 蔡一杰）

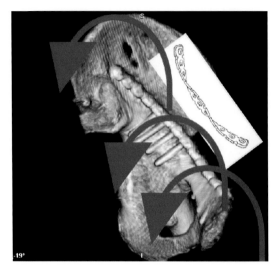

图 6-2-12　DAPSQ 钛板势能转化为方形区螺钉动能

第三节　前路侧方动力加压内固定的工作原理及技术特点

基于能量转换、弹性固定和动态加压的理念，DAPSQ 内固定技术在传统前路重建钛板螺钉内固定基础上进行了巧妙设计，形成了自己独特的工作原理。

一、DAPSQ 工作原理与技术特点

1. 利用钛板形变产生动力

首先利用能量转换定律，将常用于中和位固定的重建钛板（图 5-1-5）进行特殊塑（赋）形，形成两端形态类似、方向相反而中间呈内低外高的特殊外形（图 6-2-1、图 6-2-4～图 6-2-5），两端钛板和固定螺钉扭转复（变）形过程中产生扭矩力（势能动力）转换至方形区螺钉由内向外或由前至后的侧方动力（动能），抵挡方形区骨块内移并提供强大的把持力，且随固定螺钉的增多而增强，形成对方形区骨块持续加压状态（图 6-1-5～图 6-1-6、图 6-2-12）。

2. 方形区螺钉置入方式安全

将方形区螺钉完全置入骨内改为 1/3～1/2 横径螺纹进入骨内，部分裸露，并可通过髂腹股沟入路第二窗直视下置入螺钉（图 6-2-8），既可直接固定方形区，又可避免了螺钉误入关节腔的风险（图 6-2-9）。

3. 方形区螺钉排列方式有效

方形区由 3～4 枚（有时可达 5 枚）螺钉形成类似于"竹筏样"多点弹性固定平面（图 6-2-2、图 6-2-10～图 6-2-12），使螺钉弹性固定与股骨头的顶压力、骨盆内肌肉和韧带对方形区骨块的牵拉力形成动态平衡，这种固定作用一直持续到骨折愈合。

4. 方形区螺钉有提拉作用

方形区螺钉部分螺纹进入骨质内的设计可发挥螺钉常规内固定作用，即可对方形区或后柱骨块产生一定的提拉作用，该固定较好地拮抗其向下移位的趋势，同时无左右位移（图 6-2-8～图 6-2-12）。

5. 各螺钉间置入方向不一致有利于内固定稳定

方形区螺钉与髂骨区、耻骨区固定螺钉置入方向并未在同一平面（图 6-3-1），借助同一钛板，发挥各自不同的作用，同时有利于在粉碎性骨折时螺钉间相互牵制，防止松脱。

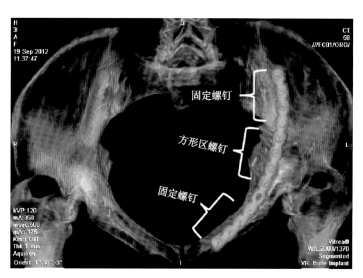

图 6-3-1　方形区螺钉与固定螺钉置入方向不同

二、与国外类似报道的比较

由于方形区骨折是髋臼骨折中最具挑战的骨折，国内外学者均进行了相关研究。国外学者 Karim 等 2017 年报道了方形区支撑螺钉技术（图 6-3-2），这是迄今与 2005 年发明 DAPSQ 以来最为类似的报道。当骨折解剖复位后，作者对 40 例涉及方形区髋臼骨折采用解剖重建钛板部分突入骨盆界线放置并在耻骨与髂骨固定后（图 6-3-2A），在顶棒的辅助下，通过方形区螺钉孔按 3 点固定的原则向方形区拧入支撑螺钉（1 枚 20 例，2 枚 16 例，3 枚 4 例）（图 6-3-2B、C），结果，优 13 例，良 23 例，一般 3 例，差 1 例。尽管其固定方法表面上看来与本研究相似，即在控制方形区骨折内移的基础上避免螺钉进入关节腔，但稍做分析即可发现其固定方法与 DAPSQ 明显不同，后者具有侧方动力加压作用，而前者相对呈静态作用。

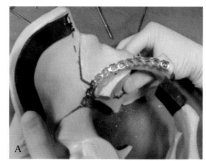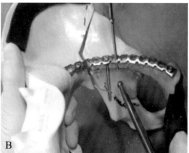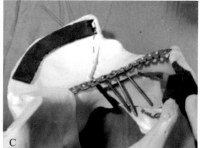

图 6-3-2　Karim 方形区支撑螺钉技术

A 重建钛板固定；B 方形区支撑螺钉置入；C 内固定完成后。

1. 钛板初始形态完全不同，钉-板间无明显能量转换

DAPSQ 固定前钛板并不与骨面完全匹配，呈现两端上翘的状态，而在两端置钉过程中钛板与骨面逐渐贴服匹配（图 6-2-12），两端钛板的扭转能为方形区螺钉提供强大的把持力，这种动态加压和弹性固定方式是 DAPSQ 成功的关键。而如将螺钉经骨盆界线匹配钛板平行于方形区表面插入将缺乏钉-板间能量的转移（图 6-3-2），虽有一定的支撑作用，难以起到足够的抵挡作用，甚至会出现螺钉漂浮、松动或损伤盆腔脏器的风险。

2. DAPSQ 方形区螺钉排列与植入方式独特

DAPSQ 在方形区螺钉置钉前会对方形区进行骨表面钻孔，在方形区表面形成"U"形凹槽，而非仅打毛糙，这种设计不仅能使螺钉置入后部分固定远端骨块，而且能使螺钉更加牢固地固定在方形区表面，防止螺钉在盆腔内前后或左右摆动。3～4 枚呈竹筏样排列、呈多点弹性平面固定（图 6-2-2、图 6-2-8、图 6-2-10～图 6-2-12），且符合方形区弧形解剖形态。其作用绝非单枚或 2 枚螺钉所能比拟的。无论是第一代还是第二代 DAPSQ，这种动态加压和弹性固定方式均是 DAPSQ 成功的关键。

三、钛板的非锁定设计有利于无级加压

1. 钛板非锁定设计与无级加压

DAPSQ 钛板方形区螺钉孔为非锁定设计（图 6-2-1～图 6-2-4），曾引起很多学者的关切与询问。为什么不在方形区螺钉孔采用锁定螺钉设计。的确，采用锁定孔和锁定螺钉的设计可以很大程度降低螺钉松动或拔出风险，而且螺钉的方向与设计一致，呈硬支撑。但考虑到不同患者方形区倾斜角、方形区骨折块粉碎程度及移位方式存在很大差别（图 1-2-1、图 1-2-3、图 1-3-5、图 4-4-17～图 4-4-23），方形区螺钉在进行固定时，必须进行无级弹性固定才能重建方形区骨块稳定性。普通螺钉可以通过钛板螺钉孔和螺帽之间的连接提供不同角度和方向的无级加压固定，但锁定螺钉只能使钛板和螺钉之间形成恒定的固定角度，需将钛板十分精准放置，否则无法有效固定，锁钉还可能在术中或术后穿透较薄的方形区骨质，无法调整。本课题组在数百例临床病例随访中尚未见到方形区螺钉拔出或松动案例，这表明 DAPSQ 特殊的置钉方法基本可以避免方形区螺钉拔出或松动风险。

2. 髋臼骨折与内固定的关系

髋臼骨折对内固定器械要求与四肢骨折不同。一般来说，只要患者病情允许，髋臼骨折手术的时间应在受伤后 3～7 天，或尽量在 2 周以内，否则手术难度会增加。这意味着髋臼骨折愈合速度较快，骨折端在骨折后 2～3 周趋于稳定。随着骨折愈合过程的推进，大多数髋臼骨折内固定器械的稳定性将得到显著增强。也就是说，这些内固定装置独立承担应力的时间相对较短，机械稳定性主要体现在最初的 2 周。既往课题组多项有限元模拟和尸体生物力学测试数据均显示，该内固定能够为患者早期站位、坐位功能锻炼提供足够的力学支持。

（蔡贤华　刘曦明　吴海洋　蔡一杰）

第四节　后柱拉力螺钉与 DAPSQ 联用

针对涉及方形区骨折特点及固定原则，单独使用后柱拉力螺钉难以达到固定效果，而采用

DAPSQ 固定方形区或后柱骨折，临床操作简单、安全且固定效果可靠。但实践操作中我们发现，后柱复位后，如不先行简单的固定，有时难以消除方形区或后柱骨折块的后移位，不利于方形区螺钉的植入，甚至导致复位的丢失，反复复位使手术时间延长并增加手术创伤。为了弥补这一缺点，本课题组对后柱螺钉置入方式进行改良。骨折复位满意后，以 1～2 枚改良后柱螺钉固定后柱，再用 DAPSQ 固定前柱及方形区。此内固定方式可简化手术，增加后柱固定强度，有利于 DAPSQ 的置入，避免螺钉进入关节腔等优点。在有效复位与固定的同时，进一步减少了出血，缩短了手术时间，减小了手术创伤。

一、适应证与禁忌证

适应证：骨盆环稳定或经手术处理后骨盆环稳定，关节面无明显塌陷，方形区或后柱向后下移位明显的新鲜涉及方形区髋臼骨折，包括部分双柱骨折、T 形骨折、前柱伴后半横骨折、横行骨折等，难以通过常规复位方法维持者。

禁忌证：后柱粉碎严重或移位太大、髋臼关节面有明显塌陷以及陈旧性骨折，经单一髂腹股沟入路无法做到满意复位者，以及骨盆环稳定性破坏而手术无法重建骨盆环稳定性者。

二、术前准备

常规术前准备。

三、手术方法

所有患者均采用全麻以及患侧在上的侧卧"漂浮"体位消毒铺单，患肢用无菌下肢套包裹，便于术中牵引。将患者置于接近仰卧位，按 Letournel 介绍的髂腹股沟入路显露从骶髂关节到耻骨联合的髂骨盆面结构，包括完整的前柱、方形区表面或后柱内表面。先直视下进行前柱骨折的复位，再用弯形 Matta 钳进行后柱及方形区部位的复位。检查复位见前、后柱骨折距离较大，使用器械提拉能部分矫正者，于方形区后侧半安全区置入 1～2 枚后柱改良拉力螺钉（图 4-4-2、图 4-4-10），方向自外上斜向内下，使螺钉从方形区皮质处露出，距后柱骨折线至少 10 mm，较正常后柱螺钉长度短。根据后柱骨折线类型，可适当调整进钉位置及角度，尽量使螺钉与后柱骨折线保持 60°～90°。这样可简单固定后柱，缩小前后柱之间的骨折距离，同时避免因 Matta 钳临时固定遮挡手术窗口等阻碍方形区螺钉植入的不利因素，并且可在直视下进行操作，螺钉进入关节的可能性小。满意复位后，行 DAPSQ 内固定。经透视确定骨折复位良好、内固定稳定、螺钉未进入关节腔后，冲洗切口，在髂窝至耻骨后区的深、浅层分别留置引流管，关闭切口。

四、术后处理

同常规 DAPSQ 内固定术。

五、作用原理与优缺点

（1）可以复位并在一定程度上辅助固定方形区或后柱。

（2）稳定前后柱后可方便方形区螺钉的置入。

（3）螺钉从骨盆缘上方尽量贴近真骨盆边缘进钉，方向自外上斜向内下，让螺钉从髋臼内侧方形区皮质处露出骨盆内，到距后柱骨折线至少 10 mm，完全可以在直视下进行操作，有效地避免螺钉进入关节腔。

（4）改良后柱拉力螺钉的使用，一定程度上也加强了对后柱内固定的效果。

（5）对于方形区与后柱分离者，使用方形区螺钉固定方形区之前，可使用长螺钉从骨盆盆面拧入坐骨棘或坐骨结节固定后柱，真正发挥后柱拉力螺钉的作用，从而可扩大了手术适应证，简化手术，发挥提拉作用，生物力学研究显示其具有可靠力学性能，但对粉碎性骨折难以单独应用。

（蔡贤华　刘曦明　黄进成　左照光）

本章小结

1. 髋臼方形区的特殊解剖特征使常规内固定无法在该部位发生骨折时直接使用，稍有不慎，即出现螺钉进入髋关节或无法有效内固定，"方形区骨折"的治疗成为创伤骨科的难题之一。

2. 本课题组经过实验与临床研究发现，侧方动力加压是髋臼方形区解剖特征与特殊骨折类型有效内固定的内在基本要求，即侧方动力加压是髋臼方形区骨折解剖与损伤特点的内在需要。在此基础上，设计了侧方动力加压内固定新理论器械-DAPSQ，通过特殊塑形或特殊形态钛板的复形或形变，产生侧方动力加压作用；通过经方形区钛板的、呈排钉样排列的方形区螺钉，对方形区或后柱内侧面发挥侧方动力加压内固定作用，同时伴提拉作用，有效地拮抗方形区或后柱骨折移位的趋势，实现了可靠的内固定。实际上这种侧方动力作用源于钛板形变出现势能向动能的转化。

3. DAPSQ能直接内固定方形区或后柱，同时能辅助固定前柱，无进入关节腔之虑。

4. 后柱拉力螺钉能初步固定方形区或后柱骨折，与DAPSQ联合使用，可简化手术。

（蔡贤华　刘曦明　汪国栋）

第七章

DAPSQ 的组成与相关器械

前路侧方动力加压理论具有不同于长骨干常规内固定理论的特点，为涉及方形区髋臼骨折的治疗提供了可靠指导。在此基础上，研发了具有自主知识产权的新理念器械——前路动力化髋臼方形区钛板螺钉内固定系统（DAPSQ）。本章将详细介绍 DAPSQ 组成与研究进展。

第一节 DAPSQ 的基本组成

DAPSQ 是在前路侧方动力加压理论指导下设计的内固定系统，该系统实际上是借助方形区毗邻的髂、耻骨区域，为特殊塑形（或形态）钛板发挥直接内固定方形区（或后柱）的新型内固定装置。

一、DAPSQ 的组成

由特殊塑形（或形态）的钛板、中间的方形区螺钉、两端的固定螺钉组成的内固定系统即为前路动力化髋臼方形区钛板螺钉内固定系统（DAPSQ），俗称蔡板，它改变了在髋臼骨折领域常规使用传统解剖型钛（钢）板现状。

1. 钛板及塑形要求与使用方法

钛板是 DAPSQ 的主体结构，具有特殊形态，这是 DAPSQ 发挥作用的主要因素。钛板复（变）形时将产生势能，成为本系统的动力来源。早期采用手工制备特殊塑形钛板，现在可由公司生产这种特殊形态标准钛板，属非锁定型。

钛板从内到外分为耻骨区、方形区及髂骨区，髂骨区可稍长（或短）于耻骨区或相等。将常用于中和位固定的解剖型重建钛板进行特殊塑（赋）形，形成髂骨区、耻骨区两端形态类似、方向相反而中间方形区呈内低外高的特殊外形钛板。钛板上面观呈类"S"形，与后述的蔡氏线基本一致。侧面观钛板髂骨区与耻骨区两端稍上翘并外翻转，均约15°，两端形态呈镜像状；中间为方形区钛板，原与骨盆界线平行的平面改为内缘斜向盆腔，呈内低外高，斜率减少。置放在骨盆界线或蔡氏线，则钛板与骨表面完全不匹配。根据骨折内固定的需要，钛板长度有长短不同，且钛板方形区远或近端钉孔可根据耻骨、髂骨区内固定的需要酌情作为固定螺钉钉孔使用，但均起于患侧耻骨结节

（毗邻耻骨联合）。

固定前钛板呈非解剖型的特殊形态，与毗邻骨表面不匹配，但两端固定螺钉完成后，钛板髂、耻骨区与相应骨表面匹配，转化成类解剖板，但部分松开固定螺钉即有恢复原形态趋势，完全松开则基本恢复原形态；方形区则内低外高程度有所加大。

2. 方形区螺钉

方形区螺钉为直径 3.5 mm 的皮质骨螺钉，是本系统发挥作用的中心部位，且随着两端固定螺钉置入的增加，方形区螺钉的固定力量更强。在限深改锥的辅助下，经钛板方形区钉孔向方形区骨表面拧入皮质骨螺钉，这些螺钉即为方形区螺钉（图 6-2-11），能直接固定方形区或后柱。通过如下两个方面实现其功能：①特殊形态钛板形变产生的势能转化为方形区螺钉由内向外或由前向后的侧方动力加压作用（动能）；②随着螺帽进入钛板钉孔道拧紧，方形区螺钉通过其螺纹能向前提拉方形区或后柱骨质。

方形区螺钉沿骨盆界线及方形区表面呈竹筏样弧形排列，一般需 3～4 枚，最多时可达 5 枚（图 6-2-4）。螺钉 1/3～1/2 横径外露于骨面（图 6-2-8），其他部分位于方形区表面"U"形骨槽中或骨表面。长度应超过最远端骨折线至少 10 mm。拧入螺钉前，使用限深改锥将方形区钛板由内低外高变成与骨盆界线骨平面平行，沿骨表面钻骨槽后，拧入螺钉，此时螺钉较松，但松开限深改锥后，钛板恢复原形态，螺钉即紧贴骨质，无左右移动，固定可靠。随着两端固定螺钉置入的增加，方形区螺钉固定更为可靠（图 6-2-11、图 6-2-12），且无进入关节腔之虞（图 6-2-9）。如果骨质严重粉碎或疏松，可酌情使用同等直径的松质骨螺钉。

3. 固定螺钉

固定螺钉为固定 DAPSQ 钛板于髂骨区、耻骨区的 3.5 mm 皮质骨螺钉，与特殊塑形（或形态）钛板联合使用，为 DAPSQ 提供持续动力来源，同时也为 DAPSQ 借助髂、耻骨区域直接固定毗邻的方形区提供条件。塑（变）形后钛板置放骨盆界线或蔡氏线后，在顶棒与限深改锥（或扭力扳手）向后内旋转辅助下，拧入 DAPSQ 髂、耻骨固定螺钉（图 4-4-50A、图 6-2-7～图 6-2-12），使钛板与骨面匹配（图 4-4-51～图 4-4-56），在此形变过程中产生势能，并转换至方形区螺钉由内向外或由前至后的侧方动力（动能），直接固定方形区（图 6-1-5、图 6-1-6），同时也辅助固定前柱及髂骨（图 6-2-12）。与解剖钛板内固定螺钉置入方法不一样的是：固定螺钉需器械辅助旋转钛板后才能置入（图 4-4-50），而非中和位置入（图 5-1-5）。

耻骨侧固定螺钉直径 3.5 mm，一般不少于 3 枚，邻耻骨联合处螺钉往往比较长，内侧第 2 枚螺钉往往是 DAPSQ 安放时拧入的第 1 枚螺钉。而髂骨侧固定螺钉尽量多置螺钉，因为此处骨折往往呈粉碎状，部分骨质偏薄，为了尽量利用所剩无几的较为完整的髂骨区骨质，使用的螺钉不能少且尽可能在坐骨大切迹于弓状线（坐骨支撑柱）（图 1-1-5）上投影区置钉，此处骨质较为坚硬。

二、DAPSQ 钛板轨迹与特点

DAPSQ 是一种具有特殊功能的内固定系统，其组成独具特色，其安装轨迹也与众不同。

1. DAPSQ 安放轨迹及其与常规钛板轨迹比较

由于钛板固定时需要在安装时进行体内旋转（图 6-2-12），使得 DAPSQ 固定时对髂、耻骨区骨质要求较高，因此该系统设计成功后遇到的问题之一是钛板安放轨迹的问题。按传统习惯，髋臼骨折后内固定时重建钛（钢）板往往沿骨盆界线放置（图 1-1-8、图 7-1-1A），这主要因为此部位大部分骨质相对较厚。但由于高能量损伤致髋臼骨折往往呈粉碎性，传统固定线无法满足内固定的要求，尤其是髂骨区（图 7-1-1B），因此，延长内固定范围势在必行。

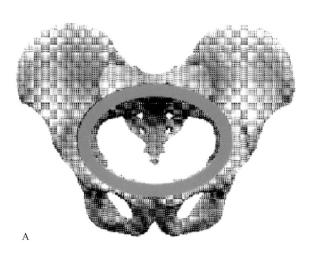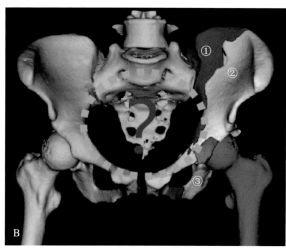

图 7-1-1　髋骨常规钛板安放轨迹

A 正常髋骨常规钛板安放轨迹；B 左侧髋臼双柱骨折常规轨迹固定有困难。

在相关解剖学研究中发现，髂骨区自上向下、自前向后骨质呈"厚－薄－最厚"状，在髂骨区，距骶髂关节边缘约 10 mm 以内、坐骨大切迹上方距界线约 15 mm 以内骨厚度均＞15 mm，置钉可靠（详见本书第十章第一节）。于是将 DAPSQ 轨迹向近侧延伸：主体基本沿骨盆界线放置，两端分别延伸到骶髂关节前缘之髂骨及患侧耻骨结节，其中髂骨近端可经骶髂关节前侧的髂骨至髂嵴。也就是从耻骨联合上方开始，沿耻骨梳外侧缘经髂骨弓状线稍偏内侧，至坐骨大切迹在弓状线上投影稍偏外侧处向上，再经过骶髂关节前缘外侧 10 mm 处，直至髂嵴处的一段整体呈"S"形弧线（也称蔡氏线）（图 4-4-10、图 7-1-2），使 DAPSQ 尽量经弓状线、坐骨支撑柱（图 1-1-5）及骶髂关节前缘外侧具有相对丰厚且致密骨质的髂骨区，使常出现粉碎骨折的髂骨区有较多的内固定置入范围，这样可弥补常呈粉碎状态髂骨区可靠固定的问题，可有效保证 DAPSQ 在钛板复形（形变）过程中，产生持续且较大的扭转力作用于方形区螺钉；同样因耻骨结节处结构允许较长螺钉置入，有利于钛板的复（变）形。特殊形态钛板两端与骨质表面关系的变化，可确保方形区螺钉竹筏样侧方阻挡作用及提拉作用的有效发挥。

与 DAPSQ 分区对应，蔡氏线也分髂骨区、方形区与耻骨区，较常规钛板放置的轨迹要长（图 7-1-2、图 7-1-3），且方形区略偏内侧。根据骨折的情况，术中可酌情使用此轨迹的全部或大部分（图 4-4-23、图 4-4-47、图 4-4-51、图 6-2-2、图 6-2-7、图 7-1-2）而选择合适的 DAPSQ 进行内固定。临床结果显示，按蔡氏线选择并安装 DAPSQ，可获得满意疗效（详见第十四章）。

2. 方形区 DAPSQ 安放轨迹特点

与传统内固定轨迹相比，不但蔡氏线较长，而且 DAPSQ 钛板于方形区向盆腔内移约 1/3～1/2 钉孔横径（图 6-2-8～图 6-2-11、图 6-3-1、图 7-1-3），以利于方形区螺钉平行于方形区骨面置入时，部分螺钉裸露于方形区表面（图 6-2-8、图 6-2-9）。既能发挥其对方形区或后柱侧方动力加压作用，又能提拉相应骨质。

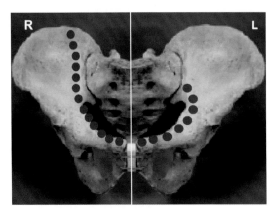 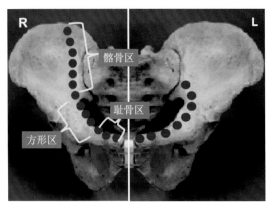

图 7-1-2　DAPSQ 安放轨迹（蔡氏线）（R）　　　　图 7-1-3　蔡氏线分区与分布特点
与常规钛板安放轨迹（L）

3. 临床疗效满意

本组的临床研究发现，在蔡氏线上放置内固定物可有效治疗涉及方形区的髋臼骨折（图 4-4-16、图 4-4-33、图 4-4-56），这主要是由于方形区骨折多呈粉碎性，DAPSQ 可借助相对完整的髂、耻骨区域，增加有效固定范围，增强方形区螺钉的内固定效果。

（蔡贤华　刘曦明　汪国栋　蔡一杰）

第二节　DAPSQ 的分型

自 2005 年 1 月开始使用"蔡板"以来，这种新型内固定系统已由初期的手工制备（第一代 DAPSQ）发展到目前使用的标准化器械（第二代 DAPSQ），具备了进一步推广临床应用及产业化的条件。

一、第一代 DAPSQ

前、后联合入路是治疗较为复杂的涉及方形区髋臼骨折的常规方法。由于双入路手术创伤大，且难以直接固定方形区或后柱，后入路异位骨化等手术并发症较多，单一前路手术更为推崇，因此追求单一前路进行精准内固定是广大创伤骨科工作者的梦想。要实现这一梦想，必须进行内固定理念与方法的创新。

数十年来，虽然不少学者与厂家在此方面进行了较多探索，取得了一些进展，但苦于仍难以直接固定方形区或后柱等因素，尚未取得突破性进展（参见第五章）。在此背景下，中部战区总医院（原广州军区武汉总医院）骨科进行了创新性研究，提出了髋臼前路侧方动力加压内固定的新理论，并在此基础上，成功地研发了具有自主知识产权的新概念器械——前路动力化髋臼方形区钛板螺钉内固定系统（DAPSQ）（专利号：ZL 201320106378.0），并取得了较为满意的临床疗效。

1. 第一代 DAPSQ 组成与制备要求

第一代 DAPSQ 由特殊塑形钛板、方形区螺钉及固定螺钉组成（图 6-2-11）。钛板为非锁定形（普通型，初期使用辛迪思公司产品，以后也使用其他钛板）（图 6-2-1、图 6-2-5），钛板塑形具体要求详见第七章第一节，为手工操作完成塑形。其安放轨迹为蔡氏线的一部分或全部（图 4-4-23、图 4-4-47、图 4-4-51、图 6-2-2、图 6-2-5、图 6-2-7、图 7-1-2）。与常规钛板安放轨迹不一样（图 7-1-1），较长。钛板与蔡氏线均分为髂骨区、方形区与耻骨区（图 6-2-4、图 6-3-1、图 7-1-3）。方形区螺钉及固定螺钉均为直径 3.5 mm 的皮质骨螺钉，前者常用 3～4 枚，最多达 5 枚，呈竹筏样弧形排列，为 DAPSQ 发挥作用的中心螺钉即 DAPSQ 的效应器，经前路直接固定方形区或后柱；两端固定螺钉不少于 3 枚，分耻骨区与髂骨区，协助并维持钛板形变并产生侧方动力加压作用，同时辅助固定前柱（图 4-4-51A、图 6-2-7～图 6-2-12）。临床常根据蔡氏线长度而选择合适长度钛板，并进行塑形。

2. 第一代 DAPSQ 存在的不足

需要在术前或术中临时进行常规钛板的特殊塑形，尤其是术中费时较多，这种手工操作与日益增长的髋臼方形区骨折发生率不相符；且不同医生难以塑形成同样形态的内固定材料，无法完全实现 DAPSQ 的内固定效果并推广普及。这表明，第一代 DAPSQ 虽然创造性地实现了用单一髂腹股沟入路内固定并解决了大部分传统常需前后联合入路内固定治疗涉及方形区髋臼骨折的梦想，取得了较为满意的疗效，但由于系手工操作，既延长术中时间，又因术者的经验不一，难以确保疗效。因此亟待进行 DAPSQ 的标准化研究。

二、第二代 DAPSQ

1. 第二代 DAPSQ 制备、型号及其作用原理

在解剖学研究与第一代 DAPSQ 成功应用的基础上，与常州华森器械有限公司合作，生产出第二代 DAPSQ（专利号 ZL201621494131.0；注册证编号：国械注准 20193131831）。根据使用的钛板主要为 14～16 孔（图 4-4-28、图 4-4-39、图 4-4-51），分左、右各大、中、小 3 种型号（图 7-2-1、图 7-2-2）。钛板为纯钛材料，螺钉为钛合金材料（TC4），材料的生物相容性好，获第三类器械注册证，已在临床使用，疗效满意。

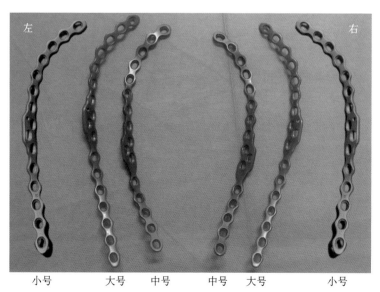

左　　　　　　　　　　　　　　　　　　　　　　右

小号　　大号　　中号　　中号　　大号　　小号

图 7-2-1　第二代 DAPSQ 型号

大号 16 孔、中号 15 孔、小号 14 孔。

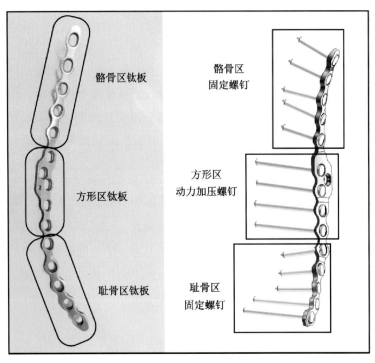

图 7-2-2　第二代 DAPSQ 组成

钛板经过预成形后，形态基本与第一代类似（图 6-2-4），整体大体观仍呈立体"S"形，但方形区钛板旁增加耳状面设计，耳状面螺钉孔为方形区螺钉辅助置钉孔，与相应的辅助置钉器械匹配，以便方形区钛板螺钉植入，属标准化 DAPSQ 钛板。钛板分区及第二代 DAPSQ 组成、使用方法基本同第一代使用 DAPSQ，作用原理与第一代类似。只不过是其动力来源是特殊形态钛板（与骨盆界线表面不匹配）形变过程（与骨盆界线表面匹配）中产生势能，并以扭力的形式传递给方形区钛板，通过钛板钉孔-方形区螺钉钉帽之间联动，使呈竹筏样弧形排列的方形区螺钉产生由内向外或由前向后的侧方动力加压作用（动能），发挥直接固定后柱或方形区的作用，仍然是势能与动能之间的转化。

2. 第一、二代 DAPSQ 钛板结构变化

值得一提的是，第一代 DAPSQ 钛板塑形与复形时对钛板结构产生了一定程度损害（尽管很微小），仍在弹性形变范围。而第二代 DAPSQ 钛板经过了预成形阶段，仍存在轻度结构的变化，但形变固定时仍会发生一定程度的微小结构变化，远未达到塑性变形程度。经过临床观察，这些结构变化并未在术后发生钛板断裂，说明其变化不影响其使用安全性。

三、第三代 DAPSQ

（一）第三代 DAPSQ 制备、型号及其作用原理

虽然第二代 DAPSQ 已取得了较好的疗效，但在实践中感到钛板型号仍有不足，主要是方形区、髂骨区与耻骨区三者之间比例存在差异，且方形区耳状面辅助孔偏少，在置入方形区螺钉时有些不方便，需进一步细化型号。

1. 第三代 DAPSQ 钛板型号设计方法

在大数据测量的基础上（具体研究内容详见第十章第二节），首先，根据测量国人骨盆 DAPSQ 轨迹总长度设计不同长度钛板，以均数为基准，设计出小号、中号、大号三种类型。根据第一节中两种测量方法最大误差，设定三型钛板误差可接受范围均为 ±10 mm，即某一型号钛板总长度为 200 mm 时，其适用于骨盆 DAPSQ 轨迹总长度在 190～210 mm 区间范围内的人群，并据此计算小号、中号、大号钛板与所有测量骨盆样本的匹配率。其次，将耻骨区（C）长度值设定为 1，分别计算髂骨区长度（Q）和耻骨区长度比值 Q/C 和方形区（F）和耻骨区长度比值 F/C。采用 Pearson 相关分析分析 Q/C 和 F/C 之间相关性，并绘制散点图，以 F/C 为自变量 X，以 Q/C 为因变量 Y 建立回归方程（$Y = aX + b$）。根据 F/C 的数据分布情况分别取值 X1 和 X2，并计算出对应的 Q/C 值为 Y1 和 Y2，则耻骨区长度：方形区长度：髂骨区长度的比值分别为 1：X1：Y1 和 1：X2：Y2。参考小号、中号、大号设定的 DAPSQ 轨迹总长度，结合耻骨区、方形区和髂骨区所得的两种比值，我们规定小号的两个比例下钛板型号为 A、B，中号的两个比例下钛板型号为 C、D，大号的两个比例下钛板型号为 E、F。根据不同比例分别计算出 A、B、C、D、E、F 六种型号钛板各分区长度。设定各区钛板误差接受范围为 ±10 mm，分别计算出六种型号钛板在总体骨盆中的所占的比例。

2. 第三代 DAPSQ 钛板型号设计研究结果

根据临床实际工作中每孔钛板长度值在 10 mm 设定三种型号误差接受范围，以 DAPSQ 钛板轨迹总长度均数 214 mm 为中号钛板长度，其适用于骨盆 DAPSQ 钛板轨迹总长度在 204～224 mm 的人群，左右各增加或减少 20 mm 得到小号和大号钛板长度值，即小号钛板总长度为 194 mm，其适用于骨盆 DAPSQ 钛板轨迹总长度在 184～204 mm 的人群；而大号钛板总长度为 234 mm，其适用于骨盆 DAPSQ 钛板轨迹总长度在 224～244 mm 人群。故三种型号钛板可总体适用于 184～244 mm 的人群。经与纳入 834 例骨盆标本总长度进行匹配，共有 831 例骨盆满足大、中、小号钛板，理论总体匹配率为 99.64%。将耻骨区（C）长度值设定为 1，髂骨区长度（Q）和耻骨区长度比值为 Q/C，方形区（F）和耻骨区长度比值为 F/C，Pearson 相关性分析结果显示，两组数据呈明显正相关关系（r＝0.622，P＜0.05）。表明随着 F/C 值的增加，Q/C 也呈增加趋势（图 7-2-3）。分别以 F/C 值为自变量，Q/C 值为因变量进行线性回归分析，结果发现 F/C 和 Q/C 线性回归方程为 $Y = 0.731X + 0.559$。对整个方程进行 ANOVA 检验结果显示 $F = 524.330$，$P < 0.05$，表明上述回归模型具有统计学意义。参考 F/C 和 Q/C 值分布特点，分别取 F/C＝1.1 和 1.3 时计算 Q/C 值，故得出耻骨区长度：方形区长度：髂骨区长度比值为 1：1.1：1.4 和 1：1.3：1.5。因此，小号钛板中 A 型钛板耻骨区、方形区和髂骨区长度分别为 55 mm、61 mm 和 78 mm；B 型钛板分别为 51 mm、66 mm 和 77 mm；中号钛板中 C 型钛板耻骨区、方形区和髂骨区长度分别为 61 mm、67 mm 和 86 mm；D 型钛板分别为 56 mm、73 mm 和 84 mm；大号钛板中 E 型钛板耻骨区、方形区和髂骨区长度分别为 66 mm、74 mm 和 94 mm；F 型钛板分别为 62 mm、80 mm 和 92 mm（表 7-2-1、图 7-2-3）。

设定各区钛板误差接受范围为 ±10 mm，对 834 例患者进行型号匹配，以耻骨区为例，A 型耻骨区长度为 55 mm，则耻骨区可接受范围为 45～65 mm，选择出符合条件的数据，然后在符合条件的数据中挑选出方形区长度在 51～71 mm 的数据，最后在剩下数据中选择髂骨区长度在 68～88 mm 的数据，得到符合 A 型钛板的数据为 112 例。依次算出符合 B、C、D、E、F 型钛板数量分别为 104 例、501 例、424 例、102 例、79 例。其中 A 型、B 型通用病例 87 例，小号共可纳入 129 例（15.47％）；C 型和 D 型通用病例 378 例，中号共可纳入 546 例（65.47％）；E 型和 F 型通用病例 69 例，大号共可纳入 112 例（13.43％）。A、B、C、D、E、F 六型钛板总共可适用 787 例，占总纳入病例的 94.36％。

表 7-2-1　不同型号钛板总长度和分区长度情况　　　　　　　　　　　　　　单位：mm

钛板型号	钛板长度	耻骨区	方形区	髂骨区
A	194（112 例）	55	61	78
B	194（104 例）	51	66	77
C	214（501 例）	61	67	86
D	214（424 例）	56	73	84
E	234（102 例）	66	74	94
F	234（79 例）	62	80	92

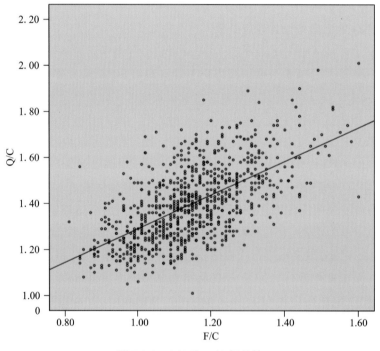

图 7-2-3　Q/C 和 F/C 相关性

简而言之，进行第二代 DAPSQ 钛板轨迹数字化解剖学测量，测得正常成年国人 DAPSQ 轨迹长度为（214.46±10.15）mm；不同地区耻骨区、髂骨区长度比较中，差异均无统计学意义；不同地区方形区轨迹长度、总长度之间差异具有统计学意义。根据数字化测量结果可将 DAPSQ 钛板分为 A、B、C、D、E、F 六种型号（表 7-2-1）（具体研究内容详见第十章第二节），可更好地满足临床需求。与常州华森器械有限公司合作，按蔡氏线轨迹，生产出第三代 DAPSQ（图 7-2-4～图 7-2-6），其形态基本同第二代 DAPSQ，仅在方形区增加 2 个辅助孔，方便了方形区螺钉的置入，其作用机制与第二代 DAPSQ 相同。

（二）第一代到第三代 DAPSQ 钛板结构变化

与第二代 DAPSQ 钛板结构一样，第三代 DAPSQ 钛板尽管形态与第一代 DAPSQ 不完全一样，增加了耳状面辅助孔，其结构未发生变化。安装过程中，其发生形变并与骨盆界线骨面匹配时，发生微小结构变化，但仍属弹性变形范围，并不影响其安全性。

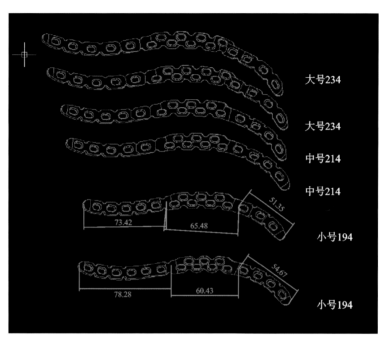

图 7-2-4　第三代 DAPSQ 设计（单位：mm）

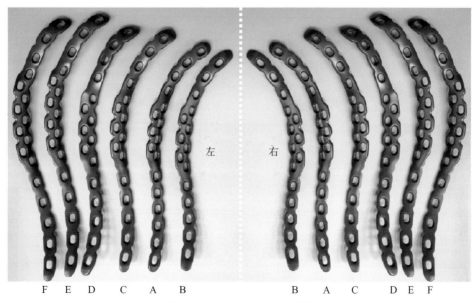

图 7-2-5　第三代 DAPSQ 型号

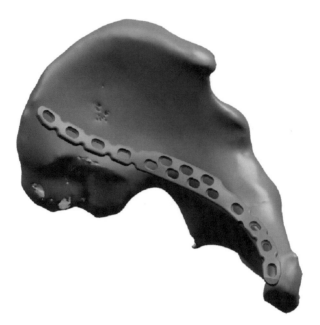

图 7-2-6 钛板轨迹

（蔡贤华 刘曦明 汪国栋 尚冉冉）

第三节 DAPSQ 安装的配套工具

一、常用器械

DAPSQ 在治疗涉及方形区髋臼骨折仍使用髋臼骨折内固定常用基本器械（图 7-3-1），其使用方法见相关专业书。

二、DAPSQ 专用安装工具

由于 DAPSQ 特殊的作用原理，必须具有特殊的安装器械。为了确保了新型器械 DAPSQ 的正确安装，我们设计了限深改锥、扭力扳手、L 形顶棒等特制安装器械（图 7-3-2），各有其特殊作用，并获国家专利（ZL201820125151.3 及 ZL201820051532.X）。

1. L 形顶棒

顶棒于开放复位时较为常用，但因其为直形，而方形区较为深在，使用时对组织器械压迫较为明显。而将其改为 L 形顶棒（图 7-3-2）则可弥补直顶棒之不足。L 形顶棒（图 7-3-2）主要用于涉及方形区骨折临时复位并辅助安装 DAPSQ，因盆腔内组织器官的存在，采用特制的 L 形顶棒可避免压迫或损伤这些组织，同时能更有效地辅助方形区骨折（尤其是低位骨折）的复位，并在安装 DAPSQ 过程中维持骨折复位，以便拧入方形区螺钉；对粉碎性骨折，可通过移动 L 形顶棒来解决螺钉在骨折解剖复位状态下置入。显然，对较为深在的方形区，L 形顶棒使用更为方便。

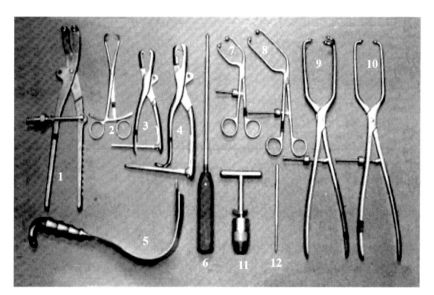

1. AO 骨盆复位钳；2. Weber 点状复位钳；3. 小 Farabeuf 复位齿钳；4. 大 Farabeuf 复位齿钳；5. 坐骨神经拉钩；6. 顶棒；
7. 小号球头点状弯头复位钳；8. 大号球头点状弯头复位钳；9. 三爪复位钳；10. 两爪复位钳；11. T 形手柄卡头；
12. Schanz 螺钉（6 mm）。

图 7-3-1　常用髋臼复位器械

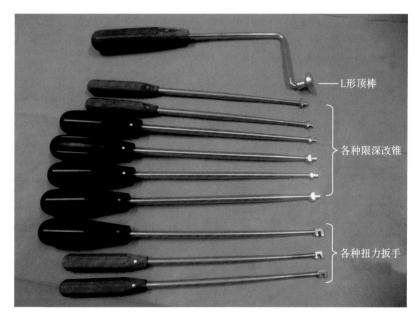

图 7-3-2　DAPSQ 特制安装器械

2. 扭力扳手

扭力扳手（图 7-3-2）则主要用于协助 DAPSQ 钛板复（变）形，使其与其对面骨质由不匹配变成匹配，再置入末端固定螺钉。对其他无毗邻钉孔辅助复（变）形时，也可选用相应的扭力扳手，以协助置于固定螺钉或方形区螺钉。

3. 限深改锥

限深改锥（图 7-3-2）是协助 DAPSQ 钛板复（变）形的主要器械，使其与其对面骨质由不匹配变成匹配，再置入固定螺钉；对方形区钛板，则使其与骨盆界线平行，置入方形区螺钉后再移去限深改锥，钛板即恢复向盆腔内倾斜形态，方形区螺钉具备侧方动力加压作用。

（蔡贤华　刘曦明　汪国栋　蔡一杰）

本章小结

1. 侧方动力加压理论指导下制备的 DAPSQ，具有特殊的形态，经历了三代的演变，已逐渐完善。

2. 从第一代到第三代 DAPSQ，钛板形态特殊，具有一致性，目前型号已较全，可以满足临床需求。固定螺钉与方形区螺钉三代均完全一样，发挥的机制也相同。每一代 DAPSQ 均具有临床实用性，其中第一代 DAPSQ 在当今仍具有实用性。

3. 安装器械既需要通用器械，也有专用器械，使用各有相关要求，在应用时应注意正确使用。

（蔡贤华　刘曦明　汪国栋　王华松）

第八章

DAPSQ 的安装方法与适应证

DAPSQ 属新型内固定器械，其安装不同于常规重建钛板螺钉内固定方法，其适应证也具有自身特色，本章将具体介绍其安装方法、使用注意及其适应证。

第一节　DAPSQ 安装具体方法

DAPSQ 安装有其基本特点，虽然不同型号 DAPSQ 有自身的特点，但其基本过程是一致的，以下是 DAPSQ 安装的基本步骤。

体位与显露：手术取仰卧位，患侧髋部垫高，或者取漂浮体位，采用髂腹股沟入路分窗口显露髋臼前柱、骨盆界线及方形区或后柱，保留骶结节韧带及骶棘韧带。

复位：在牵引下，首先由近及远恢复骨盆环的连续性，复位前柱，然后使用 2 或 3 爪复位钳、顶棒等器械缓慢复位方形区骨折（图 4-4-8、图 4-4-36、图 4-4-37）。术中常将髋臼前、内和后三个外表面中的二个作为判断关节面是否解剖复位的标志依据，避免打开关节或脱出股骨头增加手术创伤。骨折复位常采用 Matta 标准：解剖复位，移位＜1 mm；复位欠佳，移位＜3 mm；不满意复位，移位＞3 mm。

DAPSQ 内固定：将曲率稍大于弓状线的 DAPSQ 钛板沿蔡氏线放置，于方形区 1/3～1/2 钉孔横径外露于界线内缘（图 6-3-1），在基本器械与专用器械的辅助下，两端用不少于 3 枚的 3.5 mm 皮质骨螺钉（普通型）固定钛板，以稳定前柱或经前柱的部分骨折；经钛板钉孔平行于方形区表面钻孔，并拧入 3～5 枚 3.5 mm 皮质骨螺钉（即方形区螺钉）（普通型），长度达远折端至少 10 mm（图 6-2-11）。固定完成后，部分直径位于骨内的方形区螺钉无左右位移。后柱拉力螺钉可简化手术（图 5-2-1、图 5-2-2）。

关闭伤口：置浅、深层负压引流管后，逐层关闭伤口。

以下将以高位双柱骨折为例，分述 DAPSQ 安装方法。

一、假骨实际操作（以第二代 DAPSQ 为例）

（1）在应用蔡板前，复位高位前柱骨折后，先在前柱近髂嵴处用一 5 孔钛板并螺钉内固定前柱髂骨段骨折（图 8-1-1、图 8-1-2）；

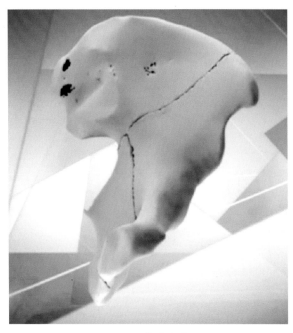

图 8-1-1　双柱骨折复位后

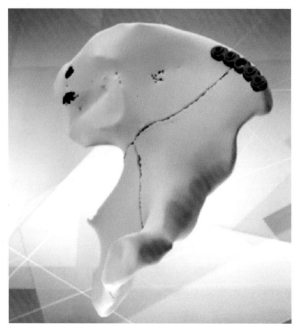

图 8-1-2　沿髂嵴采用 5 孔短钛板固定

（2）复位后柱骨折后，将 DAPSQ 钛板前侧沿骨盆界线放置、后侧沿骶髂关节前侧（即蔡氏线）放置，显示钛板与骨面不匹配（红椭圆圈），于耻骨与髂骨区向外上方翘起（图 8-1-3～图 8-1-5），即第二代 DAPSQ 钛板两端上翘并外翻，并不与骨面贴服；方形区钛板钉孔 1/3～1/2 横径外露于界线内缘；

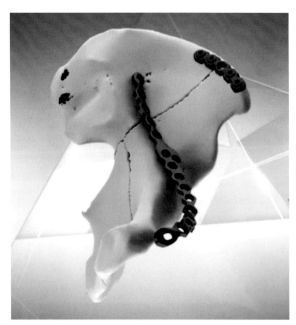

图 8-1-3　将 DAPSQ 放入

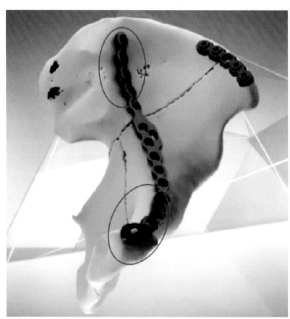

图 8-1-4　DAPSQ 置放后的状态

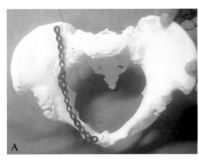
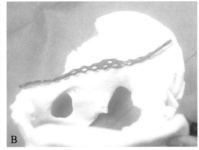
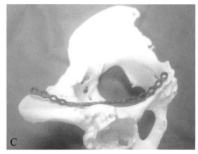

图 8-1-5 DAPSQ 在假骨上置入时不同角度观

A 入口位：沿蔡氏线放置，方形区向盆腔内移 1/2～2/3 钉孔；B 类方形区位（从内向外）：两端上翘，中间内低外高，与骨质不匹配；C 从外向内观：钛板与骨质不匹配，两端上翘。

（3）用特制限深改锥（图 7-3-2）将耻骨区第 3 螺孔向盆腔内旋转，另一限深改锥在第 12 孔处轻度向内旋转并初步维持钛板位置（图 8-1-6），用 2.5 mm 钻头于第 2 孔处向耻骨骨质方向钻孔，测深后拧入相应长度的固定螺钉（一般至少 35 mm 长）（图 8-1-7）；

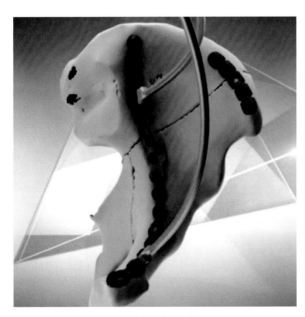
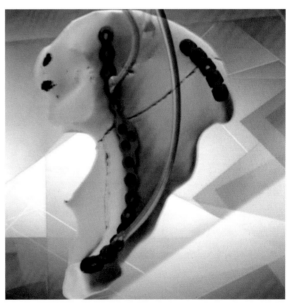

图 8-1-6 限深改锥初步维持 DAPSQ　　**图 8-1-7 耻骨侧改锥配合第 2 孔固定螺钉置入**

（4）于第 8 孔处（位于方形区）使用限深改锥外旋钛板，使内低外高的钛板与骨盆界面平行（图 8-1-8）；用 2.5 mm 钻头于第 7 孔（位于方形区）钻孔，使钻头经过钉孔平行于方形区表面、部分深达骨质（图 8-1-9），再置于长约 40 mm 的方形区螺钉（约 1/2～2/3 横径裸露骨皮质外，长度超过远端骨折线至少 10 mm），将方形区或后柱远侧骨块向钛板提拉；松开限深改锥，钛板恢复内低外高状态，螺钉即随钛板形变而产生由内向外或由前向后侧方动力加压作用，无法左右移动（图 8-1-10、图 8-1-11）；

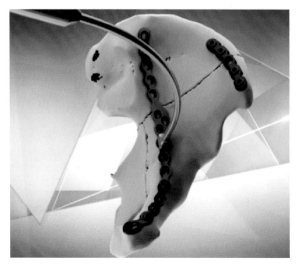

图 8-1-8　限深改锥外旋钛板

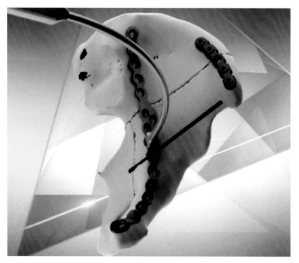

图 8-1-9　钻头沿方形区钻孔

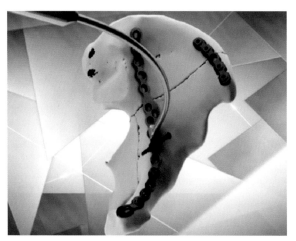

图 8-1-10　拧入第 7 孔方形区螺钉

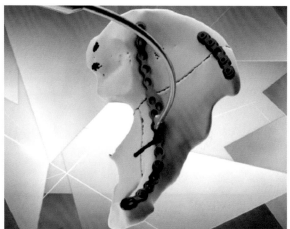

图 8-1-11　螺钉置入完成后部分裸露

（5）将限深改锥插入位于髂骨区的第 12 孔并向内侧扭转钛板使之与髂骨表面骨皮质基本接近（图 8-1-12），同时将第 7 孔方形区螺钉向外推向方形区（髋臼），以调整方形区螺钉向外的张力（图 6-1-5）并确定第 11 孔位置，用 2.5 mm 钻头于第 11 孔钻孔后，拧入测深后确定长度的固定螺钉（图 8-1-13）；

（6）将限深改锥插入位于髂骨区的第 13 孔并向内侧扭转钛板使之与髂骨表面骨皮质基本接近并匹配，用 2.5 mm 钻头于第 12 孔钻孔后，拧入测深后确定长度的固定螺钉（图 8-1-14）；

（7）用限深改锥插入第 4 孔并内旋钛板使之与耻骨上表面骨质靠近并匹配，用 2.5 mm 钻头于第 3 孔向耻骨上支钻

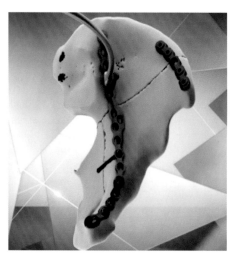

图 8-1-12　改锥向内侧旋转钛板

孔，测深后拧入相应的固定螺钉（图 8-1-15）；

（8）使用特制的扭力扳手于钛板内侧端内旋钛板，使之与耻骨上支骨表面靠近并匹配（图 8-1-16、图 8-1-17），用 2.5 mm 钻头于第 1 孔向耻骨上支钻孔，测深后拧入相应的固定螺钉（可达 55 mm长）（图 8-1-18）；

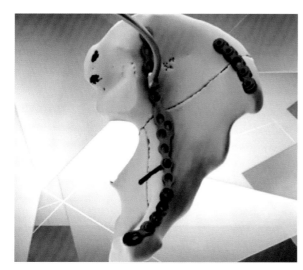

图 8-1-13　拧入第 11 孔固定螺钉

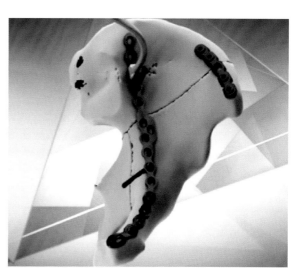

图 8-1-14　拧入第 12 孔固定螺钉

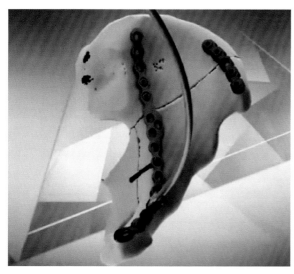

图 8-1-15　拧入第 3 孔固定螺钉

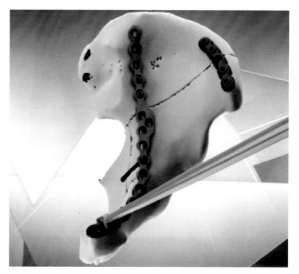

图 8-1-16　扭力扳手于内侧端内旋钛板

（9）酌情于第 5 孔处使用限深改锥外旋钛板，使钛板与骨盆界面平行，用 2.5 mm 钻头于第 6 孔钻孔，使钻头经过钉孔平行于方形区表面、部分深达骨质（图 8-1-19），再置于长约 40 mm 的方形区螺钉（约 1/2～2/3 横径裸露骨皮质外），松开限深改锥，螺钉即随钛板形变而产生向外推挤力（图 8-1-20）；

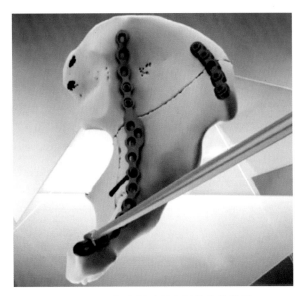

图 8-1-17　扭力扳手于内侧端内旋钛板

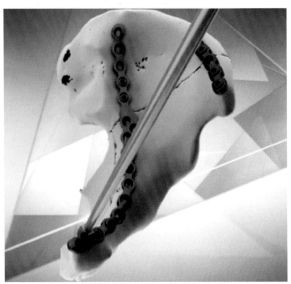

图 8-1-18　扳手辅助置入第 1 孔固定螺钉

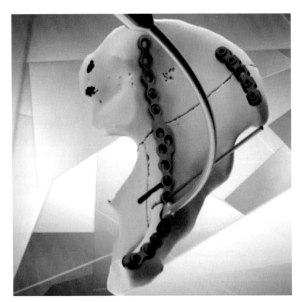

图 8-1-19　改锥外旋钛板辅助于第 6 孔钻孔

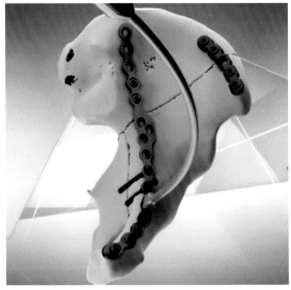

图 8-1-20　拧入第 6 孔方形区螺钉

　　（10）按同样的方法，于第 9 孔处使用限深改锥外旋钛板，使钛板与骨盆界面平行（图 8-1-21），用 2.5 mm 钻头于第 8 孔钻孔，使钻头经过钉孔平行于方形区表面、部分深达骨质，再置入长约 40 mm 的方形区螺钉（约 1/3～1/2 横径裸露骨皮质外），松开限深改锥，螺钉即随钛板形变而产生向外推挤力（图 8-1-22）；

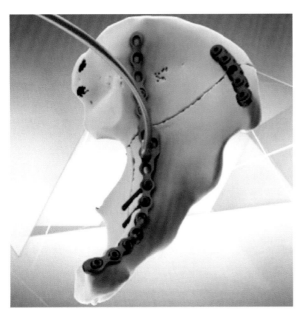

图 8-1-21　改锥入第 9 孔外旋钛板

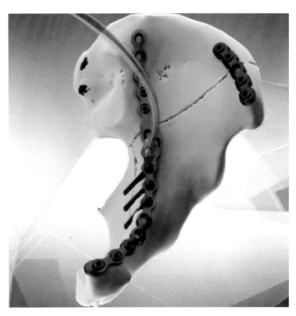

图 8-1-22　第 8 孔置入方形区螺钉

（11）按同样的方法，酌情置入第 9 孔方形区螺钉（图 8-1-23）；

（12）按 5、6 同样的方法，酌情依次拧入第 13、14 孔固定螺钉（图 8-1-24）；

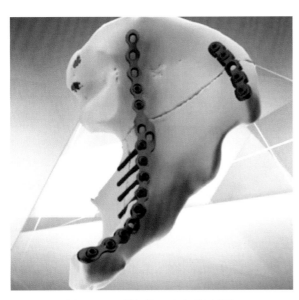

图 8-1-23　置入第 9 孔方形区螺钉

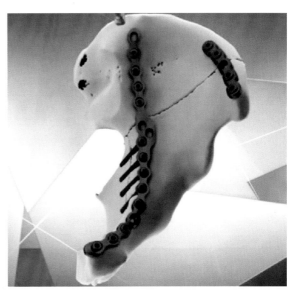

图 8-1-24　置入第 13、14 孔固定螺钉

（13）使用特制的扭力扳手于钛板近侧（髂骨）端内旋钛板，使之与髂骨骨表面靠近并匹配（图 8-1-25、图 8-1-26），用 2.5 mm 钻头于最近侧孔向髂骨钻孔，测深后拧入相应的固定螺钉（图 8-1-27）；

（14）根据需要酌情拧入第 10 孔螺钉，可作为方形区螺钉或固定螺钉（图 8-1-28）；

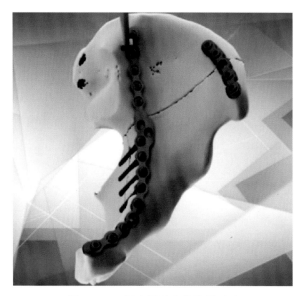

图 8-1-25　扭力扳手内旋钛板（1）

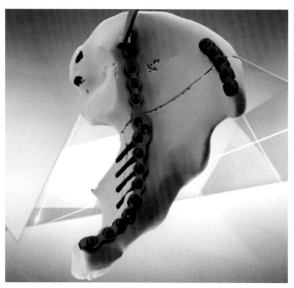

图 8-1-26　扭力扳手内旋钛板（2）

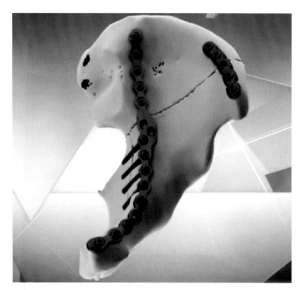

图 8-1-27　拧入第 15 孔固定螺钉

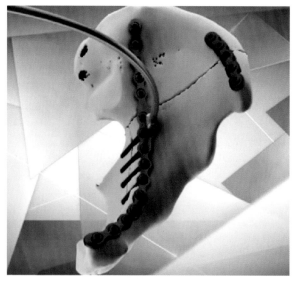

图 8-1-28　酌情置入第 10 孔螺钉

（15）根据骨折的情况与可靠内固定的需要，按前述的方法依次拧入方形区螺钉及固定螺钉。置钉完成后，钛板两端与骨面完全贴服匹配（图 8-1-29）（绿椭圆圈），骨折固定后已恢复解剖结构（图 8-1-30、图 8-1-31）；

（16）检查方形区螺钉固定情况，均非常稳定，无法左右晃动；如发现有松动，可按前述方法更换相应长度的松质骨螺钉；

（17）固定完成后，DAPSQ 基本与骨质表面匹配；方形区螺钉长度至少超过骨折端 10 mm，一般 3～4 枚，并与两侧固定螺钉置入方向不一致（图 6-3-1）；固定螺钉一端需 2 枚或以上；方形区钛板部分约 1/3～1/2 横径螺钉钉孔外露于骨盆界线内缘（图 6-3-1、图 8-1-32）。

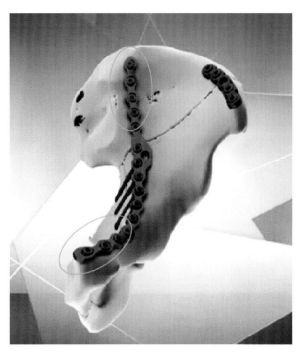

图 8-1-29　固定完成后外观

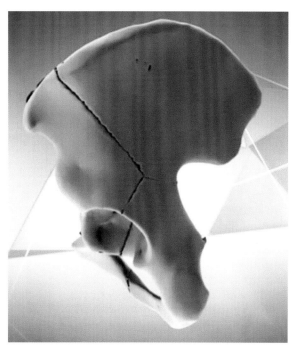

图 8-1-30　固定完成后后侧观

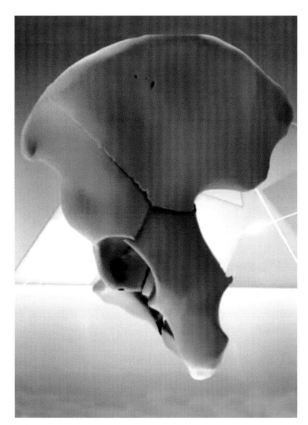

图 8-1-31　骨折固定前后侧观

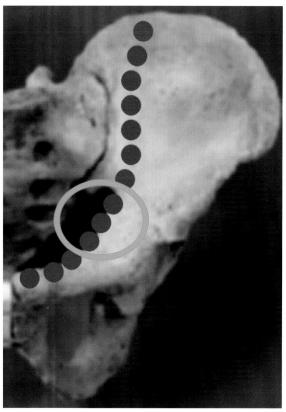

图 8-1-32　髋骨表面钛板安放

二、体内操作过程与举例（以第一代 DAPSQ 为例）

病例 8-1-1　第一代 DAPSQ 安装举例

　　患者桃某，女性，52 岁，车祸伤。术前 X 线片示左髂耻线、髂坐线均中断，股骨头与粉碎的方形区骨块向盆腔内移位，闭孔环断裂，骨折线涉及髂骨，但髂嵴连续（图 8-1-33A～C）。经 CT 扫描及三维重建证实上述损伤（图 8-1-33D～F），前后柱均一处骨折。诊断：左髋臼双柱骨折（C1.1）。采取髂腹股沟入路显露（图 4-4-57），进行涉及方形区骨折复位与 DAPSQ 内固定。

　　（1）先复位前柱，再复位后柱，打入后柱拉力螺钉简化手术，置入第一代 DAPSQ 钛板，准备先植入耻骨第 2 孔固定螺钉（白色箭头），并使用限深改锥沿蔡氏线继续调整髂骨区钛板位置（蓝色箭头）（图 4-4-57、图 7-1-2、图 7-1-3、图 8-1-34～图 8-1-36）。

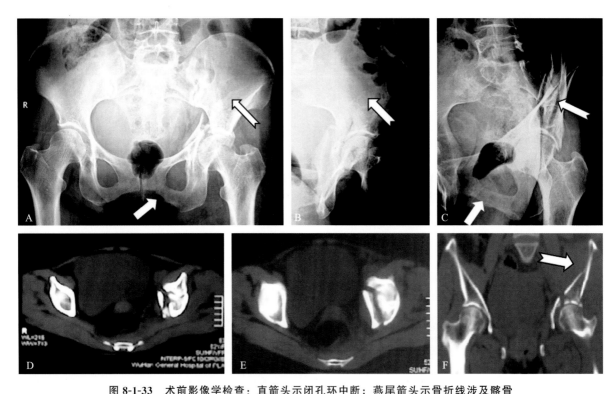

图 8-1-33　术前影像学检查：直箭头示闭孔环中断；燕尾箭头示骨折线涉及髂骨

A 骨盆正位片；B 髂骨斜位；C 闭孔斜位；D CT 断扫（经臼顶）；E CT 断扫（经股骨头上端）；F 冠状位扫描（经方形区）。

　　（2）将血管束与髂腰肌向两侧牵开，拧入第 1 枚方形区螺钉（无填充白色箭头）。在髂骨区近侧限深改锥的辅助下（蓝色箭头），将方形区螺钉（无填充白色箭头）由内外移，使之紧贴方形区表面，进一步完成方形区骨折复位，再次检查并确认钛板按蔡氏线放置，为髂骨区固定螺钉置入做准备（图 8-1-37～图 8-1-39）；

　　（3）在限深改锥的辅助下，拧入髂骨区第 3、5 孔固定螺钉及耻骨区固定螺钉（图 8-1-40、图 8-1-41）；在此基础上拧入第 2、3 枚方形区螺钉，并检查方形区骨折复位情况（图 8-1-42、图 8-1-43）。固定螺钉与方形区螺钉常交替进行置入，方形区螺钉呈由内向外或由前向后侧方持续动力加压作用，且将方形区或后柱骨质向钛板提拉，可有效地固定方形区或后柱；

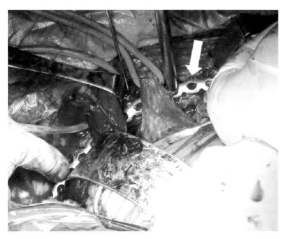

图 8-1-34　先复位前柱，再复位后柱，放置特殊塑形的第一代 DAPSQ 钛板，并在限深改锥的辅助下调整钛板位置，准备先植入耻骨第 2 孔螺钉（白色箭头）

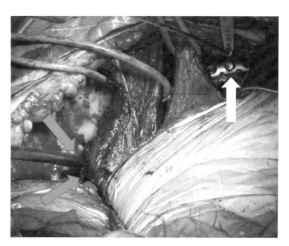

图 8-1-35　打入耻骨第 2 孔固定螺钉（白色箭头），髂骨区近侧 2 把限深改锥调整钛板确定的位置（蓝色箭头）

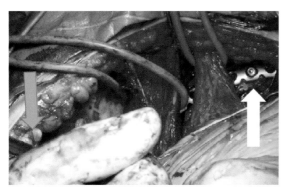

图 8-1-36　完成耻骨区第 2 枚螺钉置入后（白色箭头），使用限深改锥继续调整髂骨区钛板位置（蓝色箭头），要求钛板近端邻骶髂关节前侧

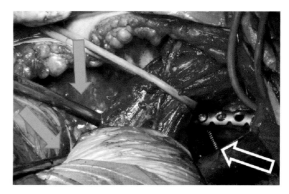

图 8-1-37　将血管束与髂腰肌向两侧牵开，拧入第 1 枚方形区螺钉（无填充白色箭头），方形区骨折轻度台阶，进一步调整近端钛板位置（蓝色箭头），要求方形区螺钉紧贴方形区表面，进一步调整方形区骨折位置

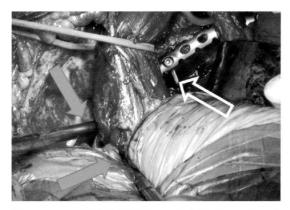

图 8-1-38　在髂骨区近侧限深改锥的辅助下（蓝色箭头），将方形区螺钉（无填充白色箭头）由内外移，进一步复位方形区骨折，并将软组织向内侧进一步牵开，显示方形区骨折对位较前满意

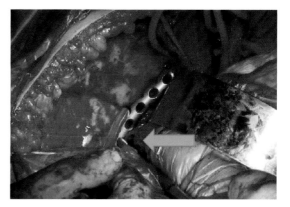

图 8-1-39　在限深改锥的辅助下（蓝色箭头），准备拧入髂骨区近端第 3 枚固定螺钉

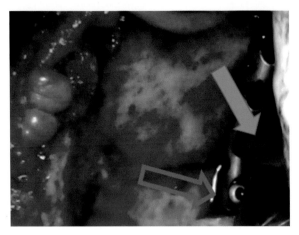

图 8-1-40　拧入近端髂骨侧第 3 枚固定螺钉（无填充蓝色箭头）后，按以上方法，准备拧入近端髂骨侧第 5 枚固定螺钉

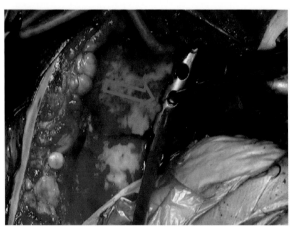

图 8-1-41　拧入髂骨区第 5 枚固定螺钉（无填充蓝色箭头）

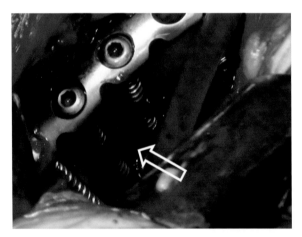

图 8-1-42　在限深改锥的辅助下，耻骨区拧入 3 枚固定螺钉后，相继拧入第 2、3 枚方形区螺钉（无填充白色箭头）

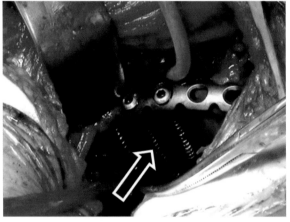

图 8-1-43　将血管束与髂腰肌向两侧牵开，见 3 枚方形区螺钉部分露于方形区骨表面（无填充白色箭头），方形区骨折对位良好

（4）初步固定完成后透视检查复位与内固定情况（图 8-1-44），满意后在 DAPSQ 专用器械的辅助下，完成后续内固定，其中部分裸露骨面的方形区螺钉 4 枚（图 8-1-45）；

（5）术后平片、CT 三维重建复查显示，骨折复位与内固定满意（图 8-1-46～图 8-1-48）；

（6）术后 2 年复查，骨折愈合，DAPSQ 内固定未见移位与断裂，功能满意（图 8-1-49、图 8-1-50）。

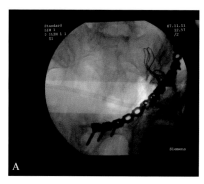
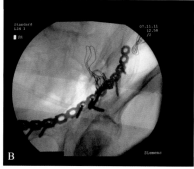
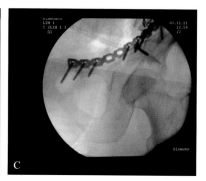

图 8-1-44　术中不同体位透视，显示骨折复位及内固定均良好；方形区螺钉虽邻关节，但不会进入髋关节；关节间隙增大，为牵引所致

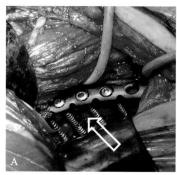
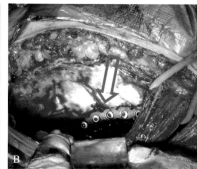
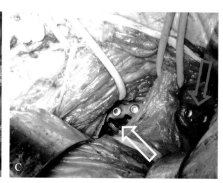

图 8-1-45　按上述方法完成内固定置入后所见

　　A 外侧窗见髂骨侧固定螺钉（无填充蓝色箭头），前柱髂骨段骨折复位良好；B 中间窗见 4 枚方形区螺钉（无填充白色箭头），方形区骨折位置良好；C 内侧窗见耻骨区固定螺钉（无填充蓝色箭头）。

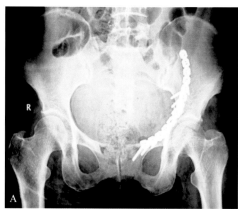
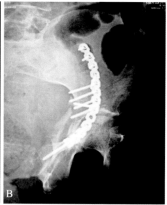
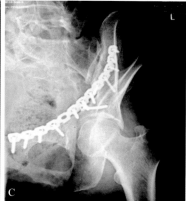

图 8-1-46　术后 X 线片复查

A 骨盆正位；B 髂骨斜位；C 闭孔斜位。

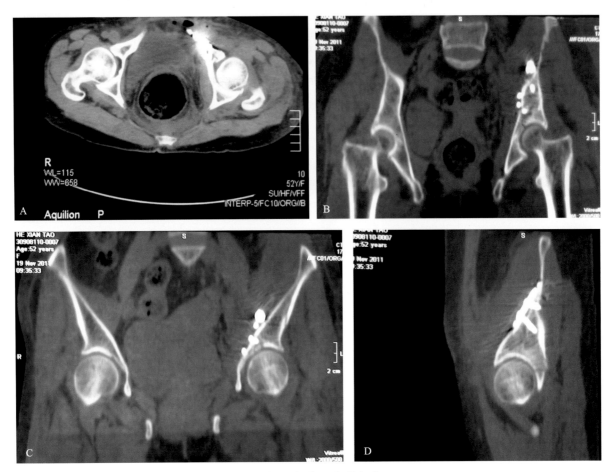

图 8-1-47　术后 CT 扫描复查

A 断扫（经臼顶水平）；B 断扫（经臼顶下水平）；C 断扫（经大转子水平）；D 冠状位扫描（经方形区）；E 冠状位扫描（经坐骨支）；F 冠状位扫描（经坐骨支后）。

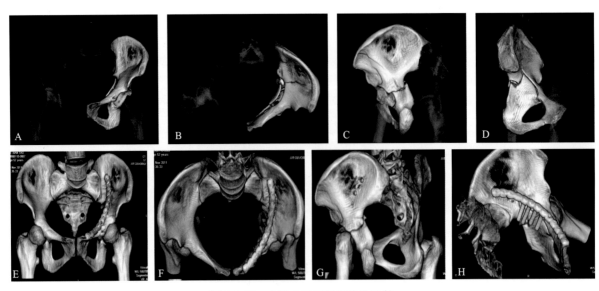

图 8-1-48　术前术后三维重建片比较

A～D 术前骨盆正位、入口位、后斜位及方形区位；E～F 术后相应体位像。

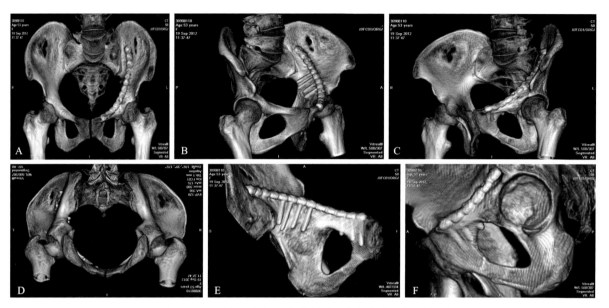

图 8-1-49　术后 2 年三维重建复查：骨折愈合，位置良好

A 骨盆前后正位；B 髂骨斜位；C 闭孔斜位；D 盆底位示患侧坐骨结节旋转恢复；E 方形区位；F 闭孔斜位（去股骨头）。

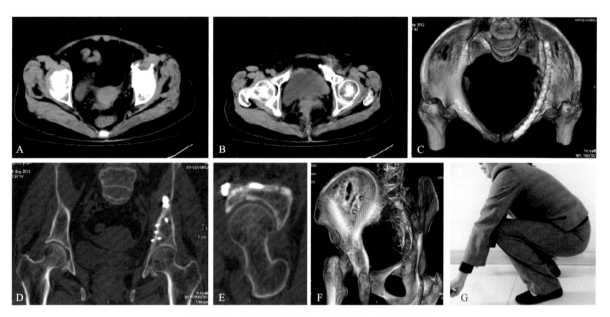

图 8-1-50　术后 2 年复查，骨折愈合，功能良好

A 断扫（经臼顶水平）；B 断扫（经大转子水平）；C 三维重建入口位；D 冠状位扫描（经方形区）；E 冠状位扫描（经坐骨支后）；F 三维重建后斜位；G 功能状态。

三、方形区螺钉置钉方法

在固定螺钉的基础上，方形区螺钉的置入具有特殊性，以充分发挥 DAPSQ 侧方动力加压作用，实现对方形区或后柱进行表面固定。

首先将 DAPSQ 钛板沿骨盆界限放置时在方形区 1/3～1/2 钉孔横径外露于弓状线内缘，且呈内低外高状态（图 8-1-51A）。使用 DAPSQ 专用安装器械如限深改锥或扭力扳手插入方形区钛板相应钉孔并将钛板撬起，使之与骨盆界线骨面平行（图 8-1-51B）。然后使用钻头经方形区钛板钉孔基本平行于方形区表面、部分深达骨质钻孔（图 8-1-51C），并依次拧入 3～4 枚（最多可达 5 枚）3.5 mm 皮质骨螺钉，也称方形区螺钉（约 1/2～2/3 横径螺钉裸露骨皮质外）（图 8-1-51D）。最后去除 DAPSQ 专用安装器械，钛板即恢复内低外高的形态，方形区螺钉即呈由内向外或由前向后的侧方动力加压作用，无左右移动（图 8-1-51F）。随着螺钉置入数量的增加，这些呈竹筏样弧形排列的方形区螺钉对方形区或后柱骨折发挥多点持续内固定。

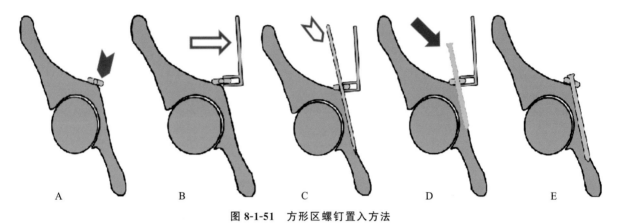

图 8-1-51　方形区螺钉置入方法

红色燕尾形示方形区钛板；无充填直箭头示限深改锥或扭力扳手；无充填红色燕尾形示钻头；红色直箭头示方形区螺钉。

（蔡贤华　刘曦明　吴海洋　蔡一杰）

第二节　DAPSQ 使用注意

虽然涉及方形区髋臼骨折手术治疗与很多因素相关，但蔡板成功实施的要求较为特殊，包括钛板特殊塑形（或形态）、充分复位、钛板类型、后柱拉力螺钉的使用等，在临床应用时宜注意。以下将重点介绍相关使用注意事项。

一、特殊形态钛板是正确使用 DAPSQ 的关键

DAPSQ 是根据侧方动力加压理论制备的特殊内固定器械，其动力产生的来源的关键是特殊形态的钛板。当其复形或变形时，即与其对应的骨表面由不匹配变成匹配时，产生的势能才能转化为方形区螺钉侧方动力加压作用（动能）（图 6-2-1～图 6-2-4）。螺钉虽然位于危险的方形区，但既无螺钉误入关节腔之虞，且直接内固定可靠、操作简单。这种特殊形态钛板在弹性变形范围内产生的特殊能量转化，即称为侧方动力加压理论，与长骨干骨折内固定理论迥然不同。因此，成功实施 DAPSQ 的前提与基础在于 DAPSQ 钛板具有特殊形态（图 6-2-1、图 6-2-11）。

有鉴于此，对第一代 DAPSQ 而言，因系手工操作，为了制成能发挥能量转换作用的钛板，掌握重建钛板的特殊塑形至关重要（图 6-2-1、图 6-2-5）；而对于第二、三代 DAPSQ，则需要根据蔡

氏线的长短，选取合适标准化的 DAPSQ 钛板（图 6-2-4、图 7-2-1、图 7-2-5）。DAPSQ 的成功临床应用与生物力学研究均证明了重建钛板特殊形态对于 DAPSQ 成功实施的重要性（参见相关章节）。

二、充分复位是实现本内固定方法的前提

由于骨折周围有较多软组织附着，复位对于内固定十分重要。复位后可以使用克氏针暂时内固定（图 4-4-21），然后加钛（钢）板螺钉内固定以完成手术。由于方形区骨折需要具有侧方动力加压内固定作用才能有效实现复位与内固定效果，虽然特殊形态的钛板复（变）形能为 DAPSQ 提供动力来源，但与其他类型内固定相似，充分复位仍是实现本内固定方法的前提。所不同的是，涉及方形区髋臼骨折周围软组织丰富，骨质常呈粉碎性骨折，复位后再移位的可能性依然存在，克氏针暂时内固定效果往往不太可靠，因为它还缺乏侧方加压作用，这要求在进行确定性内固定时使用器械矫正残留移位进行辅助内固定，尤其是方形区骨折更是如此。在牵引辅助下，使用复位钳或顶棒辅助时才能顺利完成内固定（图 4-4-49C、D、F）。DAPSQ 之方形区螺钉具有侧方动力加压作用，能实现残留骨折移位的矫正效应，具有常规内固定不具备的效果，要求其在使用前，采取克氏针进行常规临时固定，但骨折残留部分移位，可在使用辅助器械前提下（即侧方动力压力作用下），进行方形区螺钉置入（图 8-1-37～图 8-1-42）。实践证明，DAPSQ 能有效矫正方形区或后柱骨折残留移位，并予以有效地直接内固定，因此，在内固定前，充分复位是实现 DAPSQ 内固定的前提。

三、只能使用普通重建钛板

锁定钉板系统只能提供固定角度固定，但对方形区这一特殊部位并不适宜，因为其存在特殊的内倾角，且具有个体差异，骨质菲薄，对钛板沿蔡氏线放置十分严格。进行直接内固定时，要么出现无法有效进行内固定，即方形区螺钉松弛无效；要么螺钉穿入方形区骨质进入关节腔，而出现副损伤且无法进行骨折有效固定；当然锁定板有能效预防螺钉松脱的作用。而使用普通重建钛板既能消除锁定钉板存在的不良作用，又能利用钛板钉孔-螺帽之间普通接触，实现方形区螺钉无级直接内固定之作用，符合这一特定部位内固定的要求（图 6-2-1、图 6-2-5、图 6-3-1）。同时普通钛板放置只需要沿蔡氏线放置（图 6-3-1、图 7-1-3），不需要像锁定钉板那样根据其角度量身放置钛板。经临床大量使用，使用普通重建钛板无一例出现方形区螺钉松脱，内固定可靠。

四、重视重建对侧骨盆前后环的稳定性

由于 DAPSQ 内固定时，需旋转钛板，这对髂骨区与耻骨区骨质要求很高。髂骨区蔡氏线较长，往往能满足力学要求，而耻骨区骨质则与对侧骨盆前后环（尤其是前环）的稳定性有关。如果对侧骨盆前后环不稳定，DAPSQ 固定侧耻骨区在钛板旋转中将随之旋转，无法实现 DAPSQ 势能与动能之间的转化，难以实现侧方动力加压作用，无法直接内固定方形区或后柱。临床与生物力学研究均显示对侧骨盆环的稳定性对于 DAPSQ 成功使用十分重要，如出现不稳定，应先予以重建，然后再行 DAPSQ 内固定（参见第九章第一节及第十四章第五节）。

五、后柱拉力螺钉可简化手术

如第五章第二节所示，后柱拉力螺钉是经前路内固定方形区或后柱的重要方法（图 5-2-1），被

不少人当作是唯一的内固定方法或单独应用。但因其局限性，其作用有限（图 1-3-5、图 4-4-57、图 5-2-4）。临床研究发现，对方形区骨折后柱拉力螺钉确能实现其简化手术的作用（参见第五章第二节），前提是必须正确复位，使后柱拉力螺钉初步固定方形区或后柱骨折，然后使用 DAPSQ 进行内固定，可取得满意临床疗效（图 4-4-37、图 8-1-34～图 8-1-51），并得到生物力学研究证实（参见第九章第一节）。不过，单独使用后柱拉力螺钉直接固定方形区或后柱作用有限，仅适用于小部分后柱或方形区完整的骨折。

六、DAPSQ 内固定不能完全避免前路置钉失误的危险

虽然危险区采用 DAPSQ 内固定可避免方形区螺钉进入关节腔，但 DAPSQ 内固定不能完全避免前路置钉失误的危险，因为其他辅助螺钉仍有可能进入（图 4-4-7）。在 DAPSQ 固定髋臼方形区骨折过程中，常需使用辅助钛板或/和螺钉内固定，主要见于前柱（壁）或臼顶骨折的内固定或前后联合入路手术中的内固定手术。如第四章第四节中病例 4-4-4 前柱骨折的处理中两次出现螺钉误入关节腔（图 8-2-1），幸术中及时发现并解决这些问题，避免了增加患者痛苦或引起医疗纠纷（图 4-4-38）。

当然，在髋臼投影区内使用螺钉有进入关节腔的风险，在髂耻隆起 10 mm 范围内危险更大，应将螺钉放置于危险区以外的髂骨或耻骨区。以 DAPSQ 为代表的方形区表面直接内固定有效地解决了方形区置钉时螺钉进入关节腔的危险，但其辅助内固定仍有风险，应引起临床重视，术中各种体位透视非常重要。

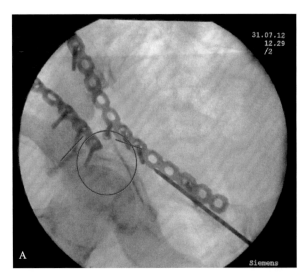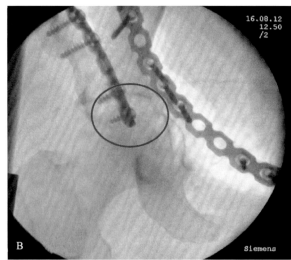

图 8-2-1 术中螺钉误入关节

A 骨折复位差，且螺钉进入关节；B 骨折复位满意，但螺钉进入关节。

七、术中注意保留骶结节韧带与骶棘韧带

髋臼方形区骨折后，方形区与前柱之间产生"开窗"样分离，门轴侧即为骶结节韧带与骶棘韧带，可见两者是稳定方形区或后柱的重要结构（图 1-1-10），能防止骨质过度外移或下移，是 DAPSQ 内固定发挥侧方动力加压作用的重要条件之一。如这些韧带断裂而失去其拮抗外移的作用，

将出现方形区螺钉随侧方动力加压作用而导致后柱或方形区骨质过度外移，使后柱或方形区动态平衡再次被打破，影响方形区骨折复位与固定疗效。因此，在经髂腹股沟入路显露髋臼方形区骨折区域，应保留骶结节韧带与骶棘韧带，使之与股骨头等结构一起与 DAPSQ 方形区螺钉之间形成动态平衡，维持骨折复位后的稳定。尽管骶结节韧带与骶棘韧带损伤并不多见，但如术前或术中发现骶结节韧带与骶棘韧带损伤，应调整手术方案，不宜单独采用 DAPSQ 进行内固定，而应采取其他方式进行手术或增加后入路。另外，术后牵引将增加方形区或后柱骨折外移的可能性，宜慎重使用，尤其不宜大重量牵引。

（蔡贤华　刘曦明　汪国栋　齐凤宇）

第三节　DAPSQ 适应证

经过 16 年多的基础与临床研究，发现并确认 DAPSQ 是治疗涉及方形区髋臼骨折的一种有效选择。DAPSQ 既无螺钉误入关节腔之虞，且内固定可靠、操作简单；生物力学研究证实本方法的力学可靠性（详见本书第九章）。如适应证选择正确，疗效常常比较满意（详见本书第十四章至第十六章）。本书归纳了 DAPSQ 的主要适应证，包括单一前路手术适应证与前后联合入路手术适应证。

一、单一前路手术适应证

DAPSQ 是经前路直接内固定后柱或方形区的新型内固定器械，主要适用于累及方形区的髋臼骨折，DAPSQ 能协助前柱或前壁内固定，后柱或后半横行骨折等方形区或后柱骨折块则可通过经特殊形态钛板之方形区螺钉达到侧方动力加压内固定，有效维持骨折块的复位，常不需后路手术。以下骨折为首选、且多能在单一入路完成内固定手术，部分病例可配合后柱拉力螺钉辅助内固定：

（1）以前柱移位为主的双柱骨折，尤以后柱或方形区较完整者为最佳；

（2）以前移位为主的横行骨折；

（3）大部分的前方合并后半横行骨折及某些 T 形骨折；

（4）单纯方形区骨折；

（5）某些移位不太大，且以前移位为主的陈旧性骨折。

二、前后联合入路手术适应证

对于骨折波及范围较大、移位较严重或部分合并骨盆骨折的涉及方形区髋臼骨折，即使使用 DAPSQ，也难以取得可靠的内固定效果，常需要联合后入路手术。在此情况下，绝不能前后路分别完成手术，而应该同时显露、复位并通过坐骨大切迹进行前后沟通或探查，复位满意后，克氏针或螺钉初步固定，然后再前路 DAPSQ 内固定，后路酌情重建钛板内固定。联合手术适应证包括：

（1）上述单一前路手术适应证以外的骨折，因后柱粉碎或涉及后壁，或后柱骨折或骨折向后移位明显的骨折类型；

（2）上述单一前路手术适应证以内的骨折，术中因各种原因无法或难以实现单一前路 DAPSQ

内固定者，这也是即使是单一前路手术适应证、术中仍摆飘浮体位的原因；

（3）对陈旧性骨折，除部分可采取单一前路完成以外，其余大部分病例均可采取前后联合手术治疗。

值得注意的是，随着手术病例的增加，目前单一前路手术适应证有增加的趋势，这就意味着前后联合入路适应证随之减少。

三、禁忌证

除髋臼骨折常规手术禁忌证外，DAPSQ 内固定术在骶结节韧带与骶棘韧带损伤完全断裂、无法重建，或严重骨质疏松时，不宜使用。对于伴对侧前后环不稳定（如耻骨上下支骨折）时宜首先重建对侧稳定性，再使用 DAPSQ（详见本书第九章第一节及第十四章第五节）。

（蔡贤华　刘曦明　汪国栋　黄　明）

本章小结

1. 本章详细地介绍了 DAPSQ 内固定的各种安装方法、使用注意事项及其适应证与禁忌证，对正确应用 DAPSQ 具有指导意义。

2. 值得注意的是，与其他内固定器械一样，DAPSQ 的使用有一定的学习曲线。它异于常规器械，在使用过程中，应根据方形区骨折复位及能否直接内固定以调整 DAPSQ 轨迹，并按操作步骤分区进行协同内固定，同时应注意专用安装器械的正确使用，使 DAPSQ 发挥侧方动力加压内固定的作用，实现其经前路有效直接固定后柱或方形区并同时辅助固定前柱（壁）的效果。

3. DAPSQ 如使用得当，有望解决近 65.9% 的髋臼骨折（约 91.75% 复杂髋臼骨折）的内固定问题。

（蔡贤华　刘曦明　汪国栋　王华松）

第九章

DAPSQ 的生物力学研究

由于骨盆髋臼的特殊解剖形态与功能，DAPSQ 异于常态的外观及作用使其能发挥独特的侧方动力加压作用。本书总结了数年来进行的两代 DAPSQ 系列生物力学研究结果，揭示了其特殊而可靠的力学性能。

第一节　第一代 DAPSQ 有限元及尸体标本力学研究

第一代 DAPSQ 以其钛板（图 6-2-1、图 6-2-5、图 6-2-11）塑形手工操作完成而成名，其力学性能必须经过实验进行检验，而且早期坐位、站立位非完全负重下地是否会影响此种内固定效果亟待完全阐明。

一、有限元分析

DAPSQ 设计原理显示其力学作用不同于其他传统内固定器械（图 6-2-1～图 6-2-4、图 6-1-6），为了检测其力学性能，采用传统的尸体标本生物力学检测法虽是金标准，但标本昂贵且不易获得，且对于检测髋臼内部应力分布特点效果不甚理想，重复性较差，因此本课题组采用计算机建立具有较高仿真度的复杂髋臼骨折三维有限元模型，进行第一代 DAPSQ 治疗不同类型复杂髋臼骨折的生物力学稳定性研究。

（一）第一代 DAPSQ 治疗髋臼双柱骨折的站位有限元分析

髋臼双柱骨折在髋臼复杂骨折中发生率较高，解剖复位、坚强内固定及术后康复锻炼是主要的治疗方法，双入路临床常用，第一代 DAPSQ 因其特殊性能使单一前路内固定成为可能，但其力学性能值得研究。

1. 材料与方法

（1）半骨盆髋臼高位双柱骨折模型有限元模型的建立。

1 例成年男性志愿者，进行 CT 连续扫描（Biograph 16HR 型，德国西门子公司），层厚 1 mm，得到数据以 Dicom 格式文件保存，将数据导入 Mimics 8.1 软件，勾画出骨盆几何模型。再利用 Freeform、ANSYS 9.0 软件，建立左半骨盆有限元模型（保留一侧髂骨、同侧骶髂关节、半边骶尾骨）。采用人工划分和自动划分相结合的方式对骨性模型各部分进行网格划分，共产生 77 085 单元、120 634 节点。在骨性模型上补充骶髂、骶结节及骶棘韧带，韧带根据其功能均用弹簧单元模拟，小关节定义为面面接触，只传导压力而相对两面的运动摩擦力为 0。在该模型的基础上通过重新网格化构建髋臼高位双柱骨折，共产生 83 055 单元、133 641 节点。

（2）半骨盆有限元模型验证。

模拟单足站立 500 N 负荷下，应力主要自骶骨上表面，骶髂关节至坐骨大切迹附近，传导至髋臼，最大引力分布在骨盆后环坐骨大切迹、髋臼负重区及后壁上部（图 9-1-1），前环承担应力较少，髂骨位移分布呈现骶正中棘处位移最大（图 9-1-2），向远侧扩散直至髂骨翼部分逐渐减弱至 0，显示后环在骨盆稳定性中更为重要，与实验研究结果相符，说明半骨盆建模与实物接近，具有一定的力学代表价值。

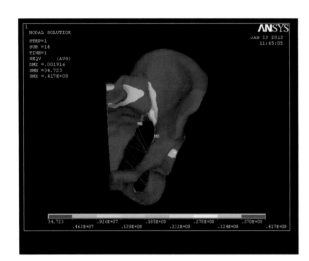

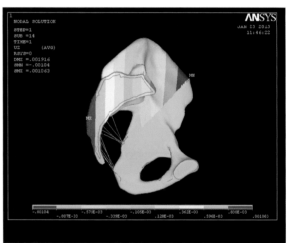

图 9-1-1　骶骨表面垂直 500 N 负荷下半骨盆应力云图　　　　图 9-1-2　单足站立 500 N 负荷下半骨盆位移云图

（3）第一代 DAPSQ 内固定三维有限元模型建立。

根据图 9-1-3 固定方法，采用游标卡尺详细测量 3.5 mm 系列螺钉、重建钛板（辛迪思公司）实物尺寸，输入 Proe3.0 软件处理建立重建图形。利用 Freeform 处理后导入分析软件 ANSYS 9.0，建立髋臼双柱骨折第一代 DAPSQ 内固定半骨盆三维有限元模型，固定模型有 9 514 单元、14 291 节点。

（4）设置单位属性。根据骨盆的三明治骨质结构特点，模拟内外皮质骨包裹松质骨的模型。皮质骨的弹性模量 17 GPa，泊松比 0.3；松质骨弹性模量 300 MPa，泊松比 0.2，均为连续、均质、各向同性的线弹性材料。

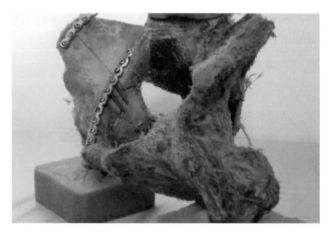

图 9-1-3　骨盆髋臼标本第一代 DAPSQ 内固定

钛板螺钉为医用钛合金，其弹性模量为 1.13×10^{11} Pa，泊松比为 0.25。

（5）有限元运算约束。单侧髋臼、半骶尾骨及耻骨联合，髋臼处采用球面约束，沿骶骨椎体上表面向半骨盆施加 500 N 轴向载荷，模拟股骨头与髋臼单足站立位状态下的相互作用。计算该加载方式下内固定及髋臼应力、位移分布，结果输入 ANSYS 9.0 软件，处理后导出相关计算结果云图，并标记最大应力及位移区域。

2. 结果

（1）髋臼双柱骨折第一代 DAPSQ 内固定后应力分布。

双柱骨折固定后，在模拟单足站立 500 N 负荷下，模型整体应力云图见图 9-1-4，不同颜色（或）灰度代表不同的应力值。DAPSQ 固定髋臼后所受压力分布均匀，但应力集中出现在钛板与螺钉处，远小于钛质合金材料的屈服强度。前柱邻髂骨翼处短钛板近骨折线两螺钉出现了应力集中区，最大应力为 168 MPa。

第一代 DAPSQ 固定后柱整体应力集中于近侧（图 9-1-5），尤其是后柱骨折线前后螺钉与钛板的接合部位，容易导致疲劳性断裂；方形区螺钉钛板承担应力最大，最大值为 838 MPa；方形区螺钉中以近端第 1 枚承担负荷大于其他螺钉；方形区螺钉在跨方形区骨折线处出现了应力集中，呈现向下传导并逐渐减弱的趋势。

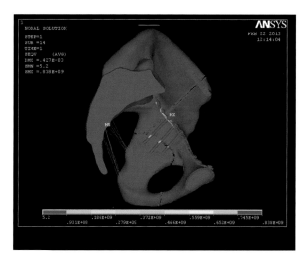

图 9-1-4 单足站立 500 N 负荷下，半骨盆固定后应力云图

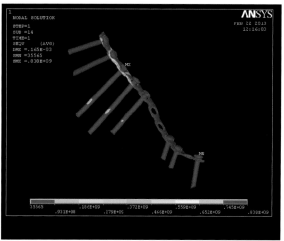

图 9-1-5 单足站立 500 N 负荷下，第一代 DAPSQ 应力云图

（2）第一代 DAPSQ 内固定髋臼双柱骨折后位移分布。模拟单足站立下（图 9-1-6），骶髂关节处位移最大，以此为中心向髂骨翼远端扩散，内固定未见明显移位；方形区最大位移 4.27×10^{-4} mm，但后柱坐骨支处骨折块位移稍大，最大值为 1.24×10^{-1} mm。

3. 分析与结论

（1）站位时应力经髋臼从股骶弓向上传递，方形区是经下肢传递重力的重要一站，髋臼承受的合力在冠状面上可分解为水平和垂直 2 个方向的分力，水平剪切力可推移方形区骨折块向骨盆内横向分离，垂直应力则经臼顶向骶髂关节方向传递，从而可能影响双柱骨折术后的稳定性。从模拟单足站立 500 N 负荷下模型有限元应力分布云图可见，第一代 DAPSQ 内固定后站位髋骨无应力集中点，髋臼及其周围骨质内部应力传导基本符合正常骨盆力学特征。内固定系统整体应力集中于近侧（图 9-1-5），尤其是邻坐骨大切迹处，说明站位对双柱骨折内固定术后垂直应力影响

159

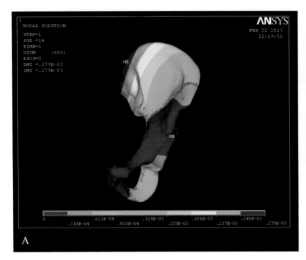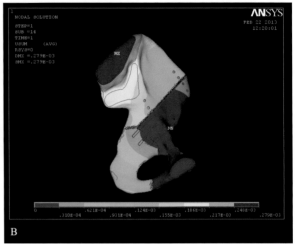

图 9-1-6　单足站立 500 N 负荷下，半骨盆固定后（去除骶骨）位移云图

A 前面观；B 内面观。

明显。如不伴同侧骶髂关节脱位，为避免损伤神经及骶前静脉丛，钛板近端多不跨骶髂关节，常沿坐骨大切迹上缘弓状线一耻骨梳向前至耻骨上支即真骨盆边缘置钉固定。虽然近端固定螺钉过长易损伤坐骨神经，但本实验显示坐骨大切迹上缘处螺钉应力高度集中，对髋臼双柱稳定影响大，术中仍需加强此处固定，螺钉数目不宜过少，至少 2 枚，避免应力集中导致螺钉断裂致内固定不可靠。前柱耻骨段固定螺钉应力分布较少，无明显应力集中，螺钉数目控制在 3 枚以内即可。前柱髂骨段骨折处短钛板螺钉亦出现了应力集中区，表明髋臼双柱骨折中前柱髂骨段骨折的固定作用不可忽略。

（2）后柱或方形区固定主要依靠经特殊塑形钛板的 3 枚方形区螺钉。有限元分析显示在负荷下近端第一枚螺钉应力明显大于其他两枚，说明此处螺钉固定重要，是站位引起水平剪力的作用点。如果骨质条件允许，方形区螺钉应尽量靠近骨折线固定。方形区螺钉在跨方形区骨折线处亦出现了应力集中，呈现向下传导并逐渐减弱的趋势，说明方形区螺钉对远端骨折块起到了一定的抗水平剪切作用，同时拮抗股骨头中心性脱位。尽管方形区螺钉对后柱或方形区骨折块具有动态提拉并阻挡其向下的趋势，生理负荷下后柱方形区、坐骨支骨折块仍出现了微小位移，提示第一代 DAPSQ 对稍远离方形区的坐骨支固定力度有待提高，但在临床应用中，方形区螺钉对后柱骨折块固定术中及术后随访中并无明显位移，这可能是因为人体内有骶结节韧带、骶棘韧带、髋关节囊及肌肉等软组织对后柱骨折块有辅助固定作用，这些组织与方形区螺钉配合，可维持后柱骨折块的稳定，因此术中剥离方形区范围不宜过大。从图 9-1-4 中还可以看出，第一代 DAPSQ 承受的最大应力远小于其极限应力，说明合格的钛板螺钉材料用于此处骨折的内固定不会出现断裂。

（3）采用第一代 DAPSQ 内固定治疗双柱骨折后早期生理负荷站位并不影响内固定的可靠性，其作用原理为侧方动力加压：骨折解剖复位，髋骨无应力集中点，方形区螺钉对后柱或方形区骨折块具有动态提拉并阻挡其向下的趋势，方形区最大位移 4.27×10^{-4} mm，应力集中出现在钛板与螺钉连接处近盆腔侧，方形区螺钉跨方形骨折线处（即骨面侧）出现了应力集中区域，最大值为838 MPa，方形区螺钉中以近端第 1 枚承担负荷大于其他螺钉，远小于钛质合金材料的屈服强度

（图 9-1-4、图 9-1-5）。该系统能有效地维持复位后骨折的对位，并防止再移位，但后柱或方形区的整体稳定可能也与其周围软组织的完整相关。

（吴咏德　蔡贤华）

（二）第一代 DAPSQ 联合后柱螺钉治疗髋臼双柱骨折的坐位、站位有限元分析

对于累计方形区的髋臼双柱骨折，双柱钛板为临床上最常采用的固定形式。但需要前后联合入路进行复位与固定，导致暴露损伤大、手术时间长、失血量大及术后感染等并发症发生率高等缺点。如何在对骨折进行有效内固定的前提下，减小手术创伤，并防止螺钉进入关节，再次成为研究的焦点。本课题组从 2005 年开始采用第一代 DAPSQ 治疗髋臼双柱骨折并取得了满意的疗效，但手术操作中发现，后柱或方形区复位后，如不先行简单的固定，就不利于方形区螺钉的植入，甚至可能导致复位丢失，而反复复位可使手术时间延长并增加手术创伤。为了弥补这一缺点，骨折复位满意后，首先用 1～2 枚后柱拉力螺钉对其进行固定，更有利于方形区的复位及第一代 DAPSQ 的固定，从而进一步增强了内固定的效果，并扩大了单一前入路手术的适应证。但其力学性能如何亟待进行研究。

1. 材料与方法

（1）完整骨盆髋臼有限元模型的建立。

健康男性成年志愿者，40 岁，身高 175 cm，无既往病史，骨盆髋臼无损伤及病变。对志愿者骨盆髋臼进行 CT 断层扫描，层厚 0.5 mm，从而得到骨盆横截面的 CT 图像共 473 张。将 CT 图像导入医学建模专用软件 Mimics 中，建立涂层，进行骨盆的数字化三维重建，在 Ansys-ICEM 对骨盆模型进行实体单元网格划分，构建包括骶骨、左右髂骨以及相关软组织（骶骨终板及软骨、髂骨终板及软骨、耻骨间盘和韧带）的三维骨盆模型（图 9-1-7），骨盆有限元模型大部分用三维六面体单元进行网格划分，其单元类型采用 Abaqus 有限元软件的 C3D8 类型。由于髂骨和骶骨之间软组织的几何复杂性，采用了部分 C3D4 单元类型进行网格划分，构建骨盆髋臼模型。

（2）骨盆髋臼有限元模型验证。

通过形态与力学特征验证，证实建立的模型有效。

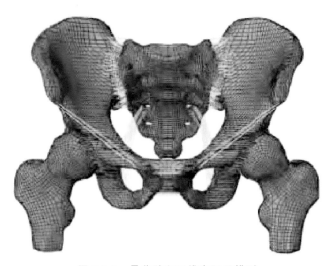

图 9-1-7　骨盆髋臼三维有限元模型

（3）内固定－肌肉右半骨盆髋臼模型的建立。

取有效骨盆髋臼模型的右侧半模型，依照肌肉远近端的附着点用 truss 单元在模型表面模拟跨过髋关节的 22 块肌肉。通过网格弱化骨折线处单元刚度来模拟骨折，即骨折线处松质骨与皮质骨的弹性模量采用正常松质骨弹性模量的 1/10。通过上述方法构建双柱骨折模型（图 9-1-8）、半骨盆髋臼-肌肉模型（图 9-1-9）及临床上常用的三种内固定模型（图 9-1-10）。第一种：前后路双侧钛板（A 组）；第二种：第一代 DAPSQ（B 组）；第三种：第一代 DAPSQ 联合后柱拉力螺钉（C 组），分别模拟坐位及站位进行加载，并在五种标准步态下（表 9-1-1）分析并比较各组间力学性能。

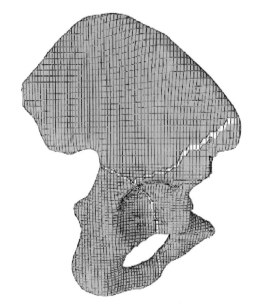

图 9-1-8　双柱骨折模型

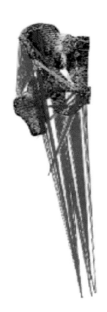

图 9-1-9　右半骨盆髋臼—肌肉模型

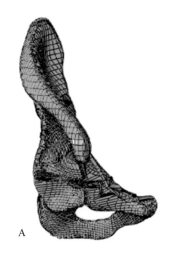

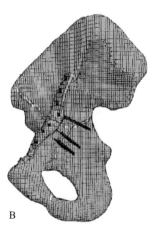
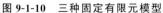

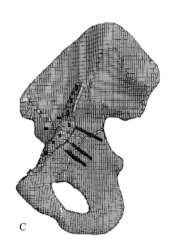

A

B

C

图 9-1-10　三种固定有限元模型

A 前后路双侧钛板；B 第一代 DAPSQ；C 第一代 DAPSQ 联合后柱拉力螺钉。

表 9-1-1　步态循环中支撑相对负载受力参数

描述	头臼作用力/N			髋关节角度
	X	Y	Z	
1. 足跟落地相	−234.0	558.0	516.0	22°（前屈）
2. 开始单腿支撑相	−558.0	755.0	1229.0	22°（前屈）
3. 单腿支撑中期相	−522.0	594.0	1077.0	22°（后伸）
4. 单腿支撑结束相	−627.0	594.0	1682.0	22°（后伸）
5. 双足支撑，右腿站立结束相	−594.0	679.0	1612.0	22°（后伸）

注：X＝外（对象左侧）；Y＝后；Z＝上。

（4）设置单位属性。

材料均模拟钛合金，弹性模量为 110 GPa，泊松比为 0.3。后柱拉力螺钉模拟 AO 3.5 mm 拉力螺钉，其他螺钉均模拟 AO 3.5 mm 皮质骨螺钉，均为普通型。

（5）模型的约束加载与假设。将建好的右半骨盆髋臼模型导入 Abaqus 6.10 软件，先后对坐骨结节及股骨下端进行约束，限制其 6 个方向的自由度。分别模拟坐位（Ⅰ）、站位（Ⅱ）骨盆受力。于 S1 椎体上终板设置刚性面，在几何中心给予载荷，方向模拟站立位时重力方向，大小为 600 N。

对保留肌肉的模型，固定骶骨终板模拟骶骨的支持，并对耻骨联合进行约束，以分布载荷从模型股骨远端刚性面上进行加载。肌肉收缩力按照文献加载在肌肉上。各步态均设定股骨头内收 15°，在前后位上骨盆与股骨头（髋关节的屈伸）的角度是可以变化的。假设条件为本实验所涉及的生物材料的材料力学特性均假定为均质连续和各向同性。

2. 结果

从图 9-1-11、表 9-1-2 可以看出，在坐、站位下，对在相同加载方式时 3 种内固定模型髋臼处的最大应力、最大位移及骨折线上节点位移均数进行比较，均为 A 组＞B 组＞C 组。骨折线上节点位移在坐位时，A 组与 B 组、C 组的差异均具有明显统计学意义（$P<0.05$），但 B 组与 C 组及站位时三者的差异无明显统计学意义（$P>0.05$）（表 9-1-3）。

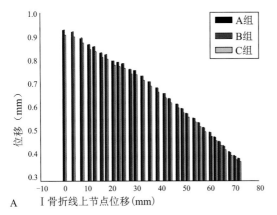
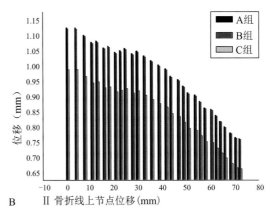

图 9-1-11　分别在坐位（Ⅰ）、站位（Ⅱ）下，A 组、B 组、C 组 3 种内固定后模型骨折线上节点的位移比较

表 9-1-2　坐位（Ⅰ）、站位（Ⅱ）下，骨折线上节点位移比较及方差分析（$\bar{x}\pm s$）

站/坐位	A组/mm	B组/mm	C组/mm	F	P	P_a	P_b	P_c
坐位（Ⅰ）	0.968±0.114	0.965±0.113	0.846±0.102	11.960	0.000	0.902	0.000	0.000
站位（Ⅱ）	0.673±0.166	0.672±0.168	0.655±0.165	0.117	0.890	0.989	0.672	0.688

注：P_a：A组与B组比较的显著性；P_b：A组与C组比较的显著性；P_c：B组与C组比较的显著性。

表 9-1-3　坐位（Ⅰ）、站位（Ⅱ）下，3种内固定术后髋臼区最大位移及最大应力

站/坐位	位移/应力	A组	B组	C组
坐位（Ⅰ）	位移/mm	1.13	1.12	0.99
	应力/MPa	13.88	11.86	11.16
站位（Ⅱ）	位移/mm	0.93	0.93	0.91
	应力/MPa	7.78	7.69	4.59

　　图 9-1-12 及表 9-1-4、表 9-1-5 显示在保留肌肉的模型下，在各种步态下，三种内固定及正常模型比较显示，骨折线上各节点的平均位移大小为 C 组＜B 组＜正常模型＜A 组，经统计学分析发现，在髋关节前屈 18°及后伸 4°时内固定 A 组与 C 组间差异有显著性意义；在髋关节后伸 12°及 14°时，A 组和 B 组、C 组之间的差异均有显著性意义（$P<0.05$），所有模型两两间的差异无显著性意义（$P>0.05$）。

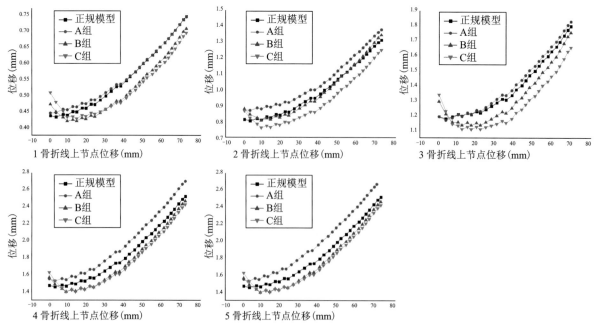

图 9-1-12　5 种步态相下，髋臼双柱骨折分别经前后路双侧钛板（A 组）、单纯第一代 DAPSQ（B 组）及第一代 DAPSQ 联合后路拉力螺钉（C 组）内固定后骨折线上节点的位移同正常模型相同节点上的位移比较

表 9-1-4　5 种步态相下，A 组、B 组、C 组三种内固定方式与正常模型（Normal）骨折线位移均数比较及方差分析

步态相	A组/mm	B组/mm	C组/mm	Normal	F	P
1. 足跟落地相	0.56 ± 0.091	0.525 ± 0.888	0.523 ± 0.079	0.560 ± 0.097	1.845	0.143
2. 开始单腿支撑相	1.06 ± 0.158	1.006 ± 0.165	0.940 ± 0.145	1.007 ± 0.158	2.993	0.034
3. 单腿支撑中期相	1.42 ± 0.211	1.338 ± 0.197	1.280 ± 0.174	1.400 ± 0.199	3.079	0.030
4. 单腿支撑结束相	1.99 ± 0.365	1.79 ± 0.328	1.769 ± 0.311	1.865 ± 0.331	2.457	0.049
5. 双足支撑，右腿站立结束相	1.06 ± 0.158	1.00 ± 0.165	0.940 ± 0.145	1.007 ± 0.158	2.819	0.042

表 9-1-5　5 种步态相下，内固定 A 组分别与内固定 B 组、C 组结果比较

步态相	分组比较		P
1. 足跟落地相	A 组双侧钛板	B 组第一代 DAPSQ	0.085
		C 组第一代 DAPSQ 联合后柱拉力螺钉	0.072
2. 开始单腿支撑相	A 组双侧钛板	B 组第一代 DAPSQ	0.160
		C 组第一代 DAPSQ 联合后柱拉力螺钉	0.003
3. 单腿支撑中期相	A 组双侧钛板	B 组第一代 DAPSQ	0.111
		C 组 第一代 DAPSQ 联合后柱拉力螺钉	0.007
4. 单腿支撑结束相	A 组双侧钛板	B 组第一代 DAPSQ	0.025
		C 组第一代 DAPSQ 联合后柱拉力螺钉	0.014
5. 双足支撑，右腿站立结束相	A 组双侧钛板	B 组第一代 DAPSQ	0.018
		C 组第一代 DAPSQ 联合后柱拉力螺钉	0.010

3. 分析与结论

本实验在以前柱受力为主的站位及以后柱受力为主的坐位对 3 种内固定治疗髋臼双柱骨折术后模型进行了较全面的力学特性分析及对比。

（1）在坐位状态下，A 组、B 组、C 组三种内固定模型在骨折线节点位移均数上表现为 A 组＞B 组＞C 组，且 A 组与 B 组和 C 组之间的差异具有明显统计学意义，在站位时骨折线节点位移均数亦表现为 A 组＞B 组＞C 组，三者差异无明显统计学意义。坐、站位下髋臼处的最大应力及最大位移均表现为 A 组＞B 组＞C 组。

（2）在模型中加入了肌肉后，完善了骨盆髋臼模型，并且在五种标准步态下（表 9-1-1）分析并比较各组间力学性能，使分析实验条件更接近真实状况。结果与前相同。

（3）这说明第一代 DAPSQ 联合后柱螺钉内固定与单纯第一代 DAPSQ 治疗髋臼双柱骨折均具有良好的生物力学性能，较双柱钛板内固定具有明显好的生物力学稳定性，前者甚至稍优于单纯第

一代 DAPSQ 内固定。考虑到前者具有较双柱钛板内固定更小的创伤，又有较单纯的第一代 DAPSQ 更方便的复位，因此其适应证更广。

（黄进成　刘曦明）

（三）第一代 DAPSQ 治疗髋臼 T 形骨折的坐位有限元分析

髋臼 T 形骨折属于 Letournel-Judet 分型中的复杂髋臼骨折，同时累及髋臼前柱、后柱及方形区，手术难度较大，风险很高。第一代 DAPSQ 治疗此种骨折的力学性能如何？需要进行研究。

1. 材料与方法

按"本节一、（二）"方法构建六面体网格骨盆三维有限元模型并验证，采用弱化骨折线网格参数来模拟骨折，即 T 形髋臼骨折线网格材料参数选用正常模型材料的 1/10，建立 3 种不同内固定形式的 T 形骨折模型（图 9-1-13）。第一种为双柱钛板（P&2）；第二种为钛板联合后柱拉力螺钉（P&PS）；第三种为第一代 DAPSQ（P&QS）。

模拟坐立位时骨盆的受力情况，加载以及边界条件：于 S1 椎体上终板设置刚性面，给予均匀载荷，方向模拟坐立位时重力方向，大小为 600 N。为接近生理状态，不对骨盆进行约束，对骶骨下端进行约束，限制 6 个方向的自由度。

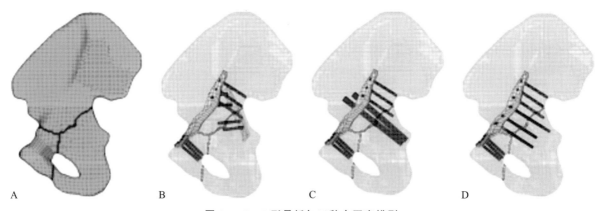

图 9-1-13　T 形骨折与三种内固定模型

A T 形骨折模型；B P&2；C P&PS；D P&QS。

2. 结果

表 9-1-6 显示了不同模型下位移及最大应力值。可以发现骨折模型下位移峰值最大，刚度最小。正常模型下，位移峰值最小，刚度最大。当采用内固定后，整个模型的刚度均有了很大的改善，且与正常模型的差异性很小，从整体刚度来看 P&PS＜P&2＜P&QS。这表明三种内固定对于 T 形骨折均有良好的固定效果，相比较而言，第一代 DAPSQ 固定时，骨盆刚度较大，内固定螺钉帽与钛板孔之间承受较大的剪应力。

坐位下不同内固定系统的应力分布如图 9-1-14 所示。三种内固定情况下，前路钛板上应力分布基本一致：钛板连接骶髂关节处应力较大，后沿着弓状线应力逐渐减小，前路钛板附着耻骨上支处应力较小；螺钉上应力分布为：螺钉近端连接钛板部分以及螺钉中间附着骨折线处应力最大，其中，第一代 DAPSQ 方形区螺钉是偏骨面侧应力集中，然后应力沿着螺钉向两端逐渐减小，其承受应力大于另外两种内固定系统，但均远小于钛质材料的屈服强度。

表 9-1-6　骨盆位移以及刚度

模型	最大位移/mm	刚度/（N·mm^{-1}）
正常模型	2.809	213.60
骨折模型	3.211	186.86
P&2	2.734	219.46
P&PS	2.813	213.30
P&QS	2.727	220.02

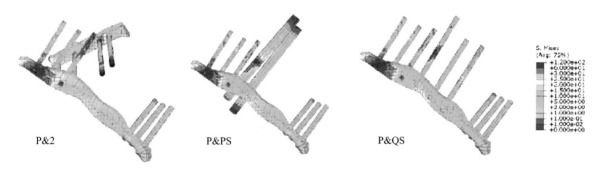

图 9-1-14　内固定系统 Mises 应力分布图

3. 分析与结论

双柱钛板、钛板联合后柱拉力螺钉及第一代 DAPSQ 内固定对于 T 形骨折均有良好的固定效果。内固定系统应力分布基本一致，钛板从近端到远端应力逐渐减少，而螺钉则以连接钛板与近骨折线片应力最大，但均远小于钛质材料的屈服强度，方形区螺钉是偏骨面侧应力集中。这表明单纯第一代 DAPSQ 能与双柱钛板、钛板联合后柱拉力螺钉一样，能有效固定 T 形骨折，DAPSQ 与双柱钛板接近，优于钛板联合后柱拉力螺钉，方形区螺钉呈侧方动力加压作用。

（雷建银　刘曦明）

（四）第一代 DAPSQ 治疗前柱伴后半横行髋臼骨折的坐位有限元分析

前柱伴后半横行骨折（anterior column and posterior hemi-transverse fractures，ACPHTF）属复杂型髋臼骨折，处理较为困难。本研究旨在对第一代 DAPSQ 治疗此种髋臼骨折进行坐位有限元分析，为指导临床应用提供相关生物力学依据。

1. 材料与方法

采用"本节一、（二）"方法建立右侧高位 ACPHTF 的骨盆髋臼有限元模型并进行有限元验证后，建立 3 种骨折内固定模型（图 9-1-15）。A 组：第一代 DAPSQ 内固定；B 组：重建钛板联合后柱拉力螺钉内固定；C 组：双柱钛板前后路内固定。右侧前柱髂骨段骨折采用 5 孔短钛板螺钉内固定。

内固定钛板（3.5 mm，重建钛板）及螺钉（3.5 mm，皮质骨螺钉）均根据辛迪思公司（AO，普通型）器械进行模拟。材料属性模拟为钛合金（Ti-6Al-7Nb），弹性模量设置为 110 GPa，泊松比为 0.3。

将建好的有限元模型导入 Abaqus6.12 软件，限制各模型的三维自由度，于 S1 椎体上终板设置刚性面，在几何中心给予载荷，模拟坐位加载 600 N 生理载荷，比较各组骨折端的位移及应力分布情况，分析 3 种不同内固定方式固定 ACPHTF 的生物力学稳定性。

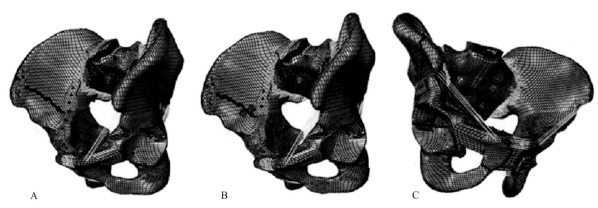

图 9-1-15　三种骨折内固定模型

A 第一代 DAPSQ 内固定；B 重建钛板联合后柱拉力螺钉内固定；C 双柱钛板前后路内固定。

2. 结果

（1）三种不同状态下位移分布。

在本实验三种情况下的内固定模型中，如表 9-1-7 以及图 9-1-16 所示，对于坐位时臼顶的纵向位移及后柱内壁的横向位移分布表现为 C 组＞B 组＞A 组，坐位下 A 组、B 组、C 组三组内固定模型臼顶纵向位移分别为（0.959±0.216）mm、（0.970±0.220）mm、（0.978±0.223）mm，后柱内壁横向位移分别为（0.903±0.034）mm、（0.930±0.045）mm、（0.997±0.068）mm。

表 9-1-7　600 N 生理载荷下坐位臼顶的纵向位移变化（Ⅰ）及后柱内壁的
横向位移（Ⅱ）比较（$\bar{x}\pm s$）及方差分析

	A 组/mm	B 组/mm	C 组/mm	F	P	P_a	P_b	P_c
Ⅰ	0.959±0.216	0.970±0.220	0.978±0.223	0.048	0.890	0.649	0.845	0.736
Ⅱ	0.903±0.034	0.930±0.045	0.997±0.068	29.572	0.000	0.000	0.728	0.000

P_a：A 组与 C 组比较的显著性；P_b：A 组与 B 组比较的显著性；P_c：B 组与 C 组比较的显著性。

（2）三种不同状态的应力分布。

A 组、B 组、C 组 3 种内固定模型在骨折线节点位移均数上表现为 C 组＞B 组＞A 组，三种内固定模型所受应力表现为 C 组＞B 组＞A 组，且 C 组与 A 组和 B 组之间的差异具有明显统计学意义（$P<0.05$）（图 9-1-17、图 9-1-18）。

3. 分析与结论

在模拟坐位加载 600 N 生理载荷时 3 种内固定模型髋臼臼顶的纵向位移及后柱内壁的横向位移分布表现为 C 组＞B 组＞A 组，三种内固定模型所受应力表现为 C 组＞B 组＞A 组，C 组与 A 组、B 组的差异均具有明显统计学意义（$P<0.05$）。

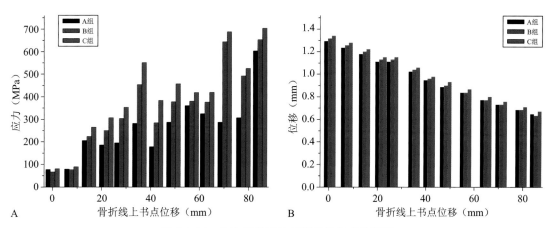

图 9-1-16　坐位时骨折线各节点的位移分布图

A 臼顶的纵向位移；B 后柱内壁的横向位移。

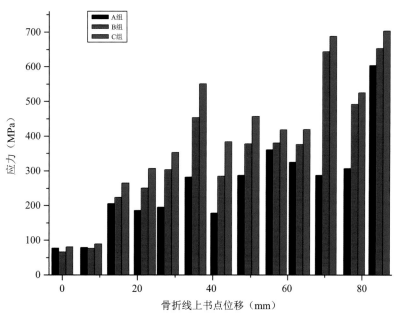

图 9-1-17　坐位时 A 组、B 组、C 组三组内固定模型的应力

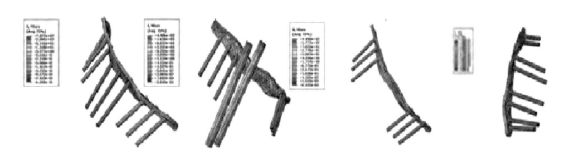

图 9-1-18　坐位时 A 组、B 组、C 组三组内固定模型的应力分布图

坐位下髋臼处的最大应力及最大位移均表现为 C 组＞B 组＞A 组，这说明第一代 DAPSQ 治疗 ACPHTF 取得的生物力学稳定性优于双柱钛板内固定，DAPSQ 取得的生物力学稳定性也不劣于前路重建钛板联合后柱拉力螺钉内固定，但 2 枚后柱拉力螺钉置入常较为困难。

（董石磊　蔡贤华）

（五）DAPSQ 治疗前柱伴后半横行骨折伴对侧骨盆环不稳定的坐位有限元分析

如前所述，第一代 DAPSQ 治疗前柱伴后半横行骨折（ACPHTF）具有可靠的力学性能。但随着临床研究的深入发现，第一代 DAPSQ 在安装过程中有钛板形变或复形之变化，对固定螺钉处骨质要求较高，尤其是耻骨侧，这主要是由于对侧骨盆环不稳定将影响钛板的这种变化，从而影响方形区螺钉作用的发挥。第一代 DAPSQ 内固定是否与对侧骨盆环稳定性相关？本研究进行了内固定后坐位有限元分析。

1. 材料与方法

运用"本节一、（二）"有限元分析方法构建右侧高位 ACPHTF 的骨盆髋臼模型，对右侧髋臼骨折采用第一代 DAPSQ 固定。分别构建出 3 组内固定模型（图 9-1-19）：对侧骨盆环完整（A 组）、对侧耻骨上下支骨折内固定（B 组）及对侧耻骨上下支骨折未固定（C 组）。右侧前柱髂骨段骨折采用 5 孔短钛板螺钉固定；对侧耻骨上支骨折采用 6 孔钛板螺钉固定，骨折线两端各两枚螺钉固定。

内固定材料模拟同"本节一、（四）"。

以骶 1 椎体顶部上终板正中央为标准水平，对坐骨结节进行约束，限制其 6 个方向的自由度。模拟坐位骨盆受力，于 S1 椎体上终板设置刚性面，方向模拟坐位时重力方向，在终板中心垂直于腰 5 椎体给予大小为 600 N 的生理载荷，比较各组右侧骨折端的位移及应力分布情况。假设条件：实验所涉及的材料力学特性均假定为均质、连续和各向同性，不计材料受力变形。

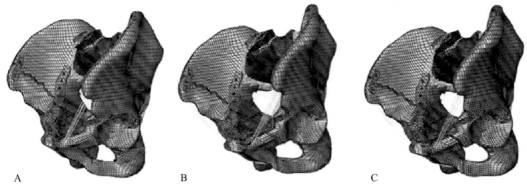

A　　　　　　　　　B　　　　　　　　　C

图 9-1-19　三种固定有限元模型

2. 结果

（1）DAPSQ 固定前柱伴后半横行髋臼骨折固定后位移分布。

在本实验三种情况下的内固定模型中，如表 9-1-8 以及图 9-1-20 所示，对于坐位时臼顶的纵向位移及后柱内壁的横向位移分布表现为 C 组＞B 组＞A 组，坐位下 A 组、B 组、C 组三组内固定模型臼顶纵向位移分别为（0.959±0.216）mm、（0.966±0.225）mm、（0.987±0.224）mm，后柱内壁横向位移分别为（0.903±0.034）mm、（0.910±0.038）mm、（1.117±0.380）mm，其中 C 模型后柱内壁的横向位移为（1.117±0.380）mm，提示内固定模型的不稳定，经单因素方差分析发现在坐位时，C 组与 A 组、B 组的差异均具有统计学意义（$P<0.05$）。

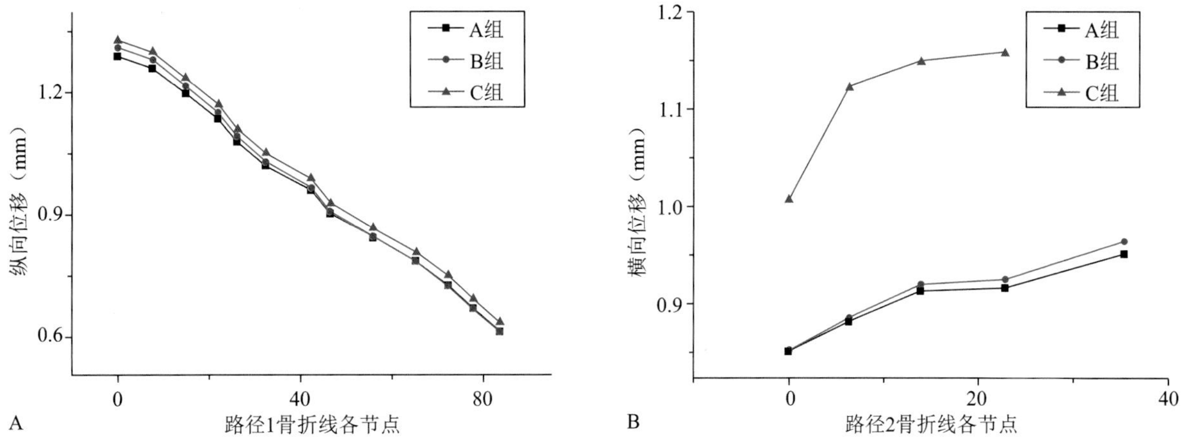

图 9-1-20　坐位时骨折线各节点的位移分布图

A 臼顶纵向位移分布图；B 后柱内壁的横向位移分布图。

表 9-1-8　600 N 生理载荷下坐位髋臼顶的纵向位移变化（Ⅰ）及后柱内壁的横向位移（Ⅱ）比较及方差分析 $\bar{x}\pm s$

组别	最大位移/mm	刚度/（N·mm^{-1}）
A 组	0.959 ± 0.216	0.903 ± 0.034
B 组	0.966 ± 0.225	0.910 ± 0.038
C 组	0.987 ± 0.224	1.117 ± 0.380
F	0.051	30.527
P	>0.05	<0.01
P_a	>0.05	<0.01
P_b	>0.05	>0.05
P_c	>0.05	<0.01

注：A 组：左侧耻骨支完整；B 组：左侧耻骨上下支骨折，耻骨上支采用钛板固定；C 组：左侧耻骨上下支骨折但不予固定；P_a：A 组与 C 组比较的显著性；P_b：A 组与 B 组比较的显著性；P_c：B 组与 C 组比较的显著性。

（2）DAPSQ 固定前柱伴后半横行髋臼骨折后应力分布。

本实验各模型应力分布，如图 9-1-21 应力云图所示，DAPSQ 在近侧靠方形区处承担应力最大（图 9-1-21B），最大值为 566.3 MPa，远小于钛质合金的屈服强度。ACPHTF 模型的前柱髂骨段骨折短钛板靠近骨折线的两枚螺钉亦出现了应力集中区（图 9-1-21C），最大应力为 113.9 MPa。当对侧耻骨支出现骨折并采用钛板内固定（图 9-1-22A），耻骨支钛板也出现了应力集中区（图 9-1-22D），最大应力值为 44.9 MPa。从结果图中还可以看出，A 组模型所受压力均匀分布，没有应力集中现象。在对侧耻骨上下支出现骨折未予固定时 DAPSQ 在近侧靠近方形区处螺钉较对侧完整及对侧耻骨支骨折予钛板固定时所受应力减小（图 9-1-23B），最大值为 364.5 MPa。第一代 DAPSQ 整体应力集中于近侧，尤其是近端第 1 枚方形区螺钉承担负荷大于其他几枚螺钉，说明方形区螺钉对该系统固定骨折后稳定性起重要作用，方形螺钉在跨方形区骨折线处出现了应力集中，呈现向下传导并逐渐减弱的应力云图，三种内固定模型中 DASPQ 系统所受应力表现为 A 组＞B 组＞C 组。

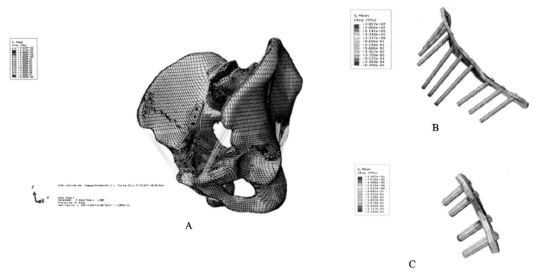

图 9-1-21　A 组内固定后应力云图

A 为对侧耻骨支未骨折者；B 为第一代 DAPSQ；C 为前柱髂骨段短钛板。

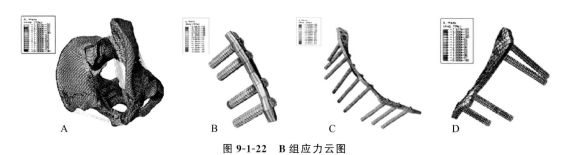

图 9-1-22　B 组应力云图

A 对侧耻骨支骨折行钛板固定；B 髂骨段短钛板螺钉内固定；C 第一代 DAPSQ 内固定；D 耻骨支钛板螺钉内固定。

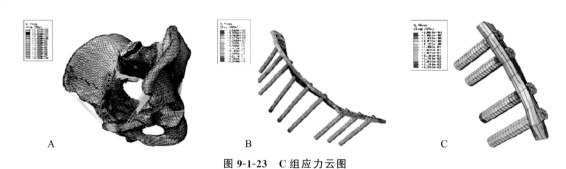

图 9-1-23　C 组应力云图

A 对侧耻骨支骨折未固定；B 第一代 DAPSQ 内固定；C 髂骨段短钛板螺钉内固定。

3. 分析与结论

本部分研究结果显示，在坐位状态下，A 组、B 组、C 组 3 组内固定模型臼顶纵向位移差异无统计学意义（$P>0.05$）；后柱内壁横向位移分别为（0.903±0.034）mm、（0.910±0.038）mm、（1.117±0.380）mm，第一代 DASPQ 方形区螺钉所受应力表现为 A 组＞B 组＞C 组，差异有统计学意义（$P<0.05$）；第一代 DAPSQ 整体应力集中于近侧，方形区螺钉在跨方形区骨折线处出现了偏骨面侧应力集中。这表明第一代 DASPQ 能有效固定前柱伴后半横行髋臼骨折，呈由内向外的侧方动力加压作用，对侧骨盆环的稳定对第一代 DASPQ 发挥作用至关重要。

（董石磊 蔡贤华）

（六）第一代 DAPSQ 治疗双柱骨折伴对侧骨盆前环不稳的站位有限元分析

本研究旨在对第一代 DAPSQ 治疗伴有对侧骨盆前环不稳的髋臼双柱骨折进行站立位的有限元分析，为指导临床应用提供相关生物力学依据。

1. 材料与方法

采用"本节一、（二）"方法建立正常人体骨盆髋臼有限元模型并进行有限元验证后，建立 3 种骨折内固定模型（图 9-1-24）。A 组：第一代 DAPSQ 固定右侧高位髋臼双柱骨折模型，左侧耻骨支完整；B 组：第一代 DAPSQ 固定右侧高位髋臼双柱骨折模型，左侧耻骨上下支骨折但不予固定；C 组：第一代 DAPSQ 固定右侧高位双柱骨折模型，左侧耻骨上下支骨折采用 4 孔钛板螺钉固定。

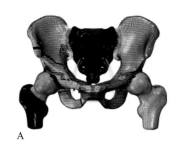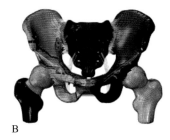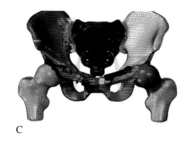

A　　　　　　　　　　　B　　　　　　　　　　　C

图 9-1-24　三种内固定模型

A 组固定右双柱骨折；B 组固定右双柱骨折＋左耻骨支无固定；C 组组固定右双柱骨折＋左耻骨支固定。

限制各模型的三维自由度，于 S1 椎体上终板设置刚性面，在几何中心给予载荷，方向模拟站位时重力方向，大小为 600 N。假设条件：实验所涉及的材料力学特性均假定为均质、连续和各向同性。受力时模型各单元有足够的稳定性，不计材料受力变形。加载生理载荷后进行有限元计算，分析比较各内固定模型骨折端的位移及应力分布情况。

2. 结果

（1）第一代 DAPSQ 固定髋臼双柱骨折后三种不同状态下位移分布。

从表 9-1-9 以及图 9-1-25 中看到，在三种内固定模型中，对于骨折线路径上各节点纵向平均位移均表现为 B 组＞C 组＞A 组，站位下 A 组、B 组、C 组纵向位移分别为（1.315±0.171）mm、（1.490±0.247）mm、（1.334±0.160）mm；站位横向位移分别为（1.185±0.700）mm、（1.337±0.080）mm、（1.198±0.103）mm，提示内固定模型的不稳定，经单因素方差分析发现在站位的横向、纵向位移，B 组与 A 组、C 组的差异均具有统计学意义（$P<0.05$）。

表 9-1-9　600 N 生理载荷下站位髋臼顶纵向位移变化及后柱内壁横向位移比较（$\bar{x}\pm s$）

参数	A 组	B 组	C 组	F	P	P_a	P_b	P_c
纵向位移/mm	1.315±0.171	1.490±0.247	1.334±0.160	5.484	<0.01	<0.01	>0.05	<0.01
横向位移/mm	1.185±0.700	1.337±0.080	1.198±0.103	11.746	<0.01	<0.01	>0.05	<0.01

注：采用方差分析；A 组与 B 组比较，$P_a<0.01$；A 组与 C 组比较，P_b 值>0.05；B 组与 C 组比较，$P_c<0.01$。

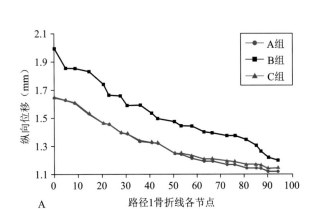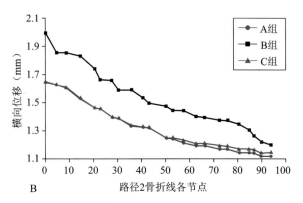

图 9-1-25　站位时骨折线各节点的位移分布图

A 纵向位移分布图；B 横向位移分布图。

（2）第一代 DAPSQ 固定髋臼双柱骨折后三种不同状态的应力分布。

在模型整体应力云图中（图 9-1-26～图 9-1-28），不同颜色代表不同的应力值。第一代 DAPSQ 在近侧靠方形区处承担应力最大（图 9-1-26 B），最大值为 5.932×10^3 Pa，远小于钛质合金的屈服强度。高位双柱髋臼骨折模型的前柱髂骨段骨折短钛板靠近骨折线的两枚螺钉亦出现了应力集中区（图 9-1-26C），最大应力为 1.357×10^2 Pa，当对侧耻骨支出现骨折并采用钛板内固定（图 9-1-28A），耻骨支钛板也出现了应力集中区（图 9-1-28D），最大应力值为 4.587×10 Pa，从结果图中还可以看出，第一代 DAPSQ 固定髋臼后所受压力均匀较分布，没有应力集中点。第一代 DAPSQ 整体应力集中于近侧，尤其是近端第 1 枚方形区螺钉承担负荷大于其他几枚螺钉，此处螺钉固定重要；方形区螺钉在跨方形区骨折线处出现了应力集中，呈现向下传导并逐渐减弱的应力云图。

3. 分析与结论

（1）第一代 DAPSQ 固定髋臼双柱骨折后骨质所受压力较均匀分布，方形区螺钉在跨方形区骨折线处出现了应力集中，内固定系统整体应力集中于近侧，尤其是邻坐骨大切迹处。因后柱或方形区骨折主要依靠 3 枚方形区螺钉固定，而方形区螺钉在跨方形区骨折线处亦出现了应力集中，呈现向下传导并逐渐减弱的趋势，这说明方形区螺钉对远端骨折块起到了一定的抗水平剪切的作用，同时拮抗股骨头中心性脱位。

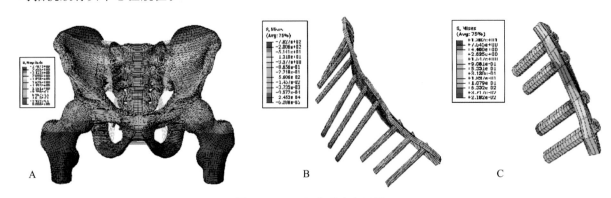

图 9-1-26　A 组术后应力云图

A 对侧耻骨支未骨折；B 第一代 DAPSQ 内固定；C 髂骨段短钛板内固定。

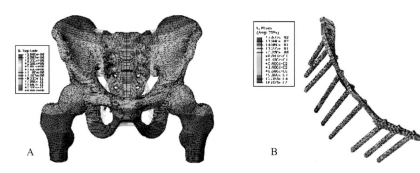
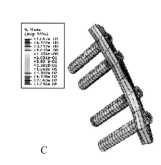

图 9-1-27　B 组术后应力云图

A 对侧耻骨支骨折未固定；B 第一代 DAPSQ 内固定；C 髂骨段短钛板内固定。

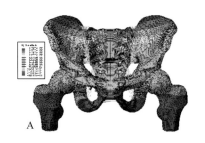
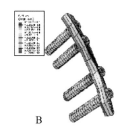
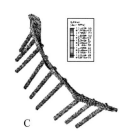
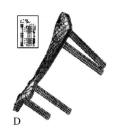

图 9-1-28　C 组术后应力云图

A 对侧耻骨支出现骨折钛板内固定；B 髂骨段短钛板内固定；C 第一代 DAPSQ 内固定；D 耻骨支钛板内固定。

（2）通过对 A 组、B 组、C 组三组骨折模型的髋臼横向、纵向位移及应力云图分析与比较后发现，骨折线上的横向及纵向位移呈现 B 组＞C 组＞A 组，B 组与 A 组、C 组的差异均具有统计学意义（$P<0.05$）。同时，骨盆前环对侧耻骨支骨折处短钛板螺钉亦出现了应力集中区。这表明 B 组骨折复位不稳定，显示对侧骨盆前环的稳定性影响第一代 DAPSQ 固定的有效性。

（3）采用第一代 DAPSQ 治疗伴有对侧骨盆前环不稳的髋臼双柱骨折时，只有在确保对侧骨盆前环的稳定前提下，第一代 DAPSQ 才能提供有效可靠的固定。

（林冠林　刘曦明）

（七）有限元小结

（1）通过有限元分析研究显示，第一代 DAPSQ 治疗复杂髋臼骨折如双柱骨折、T 形骨折、前柱伴后半横行骨折中具有可靠的生物力学性能，应力集中出现在螺钉-钛板盆腔侧及方形区螺钉骨面侧。

（2）模型中加入了肌肉后，完善了骨盆模型，并且在五种标准步态下分析并比较各组间力学性能，结果基本相同。这表明第一代 DAPSQ 在辅助固定前柱的同时，通过侧方动力加压作用维持或固定方形区或后柱骨折。

（3）对侧骨盆环的稳定对第一代 DASPQ 发挥作用至关重要，如存在对侧不稳定，宜先固定对侧前环。

（4）后柱拉力螺钉不仅能简化手术，还能增强第一代 DAPSQ 对方形区或后柱骨折的内固定效果。

（5）早期坐位与非完全负重下地站位并不影响其稳定性，说明第一代 DAPSQ 固定的此类患者可行早期功能锻炼。

（蔡贤华　刘曦明　汪国栋）

二、尸体标本生物力学测定

由于尸体标本不易获得，本研究选择复杂髋臼骨折中最为多见、且治疗难度最能代表复杂髋臼骨折的双柱骨折为代表，以了解第一代 DAPSQ 内固定的力学性能。在尸体标本上制作高位双柱骨折模型，比较了 DAPSQ 与常规塑形钛板加 1/3 管型钛板弹性固定组术后即刻站立位、坐位力学强度。

（一）材料与方法

1. 模型制备与分组

取成年防腐保湿处理的骨盆标本 6 具，保留韧带及髋关节囊，制作单侧髋臼高位双柱骨折模型（图 9-1-29A），首先复位前柱骨折，重建骨盆环的连续性，采用塑形后的 6 孔重建钛板沿髂嵴盆面固定前柱髂骨段骨折上骨折线。随机先后采用第一代 DAPSQ（B 组）（图 9-1-29B）或常规塑形钛板加 1/3 管型钛板（C 组）（图 9-1-29C）内固定，模型及内固定后均行 X 光片及 CT 加三维重建检查（图 9-1-30）。固定标本于 ZWICKZ100 电子万能材料试验机上，模拟站立位（图 9-1-31A、B）、坐立位（图 9-1-31C、D）以 400～700 N 加载，采用循环多次测量的方法，每组含标本 6 具，先后测定完整骨盆（A 组）、完整骨盆（B 组）及完整骨盆（C 组）后柱内壁水平位移、髋臼顶纵向位移，并据此计算各组刚度。

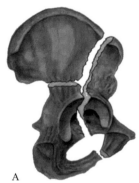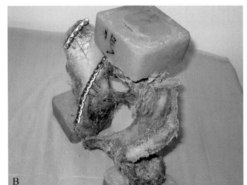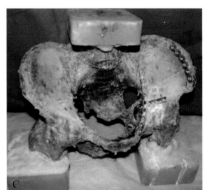

图 9-1-29 骨折模型与内固定

A 高位双柱骨折示意图；B 第一代 DAPSQ 内固定；C 重建钛板加 1/3 管型钛板内固定。

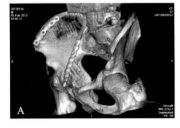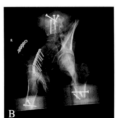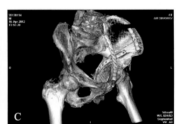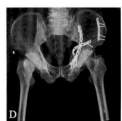

图 9-1-30 双柱骨折内固定术后影像学检查

A、B 第一代 DAPSQ 术后三维重建类右髂骨斜位及右髂骨斜位 X 线片；C、D 常规钛板加 1/3 管型钛板术后三维重建类左髂骨斜位及左髂骨斜位 X 线片。

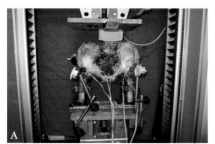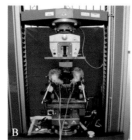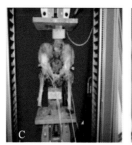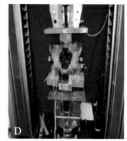

图 9-1-31　模拟站、坐立位测量图

A、B 站立位测量后柱内壁横向与位移臼顶纵向位移；C、D 模拟坐立位 B 组、C 组加载。

2. 评估方法

(1) 生理载荷稳定性评定：按照 Thomas 标准进行评估，即完全不稳：股骨头明显脱位或载荷立即下降；部分不稳：无股骨头脱位，但髋臼形变位移值超过正常对照组平均值与三倍标准差之和，刚度低于正常对照组的平均值与三倍标准差；稳定：无上述任一表现者。

(2) 股骨头脱位的判定：按 Matta 标准内固定术后骨折位移不超过 1 mm 即为解剖复位，故如后柱内壁横向位移大于 1 mm 即为股骨头中心性脱位，髋前下棘纵向位移大于 1 mm 即为股骨头向上脱位。

(3) 刚度评估：刚度是材料力学中的概念，是指髋臼骨折部在不同载荷下抵抗形变的能力，即为载荷与所产生变形量的比值，其计算力学公式是刚度＝P/L，其中 P 为载荷，L 为位移。

(二) 结果

1. 一般情况

髋臼骨折标本经 B、C 组内固定后，前、后柱骨折均得到即刻稳定，骶结节韧带、骶棘韧带及闭孔内肌明显绷紧，CT 及 X 光片显示骨折已解剖复位（图 9-1-29、图 9-1-30），B 组后柱抗手动扭转、抗内移及抗分离作用较 C 组强。各组标本在力学测试过程中钛板螺钉无断裂，方形区螺钉无拔出及松动，加载后最大骨折间隙小于 2 mm，但去除载荷后出现位移的髋臼与内固定恢复原状。

2. 站立位测量结果

(1) 载荷与位移的关系。

随着载荷由 400 N 增加至 700 N，后柱内壁水平位移及髋臼顶纵向位移呈逐渐增加的线性变化，B 组绝对值均在 1 mm 以内，无一例出现股骨头脱位，明显小于 C 组。而 C 组标本在 400 N 载荷时位移开始大于 1 mm 即出现股骨头脱位，内壁水平位移：400 N 1 例，700 N 2 例；纵向位移：400 N 1 例，500 N 2 例，600 N 3 例，700 N 3 例。统计学分析显示，A 组与 B 组间水平与纵向位移比较，差异均不明显（$P > 0.05$），而 B 组与 C 组、A 组与 C 组间比较差异显著或非常显著（$P < 0.01$ 或 $P < 0.05$）（表 9-1-10、表 9-1-11）。

(2) 生理载荷测试结果定量分析。

取上半身生理负荷 600 N 分析，以 A 组为对照组，即水平位移（0.19 ± 0.06）mm（表 9-1-10），纵向位移（0.26 ± 0.10）mm（表 9-1-11），水平刚度（$3\,417 \pm 665$）N/mm，纵向刚度（$2\,883 \pm 501$）N/mm（见表 9-1-12），按照 Thomas 标准骨折部分不稳即指水平位移大于 0.37 mm、纵向位移大于 0.56 mm、水平刚度低于 1\,422 N/mm、纵向刚度低于 1380 N/mm 者。

在 600 N 载荷下，C 组后柱水平位移达（0.76 ± 0.30）mm，1 例＞1 mm，符合股骨头中心性脱位，全部6例大于0.37 mm，符合部分不稳标准；而B组位移为仅（0.30±0.17）mm（见表9-1-10），4例稳定；C组髋臼顶纵向位移（0.92±0.47）mm，3例>1 mm，符合股骨头向上脱位，5例大于0.56 mm，符合部分不稳标准，而B组位移仅为其1/3，为（0.26±0.10）mm（见表9-1-10），均稳定，后柱水平位移和髋臼顶纵向位移综合分析，三组存在显著差异（组间变异$P=0.011$），B组与C组之间差异显著（$P=0.012$）、与A组间差异不明显（$P=0.089$）(见表9-1-13)。

在生理载荷的作用下，B组纵向刚度为（2 068±957）N/mm，4例大于1 380 N/mm，内固定稳定；而C组刚度为（1 015±665）N/mm（表9-1-12），5例<1 380 N/mm，符合部分刚度不稳。B组横行刚度为（2 770±788）N/mm，均大于1 422 N/mm，内固定稳定；C组刚度为（885±305）N/mm（表9-1-12），全部6例位移小于1 380 N/mm，符合部分刚度不稳。

表 9-1-10　站位不同载荷下后柱内壁水平位移变化（$\bar{x}±s$）

分组	不同载荷/mm			
	400 N	500 N	600 N	700 N
A 组	0.14±0.04	0.15±0.07	0.19±0.06	0.24±0.06
B 组	0.20±0.14	0.26±0.18	0.30±0.17	0.33±0.15
C 组	0.65±0.29	0.72±0.29	0.76±0.30	0.82±0.32

注：配对 t 检验，A组：B组（$P>0.199$），B组：C组（$P<0.037$），A组：C组（$P<0.012$）。

表 9-1-11　站位不同载荷下髋臼顶纵向位移变化（$\bar{x}±s$）

分组	不同载荷/mm			
	400 N	500 N	600 N	700 N
A 组	0.14±0.05	0.18±0.07	0.26±0.10	0.31±0.12
B 组	0.24±0.18	0.29±0.19	0.36±0.18	0.40±0.16
C 组	0.70±0.44	0.84±0.46	0.92±0.47	0.97±0.45

注：配对 t 检验，A组：B组（$P>0.291$），B组：C组（$P<0.035$），A组：C组（$P<0.032$）。

表 9-1-12　600 N 生理载荷下站位各组刚度比较（$\bar{x}±s$）

部位	A 组	B 组	C 组
横行刚度/（N/mm）	3 417±665	2 770±788	885±305
纵向刚度/（N/mm）	2 883±501	2 068±957	1 015±665

表 9-1-13　站位 600 N 生理载荷下三组综合差异的 LSD 比较

组间配对	P
A 组：B 组	0.089
B 组：C 组	0.012
A 组：C 组	0.013

注：三组组间变异 $P=0.011$。

3. 坐位测量结果

（1）载荷与位移的关系。

坐位下随着载荷由 400 N 增加至 700 N，后柱内壁水平位移和髋臼顶纵向位移呈逐渐增加的线性变化，B、C 后柱内壁水平位移绝对值均在 0.5 mm 以内，B 组值小于 C 组，差异不明显（$P >$ 0.05）（表 9-1-14）；髋臼顶纵向压缩位移明显大于后柱内壁横向位移，呈现 B 组值小于 C 组，B 组与 C 组，A 组与 C 组间比较有显著差异（$P < 0.01$），而 B 组与 A 组接近（$P > 0.05$）（表 9-1-15）。

（2）生理载荷纵向刚度及两种内固定综合分析。

取上半身生理负荷 600 N 分析，纵向刚度呈现 A 组＞B 组＞C 组，DAPSQ 组明显（$P < 0.01$）大于重建钛板加 1/3 管型钛板组，虽小于完整髋臼侧，但其差距无显著意义（$P > 0.05$）（表 9-1-16）；行 LSD 比较，C 组与 A、B 组差异明显（$P < 0.05$），而 B 组与 A 组接近（$P = 0.291$）（表 9-1-17），说明 B 组固定后骨盆整体稳定性明显强于 C 组固定。纵向刚度大，按骨盆及髋臼稳定的标准，亦支持这样的结论。

表 9-1-14　坐位不同载荷下后柱内壁水平位移（$\bar{x} \pm s$）

分组	不同载荷/mm			
	400 N	500 N	600 N	700 N
A 组	0.18 ± 0.07	0.20 ± 0.06	0.21 ± 0.05	0.22 ± 0.06
B 组	0.23 ± 0.09	0.27 ± 0.10	0.29 ± 0.11	0.32 ± 0.12
C 组	0.26 ± 0.17	0.28 ± 0.18	0.32 ± 0.18	0.35 ± 0.20

注：经配对样本 t 检验，结果：A 组对 B 组、B 组对 C 组及 A 组对 C 组均为 $P > 0.16$。

表 9-1-15　坐位不同载荷（N）—髋臼顶纵向位移（$\bar{x} \pm s$）

分组	不同载荷/mm			
	400 N	500 N	600 N	700 N
A 组	2.02 ± 0.47	2.45 ± 0.53	2.86 ± 0.68	3.24 ± 0.60
B 组	2.40 ± 0.30	2.77 ± 0.26	3.20 ± 0.24	3.68 ± 0.23
C 组	3.41 ± 0.31	4.00 ± 0.29	4.63 ± 0.29	5.29 ± 0.29

注：A 组与 B 组：$P > 0.05$；B 组与 C 组及 A 组与 C 组比较：$P < 0.05$。

表 9-1-16　600 N 生理负荷下坐位纵向刚度

分组	刚度值/（N/mm）
A 组	221 ± 59
B 组	188 ± 14
C 组	130 ± 7

注：经配对样本 t 检验，结果：A 组对 B 组为 $P = 0.29$、B 组对 C 组及 A 组对 C 组均为 $P < 0.01$。

表 9-1-17　坐位 600 N 生理载荷下三组综合差异的 LSD 比较

组间配对	P
A 组：B 组	0.291
B 组：C 组	0.000
A 组：C 组	0.009

注：髋臼顶纵向刚度和后柱内壁水平位移综合分析，三组比较组间变异 $P=0.026$，进一步 LSD 分析。

（三）分析与结论

高位双柱骨折第一代 DAPSQ 内固定术后生物力学检测结果显示：

（1）随着载荷增加，在坐位时，位移：A 组＜B 组＜C 组，呈逐渐增加的线性关系，后柱内壁水平位移差异无统计学意义（$P>0.05$），纵向位移及刚度有统计学差异（$P<0.01$）。

（2）在站位时，随着载荷增加，各组位移值呈逐渐增加的线性关系，且 A 组＜B 组＜C 组。

（3）在生理负荷 600 N 载荷下，水平与纵向位移值均为 C 组＞B 组＞A 组、刚度为 C 组＞B 组＞A 组，C 组与 B 组、A 组与 C 组间差异明显（$P<0.05$），B 组与 A 组差异无显著意义（$P>0.05$）。这表明，在站立、坐位下，第一代 DAPSQ 内固定较常规钛板加 1/3 管型钛板内固定力学性能更为可靠，虽不如完整髋臼稳定，但差异无统计学意义，这意味着前路第一代 DAPSQ 内固定后可早期坐位、早期站立位非负重下地。

（吴咏德　蔡贤华）

三、小结

第一代 DAPSQ 力学研究结果显示其性能可靠，具有侧方动力加压作用，可早期进行坐位与非负重站立下地。

（1）有限元分析结果显示，第一代 DAPSQ 治疗复杂髋臼骨折（如双柱骨折、T 形骨折、前柱伴后半横行骨折）具有可靠的生物力学性能，应力集中出现在螺钉－钛板盆腔侧及方形区螺钉骨面侧，表明 DAPSQ 在固定前柱的同时，通过侧方动力加压作用固定方形区或后柱骨折。

（2）对侧骨盆环的稳定是 DASPQ 有效固定的前提。

（3）在站立位、坐位下，非粉碎性双柱骨折尸体标本生物力学研究显示，较常规钛板加 1/3 管型钛板内固定力学性能更为可靠，虽不如完整髋臼稳定，但其差异无显著性意义，这意味着第一代 DAPSQ 内固定后可允许早期坐位、早期站立位非负重下地。

（蔡贤华　刘曦明　汪国栋）

第二节　第二代 DAPSQ 生物力学研究及匹配研究

在前期临床与解剖学研究的基础上，对第一代 DAPSQ 进行了标准化。虽然第一代 DAPSQ 经过了生物力学研究及临床验证，但在此基础上研制的标准化 DAPSQ 即第二代 DAPSQ，必须进行生物力学研究，除关注常见复杂髋臼骨折的力学问题外，还需重点关注过去没有研究的方形区螺钉置钉数量、排钉、提拉作用、钛板扭矩力及匹配等问题。

一、有限元分析

主要研究了第二代 DAPSQ 对常见复杂髋臼骨折内固定的力学性能及方形区螺钉置钉数量、排钉问题。

（一）第二代 DAPSQ 方形区螺钉置钉数量与髋臼双柱骨折固定力学差异的有限元分析

第二代 DAPSQ 方形区为 5 螺钉孔设计，理论情况下方形区螺钉置入数量可为 1～5 枚，同时置入不同数量的方形区螺钉又能延伸出多种排列组合。而在临床实际实践中，方形区螺钉多采用 3 或 4 枚，特殊情况下也使用过 2 枚。故有必要对方形区不同置钉数量的生物力学稳定性进行比较，找出方形区最佳置钉数目和排钉组合。本研究旨在：①通过有限元分析方法，对第二代 DAPSQ 固定髋臼双柱骨折进行模拟分析，探讨该新型 DAPSQ 的生物力学特点；②分别建立 1 枚、2 枚、3 枚和 4 枚方形区螺钉固定髋臼双柱骨折组别，并进行固定效果比较，探讨方形区最佳置钉数目。

1. 材料与方法

（1）左髋臼高位双柱骨折模型建立。

采用螺旋 CT 对 1 例 28 岁健康成年男性志愿者进行层厚 1 mm 平扫，扫描范围包括骶骨、双侧骨盆及股骨上段。将数据以 Dicom 格式导入至 Mimics 软件中进行骨块提取并生成完整的骨盆 CT 三维模型（.stl 格式）。导入到 Geomagic 软件及 ANSYS17.0 软件进行处理，建立左侧髋臼高位双柱骨折模型。

（2）建立第二代 DAPSQ 不同方形区螺钉固定方式的有限元模型。

根据 DAPSQ 钛板的实物模型，在 UG 软件中建立第二代 DAPSQ 钛板三维几何图形。钛板及所用螺钉（3.5 mm，皮质骨螺钉）参数均由常州华森器械有限公司提供。根据高位双柱骨折内固定需要，构建的 DAPSQ 钛板总螺钉孔为 15 孔，其中耻骨区、方形区和髂骨区钛板置钉孔数分别为 6 孔、4 孔和 5 孔。材料属性均模拟标准钛合金材料（Ti－6Al－7Nb），其弹性模量为 110 GPa，泊松比为 0.3。

DAPSQ 置钉顺序按照既往研究描述方法进行，根据方形区螺钉数目建立 4 种内固定模型（图 9-2-1A）：A 组：单方形区螺钉，方形区仅置入 1 枚螺钉且位于靠近坐骨大切迹处；B 组：双方形区螺钉组，在 A 组的基础上增加 1 枚远端方形区螺钉；C 组：三方形区螺钉组，在 B 组的基础上再于方形区中间添加一枚螺钉；D 组：四方形区螺钉组，方形区均匀置入 4 枚螺钉。另外，前柱髂骨段骨折均采用 5 孔重建钛板及螺钉固定。

（3）载荷及边界条件。

上述 4 种固定方式均分别在以下 4 种工况进行运算：①模拟坐位骨盆：以第一骶骨椎体上终板正中央为刚性平面，予以加载 600 N 垂直该平面的坐位重力（图 9-2-1 B）。在坐骨结节处施加 6 个自由度完全固定约束，股骨予以抑制；②模拟站位骨盆：加载条件与坐位骨盆相同，但对双侧股骨远端施加 6 个自由度完全固定约束，尽可能接近生理状态；③模拟骨盆向健侧旋转：模拟站位加载条件完成后，继续使骨盆向右侧旋转，扭矩为 8 N/m；④模拟骨盆向患侧旋转：模拟站位加载条件完成后，继续使骨盆向左侧旋转，扭矩为 8 N/m。假设条件：实验材料力学特性为各向同性、均质且连续，受力时忽略材料变形。

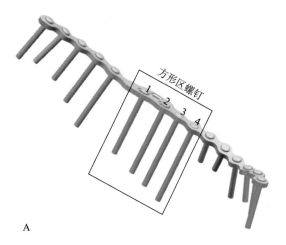
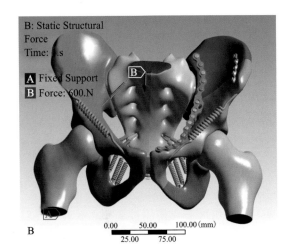

图 9-2-1　第二代 DAPSQ 方形区置钉及双柱骨折有限元模型

A　A 组为方形区置入 1 号螺钉；B 组为方形区置入 1 号和 4 号螺钉；C 组为方形区置入 1、3 和 4 号螺钉；D 组为方形区置入 1、2、3 和 4 号螺钉。B 第二代 DAPSQ 置入 4 枚方形区螺钉（D 组）固定髋臼双柱骨折有限元模型。红色箭头表示在第一骶骨椎体上终板加载 600 N 垂直载荷方向。Static Structural：静态结构力；Time：时间；Fixed Support：固定支撑；Force：力。

2. 结果

（1）模型有效性验证。

有限元模型建立后首先进行解剖标记点距离和生物力学传导的有效性验证。分别测量经修饰后的骨盆有限元模型和 Mimics 软件重建出的 CT 三维模型 9 个重要解剖学标记点距离（图 9-2-2）。结果发现两种骨盆模型解剖标记点距离差异无统计学意义（$P > 0.05$），见表 9-2-1。模拟正常骨盆坐位时，600 N 生理载荷下应力主要传导为骶骨终板面→双侧骶髂关节→坐骨大切迹/弓状线→髋臼后柱/耻骨联合。骨盆的整体形变是以骶骨为中心，向两侧呈波浪式减弱，左、右侧基本对称，与既往文献报道一致。

表 9-2-1　有限元模型与 CT 三维重建模型的解剖参数比较　　　　　　　　　　　　　　单位：mm

模型	1	2	3	4	5	6	7	8	9
A 组	161.73	107.8	227.28	111.54	62.03	59.76	119.36	118.16	31.64
B 组	162.18	107.48	227.67	111.11	61.89	59.36	119.87	117.50	31.74

注：同侧髂前上棘至髂后上棘距离（1），髂前上棘至坐骨大切迹最高点距离（2），髂峰最高点至坐骨结节距离（3），坐骨结节至同侧耻骨结节距离（4），髋臼窝的最大纵轴距离（5），髋臼窝的最大横轴距离（6），骶骨岬至髂前下棘距离（7），双侧骶髂关节上缘距离（8），骶 1 终板面前后距离（9）；模型 A 组：CT 三维重建模型；模型 B 组：有限元模型。

（2）位移分布比较。

在模拟站位、坐位、健侧旋转和患侧旋转 4 种工况下，对于髋臼内侧面对应方形区骨折线路径上各节点平均位移均表现为 A 组单方形区螺钉＞B 组双方形区螺钉＞C 组三方形区螺钉＞D 组四方形区螺钉。其中坐位时，D 组位移明显小于 A 组和 B 组（$P < 0.05$），但与 C 组比较差异无统计学意义（$P > 0.05$）。而在站位、健侧旋转和患侧旋转时，组间位移比较均表现为：C 组和 D 组位移均明显低于 A 组和 B 组（$P < 0.05$），但 C 组和 D 组位移比较差异无统计学意义（$P > 0.05$），见表 9-2-2。

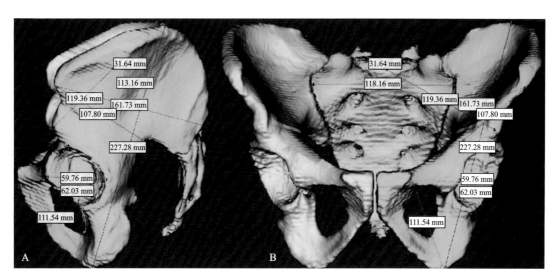

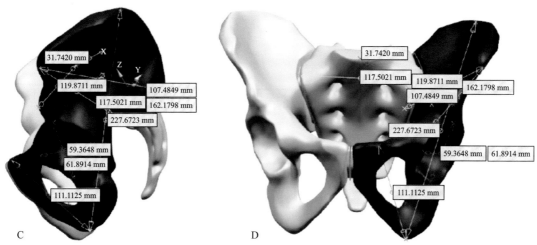

图 9-2-2　解剖参数比较

CT 三维重建模型（A、B）与有限元模型（C、D）。

表 9-2-2　不同内固定方式下方形区骨折线上各节点位移均值比较（$\bar{x}\pm s$）

组别	站位/μm	坐位/μm	健侧旋转/μm	患侧旋转/μm
A 组单螺钉	9.23±1.45	89.84±18.56	8.81±0.72	11.42±1.44
B 组双螺钉	7.45±1.35*	71.90±19.13*	7.06±0.82*	9.22±1.28*
C 组三螺钉	5.93±1.85*#	64.19±14.15*&	5.63±0.98*#	7.61±1.51*#
D 组四螺钉	5.30±1.58*#△	53.52±18.76*#△	5.19±0.87*#△	7.18±1.73*#△
F	12.484	7.420	36.727	16.414
P	<0.001	0.001	<0.001	<0.001

注：采用方差分析法；与 A 组比较，* $P<0.05$；与 B 组比较，# $P<0.05$，& $P>0.05$；与 C 组比较，△ $P>0.05$。

（3）内固定应力分析。

在站位时，不同方形区螺钉组内固定最大应力比较表现为 A 组＞C 组＞B 组＞D 组，其中 A 组和 D 组最大应力分别为 99.13 MPa 和 93.84 MPa；坐位时，最大应力比较表现为 A 组＞D 组＞C 组＞B 组，其中 A 组和 B 组最大应力为 162.98 MPa 和 141.86 MPa；健侧旋转时，最大应力比较表现为 C 组＞B 组＞D 组＞A 组，其中 C 组和 A 组最大应力为 70.55 MPa 和 68.33 MPa；患侧旋转时，最大应力比较表现为 A 组＞B 组＞C 组＞D 组，其中 A 组和 D 组最大应力为 133.76 MPa 和 118.21 MPa。四组内固定模型在站位垂直载荷加载后继续向健侧旋转均表现为最大应力值减小的趋势，而向患侧旋转时均表现为最大应力值增加趋势，且最大应力值均远小于钛质材料的屈服强度（图 9-2-3）。

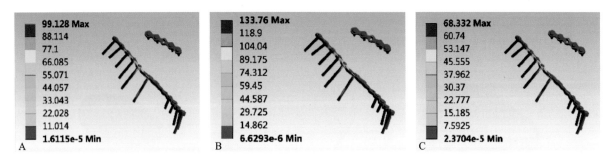

图 9-2-3　第二代 DAPSQ 单方形区螺钉组站位（A）、站位＋患侧旋转（B）和站位＋健侧旋转（C）时内固定应力分布图

以方形区完全置入 4 枚螺钉后，在站位和坐位工况下分析第二代 DAPSQ 在固定高位双柱骨折后应力分布特点（图 9-2-4），结果显示标准化 DAPSQ 应力主要集中在靠近坐骨大切迹的钛板螺钉结合处且靠近骨盆内侧；在 4 枚方形区螺钉中，以近端第 1 枚方形区螺钉承担应力最大，方形区螺钉在跨骨折线处也出现了应力集中。

3. 分析与结论

本研究结果表明：第二代 DAPSQ 在固定髋臼高位双柱骨折的生物力学性能可靠，患者早期行坐位、站位及旋转动作时并不影响内固定稳定性，但值得注意的是，术后应尽量避免向患侧扭转或翻身，以减少 DAPSQ 方形区螺钉的松动或断裂风险。此外，推荐在方形区应至少置入 3 枚或 4 枚螺钉进行固定，且在条件允许情况下靠近坐骨大切迹的方形区螺钉应常规置入，以增强对后柱骨折块的有效固定。

（吴海洋　蔡贤华）

（二）第二代 DAPSQ 排钉特点及固定双柱骨折力学性能的有限元比较

无论是高位或者低位双柱骨折均可能累及到方形区，但方形区解剖特殊，术中复位及内固定非常困难。多项研究认为，80% 以上的内固定失败均发生在此处。许多学者尝试采用一系列新型固定策略如方形区 1/3 管型钛板、L 形、T 形或 H 形弹簧板及骨盆缘下钛板进行固定。但上述技术均未实现对方形区骨块进行直接而有效固定，内固定稳定性仍存在疑问且方形区周围置钉时存在很高的误入关节腔风险（图 8-1-52）。为了解第二代 DAPSQ 设计的排钉分布特点及与传统前路重建钛板加 1/3 管型的生物力学性能比较而进行了本项研究。

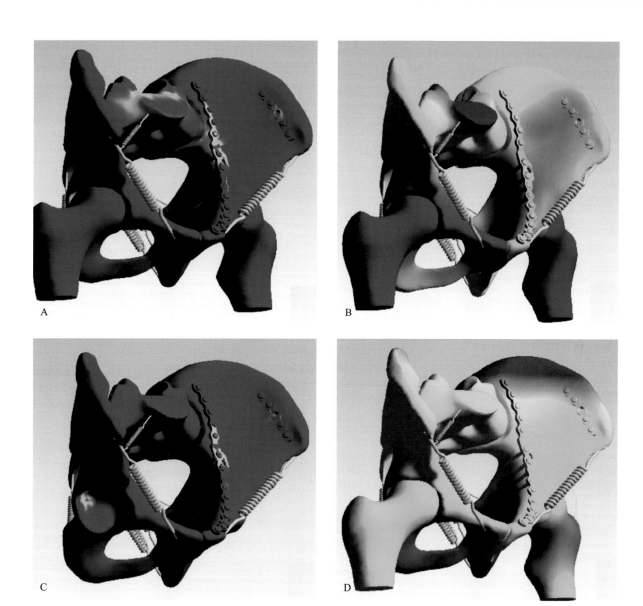

图 9-2-4　第二代 DAPSQ 四方形区螺钉固定髋臼双柱骨折应力分布图（A：站位，C：坐位）和位移云图（B：站位，D：坐位）

1. 材料与方法

（1）按"本章第二节一、（一）"制备左侧髋臼高位双柱骨折模型及第二代 DAPSQ 不同方形区螺钉固定方式的有限元模型。

（2）内固定方式。

材料属性均设置为标准钛合金，弹性模量设置为 110 GPa，泊松比为 0.3。根据 DAPSQ 方形区螺钉置入数目设立 5 种亚组，其中 B 组为方形区表面置入①号、②号、③号和④号全部 4 枚方形区螺钉（图 9-2-5C），A1 组、A2 组、A3 组和 A4 组为方形区表面置入 3 枚螺钉，依次为在 4 枚基础上由近及远减少 1 枚方形区螺钉，即 A1 组为置入②号、③号和④号方形区螺钉，A2 组为置入①号、③号和④号方形区螺钉，A3 组为置入①号、②号和④号方形区螺钉，A4 组为置入①号、②号和③号方形区螺钉（图 9-2-5A 和 B）。此外，在高位双柱骨折模型理想位置建立前路重建钛板＋1/3

管型内固定模型（C组）（图9-2-5D）。钛板与骨骼、骨折面间接触予以Frictional模拟，摩擦系数为0.4。

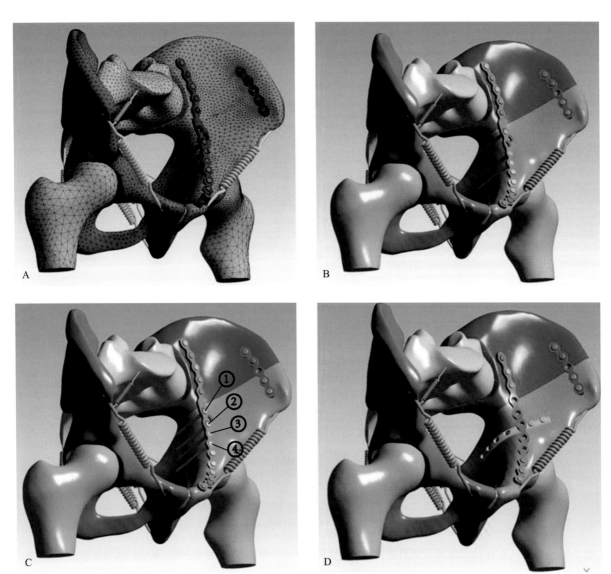

图9-2-5 不同组别内固定方式有限元模型

注：A为DAPSQ三方形区螺钉A1组网格划分模型，可观察到骨盆模型网格划分致密，4枚方形区螺钉孔仅置入②号、③号和④号方形区螺钉；B为DAPSQ三方形区螺钉A2组固定髋臼双柱骨折有限元模型，4枚方形区螺钉孔中置入①号、③号和④号方形区螺钉；C为DAPSQ四方形区螺钉B组固定髋臼双柱骨折有限元模型，4枚方形区螺钉孔均置入螺钉；D为前路重建钛板＋1/3管型C组固定髋臼双柱骨折有限元模型。

（3）设置载荷及加载条件。

站位和坐位时均为在第1骶骨椎体上终板顶面予以加载600 N垂直自重载荷，站位时约束部位为双侧股骨远端，坐位时约束部位为坐骨结节处，均给予6个自由度完全固定约束。模拟骨盆站位向患侧旋转和站位向健侧旋转时在600 N垂直载荷基础上分别施加左侧和右侧旋转扭矩，为8 N/m。

2. 结果

（1）位移测量结果。

6 组模型不同位置 600 N 垂直加载下位移测量结果见表 9-2-3。各组方形区骨折线在站位、坐位、健侧旋转和患侧旋转下位移依次为 C 组＞A1 组＞A2 组＞A3 组＞A4 组＞B 组，两两比较显示 C 组位移均明显大于其余 5 组，A1 组位移均明显大于 A2 组、A3 组、A4 组和 B 组，差异均具有统计学意义（$P < 0.05$）。与站位时相比，A1 组、A2 组、A3 组、A4 组、B 组在站位后继续向健侧旋转时平均位移减小，但差异无统计学意义（$P > 0.05$），而继续向患侧旋转时平均位移增加，差异具有统计学意义（$P < 0.05$）。

表 9-2-3　不同内固定方式下方形区骨折线上各节点位移测量结果（$n = 10$，$\bar{x} \pm s$）与比较

组别	站位/μm	坐位/μm	健侧旋转/μm	患侧旋转/μm
A1 组	7.63±1.32	77.41±14.51	7.50±0.84	9.50±1.96
A2 组	5.93±1.85	64.19±14.15	5.63±0.98	7.61±1.51
A3 组	5.75±1.73	58.58±12.53	5.38±0.99	7.45±1.51
A4 组	5.51±1.71	56.86±13.37	5.27±0.97	7.35±1.36
B 组	5.30±1.58	53.52±18.76	5.19±0.87	7.18±1.73
C 组	89.48±13.22	200.09±16.08	85.67±10.99	127.84±19.24
F	369.987	143.431	510.333	375.828
P	<0.001	<0.001	<0.001	<0.001

（2）Von-Mises 应力。

如表 9-2-4 所示：站位、向健侧旋转和向患侧旋转时，C 组内固定最大应力均低于第二代 DAPSQ 各亚组，而坐位时 C 组内固定最大应力均高于第二代 DAPSQ 各亚组。各组内固定模型在站位后继续向健侧旋转均表现为应力减小趋势，继续向患侧旋转均表现为应力增加趋势。如图 9-2-6、图 9-2-7 所示：B 和 C 组内固定所受最大应力均集中分布在靠近坐骨大切迹的钛板螺钉结合处，其中第二代 DASPQ 以近端第 1 枚方形区螺钉所受应力最大。

表 9-2-4　不同组别内固定最大应力比较　　　　　　　　　　　　单位：MPa

组别	站位	坐位	健侧旋转	患侧旋转
A1 组	107.34	134.74	78.34	137.77
A2 组	94.61	147.79	70.55	119.50
A3 组	92.91	151.57	69.50	118.26
A4 组	91.60	156.13	68.80	119.23
B 组	93.84	150.83	70.44	118.21
C 组	62.29	167.78	27.09	88.68

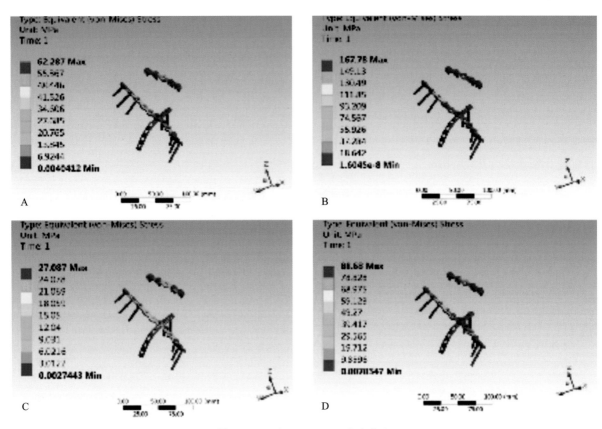

图 9-2-6　C 组 Von-Mises 应力分布

A～D 站位、坐位、健侧旋转和患侧旋转下内固定 Von-Mises 应力分布情况，站位后继续向健侧旋转均表现为应力减小趋势，继续向患侧旋转均表现为应力增加趋势。

3. 分析与结论

（1）本研究发现，在站位、坐位和旋转位时，4 枚方形区螺钉固定时骨折线上平均位移最小，但与 A2 组、A3 组和 A4 组相比差异均无统计学意义。而在 3 枚螺钉固定组中，仅 A1 组即将近端第一枚螺钉去除的置钉方式出现了与其他组别有差异的统计学结果。上述结果表明，DAPSQ 结合 3 枚或 4 枚方形区螺钉的设计均安全有效，3 枚螺钉的最佳排钉方式为由近及远的排列方式，且近端第 1 枚螺钉的固定至关重要。内固定 Von-Mises 应力分布也证实了上述结果，第二代 DAPSQ 方形区完全置钉后所受最大应力均集中分布在靠近坐骨大切迹的钛板螺钉结合处。

（2）方形区螺钉共出现两处应力集中，除钛板螺钉结合处外，另一处为跨方形区骨折线处，其中钛板螺钉结合处应力主要集中在内侧，跨骨折线螺钉内侧面承受压力，外侧面承受张力，表示螺钉有向内弯曲的趋势，这种应力分布结果恰好解释了方形区螺钉发挥作用的关键——侧方动力加压，即钛板螺钉结合处为方形区螺钉提供强大的内侧支点，方形区螺钉向外扭转的趋势阻挡骨块内侧移位。

（3）与传统重建钛板和 1/3 管型相比，第二代 DAPSQ 在固定髋臼高位双柱骨折显示出更好的生物力学稳定性。

（4）与第一代 DAPSQ 研究不同的是，本研究在常规模拟骨盆站位和坐位的研究基础上增加旋转位的研究，结果发现 DAPSQ 和 1/3 管型的置钉方法均表现为向患侧扭转时内固定应力增大，方

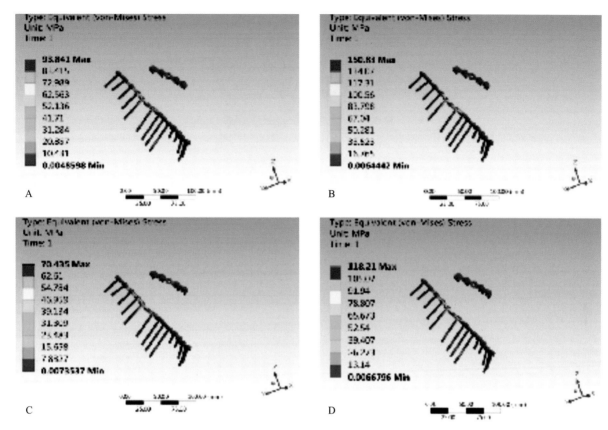

图 9-2-7　B 组 Von-Mises 应力分布

A~D 站位、坐位、健侧旋转和患侧旋转下内固定 Von-Mises 应力分布情况，固定所受最大应力均集中分布在靠近坐骨大切迹的钛板螺钉结合处，四枚方形区螺钉均以近端第 1 枚承担应力最大。

形区骨折位移增加。提示 DAPSQ 术后应注意提醒患者减少患侧翻身或扭转动作，以防止方形区螺钉出现松动或退钉现象。

（吴海洋　蔡贤华）

（三）第二代 DAPSQ 治疗髋臼 T 形骨折的有限元分析

本研究旨在通过有限元方法比较第二代 DAPSQ 与其他两种传统内固定方式在固定髋臼 T 形骨折上的生物性能，为其临床应用提供力学依据。

1. 材料与方法

（1）髋臼 T 形骨折模型。

对 1 名健康成年男性志愿者从 L5 至股骨上 1/3 进行螺旋 CT 扫描（层厚 0.5 mm），将扫描后的图像以 Dicom 格式导入医学建模 Mimics 12.0 软件进行数字化三维重建，并以 STL 格式输出。先后采用 Geomagic studio 2013 软件、Hyperworks19.1 软件进行图形处理，建立骨盆有限元模型（图 9-2-8）。经过解剖学及力学传导（图 9-2-9）验证后，建立髋臼 T 形骨折模型（臼顶下型）（图 9-2-10）。

（2）建立三种内固定模型（图 9-2-11）：第二代 DAPSQ 固定（A 组）；双柱钛板固定（B 组）：前柱 11 孔钛板，后柱双 8 孔钛板固定；前柱钛板联合后柱拉力螺钉固定（C 组）：前柱钛板同 B 组。

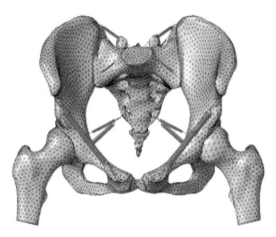

图 9-2-8　全骨盆三维有限元模型

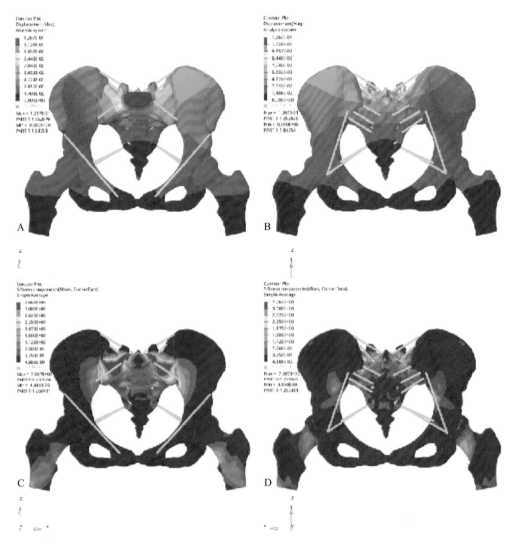

图 9-2-9　骨盆位移分布云图

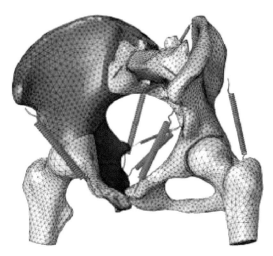

图 9-2-10　髋臼 T 形骨折有限元模型

（3）加载及假设条件。

将建立好的有限元模型导入 Abaqus2018 中，模拟生理站位于 S1 椎体加载 600 N 均布载荷（具体同力学传导验证）。

2. 结果

（1）各组骨折线路径节点平均位移分析结果。髋臼 T 形骨折经三组内固定后，模拟双足站立 600 N 生理载荷下，位移分布云图（图 9-2-12）可见骨盆位移均以骶 1 终板最大，并以此为中心向两侧髂骨翼远端逐渐减弱，内固定均未见明显移位。A 组、B 组、C 组三组骨折线路径上各节点的平均位移（表 9-2-5）分别为（2.04±0.165）μm、（2.05±0.172）μm、（2.25±0.175）μm，A 组＜B 组＜C 组，A 组与 B 组无明显统计学差异（$P＞0.05$），C 组与 A 组、B 组有统计学差异（$P＜0.05$）。这说明第二代 DAPSQ 与双柱钛板固定强度相当，且都优于前柱钛板联合后柱拉力螺钉。

（2）各组骨盆及内固定所受应力分析结果　内固定后，模拟双足站立 600 N 生理载荷下，应力分布云图（图 9-2-13）可见骨盆应力分布均匀，内固定应力主要集中于钛板和螺钉结合处。三组内固定方式最大应力分别为 44.24 MPa、45.07 MPa、40.75 MPa，表现为双柱钛板组＞第二代 DAPSQ 组＞前柱钛板联合后柱拉力螺钉组，且内固定最大应力均远小于钛合金材料的屈服强度，提示三种内固定方式均安全有效，不会发生内固定断裂的情况。第二代 DAPSQ 应力主要集中于方形区螺钉钛板，且以靠近坐骨大切迹的钛板螺钉结合处最大，耻骨区及髂骨区两端应力较小。方形区螺钉中以近端第 1 枚所受应力最大，这说明方形区近端第 1 枚螺钉的固定对于维持骨折的稳定至关重要。

（3）各组应力遮挡率测量结果。根据应力遮挡率计算公式，分别得出骨盆模型上骨组织在内固定下的应力与骨盆模型原始正常标本上的应力，从而得出三组内固定的应力遮挡率（见表 9-2-5），结果表明：双柱钛板组应力遮挡率最大，第二代 DAPSQ 组次之，前柱钛板联合后柱拉力螺钉组最小。且双柱钛板组与第二代 DAPSQ 组间无明显统计学差异（$P＞0.05$），前柱钛板联合后柱拉力螺钉组与双柱钛板组及第二代 DAPSQ 组存在统计学差异（$P＜0.05$）。可能因为双柱钛板组恢复了髋臼倒"Y"形生理结构，且前柱与后柱均得到坚强内固定，内固定强度最大，从而表现为最大的应力遮挡率。第二代 DAPSQ 组表现为双柱钛板组相当的固定强度，故应力遮挡率与其无明显差异。前柱钛板联合后柱拉力螺钉组内固定强度最小，故表现为最小的应力遮挡率。总之，三种内固定方式均表现了较大的应力遮挡率，均能为髋臼 T 形骨折提供坚强的内固定，内固定承担了较大的应力，从而有利于骨折的早期愈合，符合骨折切开复位内固定的 AO 治疗原则：解剖复位、可靠内固定及早期功能锻炼。

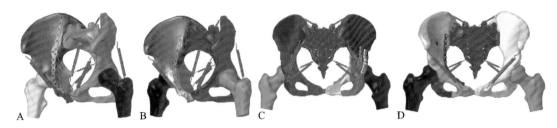

图 9-2-11 髋臼 T 形骨折内固定模型

A 组为第二代 DAPSQ（A）；B 组为双柱钛板（B+C）；C 组为前柱钛板＋后柱拉力螺钉（B+D）。

表 9-2-5 站位下骨折线上各节点（n=15）平均位移、内固定应力遮挡率及最大应力比较

组别	平均位移/μm	应力遮挡率	内固定最大应力/MPa
A 组	2.04±0.165	(61.50±1.84)%	44.24
B 组	2.05±0.172	(62.80±2.30)%	45.07
C 组	2.25±0.175	(59.30±2.47)%	40.75
F	7.141	7.400	—
P	0.002	0.003	—
P_{AB}	0.890	0.169	—
P_{BC}	0.002	0.001	—
P_{AC}	0.003	0.024	—

注：A 组为第二代 DAPSQ，B 组为双柱钛板，C 组为前柱钛板＋后柱拉力螺钉，P_{AB}、P_{BC}、P_{AC} 分别为 A 与 B、B 与 C、A 与 C 间两两比较差异的显著性。

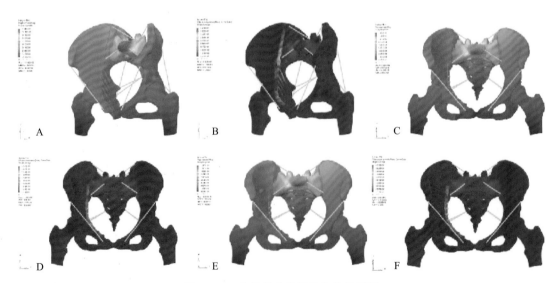

图 9-2-12 各组骨盆模型整体位移云图

第二代 DAPSQ（A、B）；双柱钛板（C、D）；前柱钛板＋后柱拉力螺钉（E、F）。

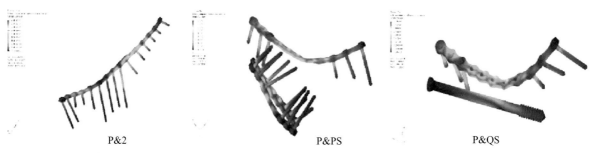

P&2 　　　　　　　P&PS 　　　　　　　P&QS

图 9-2-13　各组内固定模型应力云图

A 组：第二代 DAPSQ（A）；B 组：双柱钛板（B）；C 组：前柱钛板＋后柱拉力螺钉（C）。

3. 分析与结论

（1）本研究所建模型仿真度及精确度高，与真实骨盆相近，能较好地模拟真实骨盆髋臼，并对臼顶下型髋臼 T 形骨折进行力学分析。

（2）本研究结果显示第二代 DAPSQ 在固定髋臼 T 形骨折时，其生物力学稳定性与双柱钛板相当，并优于前柱钛板联合后柱拉力螺钉。

（邵启鹏　蔡贤华）

（四）第二代 DAPSQ 治疗前柱伴后半横行骨折的有限元分析

与髋臼 T 形骨折类似，髋臼前柱伴后半横行骨折（ACPHTF）同时累及髋臼前柱、后柱、方形区，处理较为棘手。虽然第一代 DAPSQ 能取得 ACPHTF 满意疗效，但在此基础上设计的第二代 DAPSQ 尚缺乏相应的生物力学依据。

1. 材料与方法

（1）建立髋臼 ACPHTF 及内固定有限元模型。

骨盆有限元模型的建立及有效性验证同"本章第二节一、（三）"，并按类似方法，建立右高位前柱型髋臼 ACPHT 骨折模型（图 9-2-14）。

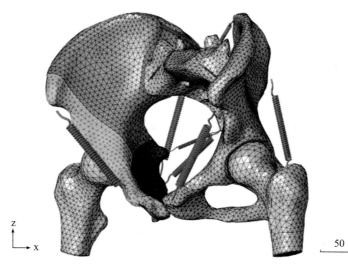

图 9-2-14　右髋臼 ACPHTF 有限元模型

（2）建立三种内固定模型（图9-2-15）：前柱骨折采用五孔钛板固定。A组（第二代DAPSQ固定）；B组（双柱钛板固定）：前柱11孔钛板，后柱双8孔钛板固定；C组（前柱钛板联合后柱拉力螺钉固定）：前柱钛板同B组，加后柱拉力螺钉固定。

（3）将建立好的有限元模型导入Abaqus2018中，模拟生理站位于S1椎体加载600N均布载荷。

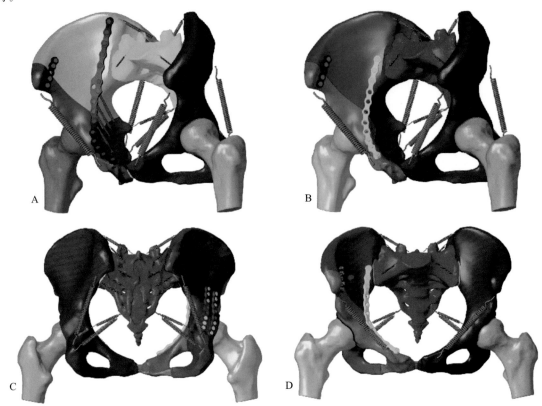

图9-2-15 右髋臼ACPHTF内固定模型

A组：第二代DAPSQ（A）；B组：双柱钛板（B+C）；C组：前柱钛板＋后柱拉力螺钉（B+D）。

2. 结果

（1）各组骨折线路径节点平均位移分析结果。髋臼ACPHTF经三组内固定方式固定后，模拟双足站立600N生理载荷下，位移分布云图（图9-2-16）可见骨盆位移均以骶1终板最大，并以此为中心向两侧髂骨翼远端逐渐减弱，内固定均未见明显移位。A组、B组、C组三组骨折线路径上各节点的平均位移（表9-2-6）分别为（2.09±0.24）μm、（2.11±0.23）μm、（2.32±0.23）μm，表现为第二代DAPSQ组＜双柱钛板组＜前柱钛板联合后柱拉力螺钉组，且第二代DAPSQ组与双柱钛板组无明显统计学差异（$P>0.05$），前柱钛板联合后柱拉力螺钉组与第二代DAPSQ组、双柱钛板组均有统计学差异（$P<0.05$）。这说明第二代DAPSQ与双柱钛板固定强度相当，且都优于前柱钛板联合后柱拉力螺钉。

（2）各组骨盆及内固定所受应力分析结果。髋臼ACPHTF经三组内固定方式固定后，模拟双足站立600N生理载荷下，应力分布云图（图9-2-17）可见骨盆应力分布均匀，内固定应力主要集中于钛板和螺钉结合处。三组内固定方式最大应力分别为52.50MPa、42.76MPa、37.69MPa，表现为第二代DAPSQ组＞双柱钛板组＞前柱钛板联合后柱拉力螺钉组，且内固定最大应力均远小于

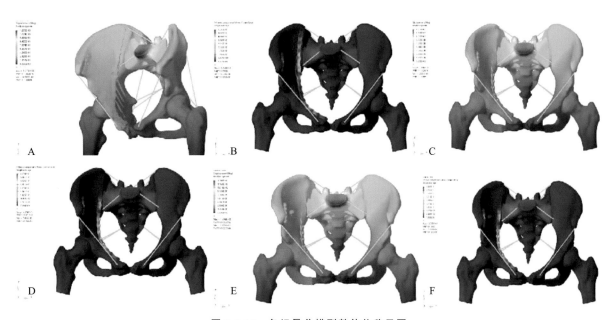

图 9-2-16　各组骨盆模型整体位移云图

第二代 DAPSQ（A、B）；双柱钛板（C、D）；前柱钛板＋后柱拉力螺钉（E、F）。

钛合金材料的屈服强度，提示三组内固定方式均安全有效，不会发生内固定断裂、疲劳、失效等情况。第二代 DAPSQ 应力主要集中于方形区螺钉钛板，且以靠近坐骨大切迹的钛板螺钉结合处最大，方形区螺钉中以近端第 1 枚所受应力最大。

（3）各组应力遮挡率测量结果。根据应力遮挡率计算公式得出三组内固定的应力遮挡率（表 9-2-6）。结果表明：双柱钛板组＞第二代 DAPSQ 组＞前柱钛板联合后柱拉力螺钉组。且双柱钛板组与第二代 DAPSQ 组间无明显统计学差异（$P>0.05$），前柱钛板联合后柱拉力螺钉组与双柱钛板组及第二代 DAPSQ 组存在统计学差异（$P<0.05$）。三组内固定方式均表现了较大的应力遮挡率，故能为髋臼 ACPHT 骨折提供坚强的内固定，有利于骨折的早期愈合。

表 9-2-6　站位下骨折线上各节点（n＝30）平均位移、内固定应力遮挡率及最大应力比较

组别	平均位移/μm	应力遮挡率	内固定最大应力/MPa
A 组	2.09±0.24	(60.96±1.74)%	52.50
B 组	2.11±0.23	(62.49±2.06)%	42.76
C 组	2.32±0.23	(58.34±3.82)%	37.69
F	8.848	6.794	—
P	<0.001	0.004	—
P_{AB}	0.672	0.248	—
P_{BC}	0.001	0.001	—
P_{AC}	<0.001	0.021	—

注：A 组为第二代 DAPSQ，B 组为双柱钛板，C 组为前柱钛板＋后柱拉力螺钉，P_{AB}、P_{BC}、P_{AC} 分别为 A 与 B、B 与 C、A 与 C 间两两比较差异的显著性。

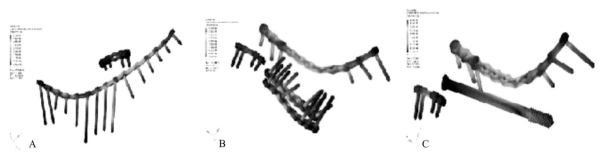

图 9-2-17　各组内固定模型应力云图

A 第二代 DAPSQ；B 双柱钛板；C 前柱钛板＋后柱拉力螺钉。

3. 分析与结论

本研究结果显示第二代 DAPSQ 在固定髋臼 ACPHTF 时，其生物力学稳定性与双柱钛板相当，并优于前柱钛板联合后柱拉力螺钉。这与前期课题组的研究结果一致，进一步证实了该内固定方式的力学稳定性。

（邵启鹏　蔡贤华）

（五）有限元小结

有限元研究结果显示，与第一代 DAPSQ 类似，第二代 DAPSQ 对常见复杂髋臼骨折如双柱骨折、T 形骨折及 ACPHTF 内固定时，力学性能可靠，早期行坐位、站位及旋转动作时并不影响内固定稳定性，但值得注意的是，术后应尽量避免向患侧扭转或翻身，以减少 DAPSQ 方形区螺钉的松动或断裂风险。推荐方形区螺钉应至少置入 3 枚或 4 枚，且靠近坐骨大切迹的方形区螺钉应常规置入。作为实现 DAPSQ 发挥侧方动力加压作用的主要装置，方形区螺钉所受最大应力均集中分布在靠近坐骨大切迹的钛板螺钉结合处（主要集中在内侧）及跨方形区骨折线处。

（蔡贤华　刘曦明　汪国栋）

二、尸体标本生物力学研究

主要研究了第二代 DAPSQ 固定发生率最高的双柱骨折力学及钛板扭矩力与方形区螺钉提拉力。

（一）第二代 DAPSQ 固定髋臼双柱骨折的生物力学研究

鉴于尸体模型研究是生物力学研究的金标准，进行了第二代 DAPSQ 内固定髋臼双柱骨折力学研究。

1. 材料与方法

1）模型制作。

取福尔马林防腐处理的成人尸体完整骨盆标本 6 具（湖北中医药大学解剖教研室提供），标本均由第 4 腰椎椎体上缘水平和双大腿中上 1/3 处截断，保留双侧髋关节囊、耻骨联合及相关韧带，制备左半骨盆高位双柱骨折模型（图 9-2-18A）。

将双侧股骨干用牙托粉和牙托水包埋于高 10 cm，直径 5 cm 的聚氯乙烯管中，使凝固后的自凝牙托粉圆柱与股骨干呈同心圆包埋固定，以便于在后续生物力学测试中调整双下肢姿势和固定。包埋完成后标本采用福尔马林浸湿的纱布包裹，塑料薄膜包扎后储存于－20℃冰箱保存备用，正式测试前 24 h 常温下解冻。

2）应变片粘贴。

在预定骨折线以远 10 mm 设置应变片标记点。于髋臼前柱骨折线设置 1 号和 2 号标记点粘贴应变片（2 号标记点为备用点），在髋臼后柱设 3 号和 4 号标记点粘贴应变片（4 号标记点为备用点）。取同质髂骨翼皮质骨按照相同方式粘贴应变片，作为测试过程中温度补偿部分。

3）实验分组和固定方法。

采用随机抽样法将骨盆标本采用第二代 DAPSQ 或前路重建钛板＋1/3 管型进行固定。第二代 DAPSQ 组，以下简称 B 组（图 9-2-18B）；前路重建钛板＋1/3 管型组，以下简称 C 组（图 9-2-18C）。B 和 C 组前柱髂骨段骨折均采用相同 5 孔或 6 孔重建钛板沿髂嵴固定。

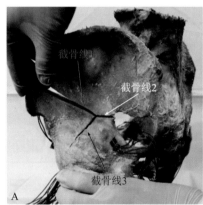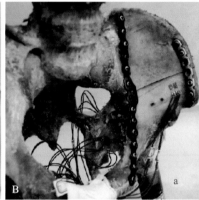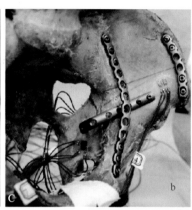

图 9-2-18　骨盆标本模型制备与内固定

A 高位双柱骨折造模；第二代 DAPSQ（B）和重建钛板＋1/3 管型（C）固定髋臼骨折术后大体观。

4）力学测试方法。

由于髋臼骨折患者术后恢复至正常生理状态包括卧床、坐位和站位三个阶段，故本实验将分别模拟患者术后卧床翻身时扭转位力学状态和站位、坐位下轴向压缩力学状态。具体测试方法如下。

（1）轴向压缩试验。

将双侧股骨和腰 4 椎体分别固定于自制骨盆夹具中，模拟坐位应保持双侧髂前上棘与耻骨联合形成的平面与地面垂直，双侧髋关节前屈 60°悬浮不受力，受力点为双侧坐骨结节（图 9-2-19）。固定于 ZwickZ100 电子万能材料试验机上，然后将与应变片相连的铜芯导线连接于 XL2118A 静态电阻应变仪上。轴向压缩载荷设置为 0～800 N，分级加载载荷为 100 N/min。ZwickZ100 试验机自带位移传感器测量系统和数据采集分析软件，可即时自动记录测试过程中垂直压缩位移（ΔL）和垂直载荷（P）大小并据此绘制载荷－位移关系曲线图，然后可根据公式 EF＝P/ΔL 计算骨盆整体轴向刚度（EF）。XL2118A 静态电阻应变仪可记录应变片在不同载荷下各标记点应变值大小。采用多功能数显千分表测量分级加载过程中髋臼后柱内壁横向位移和臼顶纵向位移。游标卡尺用于测量加载前后后柱内壁和臼顶纵向骨折线最大位移。

（2）力学测试步骤。

首先随机对完整骨盆（以下简称 A 组）进行站位或坐位轴向压缩试验，考虑到骨盆具有一定粘弹性，每具标本正式加载前需反复循环加载 0～300 N 两次，以消除骨组织蠕变、松弛和关节间隙微变，使骨盆标本达到弹性和机械性适应平衡。然后以 100 N/min 分级加载至 800 N。为确保试验

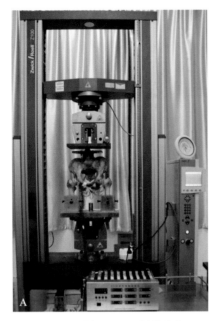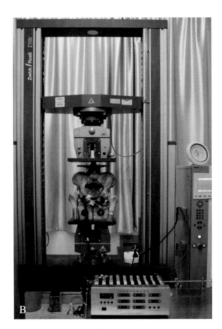

图 9-2-19 骨盆站位（A）和坐位（B）轴向压缩试验图

的可重复性，每次垂直轴向压缩试验后需调整 ZwickZ100 试验机使标本轴向负荷为 0 N 时对应的轴向位移为 0 mm，使轴向负荷完全卸载后再进行下一次试验。为降低加载次数过多对标本造成的损伤，每具标本在进行重复加载时需给予 15～20 min 间隔期，每组标本每种加载方法加载 3 次取平均值。待完整骨盆标本轴向载荷和扭转试验测试后，再制作左侧髋臼高位双柱骨折模型，随机行"第二代 DAPSQ 内固定"（B组）或"前路重建钛板＋1/3 管型钛板内固定"（C组）重复上述测试步骤。每完成一种固定方式的检测后，取下沿弓状线固定的钛板螺钉，检查骶髂关节、韧带及髋臼前柱和后柱完好无损后，再次依据双柱骨折复位和固定原则进行另一组内固定检测。记录各标本在 200～800 N 负荷下对应的骨盆整体轴向位移和髋臼后柱内壁横向位移，记录上述不同载荷下骨盆前柱和后柱各标记点应变片对应的应变值。

（3）平卧位扭转试验。

模拟正常人体平卧位，双下肢伸直位固定，对第 5 椎体以角速度控制加载左侧扭转载荷（即向患侧扭转），扭转角度控制在 0°～8°，分级加载角速度控制在 1°/min。RNJ-500 微机控制扭转试验机自带角度位移和扭矩测量传感器和数据采集分析软件，可即时自动记录测试过程中扭转角度（φ）和对应扭矩（Mn）大小并据此绘制扭矩－扭角关系曲线图，根据公式 GJp＝ Mn/φ 可计算骨盆整体扭转刚度（GJp）。XL2118A 静态电阻应变仪可记录应变片在不同扭转载荷下各标记点应变值大小，而多功能数显千分表可用来测量髋臼后柱内壁横向位移。如图 9-2-20。

5）观察指标、评估标准和统计分析。

（1）观察指标。

在站位和坐位轴向压缩试验中，记录各标本在 200 N、300 N、400 N、500 N、600 N、700 N 和 800 N 负荷下对应的骨盆整体轴向位移和髋臼后柱内壁横向位移（精确到 0.01），记录上述不同载荷下骨盆前柱和后柱各标记点应变片对应的应变值。在平卧位扭转试验中，记录各标本在扭转 2°、4°、6°和 8°时对应的扭矩值及方形区标记点应变花各方向对应的应变值。

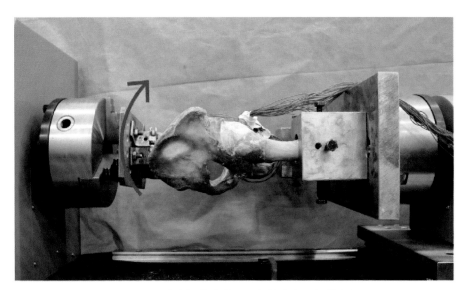

图 9-2-20　骨盆扭转试验（红色箭头表示扭转方向）

（2）评估标准。

股骨头脱位和内固定失效标准判定：根据 Matta 复位标准，内固定术后残留移位＜1 mm 为解剖复位，若存在臼顶纵向移位＞1 mm 判定为股骨头向上脱位，后柱内壁横向位移＞1 mm 则为股骨头中心脱位。本实验结合 Bray 等提出的髋臼骨折满意复位标准，将髋臼骨折线位移＞2 mm 定义为内固定失效。

（3）应变值分析。

应变片正值表示该测量位点受到拉应变值大小，应变花负值表示测量点压应变值大小。而应变花则为三轴 45°直角，3 号标记点应变花＋45°方向平行于方形区骨折线，应变花 0°方向与方形区骨折线呈 45°夹角，应变花－45°方向与方形区骨折线垂直。应变花可分别在 0°、＋45°和－45°方向获取方形区应变值，可根据如下计算公式确定 3 号测量点最大拉应力和最大压应力及方向。

$$\varepsilon_1 = \frac{\varepsilon_{-45°} + \varepsilon_{45°}}{2} + \sqrt{\frac{1}{2}\left[(\varepsilon_{-45°} - \varepsilon_{0°})^2 + (\varepsilon_{0°} - \varepsilon_{45°})^2\right]}$$

$$\varepsilon_2 = \frac{\varepsilon_{-45°} + \varepsilon_{45°}}{2} - \sqrt{\frac{1}{2}\left[(\varepsilon_{-45°} - \varepsilon_{0°})^2 + (\varepsilon_{0°} - \varepsilon_{45°})^2\right]}$$

$$\alpha = \frac{1}{2}\arctan\left(\frac{\varepsilon_{45°} - \varepsilon_{-45°}}{2\varepsilon_{0°} - \varepsilon_{-45°} - \varepsilon_{45°}}\right)$$

其中 ε_1 表示最大拉应力值，ε_2 表示最大压应力值，α 为最大拉应力值的方向，$\varepsilon_{45°}$ 表示测得 45°方向应变花的值，$\varepsilon_{-45°}$ 为测得－45°方向应变花值，$\varepsilon_{0°}$ 为测得 0°方向应变花值。

2. 结果

（1）一般情况。

髋臼双柱骨折在经过 B 组和 C 组固定后，髋臼前后柱骨折块均得到良好固定，髋臼前柱及方形区骨块肉眼观察或手触摸均未发现明显台阶位移。固定完成后松弛的骶结节和骶棘韧带明显绷紧，B 组标本后柱骨块在手动抗内旋或外旋移位作用比 C 组较强。两组内固定术中经骨盆正位、出入口位和双斜位 X 线及 CT 三维重建均证实为解剖复位（图 9-2-21）。B 组方形区螺钉肉眼均可见到呈

"竹筏样"固定于方形区表面，方形区螺钉中部 1/3～1/2 横径螺纹位于骨质内，远端完全或部分位于骨质，方形区螺钉手动拔出困难。整个测试过程中，B 组和 C 组骨盆夹具稳定无松动，所有标本均未出现钛板或螺钉松动、拔出或断裂现象。B 组和 C 组髋臼内壁横向位移和臼顶纵向位移均＜ 2 mm，均未达到内固定失效标准。

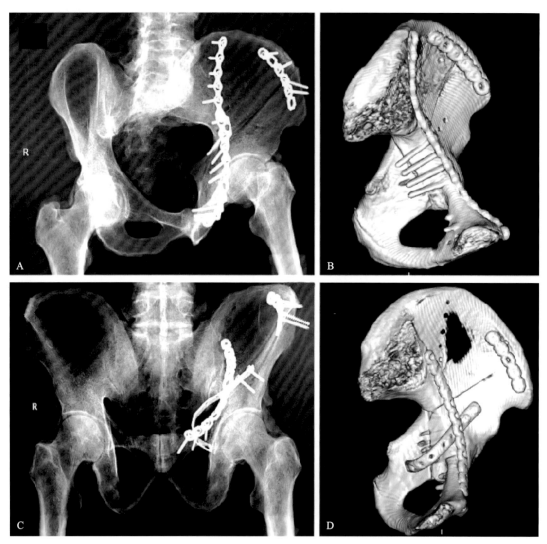

图 9-2-21　第二代 DAPSQ 固定术后骨盆 Judet 斜位 X 线（A）和 CT 三维重建方形区位（B）；传统重建钛板＋1/3 管型固定术后骨盆出口位 X 线（C）和 CT 三维重建方形区位（D）

（2）位移比较。

在模拟人体坐位轴向压缩试验中，骨盆轴向压缩位移随轴向载荷增加而增大，ZwickZ100 工作站自动记录的各试验垂直载荷-位移曲线均近似平滑直线（图 9-2-22），表明骨盆标本在垂直载荷下发生了弹性形变，且形变大小在标本弹性变形范围内。

随着垂直载荷从 200 N 增加至 800 N，三组骨盆轴向压缩位移均呈线性增加趋势，总体位移表现为 A 组＜B 组＜C 组。其中组间比较结果显示（表 9-2-7）：在 600 N 生理载荷下，A 组轴向位移为（2.95±0.92）mm，B 组轴向位移为（3.42±0.85）mm，C 组轴向位移为（5.19±2.16）mm。

C 组骨盆轴向位移明显大于 A 组和 B 组，差异具有统计学意义（$P<0.05$）。而 A 组和 B 组未见明显统计学差异（$P>0.05$）。在 200～500 N 和 700～800 N 分级载荷下，C 组骨盆轴向位移均明显大于 A 组和 B 组，差异均有统计学意义（$P<0.05$）。而 A 组和 B 组在各级载荷下骨盆整体位移均未见明显差异（$P>0.05$）。

表 9-2-7　骨盆坐位下不同轴向载荷位移变化（$\bar{x}\pm s$）

组别	坐位垂直载荷/mm						
	200 N	300 N	400 N	500 N	600 N	700 N	800 N
A 组	1.03±0.27	1.53±0.45	1.95±0.52	2.51±0.71	2.95±0.92	3.50±1.01	3.97±1.31
B 组	1.14±0.32△	1.72±0.45△	2.36±0.59△	2.94±0.76△	3.42±0.85△	4.06±1.09△	4.58±1.21△
C 组	2.18±1.12*#	2.98±1.40*#	3.70±1.71*#	4.43±1.91*#	5.19±2.16*#	5.96±2.36*#	6.65±2.52*#

注：组间采用配对样本 t 检验，与 A 组比较，* $P<0.05$；与 A 组比较，△ $P>0.05$；与 B 组比较，# $P<0.05$。

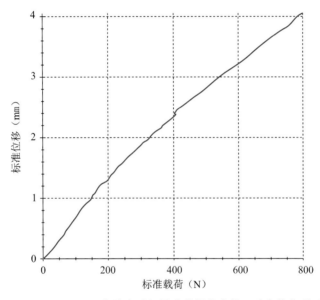

图 9-2-22　ZwickZ100 工作站自动记录完整骨盆坐位下垂直载荷-位移曲线

（3）刚度比较。

三组坐位标本在 600 N 生理载荷下，骨盆整体轴向刚度比较表现为 A 组＞B 组＞C 组，其中 A 组整体刚度为（220.72±70.33）N/mm，B 组整体刚度为（185.68±48.49）N/mm，C 组整体刚度为（135.83±60.58）N/mm。第二代 DAPSQ 固定组骨盆坐位轴向刚度为完整骨盆的 84.1%，而前路重建钛板＋1/3 管型固定组坐位骨盆轴向刚度仅为完整骨盆的 61.5%。C 组骨盆整体轴向刚度明显低于 A 组和 B 组（图 9-2-23），差异均具有统计学意义（$P<0.05$），而 A 组和 B 组骨盆轴向刚度比较，差异无统计学意义（$P>0.05$）。

（4）应变值比较。

应变值检测结果反映了测量点分享载荷的大小，应变值越大者表示骨盆测量点分享载荷越多，内固定分享载荷越少，内固定强度越不牢靠。坐位垂直载荷下 A 组、B 组和 C 组前后柱测量点应变值均随载荷增加而呈增加趋势，前后柱测量点均为负值（表 9-2-8），测量位点主要受压应力。前柱

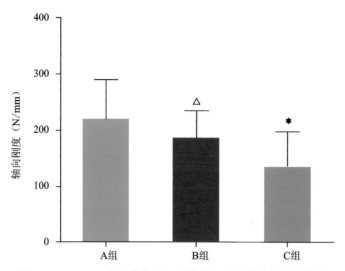

图 9-2-23　600 N 生理载荷下三组骨盆标本坐位轴向刚度比较

注：C 组与 A 和 B 组相比，$P<0.05$；$^\triangle$A 组和 B 组相比，$P>0.05$。

测量点在垂直载荷从 400 N 增加至 800 N 时，总体应变值表现为 C 组＞A 组＞B 组（图 9-2-24），但 A 组、B 组和 C 组组间两两比较差异均无统计学意义（$P>0.05$）。后柱测量点在垂直载荷从 200 N 增加至 800 N 时，总体应变值表现为 C 组＞A 组＞B 组（图 9-2-25），组间比较结果显示：200～ 400 N 各分级载荷下，C 组应变值明显大于 B 组，差异具有统计学意义（$P<0.05$），而 A 组与 B 组 和 C 组相比，差异均无统计学意义（$P>0.05$）。在 500～800 N 各分级载荷下，C 组应变值明显大 于 A 组和 B 组，差异均具有统计学意义（$P<0.05$），A 组和 B 组应变值差异无统计学意义 （$P>0.05$）。

表 9-2-8　坐位 600 N 生理载荷下髋臼前后柱标记点应变值比较（$\bar{x}\pm s$）　　　　单位：$\mu\varepsilon$

组别	前柱	后柱
A 组	-29.67 ± 8.26	-73.67 ± 21.20
B 组	$-28.50\pm7.87^\triangle$	$-65.17\pm22.62^\triangle$
C 组	$-37.33\pm7.17^{\triangle\,\Hsmwhtcircle}$	$-112.50\pm34.40^{*\#}$

注：组间采用配对样本 t 检验，与 A 组比较，$^{*}P<0.05$；与 A 组比较，$^\triangle P>0.05$；与 B 组比较，$^\# P<0.05$；与 B 组比 较，$^\Hsmwhtcircle P>0.05$。

（5）模拟站位垂直载荷下三组骨盆标本位移和刚度比较。

三组标本在模拟人体站位时轴向压缩试验中，ZwickZ100 工作站自动记录的各试验垂直载荷-位 移曲线也近似平滑直线（图 9-2-26），表明骨盆标本在垂直载荷下发生了弹性形变，且形变大小在 标本弹性变形范围内。随着垂直载荷从 200 N 增加至 800 N，三组骨盆轴向压缩位移均呈线性增加 趋势，总体位移表现为 A 组＜B 组＜C 组。其中组间比较结果显示（表 9-2-9）：在 200～800 N 分级 载荷下，C 组骨盆轴向位移均明显大于 A 组和 B 组，差异均有统计学意义（$P<0.05$）。而 B 组骨 盆整体位移明显大于 A 组（$P<0.05$）。

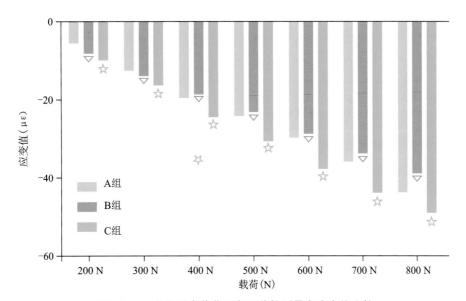

图 9-2-24 坐位垂直载荷下各组前柱测量点应变值比较

注：☆C 组与 A 和 B 组相比，$P > 0.05$；△A 组和 B 组相比，$P > 0.05$。

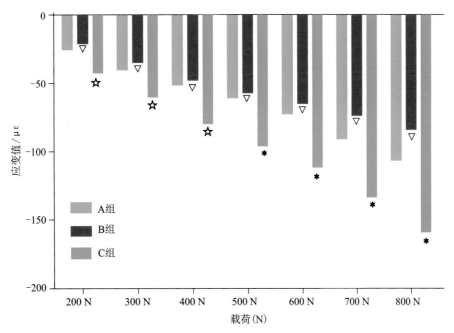

图 9-2-25 坐位垂直载荷下各组后柱测量点应变值比较

*C 组与 A 和 B 组相比，$P < 0.05$；△A 组和 B 组相比，$P > 0.05$；☆C 组与 B 组相比，$P < 0.05$。

三组站位标本在 600 N 生理载荷下，骨盆整体轴向刚度比较表现为 A 组＞B 组＞C 组，其中 A 组整体刚度为（185.27±56.15）N/mm，B 组整体刚度为（139.42±37.44）N/mm，C 组整体刚度为（101.01±18.33）N/mm。A、B 和 C 组组间两两比较（图 9-2-27），差异均具有统计学意义（$P < 0.05$）。

B 组 6 具标本垂直载荷加载过程中髋臼内壁横向位移和臼顶纵向位移均在 1 mm 以内，轴向刚度值均大于完整骨盆整体刚度的 1/3 即 61.76 N/mm，表明 B 组内固定均为稳定。而 C 组骨盆垂直载荷加载过程中髋臼内壁横向位移＞1 mm 出现 2 例，符合股骨头中心脱位标准。1 例出现臼顶纵向位移＞1 mm，符合股骨头向上脱位标准，6 具标本轴向刚度值均＞61.76 N/mm。

表 9-2-9　骨盆站位下不同轴向载荷位移变化 ($\bar{x} \pm s$)　　　　　单位：mm

组别	站位垂直载荷						
	200 N	300 N	400 N	500 N	600 N	700 N	800 N
A 组	1.42±0.71	2.02±0.83	2.56±1.06	3.09±1.16	3.55±1.28	4.07±1.45	4.58±1.59
B 组	1.69±0.62*	2.50±0.86*	3.11±0.96*	3.96±1.20*	4.59±1.28*	5.15±1.29*	5.73±1.41*
C 组	2.34±0.46*#	3.39±0.89*#	4.26±0.89*#	5.16±0.93*#	6.10±1.03*#	7.11±1.13*#	7.95±1.18*#

注：组间采用配对样本 t 检验，与 A 组比较，* $P<0.05$；与 B 组比较，# $P<0.05$。

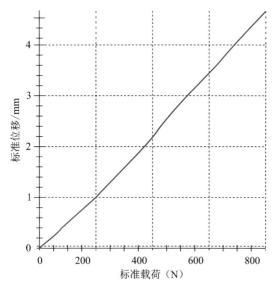

图 9-2-26　ZwickZ100 工作站自动记录完整骨盆站位下垂直载荷-位移曲线

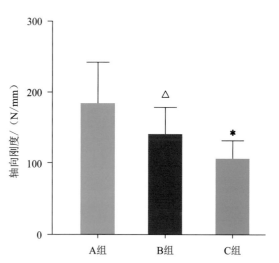

图 9-2-27　600 N 生理载荷下三组骨盆标本站位轴向刚度比较

注：* A 组与 B 和 C 组相比，$P<0.05$；△B 组和 C 组相比，$P<0.05$。

（6）模拟平卧位扭转载荷下三组骨盆标本扭矩和扭转刚度比较。

三组标本在平卧位扭转试验中，RNJ-500 工作站自动记录的试验扭矩－扭角曲线也近似平滑直线（图 9-2-28），表明骨盆标本在垂直载荷下发生了弹性形变，且形变大小在标本弹性变形范围内。随着扭转角从 2°增加至 4°，三组骨盆标本扭矩均呈线性增加趋势，总体扭矩值表现为 A 组＞B 组＞C 组。组间比较结果显示（表 9-2-10）：扭转角从 2°增加至 4°时，A 组和 B 组平均扭矩值均明显大于 C 组，差异具有统计学意义（$P<0.05$），而 B 组整体骨盆扭矩值虽小于完整骨盆组，但两者差异均无统计学意义（$P>0.05$）。同样，三组整体骨盆扭转刚度比较表现为 A 组＞B 组＞C 组，其中 A 组整体扭转刚度为（2.32±0.25）N·m/°，B 组整体扭转刚度为（2.21±0.28）N·m/°，C

组整体扭转刚度为（1.51±0.20）N·m /°。C 组整体骨盆扭转刚度与 A 组和 B 组比较，差异均具有统计学意义（$P<0.05$），而 A 组和 B 组比较，差异无统计学意义（$P>0.05$）（图 9-2-29）。

表 9-2-10　骨盆不同扭角下扭矩值变化（$\bar{x}\pm s$）　　　　　　单位：N·m

组别	扭转角			
	2°	4°	6°	8°
A 组	5.35°±0.54°	9.34°±1.39°	12.9°±1.98°	17.04°±3.24°
B 组	5.19°±0.67°△	8.93°±1.91°△	12.60°±3.46°△	15.31°±4.35°△
C 组	3.57°±0.65°*#	6.06°±1.31°*#	8.39°±2.14°*#	10.60°±2.82°*#

注：组间采用配对样本 t 检验，与 A 组比较，*$P<0.05$；与 A 组比较，△$P>0.05$；与 B 组比较，#$P<0.05$。

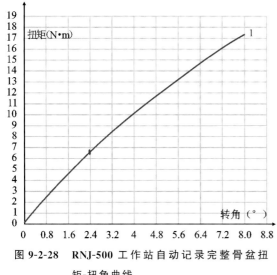

图 9-2-28　RNJ-500 工作站自动记录完整骨盆扭矩-扭角曲线

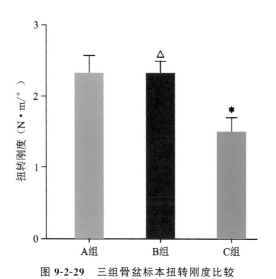

图 9-2-29　三组骨盆标本扭转刚度比较

注：* C 组与 A 和 B 组相比，$P<0.05$；△A 组和 B 组相比，$P>0.05$。

（7）扭转载荷下三组髋臼方形区测量点最大拉应变和压应变值。

扭转载荷下，方形区测量点应变值均随扭转载荷增加而呈线性增加趋势，其中三组方形区标记点最大拉应变均大于压应变（图 9-2-30）。三组最大拉应变和压应变绝对值均表现为 C 组＞A 组＞B 组，组间比较结果显示（表 9-2-11、表 9-2-12）：扭转角从 2°增加至 4°时，C 组髋臼方形区最大拉应变和最大压应变值均明显大于 A 组和 B 组，差异具有统计学意义（$P<0.05$），A 组髋臼方形区最大拉应变和最大压应变值均大于 B 组，差异均具有统计学意义（$P<0.05$）。

三组最大拉应变方向分布如图 9-2-31 所示，正常骨盆模型和 1/3 管型固定最大拉应变方向分别位于-10.6°和 -11.3°。而第二代 DAPSQ 组方形区标记点最大拉应变方向位于-39.10°（-31.72°～-44.27°）。若以方形区骨折线为参考线，则方形区标记点最大拉应变方向与骨折线夹角为 84.10°，基本与方形区螺钉置钉方向吻合。

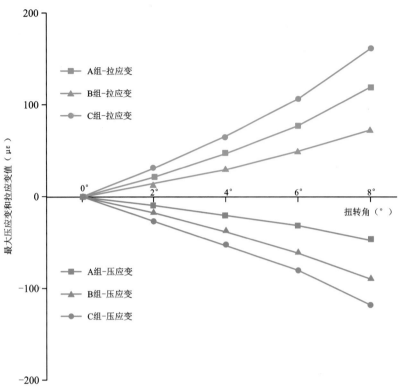

图 9-2-30 三组骨盆标不同扭转载荷下髋臼方形区测量点最大应变值比较

表 9-2-11　骨盆不同扭角下三组髋臼方形区最大拉应变比较（$\bar{x} \pm s$）　　　　　单位：με

组别	最大拉应变			
	2°	4°	6°	8°
A 组	21.69±10.09	47.74±14.58	76.83±19.30	119.03±22.10
B 组	14.08±7.06*	29.29±8.97*	49.89±15.27*	73.05±24.86*
C 组	31.24±16.67*#	65.60±14.82*#	106.08±28.16*#	160.86±40.07*#

注：组间采用配对样本 t 检验，与 A 组比较，*$P<0.05$；与 B 组比较，#$P<0.05$。

表 9-2-12　骨盆不同扭角下三组髋臼方形区最大压应变比较（$\bar{x} \pm s$）　　　　　单位：με

组别	最大压应变			
	2°	4°	6°	8°
A 组	−16.52±6.72	−37.74±12.37	−59.99±15.52	−88.70±21.05
B 组	−9.08±6.33*	−19.63±4.30*	−31.89±8.48*	−46.39±14.10*
C 组	−26.58±16.75*#	−52.10±16.28*#	−80.41±23.84*#	−117.69±27.40*#

注：组间采用配对样本 t 检验，与 A 组比较，*$P<0.05$；与 B 组比较，#$P<0.05$。

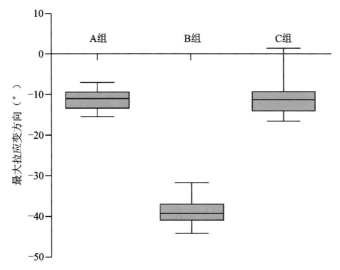

图 9-2-31　三组骨盆标本髋臼方形区测量点最大拉应变方向分布

3. 分析与结论

（1）与传统重建钛板＋1/3 管型固定相比，第二代 DAPSQ 固定髋臼双柱骨折模型生理载荷下轴向刚度更强，髋臼前后柱应力变化更接近完整髋臼应力分布情况，故患者术后早期取坐位是安全的。

（2）站位下，第二代 DAPSQ 固定生理载荷下压缩位移明显小于传统重建钛板＋1/3 管型，且骨盆整体轴向刚度明显大于后者，且第二代 DAPSQ 固定后未出现髋关节不稳或内固定失败情况，故第二代 DAPSQ 内固定术后患者早期取站位稳定性优于传统重建钛板＋1/3 管型，但早期应谨慎选择站位锻炼。

（3）旋转位下，随着标本扭转角从 2°增加至 4°，三组骨盆标本扭矩均呈线性增加趋势，整体骨盆扭转刚度比较表现为 A 组＞B 组＞C 组，上述结果说明在旋转稳定性方面，第二代 DAPSQ 力学性能明显优于传统重建钛板＋1/3 管型内固定。第二代 DAPSQ 固定后方形区后柱骨折块主要受拉应力变化，最大拉应变方向与方形区螺钉固定方向一致，故患者内固定术后向患侧翻身时并不影响内固定稳定性。

（吴海洋　蔡贤华）

（二）第二代 DAPSQ 钛板扭矩力与方形区螺钉提拉力初步探索

DAPSQ 形态特殊，功能异于常规内固定器械，其作用机制与其钛板扭矩力和方形区螺钉提拉力关系十分密切。但其研究十分困难，目前一直是困扰相关临床与基础研究的主要问题之一，因为这关系到 DAPSQ 的正确应用及其机制研究。同时可观察 DAPSQ 与骨组织匹配情况。

1. 材料与方法

1）标本制备和骨折模型。

取经福尔马林防腐保湿处理的成人尸体完整骨盆标本 1 具，参考"本节二、（二）"方法制备左侧高位双柱骨折模型（图 9-2-18A）。

2）应变片粘贴和测量。

（1）在方形区表面粘贴应变片（Marker 1，Marker 2），应变片纵轴垂直于骨折线，测量

DAPSQ方形区螺钉置入过程中标本方形区表面应变变化情况，见图9-2-32。

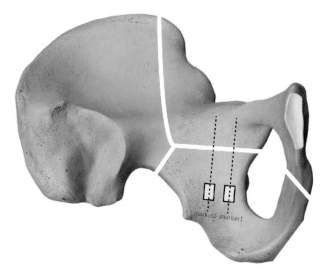

图 9-2-32　髋臼双柱骨折建模及方形区应变片粘贴位点

（2）根据标本DAPSQ轨迹长度选取一块合适型号的DAPSQ钛板。分别在DAPSQ钛板螺钉孔之间粘贴应变片（图9-2-33），其中髂骨区粘贴位点分别为QGQ1，QGQ2和QGQ3，方形区粘贴位点分别为QLP1，QLP2和QLP3，耻骨区粘贴位点分别为CGQ1和CGQ2。然后将钛板放置在骨盆标本合适位置，并连接动态应变仪（江苏东华测试技术有限公司，DH3822动态信号测试分析系统）。按照DAPSQ标准置钉方法置入各区螺钉，测量各枚螺钉在开始拧入到拧入结束期间钛板受力变化情况（图9-2-34）。根据公式：$\sigma = E \cdot \varepsilon$（$\sigma$：应力，$\varepsilon$：应变值，$E$：弹性模量），设置钛板弹性模量为110 GPa，动态应变仪数据处理软件可自动生成钛板应力分析曲线。

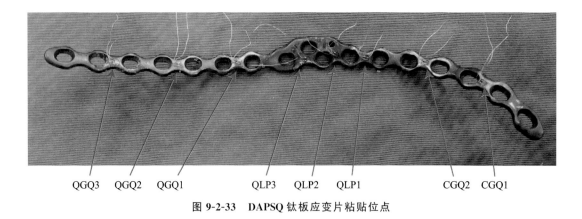

QGQ3　QGQ2　QGQ1　　QLP3　QLP2　QLP1　　CGQ2　CGQ1

图 9-2-33　DAPSQ钛板应变片粘贴位点

2. 结果

（1）方形区骨块应变值变化。

第1枚和第2枚方形区螺钉置入时，方形区后柱骨块应变测量点均受垂直骨折线方向拉应力变化，在螺钉置入过程中均可观察到明显的应变值增加（图9-2-35、图9-2-36）。第3枚和第4枚方形区螺钉置入时，方形区后柱骨块拉应变增加不明显（图9-2-37），分析认为可能主要与前2枚螺钉置入后已将后柱骨块初步固定，故后2枚螺钉置入时方形区后柱骨块应力改变较小有关。

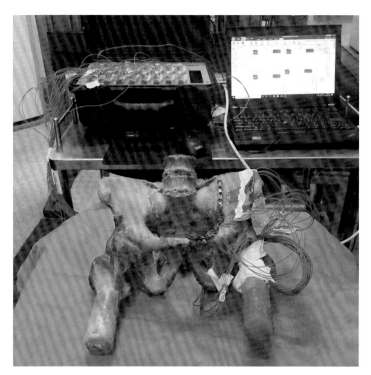

图 9-2-34　DH3822 动态信号测试分析系统

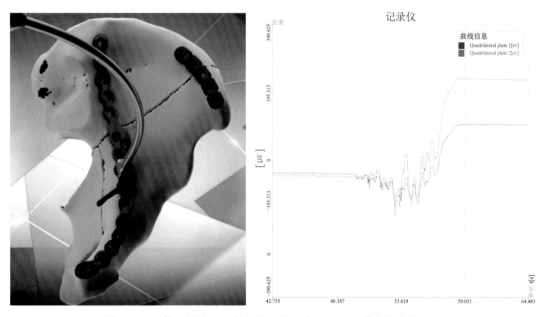

图 9-2-35　第 1 枚方形区螺钉置入过程中方形区测量点应变值变化

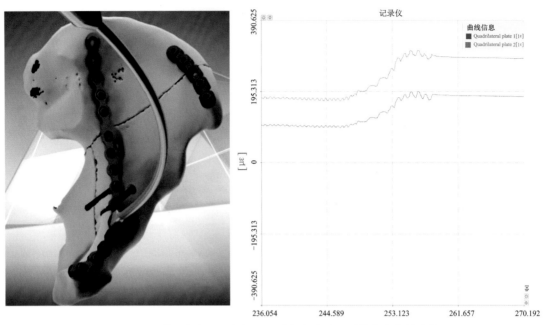

图 9-2-36　第 2 枚方形区螺钉置入过程中方形区测量点应变值变化

　　两端耻骨区和髂骨区螺钉置入过程对方形区应变产生一定影响，但主要为波动性应力改变，未发生明显拉应力增加或减小（图 9-2-38、图 9-2-39）。

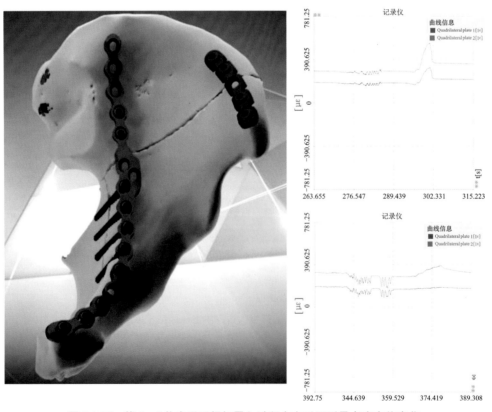

图 9-2-37　第 3、4 枚方形区螺钉置入过程中方形区测量点应变值变化

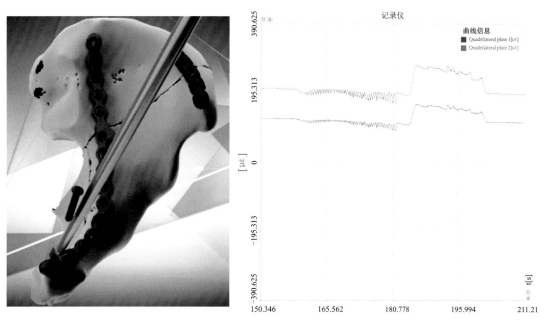

图 9-2-38　耻骨区螺钉置入过程中方形区测量点应变值变化

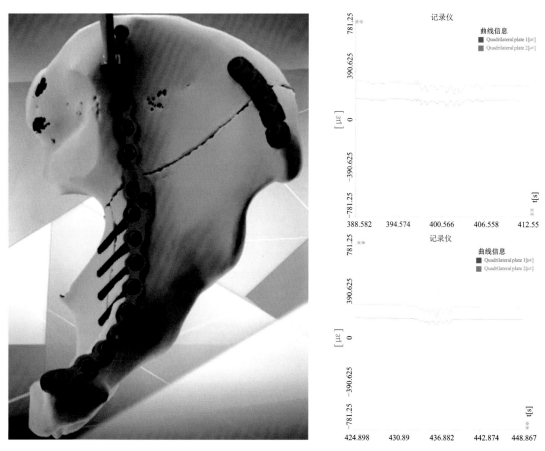

图 9-2-39　髂骨区螺钉置入过程中方形区测量点应变值变化

（2）DAPSQ 钛板应力变化。

方形区钛板在髂骨区和耻骨区钛板螺钉拧入过程中可观察到明显的拉应力增加，说明钛板两端固定螺钉拧入过程中对钛板产生的扭转对方形区扭矩力产生至关重要（图 9-2-40、图 9-2-41）。

方形区螺钉在拧入过程中可观察到钛板受到一过性应力改变，最高可超过 300 MPa 或 N/mm²（图 9-2-42～图 9-2-44）。

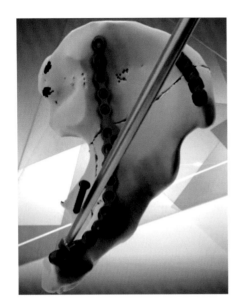
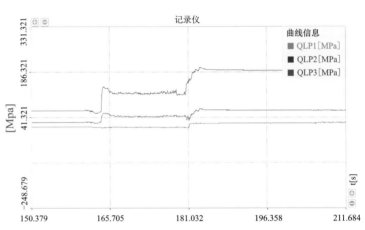

图 9-2-40　耻骨区螺钉置入过程中方形区钛板测量点应力变化

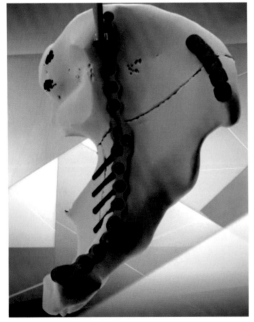
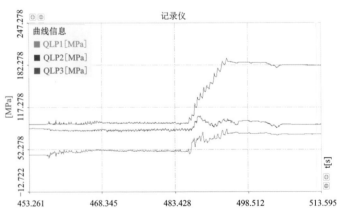

图 9-2-41　髂骨区螺钉置入过程中方形区钛板测量点应力变化

DAPSQ 方形区钛板三个测量点应力均从螺钉置入前的 0 N/mm² 变化到螺钉全部置入后的稳定装载应力值，其中 QLP3 号监测点稳定在 160 N/mm² 其他两个测量点稳定在 80 N/mm² 左右。耻骨区钛板最终应力值稳定在 250 N/mm² 和 140 N/mm²，髂骨区装载应力值相对较小，表明耻骨区钛板对方形区扭矩力产生贡献度可能大于髂骨区钛板（图 9-2-45）。

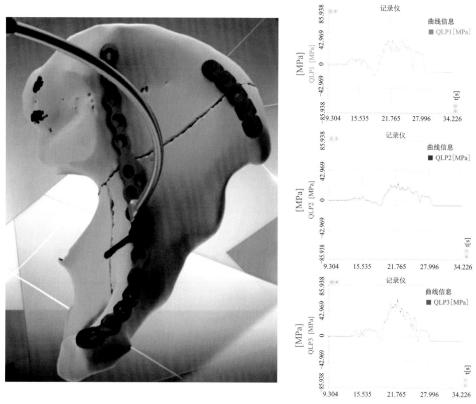

图 9-2-42　方形区第 1 枚螺钉置入过程中方形区钛板测量点应力变化

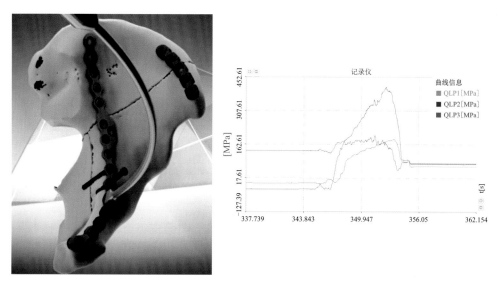

图 9-2-43　方形区第 2 枚螺钉置入过程中方形区钛板测量点应力变化

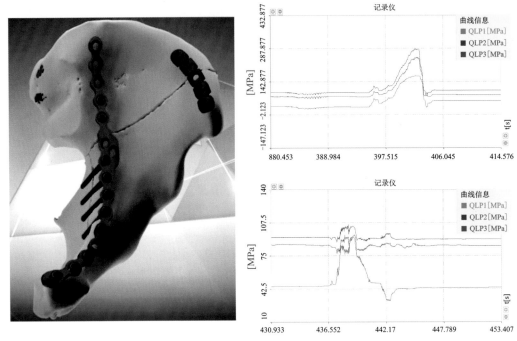

图 9-2-44　方形区第 3、4 枚螺钉置入过程中方形区钛板测量点应力变化

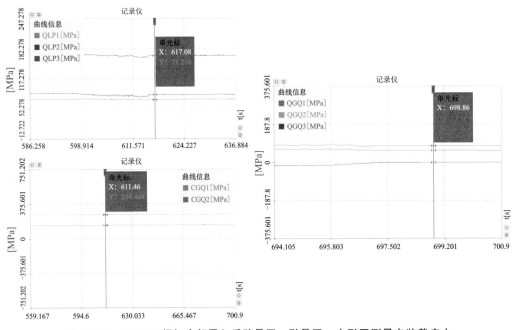

图 9-2-45　DAPSQ 螺钉全部置入后髂骨区、耻骨区、方形区测量点装载应力

（3）第二代 DAPSQ 与骨组织匹配情况。

如图 9-2-34 所示，钛板安装后与骨盆蔡氏线十分匹配，尽管安装前钛板特殊形态与骨表面不相符。这再次表明第二代 DAPSQ 钛板设计是符合要求的。

3. 分析与结论

（1）方形区螺钉对后柱骨块具有一定的提拉作用，且提拉力的变化可能与前 2 枚方形区螺钉最相关。但随着方形区螺钉的增加，对后柱骨块的提拉和固定作用力也会增加。也就是说，先拧入的方形区螺钉提拉作用明显，后拧入螺钉起维持作用，提醒安装时，应确保先拧入螺钉提拉作用，否则难以实现内固定要求。

（2）DAPSQ 两端固定螺钉对钛板产生的扭转对方形区扭矩力的产生至关重要，其中，耻骨区钛板对方形区扭矩力产生贡献度可能大于髂骨区钛板。DAPSQ 置钉完成后钛板产生的装载应力可达 160 N/mm²。

（3）第二代 DAPSQ 安装后与骨组织匹配满意，显示其设计与制备符合要求。

（吴海洋　蔡贤华）

（三）小结

（1）尸体标本生物力学研究结果显示，坐位与旋转位生理载荷下，与传统重建钛板＋1/3 管型固定相比，第二代 DAPSQ 固定髋臼双柱骨折力学性能更为可靠。这表明术后早期取坐位、患侧翻身时是安全的。而站位时，生理载荷下第二代 DAPSQ 也强于传统内固定方法，骨盆轴向刚度达到完整骨盆 75.3%，站位比较安全，但早期应谨慎选择站位锻炼。

（2）第二代 DAPSQ 安装后与骨组织匹配满意。方形区螺钉除具有侧方动力加压作用外，对后柱或方形区骨块具有一定的提拉作用，且提拉力的变化可能与前 2 枚方形区螺钉最相关。但随着方形区螺钉的增加，对后柱骨块的提拉和固定作用力也会增加。DAPSQ 两端固定螺钉对钛板产生的扭转对方形区扭矩力的产生至关重要，其中，耻骨区钛板对方形区扭矩力产生贡献度可能大于髂骨区钛板。

（吴海洋　蔡贤华）

本章小结

1. 第一代 DAPSQ 生物力学研究结果显示，其治疗复杂髋臼骨折（如双柱骨折、T 形骨折、前柱伴后半横行骨折）具有可靠的生物力学性能，应力集中出现在螺钉-钛板盆腔侧及方形区螺钉骨面侧，表明 DAPSQ 在固定前柱的同时，通过侧方动力加压作用固定方形区或后柱骨折；在站立位、坐位下，非粉碎性双柱骨折尸体标本生物力学研究显示，较常规钛板加 1/3 管型钛板内固定力学性能更为可靠，虽不如完整髋臼稳定，但其差异无显著性意义，这意味着第一代 DAPSQ 内固定后可允许早期坐位、早期站立位非负重下地。

2. 第二代 DAPSQ 也显示与第一代 DAPSQ 类似的生物力学性能，早期旋转动作并不影响其稳定性。DAPSQ 3 枚或 4 枚方形区螺钉的设计均安全有效，且近端第 1 枚螺钉的固定至关重要，第二代 DAPSQ 方形区完全置钉后所受最大应力均集中分布在靠近坐骨大切迹的钛板螺钉结合处（主要集中在内侧）及跨方形区骨折线处，最大应力值均远小于钛质材料的屈服强度。

3. 第二代 DAPSQ 安装后与骨组织匹配满意。

4. 方形区螺钉除具有侧方动力加压作用外，对后柱或方形区骨块具有一定的提拉作用，且提拉力的变化可能与前 2 枚方形区螺钉最相关。但随着方形区螺钉的增加，对后柱骨块的提拉和固定作用力也会增加。DAPSQ 两端固定螺钉对钛板产生的扭转对方形区扭矩力的产生至关重要，其中，耻骨区钛板对方形区扭矩力产生贡献度可能大于髂骨区钛板。

5. 对侧骨盆环的稳定是 DASPQ 有效固定的前提与条件。

（蔡贤华　刘曦明　汪国栋）

第十章

DAPSQ 应用解剖学研究

由于受伤机制的复杂性使得髋臼骨折类型亦变化不定，加上髋臼位置深、解剖结构极不规则且骨质薄弱，髋臼骨折的治疗难度很大，对于以方形区为中心区域的髋臼骨折，尤其是复杂髋臼骨折，复位和固定则更加困难，术中内固定物误入关节等并发症时有发生（图 6-1-3、图 8-1-52）。术中透视，或者术中进行常规 CT 扫描观察骨折的复位情况和有无螺钉进入关节内等方法虽然有利于避免或确认有无螺钉误入关节后存留等并发症的发生，但若术中螺钉或钻头已误入关节腔，则术后创伤性关节炎已在所难免；同时难免会延长手术时间、增加患者术中出血量，并且随着伤口暴露时间的延长，术后感染的风险也会增加；另外反复透视或 CT 检查对术者和患者都会造成不必要的辐射。

有学者通过解剖学研究提出，在髂耻隆起 10 mm 的范围内不拧入螺钉可显著减少螺钉误入关节腔并发症的发生，然而大部分髋臼骨折均会累及此区域，若放弃在骨折线周围打入螺钉，固定强度又会大打折扣，引起术后骨折复位的丢失。有学者通过研究建议在髋臼周围钻孔和置钉时，控制深度或长度在 12～14 mm，这样即可大大降低螺钉破坏关节的风险，但是由于螺钉长度较短，把持力不够，且使用短螺钉无法实现对复杂髋臼骨折的有效固定。由此可见，上述方法虽然起到了一定的作用，但也存在这样或者那样的不足，不能从根本上解决问题。

DAPSQ 创造性地解决了这一难题，采用独特的置钉方式实现了对方形区骨折的直接固定。由于髋臼周围螺钉完全经骨表面或仅部分置入骨质，规避了螺钉误入关节的风险，为复杂髋臼骨折的治疗提供了一种切实可行的方法。经髂腹股沟单一入路治疗以方形区为中心的髋臼骨折，将特殊塑形的重建钛板沿骨盆界线及骶髂关节前侧髂骨（蔡氏线）放置（图 7-1-3），钛板两端通过固定螺钉分别固定于方形区以外的髂骨和耻骨，利用 3～5 枚方形区螺钉侧方动力加压经骨表面固定方形区或后柱骨折，实现了对此特殊区域精准直接内固定（图 6-2-11），有限元分析及生物力学研究显示其力学性能可靠，术后可早期取坐位、站位或进行相关功能锻炼，从而为患者术后早期行功能锻炼、促进髋关节良好的功能恢复提供了理论依据，安全性极高，无螺钉进入髋关节之虞，但缺乏相关的解剖学数据，不利于此新技术的推广应用。

目前，有关髋臼在前柱表面投影（图 6-1-1）及髋臼周围安全置钉的研究在国内外均有学者报道，这些解剖研究多着眼于传统内固定方法，如制作髋臼前柱系列断面、以螺钉不侵犯关节为标准来测量钉长及进钉方向，旨在为髋臼前柱钛板螺钉技术安全置钉提供参考依据，却忽略了对方形区骨折有效固定的研究。在临床手术中许多情况下需将钛板沿蔡氏线放置、平行于方形区置入螺钉治疗涉及方形区骨折，因此，深刻理解方形区骨质厚度分布特点，确定方形区准确实用的置钉安全区对指导术中方形区骨折的有效固定、防止螺钉误入关节具有重要意义。

近年来,数字骨科学的出现大大促进了骨科学的发展,也为学者进行相关的基础解剖学研究提供了新的方法。与传统尸体标本解剖学研究相比,利用数字骨科软件对骨质进行解剖学研究具有样本资源丰富、成本低、可重复性强、数据准确等优点。随着导航技术在骨科手术中的开展,通过对骨质进行的数字化测量研究不仅可以明确骨质分布特点,还能很好地与导航技术相衔接,从而更好地为临床手术提供服务。因此,本课题组应用数字骨科软件进行了解剖学研究,对成人完整骨盆髋臼 CT 数据进行数字化测量和统计分析。

鉴于方形区传统定义界定较为模糊(图 1-1-1),不便于方形区骨质解剖特点的描述以及学者间交流,我们在前人对方形区定义的基础上,对方形区范围进行了明确的界定,将髂骨、坐骨和耻骨在髋臼内侧壁组成的相对平整的区域统称为方形区,即骨盆界线(图 1-1-8)以下、坐骨棘水平以上,闭孔后缘至坐骨大切迹前缘之间的区域,选择坐骨大切迹、坐骨棘、闭孔和骨盆界线等作为参考标志对方形区进行量化测量;以坐骨大切迹顶点和闭孔后缘顶点在骨盆界线上的投影为参考标志,将半骨盆划分为方形区、髂骨区、耻骨区(图 1-1-6),对各区的骨质分布特点进行精确标记、测量和统计分析,以提出经髂腹股沟入路方形区表面置钉安全区、危险区及髂骨区、耻骨区的解剖数据与置钉方式。

这些相关解剖学数据的获得能解决如下问题:①由于髋臼骨折常呈粉碎性,要想实现可靠内固定,必须依赖其近端的髂骨与远端的耻骨,这是 DAPSQ 固定的基础,同时也扩大了常规固定范围,因此需要了解其相应解剖结构;②实际上,髋臼与骨盆是整体,髋臼位于骨盆的负重与功能的中心区,其远、近侧骨质的复位质量将影响到髋臼的复位质量,但过去对这些结构缺乏系统了解;③髋臼的解剖结构十分复杂,术中髋臼窝(图 1-1-8)及其负重区(图 2-1-3、图 2-1-4)无法直接观察,虽然可通过影像学观察,但其内(方形区)、外(前壁、前柱)及后(后壁、后柱)骨质表面的对位对线是观察的重要指标。过去对对位观察比较强调,如著名的 Matta 标准因此而制定,但对对线则强调很少,原因是无相关数据可供参考;④进行 DAPSQ 钛板轨迹长度的测量,有助于正确选择 DAPSQ 并为实现其标准化提供依据。

第一节 DAPSQ 内固定解剖学参数测量

鉴于骨盆髋臼的特殊结构,常规测量方法非常困难,这是目前缺乏方形区、耻骨区及髂骨区解剖学参数的重要原因。因此,本课题组采用数字化测量方法进行了 DAPSQ 内固定相关部位(方形区、耻骨区及髂骨区)解剖学研究。

一、方形区数字化测量研究

髋臼方形区前路置钉安全区及其倾斜角是 DAPSQ 应用及判断方形区骨折复位质量的依据,但尚无详细研究。

(一)经髂腹股沟入路髋臼方形区置钉安全区的研究

1. 材料与方法

(1)方形区的界定。

在传统方形区定义的基础上重新定义髋臼方形区(图 1-1-6)。

（2）置钉安全区界定。

常用螺钉直径为 3.5 mm，置入此直径所需骨质厚度至少为 8.5 mm 才能保证安全。根据方形区骨质厚度分布情况将整个方形区划分为三个区域：不可置钉区（＜5 mm）、相对可置钉区（5～8.5 mm）、可置钉区（＞8.5 mm）。其中 5 mm 代表在髋臼周围拧入螺钉不侵犯关节时，螺钉与软骨下骨板间需要保留的最小安全距离。

（3）方法。

收集 2015 年 1 月至 2015 年 6 月期间于中部战区总医院行 CT 检查的 27 例成人完整骨盆 CT 断层扫描图像（男 13 例，女 14 例；平均年龄 54.9 岁）。应用 Mimcs 10.01 和 Geomagic Studio 12.0 软件对骨盆数据进行三维重建（图 10-1-1），"抽壳""加厚"处理髋臼（图 10-1-2）并与骨盆重组。

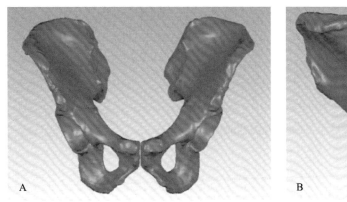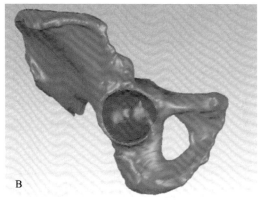

图 10-1-1　Mimcs 等软件行骨盆髋臼三维重建

A 骨盆表面模型；B 髋臼模型的提取。

测量置钉危险区（包括不可置钉区和相对可置钉区）边界上特殊点 B 点（bottom point）、P 点（posterior point）与骨盆界线（arcuate line of pelvic，ALP）、闭孔（obturator formamen，OF）间的绝对距离（B-ALP、B-OF、P-ALP、P-OF）及其沿界线方向上、垂直界线方向上的分布范围（PA、BT）（图 10-1-3、图 10-1-4）。在传统方形区定义的基础上重新定义髋臼方形区（图 1-1-6），测量方形区的宽（width，w）和高（depth，d）（图 10-1-5），并将前述髋臼安全置钉区的测量结果转换为相对方形区宽和高的相对数，比较左、右侧骨盆及男、女性别之间数据的差异。

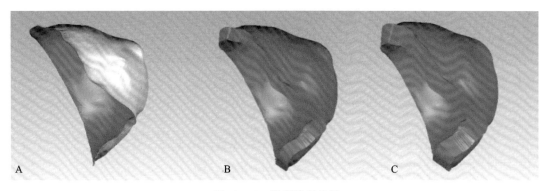

图 10-1-2　髋臼抽壳处理

A 髋臼表面模型；B 抽壳 5 mm；C 抽壳 8.5 mm。

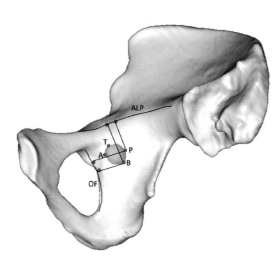
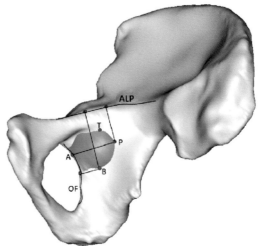

图 10-1-3　髋臼方形区绝对不可置钉区测量　　图 10-1-4　髋臼方形区相对可置钉区测量

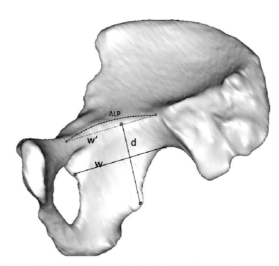

图 10-1-5　髋臼方形区宽（w）、高（d）及方形区在界线投影 W′ 与骨盆界线 ALP 的关系

（4）绝对值转化为相对数。

考虑到身高、骨盆形状大小等相关因素的影响，仅以一定数值来确定各置钉区域的范围及位置准确性不高，而相对数则能更好地反映总体范围内各个局部与总体之间的比例关系，因此将各置钉区测量结果进一步转化为方形区宽和高的相对数，结果简单易记、实用性更强。不可置钉区、相对可置钉区相对方形区宽、高的比例分别记作 B-ALP/d，PT/d，P-OF/w，PA/w。

2. 结果

统计学分析结果显示同一骨盆左、右侧对比差异均无统计学意义（$P>0.05$）。髋臼方形区宽、高在男、女性别间比较，差异并无统计学意义（$P>0.05$）（表 10-1-1）。结合方形区表面置钉安全区的分布图及相关数据分析结果，髋臼方形区表面置钉危险区（包括相对可置钉区和不可置钉区）位于方形区的前上方，其范围（亦即相对可置钉区边界）约为方形区宽的前 1/2（0.52）或方形区高的上 1/2（0.45）的区域，其中不可置钉区与相对可置钉区大致呈同心圆样结构分布在置钉危险区中央，该区占方形区的宽、高的比例分别约为 1/3（0.27）、1/4（0.24）；相对可置钉区位于不可置钉区周围，其边界即置钉危险区边界；可置钉区位于方形区的后侧半或者下侧半，该区范围包括方形区宽的后 1/2（0.48）和高的下 1/2（0.55），平均位于距界线（39.75±4.53）mm 以下或距闭孔（34.79±4.47）mm 以远的区域（表 10-1-2、表 10-1-3、表 10-1-4、表 10-1-5、图 10-1-6）。以上数据在男、女性间比较差异均有统计学意义（$P<0.05$）。

表 10-1-1　方形区宽（w）和高（d）测量结果（$\bar{x}\pm s$）

性别	例数	w/mm	d/mm
男	26	67.46±4.92	65.95±3.92
女	28	65.84±3.71	64.20±5.27
合计	54	66.62±4.37	65.04±4.71
t		1.377	1.374
P		0.174	0.175

表 10-1-2　绝对不可置钉区边界与骨盆界线、闭孔距离的绝对数（$\bar{x}\pm s$）

性别	例数	PA/mm	P-ALP/mm	P-OF/mm	BT/mm	B-ALP/mm	B-OF/mm
男	16	14.37±5.99	26.10±3.06	26.69±2.75	11.68±5.09	32.43±2.67	20.40±2.49
女	28	19.83±7.52	24.96±3.04	30.46±4.06	17.39±6.67	34.59±4.89	19.51±3.20
合计	44	17.84±7.42	25.38±3.06	29.09±4.05	15.32±6.69	33.80±4.32	19.83±2.96
t		−2.482	1.193	−3.298	−2.962	−3.91	0.959
P		0.017	0.240	0.002	0.005	0.000	0.343

表 10-1-3　相对不可置钉区边界与骨盆界线、闭孔后缘间距离（$\bar{x}\pm s$）

性别	例数	P-OF（PA）/mm	P-ALP/mm	BT/mm	B-ALP/mm	B-OF/mm
男	26	32.40±4.48	26.68±3.62	23.45±7.30	38.14±4.44	20.18±2.81
女	28	37.01±3.17	24.36±3.42	34.52±4.02	41.24±4.15	18.82±3.31
合计	54	34.79±4.47	25.48±3.68	29.24±8.10	39.75±4.53	19.47±3.12
t		−4.39	2.43	−6.966	−2.65	1.617
P		0.000	0.019	0.000	0.011	0.112

表 10-1-4　绝对不可置钉区相对方形区宽、高的相对数 $\bar{x}$（95%CI）

性别	例数	PA/w	P-OF/w	BT/d	B-ALP/d
男	16	0.21（0.17～0.26）	0.39（0.37～0.41）	0.18（0.13～0.22）	0.49（0.46～0.51）
女	28	0.30（0.26～0.34）	0.41（0.37～0.45）	0.27（0.23～0.31）	0.52（0.48～0.57）
合计	44	0.27（0.24～0.30）	0.40（0.38～0.43）	0.24（0.21～0.27）	0.51（0.48～0.54）
t		−2.658	−0.582	−3.155	−1.189
P		0.011	0.562	0.003	0.241

表 10-1-5　相对不可置钉区（边界）相对方形区宽、高的相对数 $\bar{x}$（95%CI）

性别	例数	P-OF/w（PA/w）	BT/d	B-ALP/d
男	26	0.48（0.46～0.50）	0.36（0.31～0.40）	0.57（0.54～0.60）
女	28	0.56（0.55～0.58）	0.54（0.52～0.56）	0.64（0.63～0.66）
合计	54	0.52（0.51～0.54）	0.45（0.42～0.48）	0.61（0.59～0.63）
t		−6.263	−7.725	−4.637
P		0.000	0.000	0.000

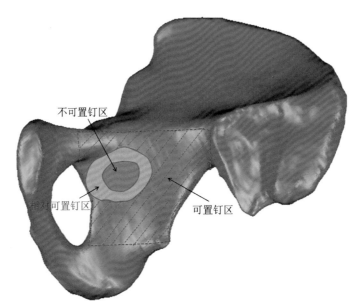

图 10-1-6　髋臼方形区表面置钉区域分布：浅蓝色阴影区域代表不可置钉区，淡灰色阴影区域
代表相对可置钉区，红色虚线以内、阴影以外的区域表示可置钉区

3. 分析与结论

髋臼方形区骨质厚度分布自上向下、自前向后整体呈现为"厚－薄－最厚"的特点。采用髂腹股沟入路沿骨盆界线放置钛板治疗涉及方形区的髋臼骨折时，方形区置钉应根据安全置钉区域的分布选择合适的置钉方式，方形区置钉危险区约为方形区宽的前 1/2 或高的上 1/2，可行表面置钉技术进行固定；安全区则位于方形区的后侧半或者下侧半，可联合后柱拉力螺钉技术。可置钉区可沿平行方形区方向将螺钉完全置入骨质，置钉危险区（包括相对可置钉区和不可置钉区）可采用方形区螺钉技术，其中，相对可置钉区螺钉可经骨表面部分置入骨质，不可置钉区应将螺钉完全置于方形区骨表面，从而实现对方形区骨折的有效固定，同时有利于提高手术的安全性、缩短手术时间。

（王正坤　蔡贤华）

（二）髋臼方形区倾斜角的数字化测量

方形区相对骨盆横断面有一定的倾斜角，但方形区倾斜角的定义目前尚无文献阐述，本研究将其定义为以坐骨结节连线或其平行线与方形区骨表面之夹角。如能测量方形区倾斜角，可为髋臼骨折术后复位质量的评估提供新的依据，因为目前常用的 Matta 标准仅涉及对位，未涉及对线；同时也为方形区螺钉置入提供参考。

1. 材料与方法

（1）资料收集。

收集于 2015 年 1 月至 2017 年 1 月期间于中部战区总医院行 CT 三维重建检查的正常成人骨盆 Dicom 格式文件，符合标准者 40 例，其中男 20 例，女 20 例；患者年龄 31～58 岁，平均 44.2 岁。

（2）方形区倾斜角的定位及测量方法。

方形区在骨盆界线上的投影（图 10-1-7）：自髋臼缘的最前端向骨盆界线的切线作垂线，该垂线与界线的交点为 O 点；自髋臼缘的最后端向骨盆界线的切线作垂线，该垂线与界线的交点为 P 点；O、P 点分别代表髋臼前后缘在骨盆界线上的投影，A 点为 OP 垂直平分线与骨盆界线的交点，方形区后部倾斜线为坐骨棘 E 点与 P 点的连线 PE，方形区中部倾斜线为坐骨结节 F 点与 A 点的连线 AF，过 E 点作闭孔后缘切线的垂线交于 G 点，OG 即为方形区前部倾斜线。

前、后部倾斜线分别代表方形区前、后缘，中部倾斜线经过方形区骨表面，故前、中、后部倾斜线能代表方形区大体趋势。如图 10-1-8：OG 与 AF 同在近视平面的方形区上，故 OG 与 AF 两线之间的区域也近似一个面，记为 α 面。同理，PE 与 AF 两线之间区域也近似一个面，记为 β 面。O、A、P 同在弧形骨盆界线上，G、E 等高，故 α 面与 β 面之间存在角度，因而可以将方形区划分为前半部分和后半部分。

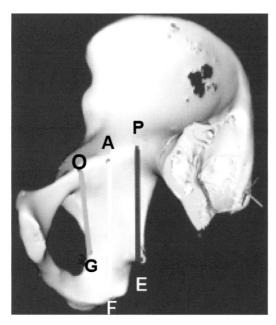

图 10-1-7　前、中、后部倾斜线

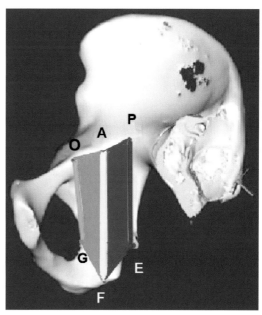

图 10-1-8　方形区前、后半部分

如图 10-1-9：G′、E′、F′ 分别为 G、E、F 点以骨盆中心为对称轴投影到对侧骨盆上的点，EE′ 为两侧坐骨棘连线，FF′ 为两侧坐骨结节连线，GG′ 和 EE′ 及 FF′ 平行，前、中、后部倾斜角由前、中、后部倾斜线的一边和坐骨结节连线或其平行线的另一边组成，故方形区前、中、后部倾斜角分别为 ∠OGG′、∠AFF′、∠PEE′。运用 Mimics 软件角度测量功能直接将 40 例正常骨盆进行方形区前、中、后部倾斜角测量。图 10-1-10 为侧面观，图 10-1-11 为"三线"划分方形区原理图。

为了显得更加立体，利用 Mimics 软件 CMF/Simulation 模块的"Cut"功能，找到各骨性标志点进行"Cut"，并借助"Split"功能对切割完成的断面进行分离，图 10-1-12、图 10-1-13 分别为男、女沿前中后倾斜线冠状面切割分离后的方形区前、中、后部倾斜角。

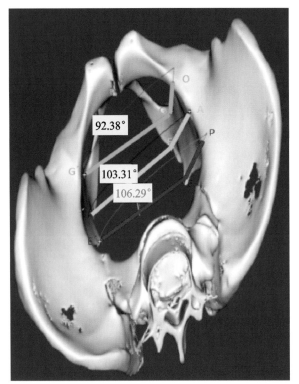

图 10-1-9　前、中、后部倾斜角

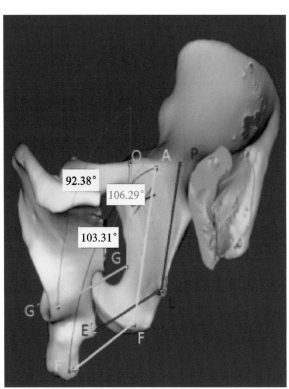

图 10-1-10　侧面观倾斜角

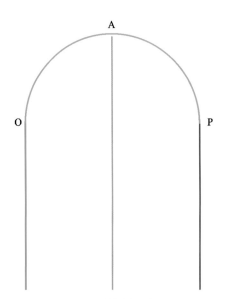

图 10-1-11　"三线"划分方形区原理图

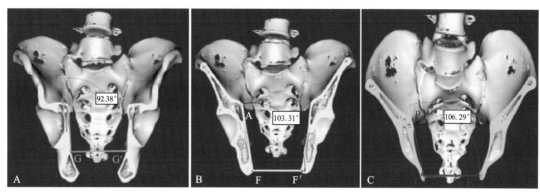

图 10-1-12 男性冠状面前（A）、中（B）及后（C）部倾斜角

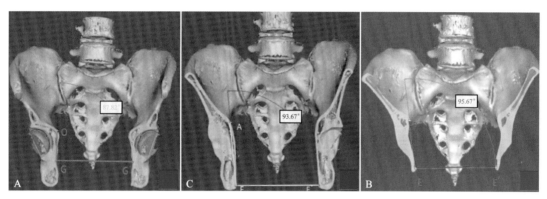

图 10-1-13 女性冠状面前（A）、中（B）及后（C）部倾斜角

2. 结果

方形区存在倾斜角，其中方形区前部倾斜角，男：97.11°±2.59°，女：90.63°±2.09°；方形区中部倾斜角，男：105.57°±1.93°，女：100.64°±2.46°；方形区后部倾斜角，男：112.62°±2.54°，女：106.37°±2.53°。同名方形区倾斜角在男、女性别间比较，差异有统计学意义（$P<0.05$），女性方形区倾斜角较男性小；同性方形区前、中、后部倾斜角之间亦有差别：前、中、后部倾斜角依次增大，前、中部倾斜角增加幅度稍大于中、后部倾斜角增加幅度（图 10-1-14）。男性前、中部倾斜角平均值相差约 8°，中、后部倾斜角平均值相差约 7°。女性前、中部倾斜角平均值相差约 10°，中、后部倾斜角平均值相差约 6°。方形区前、中、后部倾斜角测量如表 10-1-6 所示。

表 10-1-6 方形区前、中、后部倾斜角测量（$\bar{x}\pm s$）（最小值～最大值）

性别	例数	方形区前部倾斜角	方形区中部倾斜角	方形区后部倾斜角
男	20	97.11°±2.59° (95.94°～98.32°)	105.57°±1.93° (104.68°～106.38°)	112.62°±2.54° (111.43°～113.70°)
女	20	90.63°±2.09° (89.69°～91.61°)	100.64°±2.46° (99.55°～101.78°)	106.37°±2.53° (105.26°～107.41°)
t		8.694	7.024	7.802
P		0.010	0.030	0.010

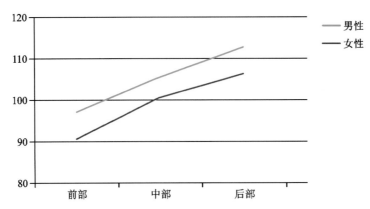

图 10-1-14 不同性别与不同部位方形区倾斜角变化，可见不同部位均是男性大于女性，男女均是由前至后方形区倾斜角逐渐增加

3. 分析与结论

本研究运用数字化测量软件对方形区前、中、后部倾斜角进行了测量，结果显示，髋臼方形区存在方形区倾斜角，同名方形区倾斜角在男、女性别间比较，差异有统计学意义（$P<0.05$）；同性方形区前、中、后部倾斜角之间呈从前到后逐渐增大现象，女性方形区倾斜角普遍较男性小。两侧方形区是构成骨盆腔的侧壁，男性骨盆腔呈漏斗状，女性骨盆腔呈桶状，这是由男女特殊的生理结构决定的。方形区前、中、后部倾斜角的测定在于可了解正常成人方形区骨表面相对于以坐骨结节连线或其平行线的倾斜情况，为评价髋臼方形区骨折旋转移位提供依据，并有利于 DAPSQ 方形区螺钉的置入。

骨盆界线为弧形，为了测量方形区倾斜角，将方形区进行"3 线"三等分分区，方形区前、中、后部倾斜线分别在前、中、后部方形区，前、后部倾斜线分别代表方形区前、后缘，中部倾斜线经过方形区骨表面。"3 线"将方形区划分为前半部分和后半部分，两者之间存在角度，故前、中、后部倾斜角能代表方形区大体旋转状态。方形区的旋转移位必然会导致前、中或中后或前、中、后部倾斜角生理位置的变化，故只有≥两条倾斜线的角度变化才能说明整个方形区旋转；单线变化如前、后部倾斜角变化仅分别代表方形区前半部分或后半部分发生旋转，需参考另外两条倾斜线的角度变化方能判定方形区旋转，中部倾斜角度的变化更为重要。如方形区前、中部倾斜角改变而后部倾斜角正常，则方形区前半部分对线异常而后半部分对线良好；反之，则方形区后半部分对线异常而前半部分对线良好；若方形区前、中、后倾斜角均异常，则方形区前半部分及后半部分对线均异常，方形区存在旋转。Matta 评价标准中缺乏这种对线意识，本研究予以补充并完善了对髋臼方形区骨折术后的评价指标，对 DAPSQ 方形区螺钉拧入也有指导意义。

（陈晓丰　蔡贤华）

二、髂骨区数字化测量研究

由于髋臼常呈粉碎性骨折，DAPSQ 必须借助相对完整的髂骨区来实现以方形区为中心的髋臼骨折可靠固定。髂骨形态颇为特殊，要想实现有效固定，必须了解其解剖形态，但直接测量非常困难。本研究采用数字化测量方法进行了髂骨区骨质厚度分布、正常成人髂嵴水平面偏转角度、髂嵴弧度、髂骨翼相对方形区倾斜角度（髂方倾斜角）的测量，为 DAPSQ 固定提供了解剖依据，同时也有利于判断骨折的对线情况，弥补 Matta 标准之不足。

（一）髂骨厚度在骨盆内侧面的总体分布趋势

目前，关于髂骨骨质厚度分布的解剖学研究鲜有报道，且以往关于髂骨的解剖学研究多侧重于在髂骨内外板之间放置螺钉的钉道通路线性描述。而明确髂骨厚度分布特点，不仅对于利用长螺钉治疗髂骨骨折有重要意义，对于利用钛板螺钉系统治疗骨盆髋臼骨折亦有重要的临床意义。

1. 材料与方法

（1）骨盆髂骨区界定。

以方形区为中心，以坐骨大切迹（IN）顶点和闭孔后缘顶点（OF）在骨盆界线上的投影为参考标志，将半骨盆划分为方形区、髂骨区、耻骨区（图 1-1-6）。

（2）方法。

骨盆原始模型及表面模型的制备采用方形区解剖学研究方法，在 Geomagic Studio 软件中打开经过上述处理得到的骨盆表面模型，按照"本章第一节一、（一）"部分中髋臼模型的提取方法，利用创建边界功能提取髂骨外板表面模型，范围包括：髂骨外侧面髂前下棘下缘经髋臼上缘至坐骨大切迹以上的整个髂骨外板（图 10-1-15A）。在"多边形"功能区中"边界"一栏，点击"创建"下拉框中选择"样条边界"，沿上述界定区域边缘标记一系列点组成一个闭合的边界框，调整满意后确定，即可生成髂骨外板的边界，将分离出的髂骨外板模型保存为一个新的蒙版，复制得到额外的 3 个蒙版模型。运用软件的"偏移-抽壳"功能，将 4 个髂骨表面模型分别予以 5 mm、10 mm、15 mm 和 20 mm 加厚处理。有学者认为只要骨质厚度大于 5 mm 即可放置螺钉固定，而理论上螺钉置入越深则固定强度越大，因此我们选择以 5 mm 作为临界值，并以 5 mm 作为梯度对髂骨厚度分布进行研究，并设定"抽壳"方向为单向向内。将"抽壳"处理的不同厚度的髂骨模型分别命名并以 .stl 格式输出、保存备用，完成不同厚度髂骨模型制备。

髂骨内板骨质厚度梯度分布及测量：在 Mimics 软件中导入上述经 Geomagic Studio 软件通透化处理的骨盆表面模型以及经"抽壳"加厚处理的髂骨表面模型的 .stl 格式文件，骨盆表面模型选择"可见"，通过点选图像"可见"或"隐藏"，分别将 5 mm、10 mm、15 mm 和 20 mm 厚髂骨模型与骨盆表面模型重组，观察髂骨模型在髂骨内板的穿透情况，借助地理中等高线地形图的概念（图 10-1-15B），将不同厚度的髂骨模型在髂骨内侧面穿透区域的边界分别记作 5 mm、10 mm、15 mm 和 20 mm 等厚线，根据骨质厚度将髂骨内板分为 <5 mm、5~10 mm、10~15 mm、15~20 mm 和 >20 mm 厚的五个区域（图 10-1-15C）。将坐骨大切迹（iliosciatic notch，IN）顶点在界线上的投影记作 IN 点，过该点作骶髂关节（sacroiliac joint，SJ）的切线 l_{SJ}，同时过点 IN 作 l_{SJ} 的垂线 l_{IN}，以 l_{AS}、l_{IN} 作为测量的参考标志，分别测量厚度小于 5 mm、小于 10 mm 区域边界沿骶髂关节切线 L_{SJ} 及垂线 l_{IN} 方向上的分布范围（分别记作 R_{SJ}、R_{IN}）及其边界距骶髂关节切线和垂线的最小距离 D_{SJ}、D_{IN}，同时测量厚度小于 5 mm、小于 10 mm 区域边界距髂嵴（crista iliaca，CI）的最小距离 D_{CI}（图 10-1-16）。测量 10~15 mm、15~20 mm 区域前缘与骨盆界线的最小距离 D_{ALP}，与点 IN 间的最小距离 D_{IN-min}（图 10-1-17）。

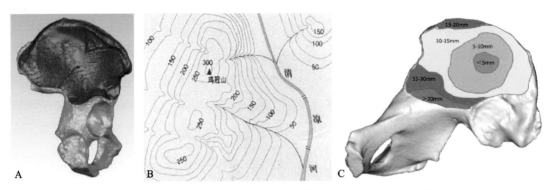

图 10-1-15　A 示髂骨（外侧）模型选择与提取；B 等高线地形图；C 髂骨厚度分布示意图

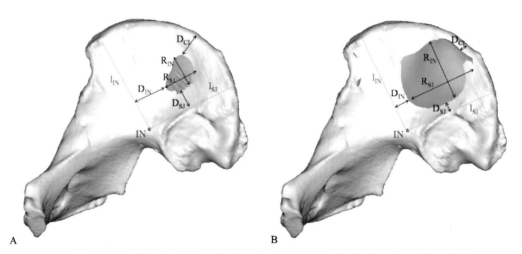

图 10-1-16　厚度＜5 mm 区域边界（A）、5～10 mm 区域边界（B）测量示意图

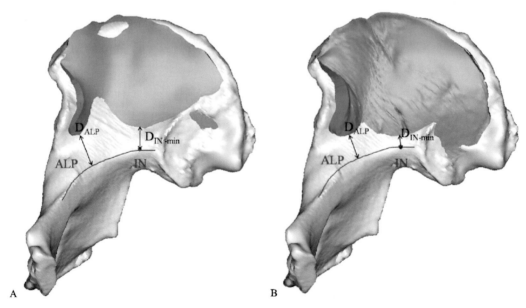

图 10-1-17　厚度 10～15 mm 区域边界（A）、15～20 mm 区域边界（B）测量示意图

2. 结果

髂骨厚度在骨盆内侧面的总体分布趋势为：从前向后、从上向下骨质呈"较厚－薄－最厚"状（图 10-1-15C），其中，厚度小于 5 mm 的区域位于髂骨后上方的髂窝处（表 10-1-7），该区与厚度为 5～10 mm 区域在髂骨内侧面大致呈同心圆样结构分布（表 10-1-8），厚度为 10～15 mm 区域分布最广，其上缘沿髂嵴走行前方至髂前下嵴、后方至髂粗隆并与骶髂关节相切，厚度为 15～20 mm 区域主要位于坐骨大切迹上方、呈倒"S"形分布在骶髂关节前缘至髂前下棘之间，厚度 >20 mm 的区域分布在 15～20 mm 区域与方形区在髋臼前柱投影前缘之间（表 10-1-9）。这表明，距骶髂关节边缘约 10 mm 以内、坐骨大切迹上方距界线约 15 mm 以内骨厚度均 >15 mm，置钉可靠。

表 10-1-7　厚度小于 5 mm 区域边界测量（$\bar{x}\pm s$）

性别	例数	R_{SJ}/mm	D_{SJ}/mm	R_{IN}/mm	D_{IN}/mm	D_{CI}/mm
男	26	26.75±14.63	15.80±8.41	21.83±11.77	26.41±13.67	14.71±7.74
女	28	26.76±15.92	15.72±10.29	25.26±14.63	14.81±10.46	10.63±6.68
P		0.997	0.974	0.349	0.001	0.043

表 10-1-8　厚度小于 10 mm 区域边界测量（$\bar{x}\pm s$）

性别	例数	R_{SJ}/mm	D_{SJ}/mm	R_{IN}/mm	D_{IN}/mm	D_{CI}/mm
男	26	59.43±9.56	10.79±2.98	47.75±7.39	17.34±7.34	6.63±3.96
女	28	62.82±6.54	10.74±3.31	50.87±5.22	12.20±5.59	3.22±3.03
P		0.132	0.955	0.077	0.005	0.001

表 10-1-9　厚度为 15 mm、20 mm 髂骨模型穿透区域边界测量（$\bar{x}\pm s$）

性别	例数	15 mm		20 mm	
		D_{ALP}/mm	$D_{IN\text{-}min}$/mm	D_{ALP}/mm	$D_{IN\text{-}min}$/mm
男	26	41.15±6.21	19.62±4.56	27.62±5.85	12.39±2.59
女	28	34.88±5.47	15.06±2.62	20.90±3.09	10.24±3.06
P		0.000	0.000	0.000	0.007

3. 分析与结论

髂骨翼内侧面骨质厚度的总体分布趋势为：从前向后、从上向下依次为较厚、薄、最厚，即髂窝处骨质最薄，以此区域为中心髂骨厚度向四周逐渐增加，在坐骨大切迹上方骨质最厚。厚度大于 20 mm 区域与髋臼在前柱的投影距离很近，在此区域置钉时术者应控制进钉方向并使其尽量背离髋臼，以免螺钉误入关节。髂骨薄弱区（厚度小于 10 mm 的区域）主要位于骶髂关节上方约 10 mm、髂骨翼靠后的区域，由于该区骨质相对较薄，在此区域置钉难以达到理想的固定效果，临床手术放置钛板或钛板塑形时，应尽量避开此区或者不在此区域置钉。

距骶髂关节边缘约 10 mm 范围内和坐骨大切迹上方距界线约 15 mm 范围内骨质厚度均大于 15 mm，骨盆界线附近骨质最厚可达 20 mm，该区是沿骨盆界线放置钛板时的常用置钉区域，以往的研究表明长度为 14 mm 的螺钉对骨质已有足够的把持力，而此区骨质可容纳长度为 15 mm 或更长的螺钉（但不宜超过 20 mm），因此足以获得可靠的固定效果。骨盆内侧面距髂嵴边缘约 10 mm 范围内骨质厚度均大于 10 mm，在治疗高位髋臼前柱骨折或骨盆骨折时，可选择该区放置钛板以辅助髋臼骨折的治疗。

（王正坤　蔡贤华）

（二）正常成人髂嵴水平面偏转角度的数字化测量

髂骨形状极其不规则，可分为髂骨体、髂骨翼、内面、外面和髂嵴，各部位厚度本研究前期已进行了测量，但髂嵴水平面呈类锁骨样 "S" 状弯曲，过去仅限于描述。临床上复位髋臼骨折时遵循由近及远的顺序，即先复位髋臼区域以外的髂骨骨折再复位髋臼骨折，这表明髂骨翼的良好复位能为髋臼骨折的解剖复位提供正确的骨性参考。正常成人髂嵴水平面偏转角度除影响髂骨或前柱复位质量的判断外，还与 DAPSQ 辅助内固定密切相关。本研究进行了数字化测量方法与大数据髂嵴水平面偏转角度的测量。

1. 正常成人髂嵴水平面偏转角度的数字化测量方法

作为髂骨的一部分，髂嵴水平面呈类锁骨样 "S" 状弯曲，过去仅限于描述，缺乏定量分析。本研究进行了数字化测量方法与大数据髂嵴水平面偏转角度的测量。

（1）资料与方法。

收集 2016 年 6 月至 2018 年 6 月于中部战区总医院行 CT 检查的 60 例（120 侧）正常成人完整骨盆髋臼 CT 断层扫描数据，应用 Mimics 20.0 和 Geomagic Studio 12.0 软件对骨盆髋臼数据进行三维重建，创建三维数字化骨盆髋臼模型（图 10-1-18A），观察发现髂嵴水平面俯视呈类锁骨样 "S" 形弯曲，进行髂嵴分区：前部（髂前上棘——髂结节）、中部（髂结节——骶髂关节前缘）、后部（骶髂关节前缘——髂后上棘），这三部分构成水平位髂嵴的前、后偏转角（见图 10-1-18B）。确定投影平面及测量基线投影，以 .stl 格式另存（图 10-1-18 C、D）。应用 Mimics 20.0 软件的角度测量功能测量髂嵴水平面偏转角度（图 10-1-18E、F），并进行其在不同性别之间比较。

（2）结果。

髂嵴水平面呈类 "S" 形，其两处弯曲角度并不对称，男性和女性前中部髂嵴偏转角度分别为 $(134.58 \pm 8.96)°$ 和 $(131.77 \pm 8.39)°$，中后部髂嵴偏转角度分别为 $(150.77 \pm 9.03)°$ 和 $(148.19 \pm 8.64)°$，两性之间差异均无统计学意义（$P > 0.05$）。中后部偏转角度 β 明显大于前中部偏转角度 α，差异有统计学意义（$P < 0.001$）。同一骨盆左、右侧之间髂嵴水平面偏转角度比较差异无统计学意义（$P > 0.05$）（表 10-1-10）。这表明，正常成人髂嵴水平面呈类 "S" 形，中后部偏转角度明显大于前中部偏转角度，弥补了髂骨解剖参数的不足，有利于髂骨骨折的复位内固定。同时，也为下一步大数据测量提供了可靠的思路与方法。

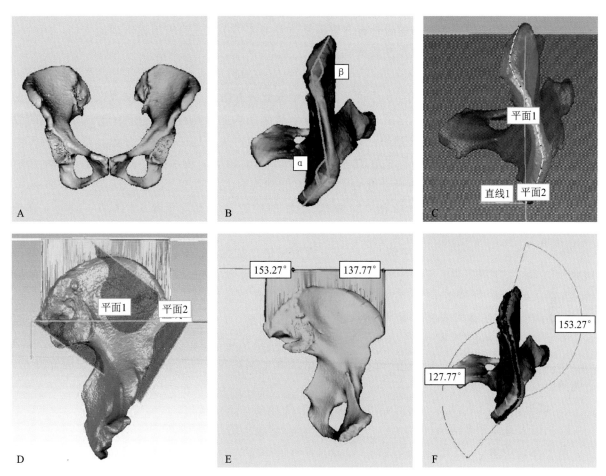

图 10-1-18　髂嵴水平面偏转角度测量

A 双侧髋骨三维模型；B 髂嵴分区及偏转角度示意图；C～D Geomagics Studio 12.0 软件测量基线投影；E～F Mimics 软件角度测量。

表 10-1-10　髂嵴水平面偏转角度在不同性别之间比较（$\bar{x}\pm s$）

性别	n	前中部偏转角度 α	中后部偏转角度 β	t	P
男	60	134.58°±8.96°	150.77°±9.03°	−12.290	<0.001
女	60	131.77°±8.39°	148.19°±8.64°	−12.214	<0.001
合计	120	133.15°±8.74°	149.45°±8.89°	−17.402	<0.001
t		1.638	1.473		
P		0.105	0.144		

（徐应朋　蔡贤华）

2. 正常成人髂嵴水平面偏转角度的大数据数字化测量

在前期研究的基础上，进一步扩大样本量并将地域情况纳入考虑范围，测量中国中部、南部、西部及北部地区的成人髂嵴水平面的偏转角度，大数据下获得的髂骨解剖参数能较为客观地代表国人髂骨解剖数据的总体情况，并通过尝试对不同地区数据进行对比，了解中国上述地区成人在该解剖参数上是否存在差异，为临床髂骨骨折的解剖复位及 DAPSQ 的正确应用提供理论支持，同时构建国人正常成人髂嵴水平面偏转角度数据库。

1）资料与方法。

收集 2013 年 10 月至 2018 年 10 月间于解放军中部战区总医院、解放军北部战区总医院、佛山市三水区人民医院、新疆医科大学第一附属医院和解放军九八七医院行骨盆髋臼 CT 三维扫描的数据，年龄≥18 岁、无骨盆、髋臼损伤。共计 313 例（602 侧）并以 Dicom 格式导出，其中解放军中部战区总医院男 89 例（178 侧），年龄 18～88 岁，平均 40.90 岁；女 58 例（116 侧），年龄 19～85 岁，平均 46.48 岁，均为完整骨盆髋臼；解放军北部战区总医院男 29 例（58 侧），年龄 20～73 岁，平均年龄：42.00 岁；女 12 例（24 侧），年龄 21～73 岁，平均年龄 54.15 岁，均为完整骨盆髋臼；佛山市三水区人民医院男 46 例（92 侧），年龄 20～54 岁，平均年龄 30.52 岁；女 39 例（78 侧），年龄 22～64 岁，平均年龄 39.15 岁，均为完整骨盆髋臼；新疆医科大学第一附属医院男 14 例（16 侧），2 例完整，5 例左侧骨盆髋臼，7 例右侧骨盆髋臼，年龄 20～74 岁，平均年龄 40.62 岁；女 4 例（4 侧），2 例左侧骨盆髋臼，2 例右侧骨盆髋臼，年龄 27～54 岁，平均年龄 43.25 岁；解放军第九八七医院男 12 例（19 侧），7 例完整，1 例左侧骨盆髋臼，4 例右侧骨盆髋臼；女 10 例（17 侧），7 例完整，0 例左侧骨盆，3 例右侧骨盆髋臼。

按"本章第一节二、（二）1."方法进行测量这 3 个偏转角，并比较相应偏转角在同性别左、右侧间以及男女性别间的差异。

2）结果。

（1）国人总体测量结果。

前中部偏转角，（132.45±8.87）°（102.44°～157.54°）；中后部偏转角，（145.62±7.05）°（121.71°～166.80°）。

（2）各地区测量结果：

中部地区测量结果（表 10-1-11）：髂嵴水平面的前中部偏转角度，男（130.92±9.90）°（102.44°～153.49°），女（132.07±8.77）°（109.51°～148.86°）；中后部偏转角度，男（143.44±7.04）°（129.83°～159.11°），女（144.08±7.32）°（127.70°～157.73°）；同一骨盆左右侧之间比较差异无统计学意义（$P>0.05$），不同性别之间比较差异无统计学意义（$P>0.05$）（表 10-1-12）。

表 10-1-11　中部地区髂嵴水平面的偏转角度在同性左、右侧的比较（$\bar{x}\pm s$）

侧别	男性（$n=178$）		女性（$n=116$）	
	前中部	中后部	前中部	中后部
左	130.55°±10.35°	143.44°±6.46°	131.84°±8.95°	144.73°±8.00°
右	131.29°±9.48°	143.44°±7.62°	132.29°±8.67°	143.43°±6.58°
t	1.159	0.013	0.515	1.748
P	0.250	0.990	0.609	0.086

注：同性别左、右侧对比采用配对样本 t 检验。

表 10-1-12　中部地区髂嵴水平面的偏转角度在不同性别间的比较（$\bar{x}\pm s$）

性别	例数	前中部偏转角	中后部偏转角
男	178	130.92°±9.90°	143.44°±7.04°
女	116	132.07°±8.77°	144.08°±7.32°
t		1.015	0.750
P		0.311	0.454

注：性别间对比采用独立样本 t 检验。

南部地区测量结果：髂嵴水平面的前中部偏转角度，男（133.69±7.39）°（116.88°～146.52°），女（133.42±7.32）°（113.26°～146.56°）；中后部偏转角度，男（148.51±5.52）°（134.89°～160.86°），女（148.05±5.83）°（138.80°～162.53°）；同一骨盆左右侧之间比较差异无统计学意义（$P>0.05$）（表 10-1-13），不同性别之间比较差异无统计学意义（$P>0.05$）（表 10-1-14）。

表 10-1-13　南部地区髂嵴水平面的偏转角度在同性左、右侧的比较（$\bar{x}\pm s$）

侧别	男性（$n=92$）		女性（$n=78$）	
	前中部	中后部	前中部	中后部
左	133.49°±8.01°	148.34°±5.45°	133.01°±7.58°	148.40°±5.46°
右	133.88°±6.79°	148.69°±5.65°	132.83°±7.12°	147.70°±6.23°
t	0.521	0.465	1.206	0.948
P	0.605	0.644	0.235	0.349

注：同性别左、右侧对比采用配对样本 t 检验。

表 10-1-14　南部地区髂嵴水平面的偏转角度在不同性别间的比较（$\bar{x}\pm s$）

性别	例数	前中部偏转角	中后部偏转角
男	92	133.69°±7.39°	148.51°±5.52°
女	78	133.42°±7.32°	148.05°±5.83°
t		0.233	0.534
P		0.816	0.594

注：性别间对比采用独立样本 t 检验。

（3）北部地区测量结果：髂嵴水平面的前中部偏转角度，男（134.28±8.58）°（121.64°～157.54°），女（136.17±8.75）°（121.42°～152.10°）；中后部偏转角度，男（146.68±7.80）°（125.81°～163.56°），女（149.20±6.55）°（141.46°～166.80°）；同一骨盆左右侧之间比较差异无统计学意义（$P>0.05$）（表 10-1-15），不同性别之间比较差异无统计学意义（表 10-1-16）。

表 10-1-15　北部地区髂嵴水平面的偏转角度在同性左、右侧的比较（$\bar{x}\pm s$）

侧别	男性（$n=58$）		女性（$n=24$）	
	前中部	中后部	前中部	中后部
左	$133.76°\pm8.63°$	$147.12°\pm8.24°$	$135.57°\pm10.53°$	$149.89°\pm7.28°$
右	$134.80°\pm8.65°$	$146.23°\pm7.46°$	$136.77°\pm6.94°$	$148.51°\pm5.98°$
t	0.756	0.841	0.801	0.577
P	0.456	0.408	0.440	0.576

注：同性别左、右侧对比采用配对样本 t 检验。

表 10-1-16　北部地区髂嵴水平面的偏转角度在不同性别间的比较（$\bar{x}\pm s$）

性别	例数	前中部偏转角	中后部偏转角
男	58	$134.28°\pm8.58°$	$146.68°\pm7.80°$
女	24	$136.17°\pm8.75°$	$149.20°\pm6.55°$
t		0.905	1.393
P		0.368	0.168

注：性别间对比采用独立样本 t 检验。

西部地区测量结果如下。

新疆地区髂嵴水平面的前中部偏转角度（表 10-1-17）：男（134.41 ± 9.86）°（$118.11°\sim$ $150.32°$），女：（140.24 ± 6.74）°（$131.83°\sim147.84°$）；中后部偏转角度，男：（144.77 ± 7.97）° （$129.34°\sim158.88°$），女：（152.35 ± 2.56）°（$149.65°\sim154.72°$）；

宝鸡地区髂嵴水平位前中部偏转角度：男（128.61 ± 8.71）°（$114.62°\sim148.34°$），女（129.04 ± 8.30）°（$118.24°\sim148.72°$）；中后部偏转角度，男（145.02 ± 4.87）°（$136.48°\sim$ $152.26°$），女（143.19 ± 6.50）°（$131.72°\sim153.87°$）。同一骨盆左右侧之间比较差异无统计学意义（$P>0.05$）（表 10-1-18），不同性别之间比较差异无统计学意义（$P>0.05$）（表 10-1-19）。

表 10-1-17　新疆地区髂嵴水平面的偏转角度在不同性别间的比较（$\bar{x}\pm s$）

性别	例数	前中部偏转角	中后部偏转角
男	16	$134.41°\pm9.86°$	$144.77°\pm7.97°$
女	4	$140.24°\pm6.74°$	$152.35°\pm2.56°$
t		1.109	1.845
P		0.282	0.082

注：性别间对比采用独立样本 t 检验。

表 10-1-18 宝鸡地区髂嵴水平面的偏转角度在同性左、右侧的比较 ($\overline{x} \pm s$)

侧别	男性（$n=12$）		女性（$n=14$）	
	前中部	中后部	前中部	中后部
左	122.74°±5.76°	141.80°±4.63°	125.01°±6.12°	144.62°±5.15°
右	124.83°±6.81°	144.95°±4.85°	127.03°±5.33°	141.46°±6.62°
t	1.131	2.137	0.909	1.641
P	0.309	0.086	0.398	0.152

注：同性别左、右侧对比采用配对样本 t 检验。

表 10-1-19 宝鸡地区髂嵴水平面的偏转角度在不同性别间的比较 ($\overline{x} \pm s$)

性别	例数	前中部偏转角	中后部偏转角
男	19	128.61°±8.71°	145.03°±4.87°
女	17	129.04°±8.30°	143.19°±6.50°
t		0.151	0.967
P		0.881	0.340

注：性别间对比采用独立样本 t 检验。

由于北部及西部地区样本量偏少，尤其是新疆地区基本无完整骨盆，故统计学数据仅做参考。中部、南部及北部地区测量结果比较。

前中部偏转角：中部＜南部＜北部、中部与南部、北部差异具统计学意义（$P<0.05$），但南部与北部间差异无统计学意义（$P>0.05$）；中后部偏转角：均大于前中部偏转角，中部＜北部＜南部，差异比较同前中部偏转角比较结果（表 10-1-20）。

表 10-1-20 中部、南部及北部地区髂嵴水平面的偏转角的比较 ($\overline{x} \pm s$)

地区	例数	前中部偏转角	中后部偏转角
中部	294	131.37°±9.47°	143.69°±7.15°
南部	170	133.57°±7.34°	148.30°±5.65°
北部	82	134.83°±8.62°	147.42°±7.51°
F		6.611	28.017
P		＜0.05	＜0.05

注：组间两两比较 Bonferroni 检验，前中部髂嵴偏转角，中部地区与南部地区比较 $P<0.05$，中部地区与北部地区比较 $P<0.05$，南部地区与北部地区比较 $P>0.05$；中后部髂嵴偏转角，中部地区与南部地区比较 $P<0.05$，中部地区与北部地区比较 $P<0.05$，南部地区与北部地区比较 $P>0.05$。

（宋成璟 蔡贤华）

3. 分析与结论

骨盆在髂嵴水平面的"S"形弯曲不对称，前中部偏转角度明显小于中后部偏转角度，差异有统计学意义（中部、南部、北部及西部地区）（$P<0.05$）。同性别左、右侧数据对比差异无统计学意义

（中部、南部及北部地区）（$P>0.05$）。髂嵴前中部偏转角度与中后部偏转角度在男、女性别间差异无统计学意义（中部、南部及北部地区）（$P>0.05$）。该结果与徐应朋等测量的中部地区骨盆数据的结论一致，提示临床复位髂骨骨折跨区域固定时，钛板的弯折弧度男、女之间不应相差过大。但具体数据有一定差距：本研究结果较"第一节二、（二）1."小 0.70°，中后部偏转角均值较"第一节二、（二）1."小 3.83°，这表明通过大数据统计得出的结果更为接近国人总体趋势，其结果更趋近于国人该解剖参数的总体情况。这些数据的获得，构建了国人正常成人髂嵴水平面偏转角度数据库。

（宋成璟　蔡贤华）

（三）髂嵴弧度的数字化测量

髂嵴特殊形态，除了其在水平面呈"S"形前后偏转外，在矢状面呈扇形展开，髂骨翼上缘增厚为髂嵴，髂嵴弧度也是构成其解剖参数的重要部分，各参数共同构成髂骨解剖参数，这是从临床研究得出的深刻体会。由于其形态呈类弧形弯曲，不易测定，目前仅是形态学描述，相关解剖数据尚不清楚，更缺乏大数据的定量分析，影响髂骨及髋臼前柱髂骨段的复位内固定、复位质量的判定及 DAPSQ 内固定的完成。鉴于常规解剖研究难以完成此种特殊形态弧度的研究，本研究开展了数字化解剖研究。

1. 髂嵴弧度的数字化测量方法研究

（1）资料与方法。

资料的收集同"第一节二、（二）1."。由于 Mimics 软件中所有测量点均只能为实点，而髂嵴内侧面类圆弧样弯曲并不在同一平面，无法直接测量其圆心角度，因此将髂嵴内唇及其圆心所在区域投影到同一平面进行观测。考虑到临床实用性，髂骨前中部内侧面及后部外侧面是临床常用显露与内固定放置部位，而髂骨后部内侧面及前中部外侧面一般不予显露，因此本节对髂嵴整体弧度、前中部髂嵴内唇弧度、中后部髂嵴外唇弧度进行观测。

以从髂前上棘至髂后上棘间的髂嵴内唇弧形弯曲为髂嵴内唇整体弧度的测量基线（图 10-1-19D），以髂嵴中线上的髂前上棘、髂后上棘和髂嵴最高点所在平面代表髂嵴斜面（图 10-1-19E）。以与骶髂关节前缘相切、垂直于髂嵴最高点与髂后上棘连线的平面将髂嵴分割为前后两部分（图 10-1-19B），该平面与髂嵴内唇、外唇相交于 A 点（图 10-1-19A）和 B 点（图 10-1-19C），坐骨大切迹顶点在该线上的投影点位 H 点（图 10-1-19C）。髂前上棘至点 A 的髂嵴内唇弧形弯曲为髂嵴前中部髂嵴内唇弧度的测量基线（图 10-1-19M），髂后上棘至点 B 的髂嵴外唇弧形弯曲为髂嵴后部弧度的测量基线（图 10-1-19J）。本研究采用王正坤、蔡贤华定义的广义方形区（图 1-1-6）：坐骨大切迹（IN）顶点与闭孔后缘顶点（OF）在弓状线上的投影之间的区域，IN 和 OF 连线的垂直平分线在弓状线投影点为 M 点（图 10-1-19A）。以 BCM 三点所在平面代表前中部髂嵴斜面（图 10-1-19H）。以髂嵴外唇后缘、点 B 及点 H 所在平面代表髂嵴后部斜面（图 10-1-19K）。将切割标记后的单侧髂骨文件以 .stl 格式保存并导入 Geomagic Studio 12 软件中，标记出全髂嵴测量基线、前中部测量基线及后部测量基线及其预计圆心并投影至相应代表平面并以 .stl 格式保存。

将投影后的髂骨 .stl 格式导入 Mimics 20.0 软件中，使用"measure"模块下的直径测量及角度测量功能分别测量全髂嵴角度、前中部髂嵴角度及后部髂嵴角度（图 10-1-19F、图 10-1-19I、图 10-1-19L）。并换算成弧度：弧度＝$\pi\theta/180°$。并比较相应弧度在男女性别间的差异。

（2）结果。

髂嵴内唇整体弧度（rad），男：2.90 ± 0.16，女：2.72 ± 0.13，不同性别之间比较差异有统计学意义（$P<0.05$）。前中部髂嵴内唇弧度（rad），男：1.90 ± 0.15，女：1.92 ± 0.16；中后部髂嵴

外唇弧度（rad），男：1.14±0.25，女：1.20±0.20；不同性别之间比较差异无统计学意义（$P >$ 0.05）（表 10-1-21）。

　　髂嵴弧度的定量分析为临床正确使用 DAPSQ 提供了参考依据，同时也为前柱髂骨段的骨折复位及评估提供了参考数据，当然也为大数据研究提供了可靠的研究方法。

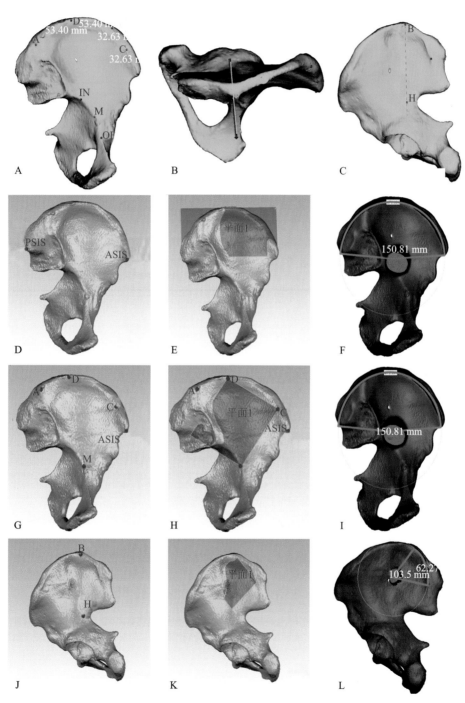

图 10-1-19　髂嵴弧度测量示意图

　　A 前中部髂嵴弧度标记点示意图；B 髂嵴前后分割线；C 后部髂嵴弧度标记点示意图；D 全髂嵴测量基线；E 代表全髂嵴斜面；F 髂嵴内唇整体弧度对应角度；G 前中部髂嵴内唇测量基线；H 前中部髂嵴斜面；I 前中部髂嵴弧度对应角度；J 后部髂嵴外唇测量基线；K 后部髂嵴斜面；L 后部髂嵴弧度对应角度。

表 10-1-21 髂嵴弧度在不同性别之间的比较 ($\bar{x}\pm s$)

性别	n	髂嵴内唇整体弧度/rad	前中部髂嵴内唇弧度/rad	中后部髂嵴外唇弧度/rad
男	60	2.90±0.16	1.90±0.15	1.14±0.25
女	60	2.72±0.13	1.92±0.16	1.20±0.20
合计	120	—	1.91±0.15	1.17±0.23
t		6.178	−0.364	−0.801
P		<0.001	0.719	0.430

（徐应朋　蔡贤华）

2. 髂嵴弧度的大数据数字化测量研究

在"第一节二、（三）1."的基础上，进一步扩大样本，进行了涵盖中国各地区人群髂嵴弧度的大数据数字化测量研究，旨在提供更准确的解剖学数据，为临床髂骨及前柱髂骨段骨折的解剖复位内固定及 DAPSQ 的正确应用提供理论支持，同时构建国人正常成人髂嵴水平面偏转角度数据库。

1）资料与方法。

资料收集同"第一节二、（二）2."。测量方法同"第一节二、（三）1."，按前述方法测量这 3 个髂嵴弧度，并比较相应髂嵴弧度在同性别左、右侧间以及男女性别间的差异。

2）结果。

（1）髂嵴弧度国人总体情况。

髂嵴内唇整体弧度（rad）：3.01±0.16（2.28～3.39）；前中部髂嵴内唇弧度（rad）：2.17±0.19（1.48～2.75）；中后部髂嵴外唇弧度（rad）：1.50±0.29（0.53～2.22）。

（2）各地区髂嵴弧度的测量结果。

中部地区髂嵴弧度测量结果（表 10-1-22、表 10-1-23）。

髂嵴内唇整体弧度（rad），男：3.06±0.15（2.65～3.38），女：2.89±0.13（2.66～3.23）；前中部髂嵴内唇弧度（rad），男：2.26±0.19（1.88～2.71），女：2.10±0.18（1.69～2.47）；中后部髂嵴外唇弧度（rad），男：1.43±0.29（0.60～1.81），女：1.44±0.28（0.62～1.86）；髂嵴内唇整体弧度及前中部髂嵴内唇弧度，不同性别间比较差异有统计学意义（$P<0.05$），男性大于女性；中后部髂嵴外唇弧度，不同性别间比较差异无统计学意义（$P>0.05$）。

表 10-1-22 中部地区成人髂嵴弧度在同性左、右侧的比较 ($\bar{x}\pm s$)

侧别	男性（$n=178$）			女性（$n=116$）		
	全/rad	前部/rad	后部/rad	全/rad	前部/rad	后部/rad
左	3.07±0.13	2.27±0.19	1.41±0.30	2.90±0.12	2.11±0.18	1.43±0.27
右	3.06±0.16	2.24±0.18	1.45±0.29	2.88±0.14	2.10±0.17	1.46±0.30
t	0.369	1.354	1.391	1.773	0.729	1.001
P	0.713	0.179	0.168	0.082	0.469	0.321

注：同性别左、右侧间对比采用配对样本 t 检验。

表 10-1-23　髂嵴弧度在不同性别间的比较（$\bar{x} \pm s$）

性别	例数	全髂嵴弧度/rad	前中部髂嵴内唇弧度/rad	后部髂嵴外唇弧度/rad
男	178	3.06±0.15	2.26±0.19	1.43±0.29
女	116	2.89±0.13	2.10±0.18	1.44±0.28
t		10.522	6.951	0.500
P		<0.05	<0.05	0.621

注：不同性别间比较采用独立样本 t 检验。

南部地区测量结果（表 10-1-24、表 10-1-25）。

髂嵴内唇整体弧度（rad），男：3.10±0.11（2.85～3.33），女：2.90±0.14（2.54～3.27）；前中部髂嵴内唇弧度（rad），男：2.13±0.14（1.83～2.45），女：2.04±0.18（1.65～2.40）；中后部髂嵴外唇弧度（rad），男：1.47±0.25（0.95～1.94），女：1.62±0.28（0.80～2.20）。髂嵴内唇整体弧度、前中部髂嵴内唇弧度及中后部髂嵴外唇弧度，不同性别间比较差异均有统计学意义（$P<0.05$），其中髂嵴内唇整体弧度及前中部髂嵴内唇弧度，男性大于女性，中后部髂嵴外唇弧度，男性小于女性，结果与中部地区存在差异。

表 10-1-24　髂嵴弧度在同性左、右侧的比较（$\bar{x} \pm s$）

侧别	男性（$n=92$）			女性（$n=78$）		
	全/rad	前部/rad	后部/rad	全/rad	前部/rad	后部/rad
左	3.09±0.11	2.13±0.14	1.47±0.25	2.90±0.15	2.02±0.16	1.63±0.32
右	3.11±0.11	2.14±0.14	1.46±0.25	2.91±0.14	2.06±0.20	1.60±0.24
t	0.972	0.842	0.344	0.500	1.680	0.556
P	0.336	0.404	0.732	0.620	0.101	0.581

注：同性别左、右侧间对比采用配对样本 t 检验。

表 10-1-25　髂嵴弧度在不同性别间的比较（$\bar{x} \pm s$）

性别	例数	全髂嵴弧度/rad	前中部髂嵴内唇弧度/rad	后部髂嵴外唇弧度/rad
男	92	3.10±0.11	2.13±0.14	1.47±0.25
女	78	2.90±0.14	2.04±0.18	1.62±0.28
t		10.062	3.718	3.683
P		<0.05	<0.05	<0.05

注：不同性别间比较采用独立样本 t 检验。

北部地区测量结果（表 10-1-26、表 10-1-27）。

髂嵴内唇整体弧度（rad），男：3.10±0.11（2.86～3.31），女：2.93±0.14（2.57～3.11）；前中部髂嵴内唇弧度（rad），男：2.22±0.19（1.80～2.58），女：2.12±0.17（1.74～2.37）；中后部髂嵴外唇弧度（rad）。男：1.61±0.23（1.18～2.05），女：1.58±0.28（0.93～2.22）。髂嵴内唇整体弧度前中部髂嵴内唇弧度，不同性别间比较差异均有统计学意义（$P<0.05$），男性大于

女性；中后部髂嵴外唇弧度，不同性别间比较差异无统计学意义（$P>0.05$）。

表 10-1-26 北部地区髂嵴弧度在同性左、右侧的比较（$\bar{x}\pm s$）

侧别	男性（$n=58$）			女性（$n=24$）		
	全/rad	前部/rad	后部/rad	全/rad	前部/rad	后部/rad
左	3.09±0.12	2.24±0.18	1.61±0.24	2.90±0.15	2.12±0.18	1.53±0.21
右	3.10±0.10	2.21±0.20	1.62±0.23	2.95±0.13	2.13±0.16	1.64±0.33
t	0.989	1.496	0.286	1.786	0.401	1.672
P	0.331	0.146	0.777	0.102	0.696	0.123

注：同性别左、右侧间对比采用配对样本 t 检验。

表 10-1-27 北部地区髂嵴弧度在不同性别间的比较（$\bar{x}\pm s$）

性别	例数	全髂嵴弧度/rad	前中部髂嵴内唇弧度/rad	后部髂嵴外唇弧度/rad
男	58	3.10±0.11	2.22±0.19	1.61±0.23
女	24	2.93±0.14	2.12±0.17	1.58±0.28
t		5.859	2.262	0.566
P		<0.05	<0.05	0.573

注：不同性别间比较采用独立样本 t 检验。

西部地区测量结果（新疆医科大学附属第一医院、解放军第九八七医院）（表 10-1-28～表 10-1-30）。

新疆地区：髂嵴内唇整体弧度（rad），男：2.95±0.16（2.58～3.25），女：2.73±0.06（2.64～2.77）；前中部髂嵴内唇弧度（rad），男：2.30±0.27（1.83～2.74），女：1.99±0.32（1.68～2.43）；中后部髂嵴外唇弧度（rad）。男：1.39±0.24（0.70～1.70），女：1.46±0.11（1.33～1.59）。

宝鸡地区：髂嵴内唇整体弧度（rad），男：3.10±0.16（2.89～3.37），女：2.95±0.11（2.79～3.28）；前中部髂嵴内唇弧度（rad），男：2.25±0.13（1.95～2.54），女：2.26±0.10（2.09～2.43）；中后部髂嵴外唇弧度（rad）。男：1.73±0.28（0.90～2.16），女：1.54±0.28（1.01～1.94）。髂嵴内唇整体弧度、中后部髂嵴外唇弧度，不同性别间比较差异均有统计学意义（$P<0.05$），男性大于女性；前中部髂嵴内唇弧度，不同性别间比较差异无统计学意义（$P>0.05$）。

表 10-1-28 新疆地区髂嵴弧度在不同性别间的比较（$\bar{x}\pm s$）

性别	例数	全髂嵴弧度/rad	前中部髂嵴内唇弧度/rad	后部髂嵴外唇弧度/rad
男	16	2.95±0.16	2.30±0.27	1.39±0.24
女	4	2.73±0.06	1.99±0.32	1.46±0.11
t		2.825	1.972	0.553
P		0.078	0.064	0.587

注：不同性别间比较采用独立样本 t 检验。

表 10-1-29 宝鸡地区髂嵴弧度在同性左、右侧的比较（$\bar{x} \pm s$）

侧别	男性（$n=14$）			女性（$n=14$）		
	全/rad	前部/rad	后部/rad	全/rad	前部/rad	后部/rad
左	3.05±0.16	2.26±0.18	1.87±0.20	2.95±0.11	2.28±0.11	1.52±0.31
右	3.12±0.18	2.28±0.10	1.66±0.40	2.97±0.13	2.27±0.11	1.54±0.32
t	0.903	0.339	1.862	0.417	0.288	0.200
P	0.401	0.746	0.112	0.691	0.783	0.848

注：同性别左、右侧间对比采用配对样本 t 检验。

表 10-1-30 宝鸡地区髂嵴弧度在不同性别间的比较（$\bar{x} \pm s$）

性别	例数	全髂嵴弧度/rad	前中部髂嵴内唇弧度/rad	后部髂嵴外唇弧度/rad
男	19	3.10±0.16	2.25±0.13	1.73±0.28
女	17	2.95±0.11	2.26±0.10	1.54±0.28
t		3.290	0.311	2.051
P		<0.05	0.758	<0.05

注：不同性别间比较采用独立样本 t 检验。

中部、南部及北部地区测量结果比较（表 10-1-31、表 10-1-32）。

中部、南部及北部地区男性髂嵴弧度的比较：

髂嵴内唇整体弧度：中部＜南部＝北部。前中部髂嵴内唇弧度：中部＞北部＞南部，中部与南部、北部之间比较，差异显著（$P<0.05$），但中部与北部间无显著差异（$P>0.05$）。中后部髂嵴外唇弧度小于前中部弧度：中部＜南部＜北部。中部与南部之间差异无显著意义（$P>0.05$），北部与中部、北部与南部之间比较差异显著（$P<0.05$）。

中部、南部及北部地区女性髂嵴弧度的比较：

髂嵴内唇整体弧度：中部＜南部＜北部。前中部髂嵴内唇弧度：南部＜中部＜北部，中部与南部之间比较，差异显著（$P<0.05$），但中部与北部、南部与北部之间无显著性差异（$P>0.05$）。中后部髂嵴外唇弧度小于前中部弧度：中部＜北部＜南部。中部与北部、南部与北部之间比较，差异无显著意义（$P>0.05$），中部与南部之间比较差异显著（$P<0.05$）。

表 10-1-31 中部、南部及北部地区男性髂嵴弧度的比较（$\bar{x} \pm s$）

地区	例数	全髂嵴弧度/rad	前中部髂嵴内唇弧度/rad	中后部髂嵴外唇弧度/rad
中部	178	3.06±0.15	2.26±0.19	1.43±0.29
南部	92	3.10±0.11	2.14±0.14	1.47±0.25
北部	58	3.10±0.11	2.22±0.19	1.61±0.23
合计	328	3.08±0.13		
F		2.913	13.660	10.383
P		0.056	<0.05	<0.05

注：组间两两比较 Bonferroni 检验，前中部髂嵴内唇弧度，中部地区与北部地区比较 $P>0.05$，南部地区与中部地区比较 $P<0.05$，南部地区与北部地区比较 $P<0.05$；中后部髂嵴外唇弧度，中部地区与南部地区比较 $P>0.05$，北部地区与中部地区比较 $P<0.05$，北部地区与南部地区比较 $P<0.05$。

表 10-1-32　中部、南部及北部地区女性髂嵴弧度的比较 $(\bar{x}\pm s)$

地区	例数	全髂嵴弧度/rad	前中部髂嵴内唇弧度/rad	中后部髂嵴外唇弧度/rad
中部	116	2.89±0.13	2.10±0.18	1.44±0.28
南部	78	2.90±0.14	2.04±0.18	1.62±0.28
北部	24	2.93±0.14	2.12±0.17	1.58±0.28
合计	218	2.90±0.14		
F		0.807	3.733	9.440
P		0.447	<0.05	<0.05

注：组间两两比较 Bonferroni 检验，前中部髂嵴内唇弧度，中部地区与北部地区比较 $P>0.05$，南部地区与北部地区比较 $P>0.05$，中部地区与南部地区比较 $P<0.05$；中后部髂嵴外唇弧度，中部地区与北部地区比较 $P>0.05$，南部与北部地区比较 $P>0.05$，中部地区与南部地区比较 $P<0.05$。

（宋成璟　蔡贤华）

3. 分析与结论

髂嵴弧度国人总体情况：髂嵴内唇整体弧度（rad）：3.01±0.16（2.28～3.39），前中部髂嵴内唇弧度（rad）：2.17±0.19（1.48～2.75），中后部髂嵴外唇弧度（rad）：1.50±0.29（0.53～2.22）。

各地区成人骨盆（中部、南部、北部及宝鸡地区）同性左、右侧的髂嵴内唇整体弧度、前中部髂嵴内唇弧度及中后部髂嵴外唇弧度比较差异均无统计学意义（$P>0.05$）；中部、北部地区两性间在髂嵴内唇整体弧度及前中部髂嵴内唇弧度存在统计学差异（$P<0.05$），男性<女性，南部地区两性间三组髂嵴弧度均存在统计学差异（$P<0.05$），均为男性大于女性。

三地区间比较，两性同性别间髂嵴内唇整体弧度差异无统计学意义（$P>0.05$）；前中部髂嵴内唇弧度中部与北部数据统计学无差异（$P>0.05$）。而南部分别与中部及北部存在统计学差异（$P<0.05$），中后部髂嵴外唇弧度方面，男性北部地区分别与南部、中部地区存在统计学差异（$P<0.05$），女性是南部地区分别与中部地区及北部地区数据存在统计学差异（$P<0.05$）。男性髂嵴前中部内唇弧度均值，中部地区较南部地区大0.12 rad，北部地区较南部地区大 0.08 rad；髂嵴中后部外唇弧度均值，北部地区较中部地区大 0.18 rad，北部地区较南部地区大 0.15 rad。女性髂嵴前中部内唇弧度均值，中部地区较南部地区大 0.06 rad；髂嵴中后部外唇弧度均值，南部地区较中部地区大 0.18 rad。在实际测量中发现，髂嵴后外侧的变异最为明显，即便是同一骨盆的左、右两侧有时亦存在较大变异，故对于中后部髂嵴外唇弧度的测量本课题组暂时建立相关解剖参数数据库，后期将通过更大样本的测量来充实并完善这些数据。

从各地区髂嵴弧度对比结果来看，髂嵴内唇整体弧度、前中部髂嵴内唇弧度男性均大于女性，这提示临床治疗复位该处髂骨骨折时需注意性别差异。同一骨盆左右侧对比差异无统计学意义（$P>0.05$），提示当患者单侧髂骨骨折，或对侧骨折未累及方形区与髂骨体时，可以通过术前行骨盆 CT 扫描得到骨盆数据，输入医学影像学软件测量相应解剖参数，或者通过软件的"镜像"功能结合 3D 打印技术直接打印出可供手术参考的正常模型。大数据数字化测量获得的数据虽与"第一节二、（三）1."有一定差距，但更接近国人正常数据。这些数据的获得，基本构建了国人正常成人髂嵴弧度数据库。

（宋成璟　蔡贤华）

（四）髂骨翼相对方形区倾斜角度的数字化测量

髋骨形态特殊，作为其组成部分之一的髂骨经数字化测量已获得国人髂嵴水平面、矢状位的解剖参数；而其另一组成部分的方形区结构特殊，具有特殊的倾斜角，本研究进行的数字化测定使其由形态描述转化成数字说明。髂骨翼的内侧面经由髂骨体与方形区相连，但两者之间的倾斜角目前仅是形态学描述，缺乏解剖学研究，更无大数据的定量分析。这对跨越方形区与髂骨两个解剖区域之间的 DAPSQ 设计与使用是不利的，同时也影响髋臼骨折复位及其复位质量判断。作为本研究的一部分，本研究进行了髂骨翼内板相对于方形区的倾斜角（简称髂方倾斜角）数字化测量方法探讨并进行了国人髂方倾斜角大数据分析。

1. 髂方倾斜角的数字化测量方法研究

（1）资料与方法。

资料收集同"第一节二、（二）1."。在 Mimics 20.0 软件中打开重建的骨盆原始模型（图 10-1-20A），坐骨大切迹（IN）顶点与闭孔后缘顶点（OF）在弓状线上的投影之间的区域，将髂骨翼分为前、中、后三部分。IN 和 OF 连线的垂直平分线在弓状线投影点为 M 点，可将髂前上棘、髂结节与 M 点所属区域为髂骨翼内板前区；髂结节、骶髂关节与 M 点所属区域为内板中区；骶髂关节、髂后上棘与 M 点所属区域为内板后区（图 10-1-20B）。

A、B、C 分别为前、中、后三区在髂嵴内唇的中点，D 点为闭孔后缘切线在坐骨结节内侧缘的投影点。因髂骨翼内板为曲率很小的弧面，故将其简化为平面，分别取三个分区的中点连线代表相应区域的倾斜线，该线能够代表各区的大体趋势。而方形区骨面较为平整，故选取方形区的中轴线 MD 代表方形区。所以髂骨前、中、后部的倾斜角分别为 ∠AMD、∠BMD、∠CMD（图 10-1-20B～E）。测量这 3 个倾斜角度，并比较相应倾斜角在同性别左、右侧间以及男女性别间的差异。所有数据由解放军中部战区总医院 2 名骨科硕士研究生分别在 1 名骨科主任医生指导下独立完成测量，每人测量 1 次结果取平均值，结果精确到 0.01°。

（2）结果。

髂方前部倾斜角＞髂方中部倾斜角＞髂方后部倾斜角。髂方前部倾斜角 ∠AMD，男：144.32°±5.35°，女：142.47°±4.41°；髂方中部倾斜角 ∠BMD，男：130.41°±3.57°，女：131.19°±4.44°；不同性别之间比较差异无统计学意义（$P > 0.05$）；髂方后部倾斜角 ∠CMD，男：102.84°±3.58°，女：106.61°±3.00°，不同性别之间比较差异有统计学意义（$P < 0.05$）（表 10-1-33）。

表 10-1-33　髂方倾斜角在不同性别之间的比较（$\bar{x} \pm s$）

性别	n	∠AMD	∠BMD	∠CMD
男	60	144.32°±5.35°	130.41°±3.57°	102.84°±3.58°
女	60	142.47°±4.41°	131.19°±4.44°	106.61°±3.00°
合计	120	143.38°±4.96°	130.81°±4.04°	——
t		1.901	−0.977	−4.844
P		0.060	0.331	<0.001

（徐应朋　蔡贤华）

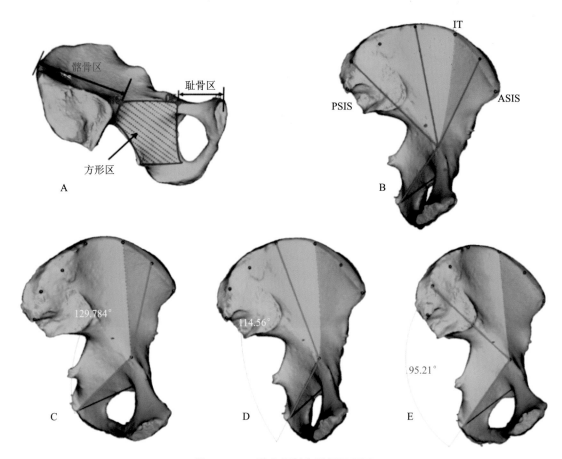

图 10-1-20　髂方倾斜角测量示意图

A 闭孔后缘顶点在弓状线上投影 OF 至坐骨大切迹顶点在弓状线上投影 IN，即图中红色标注部分为方形区；B 分割之后的髂骨翼内板相对于方形区前中后三区及各区的倾斜线；C 髂方前部倾斜角；D 髂方中部倾斜角；E 髂方后部倾斜角。

2. 髂方倾斜角的大数据数字化测量研究

1）资料与方法。

资料收集同"第一节二（二）2"。测量方法同"第一节二（四）1"，测量这 3 个倾斜角度，并比较相应倾斜角在同性别左、右侧间以及男女性别间的差异。

2）结果。

（1）髂方倾斜角国人总体情况：

前部倾斜角：（141.68±5.52）°（125.72～156.75）°，中部倾斜角：（129.26±6.03）°（107.85～146.18）°，后部倾斜角：（101.33±4.95）°（85.11～116.25）°。

由于北部及西部地区样本量偏少，尤其是新疆地区基本无完整骨盆，故只能假定新疆骨盆同性别左右侧在髂方倾斜角比较无差异，统计学数据仅做参考。

（2）各地区髂方倾斜角测量结果。

中部地区测量结果（表 10-1-34、表 10-1-35）。

髂方前部倾斜角，男（142.78±5.89）°（133.16°～155.12°），女（141.78±5.07）°（132.20°～154.42°）；中部倾斜角，男（131.19±5.95）°（115.68°～143.35°），女（127.04±5.80）°（111.90°～141.69°）；后部倾斜角，男（102.00±5.26）°（86.70°～113.95°），女（101.25±5.05）°（87.31°～

111.67°）。前部与后部倾斜角，不同性别间比较差异无统计学意义（$P>0.05$）；中部倾斜角，不同性别间差异有统计学意义（$P<0.05$），男性大于女性。

表 10-1-34　中部地区髂方倾斜角在同性左、右侧的比较（$\bar{x}\pm s$）

侧别	男性（$n=178$）			女性（$n=116$）		
	前部	中部	后部	前部	中部	后部
左	143.12°±5.61°	131.55°±5.74°	102.30°±5.29°	142.09°±4.86°	127.43°±5.45°	101.60°±4.83°
右	142.44°±6.16°	130.83°±6.16°	101.70°±5.24°	141.47°±5.29°	126.65°±6.15°	100.90°±5.28°
t	1.827	1.605	1.647	1.234	1.243	1.304
P	0.071	0.112	0.103	0.222	0.219	0.197

注：同性别左、右侧对比采用配对样本 t 检验。

表 10-1-35　中部地区髂方倾斜角在不同性别间的比较（$\bar{x}\pm s$）

性别	例数	前部倾斜角度	中部倾斜角度	后部倾斜角度
男	178	142.78°±5.89°	131.19°±5.95°	102.00°±5.26°
女	116	141.78°±5.07°	127.04°±5.80°	101.25°±5.05°
t		1.499	5.906	1.219
P		0.135	<0.05	0.224

注：不同性别间对比采用独立样本 t 检验。

南部地区测量结果（表 10-1-36、表 10-1-37）。

髂方倾斜角，男（141.30±4.50）°（133.65°～152.74°），女（140.41±3.83）°（133.00°～150.66°）；中部倾斜角，男（131.06±4.21）°（121.34°～136.91°），女（127.25±5.38）°（110.60°～139.81°）；后部倾斜角，男（101.36±3.94）°（93.91°～111.20°），女（101.13±4.88）°（88.09°～109.20°）。前部与后部倾斜角，不同性别间比较差异无统计学意义（$P>0.05$）；中部倾斜角，不同性别间差异有统计学意义（$P<0.05$），男性大于女性，与中部地区结果一致。

表 10-1-36　南部地区髂方倾斜角在同性左、右侧的比较（$\bar{x}\pm s$）

侧别	男性（$n=92$）			女性（$n=78$）		
	前部	中部	后部	前部	中部	后部
左	141.55°±4.49°	131.48°±4.10°	101.68°±3.50°	140.14°±4.20°	127.66°±5.48°	101.65°±4.83°
右	141.05°±4.54°	130.65°±4.32°	101.04°±4.36°	139.43°±4.67°	126.83°±5.31°	100.60°±4.94°
t	1.018	1.542	1.256	1.407	1.248	1.685
P	0.314	0.130	0.215	0.168	0.220	0.100

注：同性别左、右侧对比采用配对样本 t 检验。

表 10-1-37　南部地区髋方倾斜角在不同性别间的比较（$\bar{x}\pm s$）

性别	例数	前部倾斜角度	中部倾斜角度	后部倾斜角度
男	92	141.30°±4.50°	131.06°±4.21°	101.36°±3.94°
女	78	140.41°±3.83°	127.25°±5.38°	101.13°±4.88°
t		1.374	5.181	0.341
P		0.171	<0.05	0.734

注：不同性别间对比采用独立样本 t 检验。

北部地区测量结果（表 10-1-38、表 10-1-39）。

前部倾斜角，男（142.29±6.66）°（129.48°～155.82°），女（142.09±5.00）°（130.48°～150.98°）；中部倾斜角，男（130.19±6.19）°（115.51°～141.75°），女（129.51±4.25）°（121.09°～137.50°）；后部倾斜角，男（101.25±4.68）°（88.43°～111.16°），女（104.87±4.12）°（96.52°～109.62°）。前部与中部倾斜角，不同性别间比较差异无统计学意义（$P>0.05$）；后部倾斜角，不同性别间差异有统计学意义（$P<0.05$），女性大于男性，与中部地区结果不一致。

表 10-1-38　北部地区髋方倾斜角在同性左、右侧的比较（$\bar{x}\pm s$）

侧别	男性（n＝58）			女性（n＝24）		
	前部	中部	后部	前部	中部	后部
左	141.74°±7.03°	129.71°±6.29°	101.64°±4.88°	143.00°±4.65°	130.45°±3.65°	104.61°±3.04°
右	142.83°±6.35°	130.67°±6.16°	100.87°±4.52°	141.19°±5.37°	128.58°±4.74°	103.47°±3.44°
t 值	1.512	1.141	1.100	1.932	1.627	1.254
P 值	0.142	0.263	0.281	0.080	0.132	0.236

注：同性别左、右侧对比采用配对样本 t 检验。

表 10-1-39　北部地区髋方倾斜角在不同性别间的比较（$\bar{x}\pm s$）

性别	例数	前部倾斜角度	中部倾斜角度	后部倾斜角度
男	58	142.29°±6.66°	130.19°±6.19°	101.25°±4.68°
女	24	142.09°±5.00°	129.51°±4.25°	104.87°±4.12°
t 值		0.130	0.490	3.293
P 值		0.897	0.626	<0.05

注：不同性别间对比采用独立样本 t 检验。

西部地区测量结果（新疆医科大学附属第一医院、解放军第九八七医院）（表 10-1-40、表 10-1-41、表 10-1-42）。

新疆地区：前部倾斜角，男（136.42±6.49）°（128.78°～148.77°），女（137.25±7.35）°（129.38°～146.74°）；中部倾斜角，男（124.11±9.02）°（107.85°～141.51°），女（123.37±

7.78)°（114.50°～133.23°）；后部倾斜角，男（96.97±6.64）°（85.11°～110.95°），女（101.59±5.78）°（95.71°～109.55°）；

宝鸡地区：前部倾斜角，男（139.99±7.05）°（130.76°～155.93°），女（142.70±5.35）°（133.97°～150.78°）；中部倾斜角，男（127.77±6.47）°（116.83°～140.64°），女（127.91±5.97）°（120.40°～140.73°）；后部倾斜角，男（98.13±4.90）°（89.35°～106.72°），女（99.53±3.29）°（96.17°～105.43°）。不同性别前、中、后三部分倾斜角比较差异均无统计学意义（$P>0.05$）。

表 10-1-40　新疆地区髂方倾斜角在不同性别间的比较（$\bar{x}\pm s$）

性别	例数	前部倾斜角度	中部倾斜角度	后部倾斜角度
男	16	136.42°±6.49°	124.11°±9.02°	96.97°±6.64°
女	4	137.25°±7.35°	123.37°±7.78°	101.59°±5.78°
t		0.223	0.150	1.272
P		0.826	0.882	0.220

注：不同性别间对比采用独立样本 t 检验。

表 10-1-41　宝鸡地区髂方倾斜角在同性左、右侧的比较（$\bar{x}\pm s$）

侧别	男性（$n=14$）			女性（$n=14$）		
	前部	中部	后部	前部	中部	后部
左	139.73°±7.82°	129.25°±8.30°	99.78°±5.56°	142.81°±5.41°	127.61°±6.00°	100.00°±1.61°
右	139.84°±6.34°	127.48°±6.51°	96.76°±5.18°	142.01°±6.68°	126.85°±6.06°	99.05°±3.93°
t	0.106	1.046	2.126	0.602	0.546	0.682
P	0.919	0.336	0.078	0.569	0.605	0.521

注：同性别左、右侧对比采用配对样本 t 检验。

表 10-1-42　宝鸡地区髂方倾斜角在不同性别间的比较（$\bar{x}\pm s$）

性别	例数	前部倾斜角度	中部倾斜角度	后部倾斜角度
男	19	139.99°±7.05°	127.77°±6.47°	98.13°±4.90°
女	17	142.70°±5.35°	127.91°±5.97°	99.53°±3.29°
t		1.287	0.067	0.989
P		0.207	0.947	0.330

注：不同性别间对比采用独立样本 t 检验。

各地区测量结果。

表 10-1-43　中部、南部及北部地区男性髂方倾斜角的比较（$\bar{x}\pm s$）

地区	例数	前部倾斜角度	中部倾斜角度	后部倾斜角度
中部	178	142.78°±5.89°	131.20°±5.95°	102.00°±5.26°
南部	92	141.30°±4.50°	131.06°±4.21°	101.36°±3.94°

地区	例数	前部倾斜角度	中部倾斜角度	后部倾斜角度
北部	58	142.29°±6.66°	130.19°±6.19°	101.25°±4.68°
合计	328	142.28°±5.70°	130.98°±5.56°	101.69°±4.82°
F		2.042	0.724	0.822
P		0.131	0.486	0.440

注：组间两两比较 Bonferroni 检验。

表 10-1-44　中部、南部及北部地区女性髂方倾斜角的比较（$\bar{x} \pm s$）

地区	例数	前部倾斜角度	中部倾斜角度	后部倾斜角度
中部	116	141.78°±5.07°	127.04°±5.80°	101.25°±5.05°
南部	78	140.41°±3.83°	127.25°±5.38°	101.13°±4.88°
北部	24	142.10°±5.00°	129.51°±4.25°	104.04°±3.23°
合计	218	141.33°±4.68°	127.39°±5.53°	
F		2.376	2.046	3.709
P		0.095	0.132	<0.05

注：组间两两比较 Bonferroni 检验，后部倾斜角，中部地区与南部地区比较 $P>0.05$，中部地区与北部地区比较 $P<0.05$，南部地区与北部地区比较 $P<0.05$。

（宋成璟　蔡贤华）

3. 分析与结论

大数据测量显示，成人髂骨翼内板呈外倾状态，髂方前部倾斜角：（141.68±5.52)°（125.72～156.75)°；髂方中部倾斜角：（129.26±6.03)°（107.85～146.18)°；髂方后部倾斜角：（101.33±4.95)°（85.11～116.25)°。前部倾斜角＞中部倾斜角＞后部倾斜角，与"第一节二、（四）1."相似。

各地区成人骨盆（中部、南部、北部及宝鸡地区）同性左、右侧的倾斜角度比较差异无统计学意义（$P>0.05$），各地区成人骨盆（中部、南部、北部及西部地区）两性的倾斜角由前至后均逐渐减小，前、中、后三区倾斜角之间存在显著差异（$P<0.05$）。中部、南部地区两性间前、后部倾斜角差异无统计学意义（$P>0.05$），而中部倾斜角差异显著（$P<0.05$），男性＞女性；北部地区两性间仅后部倾斜角存在显著差异（$P<0.05$）（表 10-1-39），男性＜女性。地区间对比结果：男性数据于三地区比较差异无统计学意义（$P>0.05$）（表 10-1-43）；女性前、中部倾斜角三地区比较差异无统计学意义（$P>0.05$），而后部倾斜角中部与南部地区无差异，而北部地区分别与中部及南部地区存在差异（$P<0.05$）。

本课题组初步建立了国人髂方倾斜角数据库，将为骨盆髋臼复位与内固定质量的判断提供依据。

（宋成璟　蔡贤华）

三、耻骨区安全置钉的数字化测量研究

临床上采用切开复位内固定、沿骨盆界线或蔡氏线（图 7-1-3）放置钛板或 DAPSQ 治疗髋臼方形区骨折或骨盆前环损伤时，常需在髋臼前柱或耻骨上支区域置钉。而该区骨质薄弱、解剖结构不规则，闭孔血管、神经进入和离开闭膜管时均紧贴闭孔沟，耻骨下支有海绵体等重要结构附着，在该区置钉过长或偏出骨质容易损伤这些重要结构，置入螺钉过短则不能获得牢靠的内固定效果，而目前相关解剖学研究尚不能满足安全置钉的要求，因此，明确耻骨区骨质解剖学特点，探讨该区安全、有效的置钉方法显得尤为重要。

1. 材料与方法

（1）骨盆耻骨区界定。

根据本分区方法，闭孔后缘在骨盆界线上的投影至耻骨联合关节面之间的区域界定为耻骨区（图 1-1-6）。

（2）方法。

根据耻骨区骨质结构特点，作闭孔前缘切线与骨盆界线相交，又可将耻骨区细分为闭孔区（亦即耻骨上支区）和耻骨联合部（图 10-1-21）。通过对所有三维重建模型观察发现，耻骨上支高度自闭孔后缘至前缘逐渐增加，耻骨联合部骨质最大高度在耻骨结节处（耻骨联合向耻骨下支延续处与耻骨结节在同一垂直面上）。基于上述分区及各区骨质特点，选择闭孔前缘和后缘、耻骨结节、耻骨联合关节面作为参考标志并通过模拟置钉对耻骨区安全置钉方法进行解剖学研究。

标定上述参考标志在骨盆界线上的投影，利用 Mimics 软件 CMF/Simulation 模块的"Cut"功能，经过各投影点作与界线切线垂直的切面，并借助"Split"功能对切割完成的断面进行分离（其中，耻骨联合关节面不切割分离）（图 10-1-22）。在各断面上将距离界线 5 mm 处作为进钉点（常用塑形钛板宽度约为 10 mm，沿界线放置时钉孔中心即进钉点距界线约为 5 mm），利用 MedCAD 模块中"创建圆柱体"功能，依次在前述断面创建直径为 3.5 mm 的圆柱体模拟临床螺钉置入，以进钉点为中心调整螺钉长度和方向，保证螺钉完全处于骨质内，闭孔后缘处模拟置入最小长度螺钉（即螺钉刚好穿透耻骨上支下缘闭孔沟时螺钉长度），其余 3 个断面探讨可置入最大长度螺钉。在各断面作骨盆内侧面的切线，过进钉点作骨盆内侧面切线的平行线，利用 Mimics 软件的测量工具（measure 3D distance、measure 3D angle），测量各断面按上述方法置入螺钉的长度 d 及螺钉与骨盆内侧面切线平行线的夹角 α（图 10-1-23）。若螺钉位于骨盆内侧面切线平行线的内侧角度记作正值，位于平行线的外侧，角度记作负值。

2. 结果

结果显示（表 10-1-45、表 10-1-46）：耻骨闭孔区男性可置钉长度范围为（18.03±1.65）～（40.31±4.87）mm，女性为（16.83±1.68）～（32.65±3.50）mm；男性闭孔后缘、前缘处螺钉与骨盆内侧面夹角分别为（7.77±3.15）°向外和（4.66±2.27）°向内，女性分别为（8.67±1.63）°向外、（4.42±1.99）°向内。在耻骨联合部，耻骨结节处可容纳最大钉长：男性为（64.78±6.75）mm，女性为（52.24±3.77）mm，以骨盆内侧面为参考平面，男性进钉角度为（5.03±1.93）°、女性为（5.97±1.63）°，螺钉进钉方向均偏向骨盆内侧；耻骨联合关节面处可容纳最大钉长：男性为（43.38±3.49）mm，女性为（40.41±2.77）mm，以骨盆内侧面为参考平面，男性进钉角度为（3.98±2.75）°、女性为（4.61±2.26）°，进钉方向均偏向骨盆内侧。耻骨区最大可置

钉长度在男女性别间比较差异有统计学意义（$P<0.05$），进钉角度男、女性别间差异无统计学意义（$P>0.05$）。

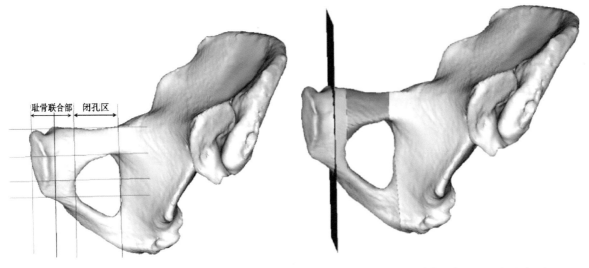

图 10-1-21　耻骨区观察及分区　　　　　　　　图 10-1-22　耻骨区断面制作与分离

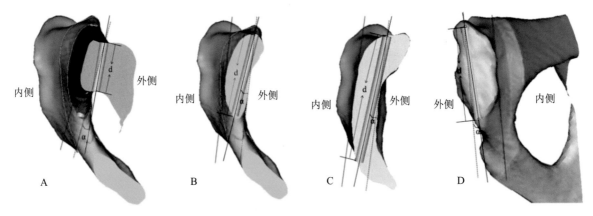

图 10-1-23

　　耻骨各断面安全置钉的测量，其中 AB 分别为闭孔后缘、前缘处断面，CD 分别为耻骨结节断面和耻骨联合关节面，图中红色实线代表骨盆内侧面的切线，红色虚线为过进钉点的骨盆内侧面切线的平行线，黑色实线代表进钉方向，α 表示螺钉与骨盆内侧面的夹角，d 为钉长。

表 10-1-45　耻骨区安全置钉长度测量结果（$\bar{x}\pm s$）

性别	例数	闭孔后缘/mm	闭孔前缘/mm	耻骨结节/mm	耻骨联合/mm
男	26	18.03±1.65	40.31±4.87	64.78±6.75	43.38±3.49
女	28	16.83±1.68	32.65±3.50	52.24±3.77	40.41±2.77
P		0.011	0.000	0.000	0.001

表 10-1-46　耻骨区置钉角度测量结果（$\bar{x}\pm s$）

性别	例数	闭孔后缘	闭孔前缘	耻骨结节	耻骨联合
男	26	$-7.77°\pm3.15°$	$4.66°\pm2.27°$	$5.03°\pm1.93°$	$3.98°\pm2.75°$
女	28	$-8.67°\pm1.63°$	$4.42°\pm1.99°$	$5.97°\pm1.63°$	$4.61°\pm2.26°$
P		0.186	0.676	0.059	0.367

3. 分析与结论

根据本研究数据分析结果，闭孔区男性可置钉长度范围约为 $18\sim40$ mm，女性为 $16\sim30$ mm，但是为避免钻头或螺钉穿透耻骨上支下缘损伤闭孔血管和神经，建议在闭孔区螺钉时，钻孔深度和螺钉长度均应在此基础上减小 5 mm，尤其在闭孔后缘处钻孔深度和螺钉长度绝不能超过 20 mm，否则难免损伤闭孔血管或神经。在耻骨联合部，耻骨结节处可容纳的螺钉最长，男性约为 60 mm，女性约为 50 mm，而由此点向内或向外骨质可容纳钉长均变短，因此建议在耻骨联合部置钉时，可选择耻骨结节为中心，其内侧至耻骨联合关节面螺钉最大长度应控制在 $40\sim50$ mm 以内，自耻骨结节向外至闭孔前缘螺钉最大长度不应超过 $30\sim50$ mm，且在闭孔前缘附近置钉时，进钉方向在冠状面上应稍偏向耻骨联合，以免螺钉穿出骨皮质进入闭孔。

由于耻骨区骨质极不规则，骨盆内侧面相对较平整，在耻骨区置钉时术者可以通过用手触摸骨盆内侧面来把握进钉方向，因此在测量进钉方向时我们选择骨盆内侧面作为参照面。耻骨区安全置钉角度的测量结果显示，除闭孔后缘处螺钉进钉方向稍偏向骨盆外侧，与骨盆内侧面夹角约为 $8°$，其余位置进钉方向均应稍偏向骨盆内侧，且螺钉进钉方向与骨盆内侧面夹角均在 $5°$ 左右，即基本与骨盆内侧面平行。

（王正坤　蔡贤华）

第二节　DAPSQ 钛板轨迹长度的数字化测量

DAPSQ 内固定疗效可靠，但实际应用中由于钛板需特殊塑形，术中费时较多，且不同医生难以塑形成同样形态的内固定材料，无法完全实现 DAPSQ 的内固定效果并推广普及。因此，亟待进行 DAPSQ 钛板的标准化研究，为进一步临床应用与产业化打下基础。

由于骨盆解剖结构复杂，尤其是 DAPSQ 钛板轨迹（蔡氏线）所经过的骨面，解剖结构极不规则，虽然在骨盆标本上可直接测量轨迹长度，但大量骨盆标本不易获取，给大数据测量 DAPSQ 轨迹长度带来了不便。随着数字化骨科软件的发展及应用，为 DAPSQ 轨迹长度大样本测量提供了可能。本研究先进行 DAPSQ 钛板轨迹长度尸体标本直接测量与数字化测量结果比较，以确定数字化测量的可靠性，然后进行国人 DAPSQ 钛板轨迹长度的大数据测量。

一、DAPSQ 钛板轨迹长度测量的解剖学与数字化比较研究

（一）资料与方法

1. 骨盆尸体标本直接测量

选择来源于华中科技大学同济医学院解剖教研室尸体骨盆标本 14 具，其中 8 具为骨盆，6 具为半骨盆。要求：①年龄≥18 岁；②至少一侧骨盆完整且无损伤；③骨盆无畸形。用普迪思缝合线（polydioxanone suture，PDS）沿 DAPSQ 轨迹放置，在 PDS 缝线上按解剖分区做好标记后，用电子游标卡尺通过缝线及其分区标记分别测量耻骨区长度 OB_L、方形区长度 B_LZ_L、髂骨区长度 Z_LH（图 10-2-1），测量结果精确到 0.01 mm。

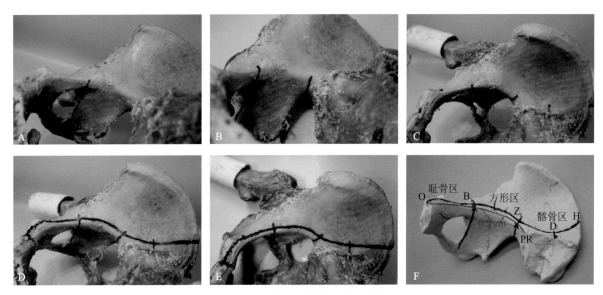

图 10-2-1　不同方位标本测量示意图

红线为骨盆环，黑线为 DAPSQ 钛板轨迹（蔡氏线），O 为耻骨联合顶点，B_L 为闭孔后缘在弓状线上投影点向外 5 mm 处；Z_L 为坐骨大切迹在弓状线上投影点向外 5 mm 处；D 点为耳状面最外缘向外 10 mm 处；H 为髂窝内缘厚薄骨质交界区延长线在髂嵴上交点；弧线 OB_L 为耻骨区，弧线 B_LZ_L 为方形区，弧线 Z_LH 为髂骨区。

2. 骨盆标本的数字化测量

将收集的骨盆标本于中部战区总医院放射科行骨盆 CT 扫描，层厚 10 mm。将数据以 Dicom 格式导入 Mimics 20.0 软件中，并对图像进行三维重建，然后进行分区，Q 点以下部分为耻骨区，Z 点以上为髂骨区，中间为方形区（图 10-2-2）。耻骨区的轨迹长度为点 O、C、B 所经过的圆对应的弧长 OB；方形区的轨迹长度为点 B、Q、Z 所经过的圆对应的弧长 BZ；髂骨区的轨迹长度为点 Z、E_{AS}、H 所经过的圆对应的弧长 ZH。通过 Mimics20.0 软件 Measure 功能列表下的 Distance 功能测得弧 OB、弧 BZ、弧 ZH 对应圆的弦长分别为 L_{OB}、L_{BZ}、L_{ZH}。经过耻骨区的 O、C、B 三点的圆，方形区的 B、Q、Z 三点确定的圆，髂骨区的 Z、E_{AS}、H 三点确定的圆的直径可通过 Measure 功能列表下的 Diameter 功能直接测出。通过公式：弧长＝直径×弦长/直径（arcsin）。将数据及公式输入 Excel 中可算出耻骨区、方形区、髂骨区长度分别为 LC、LF、LQ。总长度为 LC、LF、LQ 三点弧长总和（精确到 0.01 mm）。

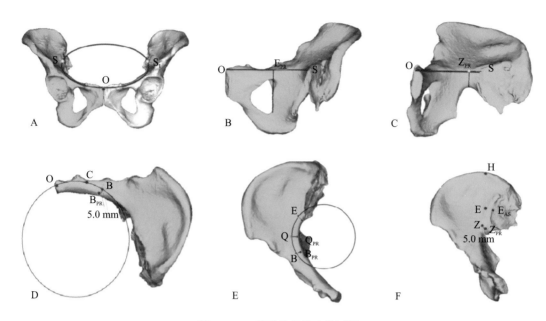

图 10-2-2　蔡氏线的数字化测量

A 运用 Mimics 软件 Mirror 功能成像后两侧骶髂关节与弓状线交点 S、S_1 与耻骨联合上缘 O 点形成平面 P；B B_{PR} 为闭孔后缘在骨盆环上投影，B_{PR} 在距离骨盆环外 5 mm 为点 B；C Z_{PR} 为坐骨大切迹在骨盆环上投影；D 弧 OB 长度即为耻骨区长度；E Z_{PR} 外侧 5 mm 处为 Z 点，Q_A 为髂前上棘在骨盆环上交点，距离 Q_A 外侧 5 mm 处为 Q 点，弧 BZ 长度即为方形区长度；F E_{AS} 为骶髂关节最外侧点，距离 E_{AS} 外侧 10 mm 处为点 E，H 点为髂窝内侧缘在髂棘延长线交点，弧 ZH 长度即为髂骨区长度。

（二）结果

1. 尸体标本及数字化测量

耻骨区长度、方形区长度、髂骨区长度、总长度的标本实测结果分别为：（52.23～68.01）mm〔（60.38±3.90）mm〕、（59.42～70.93）mm〔（66.08±3.19）mm〕、（81.82～96.43）mm〔（89.19±4.38）mm〕、（196.32～230.17）mm〔（215.65±8.23）mm〕。

耻骨区长度、方形区长度、髂骨区长度、总长度的数字化测量结果分别为：（53.67～66.35）mm〔（60.60±3.79）mm〕、（56.43～76.04）mm〔（67.48±4.63）mm〕、（78.49～97.51）mm〔（88.20±6.03）mm〕、（192.37～233.63）mm〔（216.23±11.41）mm〕。

两种测量方法各分区及总长度测量值比较中，耻骨区与方形区长度数字化测量值＞标本实际测量值，髂骨区长度比较则相反，但其差异均无统计学意义（P＞0.05）（表 10-2-1）。

表 10-2-1　半骨盆标本各分区及 DAPSQ 钛板轨迹总长度标本实测与数字化测量值比较 （$\bar{x}\pm s$）

测量方法	耻骨区长度/mm	方形区长度/mm	髂骨区长度/mm	总长度/mm
标本实测	60.38±3.90	66.08±3.19	89.19±4.38	215.65±8.23
数字化测量	60.60±3.79	67.48±4.63	88.20±6.03	216.23±11.41
t	0.457	1.988	1.006	−0.516
P	＞0.05	＞0.05	＞0.05	＞0.05

注：组间采用配对样本 t 检验，DAPSQ 为前路动力化方形区钛板螺钉系统。

2. 两种测量方法的 Bland-Altman 分析

实际测量法与数字化测量方形区钛板轨迹长度时，所有点均在 95% 一致性界限以内，两种测量方法平均值相差 −0.2 mm，最大相差 3.81 mm，可以认为两种测量方法一致性好（$P > 0.05$）。实际测量法与数字化测量方形区钛板轨迹长度时，所有点均在 95% 一致性界限以内，两种测量方法平均值相差 −1.4 mm，最大相差 7.71 mm，可以认为两种测量方法一致性好（$P > 0.05$）。实际测量法与数字化测量髂骨区钛板轨迹长度时，4.5%（1/22）的点在 95% 一致性界限以外，两种测量方法平均值相差 1.0 mm，结果最大相差 11.52 mm，可以认为两种测量方法一致性较好（图 10-2-3～图 10-2-5）。

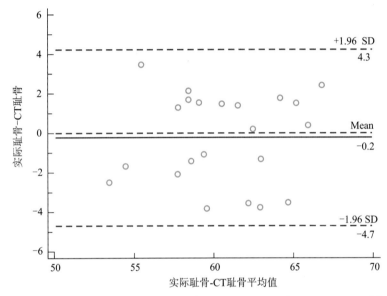

图 10-2-3　骨盆实际测量与数字化测量蔡氏线耻骨区结果的 Bland-Altman 分析图

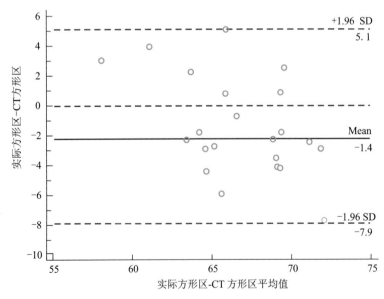

图 10-2-4　骨盆实际测量与数字化测量蔡氏线方形区结果的 Bland-Altman 分析图

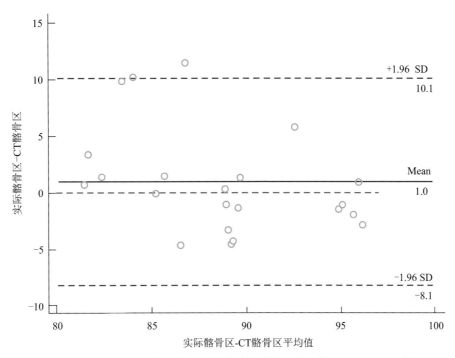

图 10-2-5 骨盆实际测量与数字化测量蔡氏线髂骨区结果的 Bland-Altman 分析图

（三）分析与结论

将 DAPSQ 钛板轨迹的耻骨区、方形区、髂骨区分别看作一段圆弧，内固定完成后的 DAPSQ 钛板轨迹在骨盆表面走行整体呈"S"形，DAPSQ 钛板轨迹的耻骨区长度、方形区长度、髂骨区长度以及总长度通过数字化测量与实际测量结果差异无统计学意义（$P>0.05$）。表明数字化测量方法可靠，可为大数据测量正常成年国人 DAPSQ 钛板轨迹长度提供测量方法。

（尚冉冉 蔡贤华）

二、正常成人 DAPSQ 钛板轨迹长度的大数据数字化测量

在"本节一、"研究的基础上，进行了正常成人 DAPSQ 钛板轨迹长度的大数据数字化测量，以期构建正常成年国人 DAPSQ 钛板轨迹解剖学参数数据库。

（一）资料与方法

收集 2013 年 10 月至 2018 年 10 月期间，在我国部分三甲医院就诊并行骨盆 CT 平扫和三维重建的骨盆资料，要求年龄≥18 岁，至少一侧骨盆完整且无损伤，排除肿瘤与发育畸形。

共 504 例（834 侧）正常成人骨盆三维重建的骨盆断层扫描图像。其中解放军北部战区总医院男 34 例（55 侧），21 例完整骨盆，6 例左侧骨盆，7 例右侧骨盆，年龄 18～87 岁，平均 45.9 岁；女性共 24 例（38 侧），12 例完整骨盆，6 例左侧骨盆，6 例右侧骨盆，年龄 18～77 岁，平均 53.5 岁；佛山市三水区人民医院男 48 例（95 侧），47 例完整骨盆，1 例右侧骨盆，年龄 20～56 岁，平均 30.3 岁，女性共 42 例（82 侧），40 例完整骨盆，1 例左侧骨盆，1 例右侧骨盆，年龄 20～64 岁，平均 38.7 岁；新疆医科大学第一附属医院男 10 例（11 侧），1 例完整骨盆，4 例左侧骨盆，5 例右侧骨盆，年龄 18～69 岁，平均 37.8 岁，女性共 4 例（4 侧），2 例左侧骨盆，2 例右侧骨盆，年龄 27～54 岁，平均 43.3 岁；中国人民解放军中部战区总医院男 208 例（329 侧），121 例完整骨

盆，45 例左侧骨盆，42 例右侧骨盆，年龄 18～89 岁，平均 43.4 岁，女性共 134 例（220 侧），86 例完整骨盆，23 例左侧骨盆，25 例右侧骨盆，年龄 19～90 岁，平均 48.6 岁。所有符合条件患者数据均单独以 Dicom 格式保存至移动硬盘。将符合条件的 Dicom 格式数据导入 Mimics20.0 软件后，测量方法同"本章第二节一、"中"骨盆标本的数字化测量"。

（二）结果

1. 各地区 DAPSQ 钛板轨迹长度测量情况（表 10-2-2）

东北部地区 DAPSQ 钛板轨迹中的耻骨区长度为（61.89±4.55）mm、方形区长度为（71.19±5.48）mm、髂骨区长度为（84.94±6.55）mm、总长度为（218.03±10.14）mm。

中部地区 DAPSQ 钛板轨迹中的耻骨区长度为（61.18±5.29）mm、方形区长度为（69.12±5.25）mm、髂骨区长度为（84.77±6.62）mm、总长度为（215.07±9.86）mm。

南部地区 DAPSQ 钛板轨迹中的耻骨区长度为（60.03±5.78）mm、方形区长度为（67.94±4.98）mm、髂骨区长度为（83.10±5.56）mm、总长度为（211.07±9.93）mm。

西北部地区由于样本量过少，地区之间比较未将其纳入。

国人 DAPSQ 钛板轨迹长度为：（214.46±10.15）mm。其中三地区耻骨区长度之间比较，差异均无统计学意义（$P>0.05$）；三地区方形区长度之间比较，差异均有统计学意义（$P<0.05$）；三地区髂骨区长度之间比较，差异均无统计学意义（$P>0.05$）；DAPSQ 轨迹总长度之间比较，三地区之间差异均具有统计学意义（$P<0.05$）。

表 10-2-2　数字化测量南部、东北部、中部正常成年国人 DAPSQ 钛板轨迹各分区长度及
总长之间比较（$\bar{x}\pm s$）

组别	耻骨区长度/mm	方形区长度/mm	髂骨区长度/mm	总长度/mm
东北部	61.89±4.55	71.19±5.48	84.94±6.55	218.03±10.14
中部	61.18±5.29	69.12±5.25*	84.77±6.62	215.07±9.86*
南部	60.03±5.78	67.94±4.98*#	83.10±5.56	211.07±9.93*#
F	4.560	11.868	4.892	17.378
P	0.11	<0.001	0.08	<0.001

注：采用方差分析法，组间比较采用 SNK-q 检验，与北部比较时，* $P<0.05$，与中部比较时，# $P<0.05$。

2. 国人 DAPSQ 钛板轨迹总长度及分布情况

共测量完整半骨盆样本 834 例，国人 DAPSQ 钛板轨迹的耻骨区长度（图 10-2-6）、方形区长度（图 10-2-7）、髂骨区长度（图 10-2-8）以及总长度（图 10-2-9）分别为：（45.77～76.36）mm［（60.96±5.39）mm］、（54.75～87.86）mm［（69.11±5.28）mm］、（67.04～106.67）mm［（84.40±6.41）mm］、（191.2～246.8）mm［（214.46±10.15）mm］。经 Shapiro-Wilk 检验结果显示，DAPSQ 钛板轨迹总长度满足正态分布（$P=0.236$），进一步查看 DAPSQ 钛板轨迹总长度的标准 Q-Q 图（图 10-2-10），显示各数据点基本位于直线附近，表明该组数据符合正态分布，且 DAPSQ 轨迹总长度与各分区长度呈正相关。

（三）分析与结论

（1）通过对 DAPSQ 钛板轨迹长度的测量，测得正常成年国人 DAPSQ 轨迹长度为（214.46±10.15）mm，构建了国人 DAPSQ 钛板轨迹的数据库；

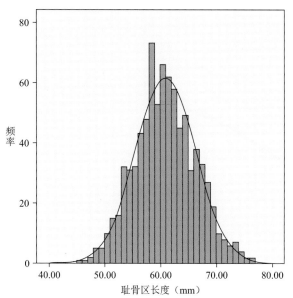

图 10-2-6　全部骨盆样本中 DAPSQ 钛板轨迹耻骨区
　　　　　长度分布情况

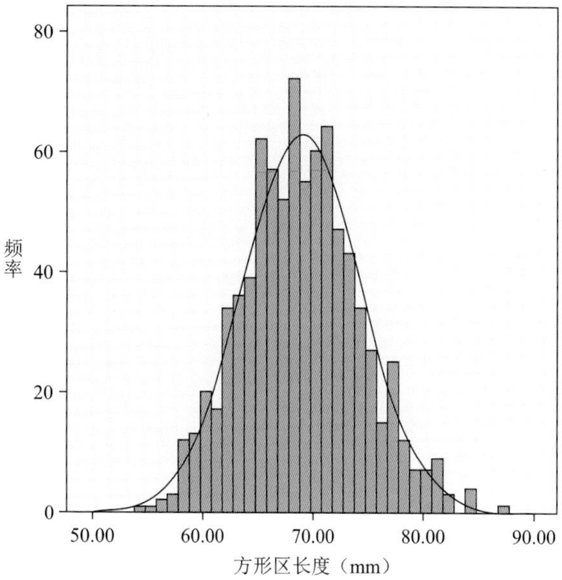

图 10-2-7　全部骨盆样本中 DAPSQ 钛板轨迹方形区
　　　　　长度分布情况

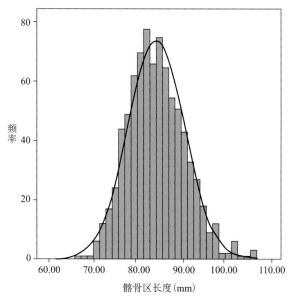

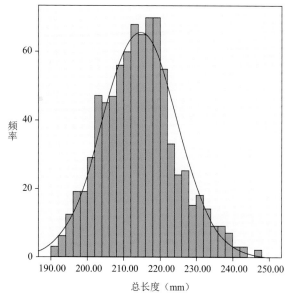

图 10-2-8　全部骨盆样本中 DAPSQ 钛板轨迹髂骨区
　　　　　长度分布情况

图 10-2-9　全部骨盆样本中 DAPSQ 钛板轨迹总长度
　　　　　分布情况

　　（2）东北部地区 DAPSQ 钛板轨迹中的耻骨区长度为（61.89±4.55）mm、方形区长度为（71.19±5.48）mm、髂骨区长度为（84.94±6.55）mm、总长度为（218.03±10.14）mm；中部地区 DAPSQ 钛板轨迹中的耻骨区长度为（61.18±5.29）mm、方形区长度为（69.12±5.25）mm、髂骨区长度为（84.77±6.62）mm、总长度为（215.07±9.86）mm；南部地区 DAPSQ 钛板轨迹中的耻骨区长度为（60.03±5.78）mm、方形区长度为（67.94±4.98）mm、髂骨区长度为（83.10±5.56）mm、总长度为（211.07±9.93）mm。不同地区耻骨区、髂骨区长度比较中，三地区之间差异均无统计学意义；不同地区方形区轨迹长度、总长度之间差异具有统计学意义。

（尚冉冉　蔡贤华）

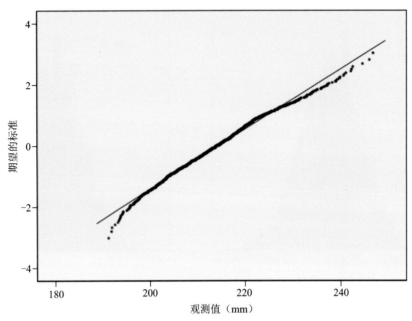

图 10-2-10　骨盆样本中 DAPSQ 钛板轨迹总长度的标准 Q-Q 图

本章小结

1. 提出了 DAPSQ 内固定髋臼骨折的解剖学参数与安全置钉范围。利用数字骨科技术进行解剖学研究，揭示了经腹股沟入路治疗此类骨折时方形区、髂骨区、耻骨区的安全范围，为正确应用 DAPSQ 提供了依据。方形区与髂骨区自上向下、自前向后骨质呈"厚—薄—最厚"状，方形区置钉危险区约为方形区宽的前 1/2 或高的上 1/2，可行表面置钉技术进行固定；安全区则位于方形区的后侧半或者下侧半，可联合后柱拉力螺钉技术。在髂骨区，距骶髂关节边缘约 10 mm 以内、坐骨大切迹上方距界线约 15 mm 以内骨厚度均＞15 mm，置钉可靠。在耻骨区，耻骨上支螺钉长度应在 20～30 mm 以内，但在闭孔后缘处，应≤20 mm；耻骨结节附近螺钉长度应≤50 mm，靠近耻骨联合关节面置钉长度应＜40 mm。本研究结果为正确进行前路内固定，尤其是 DAPSQ 的正确应用打下了解剖学基础。

2. 进行了正常成人髂嵴水平面偏转角度、髂嵴弧度、髂方倾斜角的数字化测量方法与大数据测量，填补了在此领域的解剖学空白，为骨盆髋臼骨折的复位与内固定治疗质量的判断提供了对线参数。

3. 通过对 DAPSQ 钛板轨迹长度的测量，测得正常成年国人 DAPSQ 轨迹长度为（214.46±10.15）mm，构建了国人 DAPSQ 钛板轨迹的数据库；不同地区耻骨区、髂骨区长度比较中，各地区之间差异均无统计学意义，不同地区方形区轨迹长度、总长度之间差异具有统计学意义。

（蔡贤华　刘曦明　汪国栋）

第十一章

涉及方形区髋臼骨折下肢骨牵引有效性及其机制研究

骨牵引是髋臼方形区骨折治疗的基本方法，但其有效性及其机制尚不明确，本章将以最常见的髋臼骨折——双柱骨折为例进行研究。研究其骨牵引有效性极具代表性，阐明其作用机制，将有利于提高术前及术中闭合复位髋臼骨折疗效，避免盲目牵引，减少饮生损伤，同时有助于提高DAPSQ应用的安全性与有效性。目前报道股骨头圆韧带在髋臼马蹄窝附着点的形态、位置及骨牵引有效性研究极少。

第一节　牵引复位联合 DAPSQ 内固定治疗髋臼双柱骨折的临床研究

一、材料与方法

回顾性分析 2009 年 6 月至 2016 年 9 月我院行骨牵引加切开复位 DAPSQ 内固定治疗的 30 例髋臼双柱骨折患者资料。男 18 例，女 12 例；平均年龄 45.6 岁。

术前按体重 1/7～1/5 行胫骨结节骨牵引，术前 2 天酌情增加牵引重量。术中麻醉下先行牵引复位，探讨术前及术中骨牵引难以复位髋臼骨折的原因，以及骨牵引与手术之间的关系。末次随访时根据 Harris 评分、改良的 Merle d'Aubigné-Postel 评分评定患髋功能，Matta 标准在术前、术中、术后及末次随访时评定复位优良率。

二、结果

30 例髋臼双柱骨折在术前及术中麻醉下牵引均得到不同程度的改善，仍存在不可接受的移位。牵引复位失败原因可能与股骨头圆韧带损伤、骨折复杂程度、骨折合并其他软组织损伤等有关。牵引复位失败后，30 例患者行切开复位 DAPSQ 内固定，并得到 12～44 个月（平均 28 个月）随访。术后 Matta 标准评定骨折复位质量：优 16 例，良 9 例，可 3 例，差 2 例；2～4 个月（平均 3.5 个月）骨折全部愈合。末次随访 Matta 标准评定结果：优 15 例，良 10 例，可 4 例，差 1 例，优良率为 83.3%。末次随访 Harris 评分平均为 91.6 分、改良的 Merle d'Aubigné-Postel 评分平均为 16.7 分。

三、分析与结论

术前及术中的骨牵引对髋臼双柱骨折有一定的复位作用，可为切开复位打下基础。但常复位不全，骨折后股骨头圆韧带等损伤可能是导致牵引失败的原因之一，但需进一步进行相关基础研究。切开复位联合 DAPSQ 内固定治疗髋臼双柱骨折是一种安全有效的最终治疗方式，但复位是正确使用 DAPSQ 的基本条件。

（陈岩召　蔡贤华）

第二节　股骨头圆韧带临床解剖学及组织学观察

一、材料与方法

前瞻性收集 2017 年 8 月至 2018 年 6 月中部战区总医院收治的 25 例行人工髋关节置换术的老年股骨颈骨折患者资料，年龄 63～88 岁，平均 78 岁，男 15 例，女 10 例。

首先将股骨头圆韧带紧贴股骨头凹附着点切断，再取出股骨头，观察髋臼内股骨头圆韧带在髋臼窝上附着点、形态及走行特点；然后对圆韧带紧贴髋臼窝附着点处用电刀缓慢切除并取出圆韧带，将取出的圆韧带进行复原，观察其形态，采用精度为 0.5 mm 的无菌尺行长度测量及 HE 染色后行组织学检查，研究在骨牵引中发挥作用的股骨头圆韧带的完整结构，同时通过查阅文献研究其在骨牵引中潜在的力学性能。

二、结果

马蹄窝最下缘由髋臼横韧带附着，后束沿马蹄窝周边附着覆盖于髋臼马蹄窝，周边可见多条滑膜组织系带包裹前束向股骨头凹内下方附着。值得注意的是，术中将股骨头圆韧带股骨侧模拟放置原点时，后束在髋臼马蹄窝覆盖处韧带与后束股骨头侧韧带以髋臼横韧带为轴呈"长靴形"形状呈现（图 11-2-1B）。圆韧带由滑膜包裹，滑膜菲薄。术中剥离髋臼上圆韧带附着点时，在髋臼横韧带内缘处可见明显喷射样出血，此动脉由闭孔动脉后段的前支提供，为髋臼马蹄窝及股骨头提供血供。仅有 1 例患者术中切除圆韧带在股骨头凹附着点时出现喷射样出血，考虑血管变异引起。

股骨头圆韧带长度为（24.8±3.8）mm（图 11-2-1A）。由髋臼横韧带呈梯形发出向股骨头凹走行，逐渐变化为圆形或椭圆形，最终呈两束（前束和后束）附着于股骨头凹。后束（图 11-2-1B）由髋臼横韧带发出后沿髋臼马蹄形窝周边附着覆盖于马蹄窝上方，周围由滑膜呈伞状包裹前束向股骨头凹发出。前束由髋臼横韧带呈梯形分两支发出逐渐汇合变化成圆形或椭圆形止于股骨头凹内下方，在前束发出不远处可见明显凹陷（图 11-2-1C），暂命名为"蔡氏窝"，说明前束由横韧带发出后存在分支。

前束在内侧呈三角形反向穿出髋臼横韧带并附着于髋臼马蹄窝横断面观示意图（图 11-2-2）：前束分为两支，呈三角形穿出髋臼横韧带后分别附着于坐骨支与耻骨支上；后束由髋臼横韧带发出，在以髋臼横韧带为中心沿髋臼马蹄窝周边附着并覆盖髋臼马蹄窝。髋臼侧面整体观示意图（图 11-2-3）：圆韧带后束随着股骨头旋转时，髋臼马蹄窝上方滑膜呈麻花状扭转聚集，并向髋臼横韧带方向走行，止于股骨头凹。

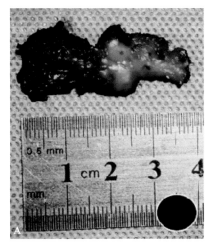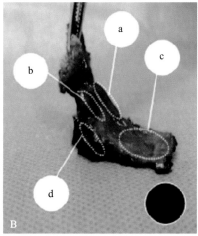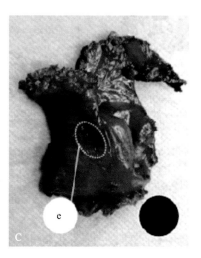

图 11-2-1 股骨头圆韧带形态与测量

A 圆韧带长度为 38.0 mm。B a 后束；b 前束中的一支；c 马蹄窝覆盖处，马蹄窝中央无附着点，周边为后束附着点；d 前后束在横韧带融合处；股骨头圆韧带呈"长靴形"，被滑膜包裹，可见后束较前束粗大；止血钳夹持处为圆韧带股骨头凹附着处，伴部分骨质撕脱。C 圆韧带翻转后可见横韧带发出前束存在两分支；可见明显凹陷 e，为"蔡氏窝"。

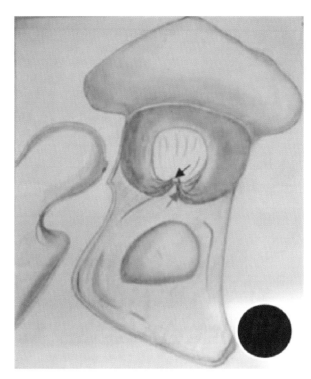

图 11-2-2 股骨头圆韧带横断面观示意图

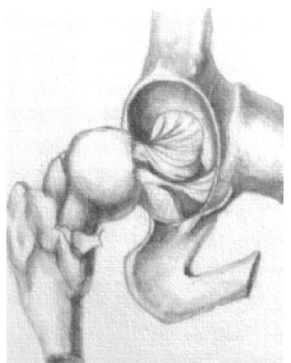

图 11-2-3 股骨头圆韧带侧面观模式图

HE 染色后组织学结果显示：股骨头圆韧带由胶原组织、脂肪组织、滑膜组织、血管组成，滑膜组织位于最表层，胶原组织位于中间层，血管位于内侧层（图 11-2-4）。髋臼马蹄窝内整个组织被胶原组织、脂肪组织包围。

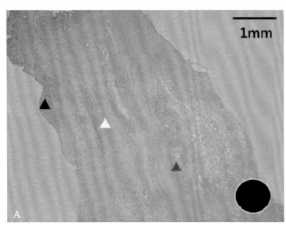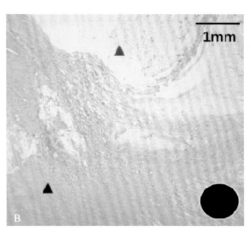

图 11-2-4　股骨头圆韧带组织学观察（HE 染色，×20）

A 圆韧带纵切面可见由滑膜组织（黑三角）、胶原组织（白三角）、血管（红三角）组成；B 马蹄窝横断面可见
上方有大量胶原组织（黑三角）及脂肪组织（红三角）。

三、分析与结论

股骨头圆韧带作为髋关节内部髋臼与股骨头间的唯一连接结构，其在髋臼上附着点位置及形态特殊，同时其存在强大的潜在力学性能，具备辅助髋臼骨折牵引复位的结构特点。

（陈岩召　蔡贤华）

第三节　髋臼高位双柱骨折下肢纵向骨牵引复位机制的
有限元分析

一、材料与方法

1. 方法

对志愿者骨盆（半侧，从第 5 腰椎至股骨上段 1/3）进行 CT 断层扫描参数如下：120 kV，125 mV，层厚 0.6 mm，间距 1.0 mm，每层扫描时间为 200 ms，将 CT 扫描断层图片以 Dicom 格式保存，共计保存图片为 473 张。建立正常半侧骨盆模型，并验证其有效性后建立标准髋臼高位双柱骨折模型（图 11-3-1）。

依据不同韧带的基本属性，建立：股骨头圆韧带、髂股韧带、坐股韧带、耻股韧带及髋关节囊均存在（A 组）、仅圆韧带单独存在（B 组）及圆韧带不存在而髂股韧带、坐股韧带、耻股韧带及髋关节囊存在（C 组）三组有限元韧带模型。模拟仰卧位时，在沿股骨干方向施加 600 N 载荷下，对三组伴髋臼高位双柱骨折块的牵引复位作用进行有限元分析。

2. 评价指标

（1）根据沿股骨颈方向设定为 X 轴、髋臼前后缘垂直股骨颈方向设定为 Y 轴、垂直 X、Y 轴方向设定为 Z 轴建立坐标系。根据骨折线位置将髋臼区域分为四块骨折块，分别编号 1、2、3、4、

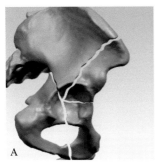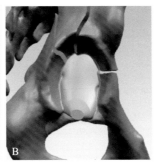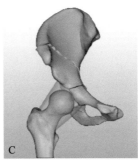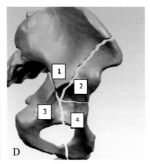

图 11-3-1　髋臼高位双柱骨折与韧带有限元模型

A 高位双柱骨折；B 红色部位为股骨头圆韧带；C 透明蓝色部分为耻股韧带、髂股韧带、坐股韧带及髋关节囊组成的韧带群；D 髋臼骨块划分图。

依次代表固定骨块、臼顶、方形区后侧部分与坐骨支（后柱）、方形区前侧部分与耻骨上支，其中 2＋4 构成前柱，3 为后柱（图 11-3-1D）。由于固定骨块位于实验设定的约束位置髂骨上部，所以牵引过程骨块 1 唯一始终不变，且由于约束作用导致受力始终存在，故剔除骨块 1 与骨块 3 和骨块 1 与骨块 2 间各节点的位移变化值和骨块 1 表面压应力变化值。实验中分别在 2、4 块间骨折线及 3、4 骨块骨折线间选取各节点测量牵引前后位移（mm，数值精确到 0.01）变化，比较不同组间骨折线上各节点在不同方向上的位移大小，牵引位移越大则说明牵引效果越好。

（2）根据三组不同韧带损伤情况下牵引髋臼高位双柱骨折模型，测定各骨块表面所承受的压应力大小，压应力（Mpa，数值精确到 0.01）越大，牵引效果越好。根据三组不同韧带牵引所得有限元分析位移云图和压应力分布图，直观反映出各组韧带对髋臼高位双柱骨折下肢纵向骨牵引效果的作用机制。

二、结果

1. 三组牵引下位移与韧带复位作用

（1）仰卧位时，在 600 N 的牵引状态下，A、B、C 三组中方形区后侧部分与坐骨支（后柱）、方形区前侧部分与耻骨上支间骨折线各节点牵引前后平均位移柱形图（图 11-3-2～图 11-3-4）。

单因素方差分析结果显示：在 X 轴方向上，A、B、C 组各节点平均位移差异有统计学意义（$P < 0.05$）；经组间 LSD 检验比较，A 组和 B 组各节点平均位移差异无统计学意义（$P > 0.05$），而 A 组和 B 组各节点平均位移均明显大于 C 组，差异均具有统计学意义（$P < 0.05$）。由于股骨头圆韧带存在于 A 组和 B 组，而 C 组只有髂股韧带、耻股韧带、坐股韧带及关节囊，所以考虑股骨头圆韧带对髋臼骨折块沿股骨颈方向牵引有明显的复位作用（图 11-3-2）。

在 Y 轴方向上，A 组和 C 组方形区后侧部分与坐骨支（后柱）、方形区前侧部分与耻骨上支间各节点平均位移差异无统计学意义（$P > 0.05$），而 A 组和 C 组方形区后侧部分与坐骨支（后柱）、方形区前侧部分与耻骨上支间各节点平均位移均明显大于 B 组，差异均具有统计学意义（$P < 0.05$），髂股韧带、耻股韧带、坐股韧带及关节囊对髋臼骨折块沿髋臼前后缘方向牵引有明显的复位作用（图 11-3-3）。

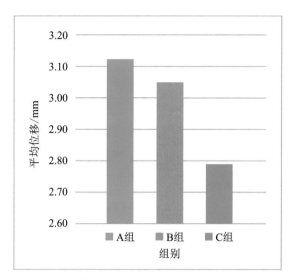

图 11-3-2　牵引在三组不同韧带情况下在 X 轴方向方形区后侧部分与坐骨支（后柱）、方形区前侧部分与耻骨上支间骨折线各节点平均位移柱形图

经 LSD 组间两两多重比较，A 组与 B 组间比较，$P = 0.701$，$P > 0.05$；A 组与 C 组间比较，$P = 0.013$，$P < 0.05$；B 组与 C 组间比较，$P = 0.005$，$P < 0.05$。

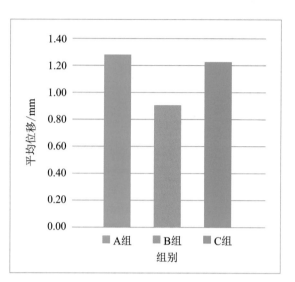

图 11-3-3　牵引在三组不同韧带情况下在 Y 轴方向方形区后侧部分与坐骨支（后柱）、方形区前侧部分与耻骨上支间骨折线各节点平均位移图

经 LSD 组间两两多重比较，A 组与 B 组间比较，$P = 0.013$，$P < 0.05$；A 组与 C 组间比较，$P = 0.784$，$P > 0.05$；B 组与 C 组间比较，$P = 0.023$，$P < 0.05$。

在 Z 轴方向上，三组方形区后侧部分与坐骨支（后柱）、方形区前侧部分与耻骨上支间骨折线各节点平均位移差异无统计学意义（$P > 0.05$）；故不能预测哪条韧带在 Z 轴方向上牵引作用更佳（图 11-3-4）。

（2）仰卧位时，在 600 N 的牵引状态下，A、B、C 三组中臼顶、方形区前侧部分与耻骨上支间骨折线各节点牵引前后平均位移柱形图（图 11-3-5～图 11-3-7）。

单因素方差分析结果显示，在 X 轴方向上，A、B、C 组各节点平均位移差异有统计学意义（$P < 0.05$）；经组间 LSD 检验比较，A 组和 B 组各节点平均位移差异无统计学意义（$P > 0.05$），而 A 组和 B 组各节点平均位移明显大于 C 组，差异均具有统计学意义（$P < 0.05$）。由于股骨头圆韧带存在于 A 组和 B 组，而 C 组只有髂股韧带、耻股韧带、坐股韧带及关节囊，所以考虑股骨头圆韧带对髋臼骨折块沿股骨颈方向牵引有明显的复位作用。

在 Y 轴方向上，A 组和 C 组各节点平均位移差异无统计学意义（$P > 0.05$），而 A 组和 C 组各节点平均位移均明显大于 B 组，差异均具有统计学意义（$P < 0.05$），髂股韧带、耻股韧带、坐股韧带及关节囊对髋臼骨折块沿髋臼前后缘方向牵引有明显的复位作用。

在 Z 轴方向上，三组各节点平均位移差异无统计学意义（$P > 0.05$）。故不能预测哪条韧带在 Z 轴方向上牵引作用更佳。

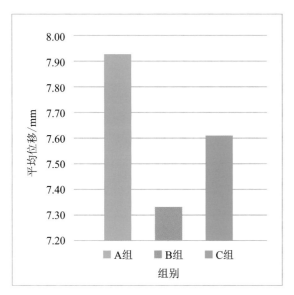

图 11-3-4　牵引在三组不同韧带情况下在 Z 轴方向方形区后侧部分与坐骨支（后柱）、方形区前侧部分与耻骨上支间骨折线各节点平均位移图

经 LSD 组间两两多重比较，A 组与 B 组间比较，$P=0.034$，$P>0.05$；A 组与 C 组间比较，$P=0.284$，$P>0.05$；B 组与 C 组间比较，$P=0.250$，$P>0.05$。

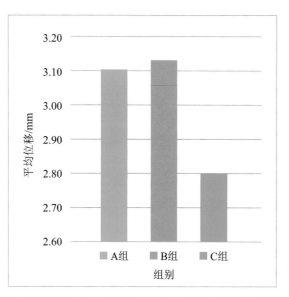

图 11-3-5　牵引在三组不同韧带情况下在 X 轴方向臼顶、方形区前侧部分与耻骨上支间骨折线各节点平均位移图

经 LSD 组间两两多重比较，A 组与 B 组间比较，$P=0.426$，$P>0.05$；A 组与 C 组间比较，$P=0.008$，$P<0.05$；B 组与 C 组间比较，$P=0.046$，$P<0.05$。

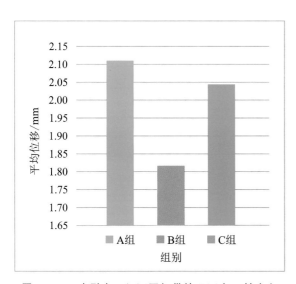

图 11-3-6　牵引在三组不同韧带情况下在 Y 轴方向臼顶、方形区前侧部分与耻骨上支间骨折线各节点平均位移图

经 LSD 组间两两多重比较，A 组与 B 组间比较，$P=0.012$，$P<0.05$；A 组与 C 组间比较，$P=0.524$，$P>0.05$；B 组与 C 组间比较，$P=0.044$，$P<0.05$。

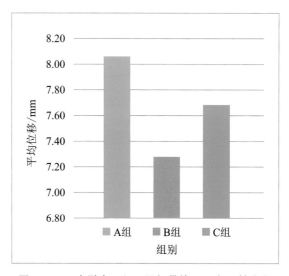

图 11-3-7　牵引在三组不同韧带情况下在 Z 轴方向臼顶、方形区前侧部分与耻骨上支间骨折线各节点平均位移图

经 LSD 组间两两多重比较，A 组与 B 组间比较，$P=0.022$，$P>0.05$；A 组与 C 组间比较，$P=0.323$，$P>0.05$；B 组与 C 组间比较，$P=0.155$，$P>0.05$。

2. 三组髋臼表面应力分布

仰卧位时，在 600 N 的牵引状态下，A、B、C 三组髋臼表面的应力分布见图 11-3-8～图11-3-10。

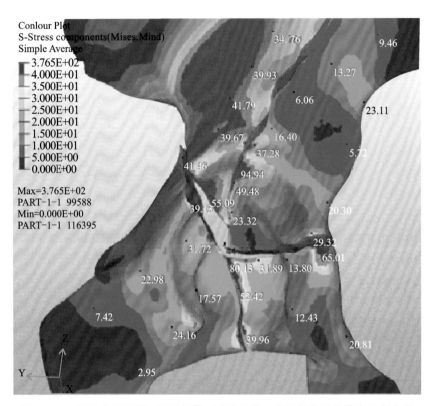

图 11-3-8　牵引在圆韧带、髂股韧带、耻股韧带、坐股韧带及关节囊均存在的
情况下髋臼表面应力分布图

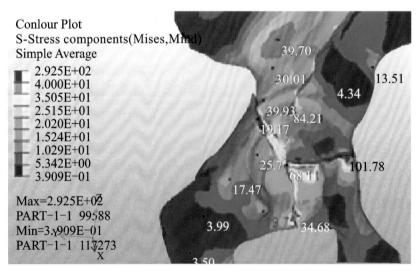

图 11-3-9　牵引在圆韧带单独存在的情况下髋臼表面应力分布图

各组髋臼表面压应力大小比较：三组髋臼压应力分布图（图11-3-8～图11-3-10）分析显示，髋臼最大压应力集中主要分布于马蹄窝区域（即髋臼方形区），推测牵引力主要作用于此区域的复位。因本实验固定骨块受到约束作用导致的压应力变大，故未纳入最终结果分析。在三组不同模型中髋臼压应力分布图显示：在 A 组与 B 组中，方形区后侧部分与坐骨支（后柱）、方形区前侧部分与耻骨上支表面压应力相近，且大于 C 组；臼顶表面压应力三组相近。臼顶表面在同组模型中所受到的压应力均偏小，预测牵引作用不佳；方形区后侧部分与坐骨支（后柱）、方形区前侧部分与耻骨上支在同组牵引中所受到的压应力较大，且相差不大，预测牵引对方形区后侧部分与坐骨支（后柱）、方形区前侧部分与耻骨上支复位可能效果较好。

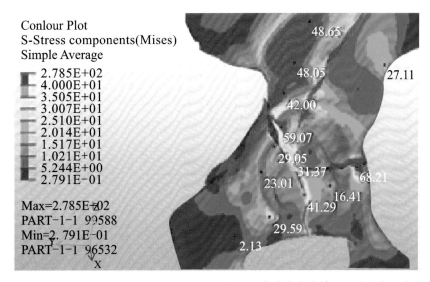

图 11-3-10　牵引在髂股韧带、耻股韧带、坐股韧带及关节囊存在的情况下髋臼表面应力分布图

三、分析与结论

（1）在不同形式的韧带损伤情况下，股骨头圆韧带的完整对髋臼高位双柱骨折之臼顶、前柱与后柱骨折均有不同程度的复位作用，尤其对髋臼方形区的复位作用最佳，而圆韧带损伤时将影响髋臼高位双柱骨折沿髋臼内外方向移位的牵引复位效果。

（2）髂股韧带、坐股韧带、耻股韧带及关节囊损伤时将影响髋臼高位双柱骨折沿髋臼前后方向移位的牵引复位效果。股骨头圆韧带、髂股韧带、坐股韧带、耻股韧带及关节囊损伤时均将影响髋臼高位双柱骨折沿髋臼上下缘方向牵引复位效果，但难以判断哪组韧带起主要复位作用。

（3）由于股骨头圆韧带在髋臼方形区附着点广泛，股骨头圆韧带对髋臼高位双柱骨折牵引复位效果以髋臼马蹄窝（髋臼方形区）为中心向周边递减。本实验显示不同韧带缺失组导致髋臼不同部位牵引复位效果不佳，提示在术前及术中牵引效果不佳时应考虑髋臼高位双柱骨折可能伴随部分软组织的损伤，避免过度盲目牵引导致股骨头缺血性坏死等次生并发症，这样才能有利于髋臼双柱骨折的早期恢复。

（陈岩召　蔡贤华）

本章小结

1. 术前及术中的骨牵引对髋臼双柱骨折有一定的复位作用，可为切开复位打下一定的基础。但复位不全，骨折伴股骨头圆韧带等损伤可能是导致牵引失败的原因之一。

2. 股骨头圆韧带在髋臼上附着点位置及形态特殊，具备辅助髋臼骨折牵引复位的结构特点。

3. 牵引复位依赖于包括股骨头圆韧带在内的髋关节韧带的完整。其中髂股韧带、耻股韧带、坐股韧带及关节囊对髋臼骨折块沿髋臼前后缘方向牵引效果佳；股骨头圆韧带对沿髋臼内外方向牵引效果佳。牵引对髋臼前后柱向盆腔内移行区域即相当于髋臼方形区复位效果最佳，牵引对髋臼下缘部分效果可能要优于髋臼上缘。骨折后部分区域牵引效果不佳原因可能为骨折合并软组织损伤。

（蔡贤华　刘曦明　汪国栋）

第十二章

DAPSQ 内固定的术前数字化设计

复杂的髋臼骨折常伴有明显移位（>3 mm），尤其是其中心区域——方形区多呈粉碎性骨折且伴股骨头中心性脱位，非手术治疗常难以复位及固定，易遗留严重的创伤性关节炎、髋关节功能障碍等并发症（图 1-4-1）。因此，手术治疗是常规治疗方法，必须尽量行解剖复位及可靠内固定，最大限度地恢复其解剖结构，为髋关节功能恢复创造条件。术前诊断、术前设计（包括手术入路、骨折复位技巧和内固定选择）是决定手术成败的重要因素，不恰当的手术方案会导致手术损伤大、手术时间长、失血量大、术后感染、异位骨化等并发症高等缺点。本课题组采用单一前路 DAPSQ 治疗复杂髋臼骨折取得了良好的效果，但在手术过程中发现如伴有骨折绞锁、嵌插或移位明显时，诊断及术前设计比较困难，有时采用单一入路复位困难，需联合后路复位固定，这种状态亟须改观。

近十多年，随着计算机技术在医学领域的应用，数字医学应运而生并蓬勃发展，主要包括：骨科有限元分析、骨科数字解剖、骨科虚拟现实技术与增强技术、3D 打印技术、计算机辅助导航手术、骨科远程手术及骨科机器人手术等，特别是 3D 打印技术广泛应用于临床，对于术前规划具有重要作用。

第一节　术前数字化设计的基本作用

数字医学的发展促进了术前设计的进步，同时加强了手术人员间的沟通与配合，也有利于医患沟通。具体作用如下。

一、术前评估与诊断

髋臼解剖位置深在，周围重要神经、血管包绕，髋部手术操作及视觉空间有限，术前对骨折类型、范围等损伤区域情况的判定至关重要。传统术前设计是由主刀医生根据自身解剖学知识、临床经验及空间想象力，并依据二维图片等影像学资料在大脑中通过想象完成，最多可画出草图，缺乏立体感和直观感，无法与手术助手完全共享信息，影响手术配合，当然与患者及家属沟通更成问题。况且不同资历医生的水平参差不齐，尤其是对于解剖学知识掌握不扎实、手术路径不熟悉或手术经验不足的低年资医生来说，难以准确判断骨折线的走向，会造成骨折的诊断分型误差，从而影响手术时间及疗效。

CT三维重建对骨盆髋臼骨折的诊疗有一定指导作用，但其图像静态化，依然不够直观，无法充分满足临床需求。而术前3D打印的等比例骨盆髋臼实体模型或数字骨科软件则能更立体、直观、真实地再现病变部位，术者能任意方向转动模型，360°观察骨折的解剖结构和骨折线走向，多方位、多角度展示骨折移位情况，并有直接的触觉反馈，方便对骨折部位进行测量和定位，全面详细掌握骨折块的几何空间分布及骨折畸形，作出准确的骨折诊断与分型，同时有利于医患沟通。

二、制定个性化手术规划并模拟手术

复杂的髋臼骨折手术对术者的三维立体思维及髋臼解剖要求极高，对盲区的显露与内固定更需谨慎，且风险较大，因此对于大多数复杂髋臼骨折采用前后联合入路双柱钛板进行内固定，安全可靠，几乎成为常规，但是存在手术创伤大和术后异位骨化的发生率高等缺点。经临床研究发现，不少复杂髋臼骨折如双柱骨折、T形骨折、前方合并后半横行骨折等可以通过单一前路内固定实现治疗目的，其中关键因素在于手术计划水平的提高与内固定器械的创新，如本课题组研制的DAPSQ为实施单一前路打下了可靠的基础。

结合患者个体特征及骨折类型，在实体模型上多次进行模拟手术操作，尝试不同的手术入路及方案，制定最适宜的个性化手术规划，能在充分显露术野、提高治疗质量的同时，减少手术创伤、减少手术失误率、减少麻醉药剂量。在实体模型上模拟不同的手术方案，制订一套符合患者的个性化手术治疗计划（图4-4-8、图4-4-47），达到微创、安全、精准的治疗效果；且在术前准备的过程中，术者可根据患者骨折的实际情况选择最佳手术方案及固定技术，在提高手术精确度的同时，提高手术团队的配合度，极大地降低了手术并发症风险。本课题组利用打印模型进行特殊塑形完成第一代DAPSQ钛板塑形，为手术实施节省了时间。

三、钢（钛）板预弯

利用3D打印的复位前及复位后等比例骨盆髋臼模型，全面了解患者骨折线分布及骨折块移位情况，术前选定最合适的钢（钛）板并确定最佳置入位置，依据模型进行钢板预弯，这不仅能避免术中因反复折弯钢板而降低钢板强度，还能在复位过程中利用预弯钢（钛）板检验骨折是否复位，并引导辅助骨折复位，易化复位操作，缩短手术时间、减少术中出血量，减少术中透视次数。有学者术前对10例髋臼骨折患者行1∶1骨盆髋臼实体模型打印，并预弯钢板，术中证实所有预弯的钢板与骨盆髋臼完美贴合，既简化手术，提高骨折复位满意度，也避免了因术中反复折弯钢板而出现的钢板硬度减低和手术耗时长等问题。Chana-Rodríguez等在治疗一例合并有同侧髋关节后脱位的横行伴后壁的髋臼骨折时，通过打印健侧半骨盆的镜像模型，术前依据模型形状预弯钢板，使手术达到预期效果，有效地降低了手术风险，且术后影像学结果满意。

（王　锋　汪国栋　刘曦明　钟炎军）

第二节　数字化术前设计的初期探索

2013 年科室引进了数字骨科软件、3D 打印设备并建立了数字骨科实验室，开始开展复杂髋臼骨折的术前诊断与设计、术前手术模拟操作，术中指导手术，为明确诊断、优化术前设计、提高疗效、缩短手术时间、减少手术创伤打下了坚实的基础（图 4-4-8、图 4-4-46、图 4-4-47），同时扩大了采用单一手术入路的适应证，但数字化术前设计仍有一定学习曲线。

一、材料与方法

本课题组回顾性分析了 2014 年 1 月至 2015 年 6 月辅助 3D 打印技术手术治疗的 13 例髋臼双柱骨折患者资料，其中男 5 例，女 8 例，年龄 26～65 岁，平均年龄 41.6 岁。术前均行骨盆薄层（1.0 mm）CT 扫描，将数据导入 Mimics 软件构建三维虚拟模型，并应用 3D 快速成型打印骨折实体模型进行预手术，优化手术方案（图 12-2-1），采用髂腹股沟入路 DAPSQ 进行固定，酌情加用改良后柱螺钉或后路后柱钛板进行固定。统计患者的手术入路、术中出血量、术中透视次数、手术时间、髋臼复位质量、末次随访时髋关节功能等。

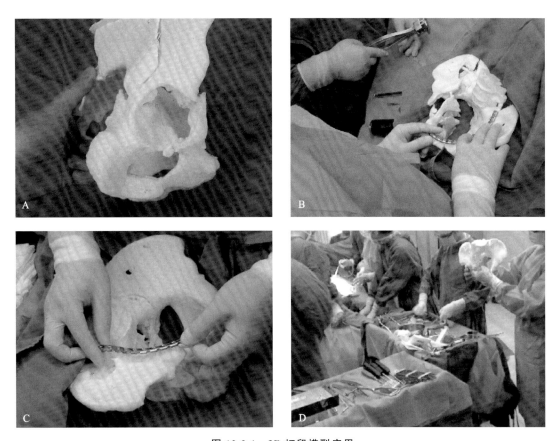

图 12-2-1　3D 打印模型应用

A 术前诊断与设计；B 术中健侧钛板塑形；C 术中患侧试用；D 指导手术操作。

二、结果

所有患者术后获得 6~16 个月随访，12 例完全按照术前手术方案进行手术，1 例术前拟行单一前路，因是陈旧性骨折（受伤至手术 23 d），且伴有急性颅脑损伤，折线大量骨痂形成，单一前路难以彻底清除，难以复位，术中更改手术方案，采用前后联合入路进行手术。其中，9 例采用单一髂腹股沟入路，4 例采用前后联合入路进行固定，手术时间 155~210 min，平均 173.4 min，术中失血 400~1 100 ml，平均 625.8 ml。术中透视次数 2~5 次，平均 3.1 次。髋臼骨折复位质量：优 5 例，良 7 例，差 1 例，优良率为 92.3%。末次随访时髋关节功能：优 4 例，良 7 例，可 1 例，差 1 例，优良率为 84.6%。术后出现 2 例股外侧皮神经麻痹、1 例创伤性关节炎、1 例异位骨化。这表明，应用 3D 打印技术可优化术前设计，提高了采用单一前路 DAPSQ 治疗髋臼双柱骨折的可行性，减少了手术创伤，是一种治疗髋臼双柱骨折的有效辅助手段。

三、分析与结论

应用数字骨科技术优化术前设计，模拟手术，指导手术操作，为缩短手术时间、减少创伤打下基础，同时扩大了采用单一髂腹股沟入路 DAPSQ 的手术适应证，是一种治疗髋臼骨折的有效辅助手段。

（王　锋　汪国栋　刘曦明）

第三节　数字化术前设计辅助 DAPSQ 在髋臼双柱骨折手术中的应用

双柱骨折是临床上处理较为棘手的髋臼骨折类型之一，手术操作难度较大。虽然 DAPSQ 取得了较为满意的临床治疗效果，但部分髋臼骨折损伤极为复杂，常存在骨块间绞索、关节面压缩或塌陷等情况，忽略术前设计待术中再确定手术方法是非常危险的。而仅依靠传统骨盆 X 线片或 CT 数据常难以对患者准确进行手术方案设计与规划。

本课题组在初期应用的基础上，将 3D 打印快速成型技术和数字化手术模拟软件用于复杂髋臼骨折的术前规划和设计，扩大了单一髂腹股沟入路解决复杂髋臼骨折的适应证。本研究回顾性地分析 2014 年 1 月至 2018 年 1 月中部战区总医院收治的 34 例髋臼双柱骨折患者临床资料并进行对照研究，探讨数字化术前设计辅助 DAPSQ 治疗此种骨折的临床疗效。

一、材料与方法

1. 一般资料

收集符合纳入标准与排除标准的髋臼双柱骨折患者 34 例，其中男 24 例，女 10 例；年龄 21~65 岁 [（43.0±14.2）岁]。根据治疗方法分为 A 组（数字化术前设计辅助 DAPSQ）和 B 组（常规 DAPSQ）。A 组和 B 组各 17 例。两组患者一般资料比较差异均无统计学意义（$P > 0.05$），具有可比性。获中部战区总医院医学伦理委员会批准（2018024-1）。

2. 治疗方法

A 组：患者入院后拍摄标准骨盆前后位、髂骨斜位、闭孔斜位 X 线片，以及骨盆 CT 平扫＋三维重建（层厚 1 mm），以 Dicom 格式输出，并刻录光盘。采用 BOHOLO 外科手术模拟软件读取患者 CT 数据，重建骨折三维图像。在对骨折块进行数字化模拟对比、截取、切割等操作后，将虚拟骨块进行团块划分及标注，并在计算机上模拟手术过程对骨折块进行复位，以了解各骨折块间的关系、旋转角度、移位距离，设计最佳复位顺序和方法。复位完成后，根据 DAPSQ 摆放轨迹，提前测量 DAPSQ 钛板轨迹各分区（髂骨区、耻骨区和方形区）比例、长度和扭转弧度，规划钛板摆放最佳位置及方形区螺钉置入方向。然后将 Dicom 格式进行 .stl 格式转换，导入至 MakerBot Replicator 2 3D 打印机打印出 1∶1 仿真骨盆模型（图 12-3-1）。去除 3D 骨折模型骨块间多余支撑，分离、打磨骨块后，直视下了解骨折块内部情况，并进行模拟手术复位。利用健侧半骨盆模型，采用镜像技术打印出患侧髋臼骨折复位后 3D 模型。参照数字化计算机模拟复位后获得 DAPSQ 摆放轨迹信息，选择合适长度的钛板或进行分区长度和弧度塑形，最后将塑形好的 DAPSQ 钛板进行消毒备用。

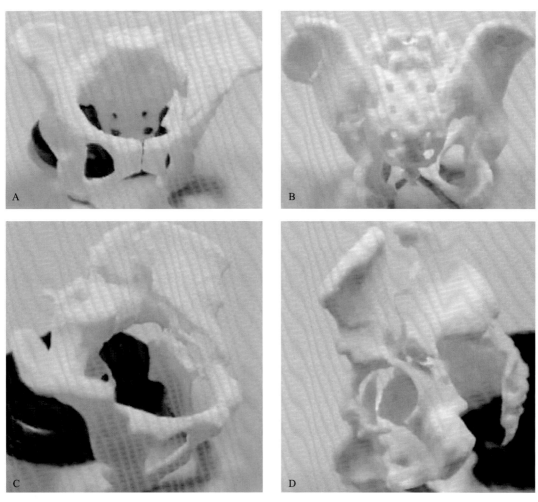

图 12-3-1　第四章第四节病例 4-4-5 之 3D 打印模型

全身麻醉后，采用髂腹股沟入路，分三窗（外侧窗、内侧窗和中间窗）显露髋臼前壁、部分骨盆界线和方形区（图 4-1-1）。按术前设计，双柱骨折的复位遵循由外周到中心、由近及远的原则，即依次对髂骨翼、前柱和后柱骨折进行复位，以恢复髋臼关节面完整性和髋臼整体框架的稳定性，并采用克氏针临时固定。前柱复位满意后沿髂嵴放置 1 块 5～7 孔弧形预弯重建钛板固定。然后将塑形好的或标准化 DAPSQ 钛板沿骨盆入口缘放置，钛板曲率应稍大于弓状线，使方形区螺钉孔横径约 1/3～1/2 外露于界线内缘。首先耻骨区和髂骨区两端钛板各采用 2 枚以上 3.5 mm 皮质骨螺钉固定，以达到经前柱骨折的初始稳定；然后行方形区螺钉表面固定，即先经钛板钉孔向方形区表面钻孔；按着由远及近拧入 3～5 枚 3.5 mm 皮质骨螺钉，螺钉长度应超过方形区骨折线 10 mm，方形区螺钉横径 1/3～1/2 位于骨质内。内固定完成后，直视下确认方形区螺钉未出现左右移位，活动髋关节见内固定稳定。C 形臂 X 线机确认骨折复位与内固定满意后，反复冲洗伤口，放置引流管后，逐层关闭切口，无菌敷料覆盖。

B 组：行常规 DAPSQ 手术。患者麻醉与体位、手术入路和显露方法、骨折复位及固定方法均与 A 组相同。但术前未采用 BOHOLO 外科手术模拟软件进行模拟手术操作和 3D 打印辅助钛板塑形，钛板均为术中临时塑形。

3. 术后处理

按常规处理。

二、结果

两组患者均在单一髂腹股沟入路下完成手术。34 例患者均获得（32.8±9.1）个月（12～62 个月）随访。两组患者术中均获得满意复位。术前设计组复位过程与术前用 BOHOLO 外科手术模拟软件和 3D 骨折模型模拟复位过程基本一致，均按照术前规划的 DAPSQ 摆放轨迹进行钛板摆放和螺钉置入。

A 组手术时间和术中出血量均显著少于 B 组（$P<0.05$）。两组住院时间比较，差异无统计学意义（$P>0.05$）。两组患者骨折愈合时间比较，差异无统计学意义（$P>0.05$）。Matta 放射学标准评分，两组优良率比较，差异无统计学意义（$P>0.05$）。两组患者随访期间均达到临床骨性愈合，末次随访时改良 Merle d'Aubigné-Postel 评分，两组优良率比较，差异无统计学意义（$P>0.05$）（表 12-3-1）。

两组均未出现内固定失效或再骨折、腹股沟疝及切口感染等并发症情况。术前设计组患者出现股外侧皮神经损伤症状 1 例，常规组出现 2 例，给予维生素 B_{12} 营养神经治疗后均于 5 个月内好转。随访期间术前设计组出现髋关节创伤性关节炎 4 例（1 例行人工全髋关节置换），常规组出现髋关节创伤性关节炎 3 例，股骨头缺血性坏死 1 例（行人工全髋关节置换）。典型病例参见第四章第四节病例 4-4-5、图 4-4-8 及图 4-4-44～图 4-4-56。

三、分析与结论

DAPSQ 内固定治疗髋臼双柱骨折临床疗效满意，可有效维持骨折稳定，无螺钉进入关节腔风险。数字化术前设计辅助 DAPSQ 在治疗复杂髋臼双柱骨折中，能够通过骨折模型重建、明确损伤机制和分型，模拟术中复位，测量内固定摆放轨迹和螺钉长度，提前预弯钛板或选择合适钛板等，为术前规划提供精准化、数字化方案，与常规 DAPSQ 比较，可显著缩短手术时间，减少术中出血量，提高 DAPSQ 使用的安全性。

（吴海洋　蔡贤华　刘曦明）

表 12-3-1　两组患者术中及术后相关指标比较

组别	例数	手术时间 ($\bar{x}\pm SD$)/min	术中出血量 ($\bar{x}\pm SD$)/ml	住院时间 ($\bar{x}\pm SD$)/d	骨折愈合时间 ($\bar{x}\pm SD$)/月	Matta 放射学标准评分				改良 Merle d'Aubigné-Postel 评分				
						优	良	差	优良率/%	优	良	可	差	优良率/%
A组	17	160.8±38.5	455.6±190.4	18.2±3.1	3.5±0.4	10	6	1	94%	10	4	2	1	82%
B组	17	216.9±59.5	780.2±211.6	19.5±4.8	3.8±0.6	8	7	2	88%	10	3	3	1	76%
t/χ^2		−3.264	−4.702	−0.938	−1.715			0.366				0.180		
P		<0.05	<0.05	>0.05	>0.05			>0.05				>0.05		

注:A 组为采用数字化术前设计辅助 DAPSQ,B 组为采用常规 DAPSQ。

本章小结

1. 髋臼骨折移位复杂，DAPSQ 内固定虽然能取得满意疗效，但与其他类似手术一样，完备的术前设计是基础。

2. 本课题临床研究证实，数字化术前设计能有助于明确诊断、优化术前设计、缩短手术时间、减少手术创伤，可扩大采用单一手术入路 DAPSQ 的适应证，提高疗效。同时。数字骨科技术加强了手术人员间的沟通与配合，也有利于医患沟通。

（蔡贤华　刘曦明　汪国栋）

第十三章

髋臼方形区骨折复位质量的对位对线评价探讨

Letournel 和 Judet 等学者对髋臼骨折的分型、诊断及手术方法等进行了较为深入研究，通过长期大量随访，显示通过手术治疗髋臼骨折可获得 75％～80％优良率，这与通过术后影像学评价标准（即髋臼 Matta 标准、骨盆 Matta 标准）获得的复位优良率有较明显差距，其他学者（包括本课题组）的研究也发现类似现象。究其原因，除了因原始损伤导致髋臼骨折严重损伤外，与复位质量关系较大。通过分析 Matta 标准，不难发现，其操作简单、快捷方便，已经广泛运用于临床及科研工作是其优点，但 Matta 评价标准自身尚存在缺点。如仅关注骨折的对位，未评价骨折对线情况，对于具有复杂解剖形态的骨盆髋臼来说具有明显的缺陷。造成这种局面的关键因素可能是常规解剖研究方法难以对骨盆髋臼特殊角度与形态进行相关研究，缺乏相关参数。同时，骨盆 Matta 标准远较髋臼 Matta 标准宽松，而按髋臼骨折复位要求，应遵循由近（髂骨）及远（髋臼）的复位顺序，那就意味着髂骨复位差将影响远侧髋臼的复位，即放大远侧移位程度。为此，本课题组在数字化解剖学测量的基础上，结合 Matta 标准，进行了髋臼方形区骨折与骨盆骨折的对线评价研究，并探讨了复位质量对髋臼骨折术后疗效的影响，同时为更准确地评估 DAPSQ 等内固定疗效提供依据。

第一节　髋臼方形区倾斜角在骨折术后影像学评价中的初步研究

在解剖学测量的基础上（参见第十章第一节），本研究进行了髋臼方形区倾斜角在骨折术后影像学评价中的初步研究，以探讨涉及方形区骨折的复位与 DAPSQ 内固定疗效的评估策略。

一、资料与方法

1. 方法

回顾性分析中部战区总医院 2009 年 6 月至 2018 年 3 月收治的 125 例涉及方形区的髋臼骨折患者经髂腹沟入路 DAPSQ 内固定术后复位情况及末次随访髋关节功能的优良率，年龄 22～71 岁；闭合性骨折，并于伤后 2 周内手术。男 74 例，女 51 例；年龄 22～71 岁，平均 45.6 岁；左侧 63 例，右侧 62 例。致伤原因：车祸伤 82 例，高处坠落伤 39 例，重物压砸伤 4 例。合并伤：同侧股骨头中心性脱位 9 例，骨盆环骨折 11 例，椎体骨折 5 例，四肢骨折 13 例，头颅外伤 2 例，胸腹脏器损伤 7 例，术前坐骨神经损伤 3 例。

2. 术后复位评价方法

采用髋臼 Matta 标准及改良髋臼 Matta 标准（髋臼 Matta 评价标准＋方形区倾斜角）进行评价（表 13-1-1、表 13-1-2）。

表 13-1-1 方形区前、中、后部倾斜角评价的标准

方形区倾斜角评价	内容
优	前、中、后部倾斜角都正常
良	前、中部倾斜角正常，后部倾斜角异常；中、后部倾斜角正常，前部倾斜角异常；中部倾斜角正常，前、后部倾斜角异常
差	前、中、后部倾斜角都异常或中部倾斜角不正常

表 13-1-2 改良 Matta 评价标准（Matta 标准＋方形区倾斜角）

改良 Matta 评价标准	内容
优	Matta 标准评价为优＋方形区倾斜角评价为优
良	Matta 标准评价为良＋方形区倾斜角评价为良；Matta 标准评价为优＋方形区倾斜角评价为差；Matta 标准评价为差＋方形区倾斜角评价为优
差	Matta 标准评价为差＋方形区倾斜角评价为差

3. 术后末次髋关节功能评估标准

参照 Harris 评分系统。

二、结 果

1. 术后复位评价

Matta 评价标准中优 101 例，其中存在方形区倾斜角评价为优 37 例，良 34 例，差 30 例。良 18 例，其中存在方形区倾斜角优 6 例，良 5 例，差 7。差 6 例，其中存在方形区倾斜角优 1 例，良 2 例，差 3 例。而改良 Matta 评价标准（Matta 评价标准＋方形区倾斜角）则优 37 例，良 76 例，差 12 例，如表 13-1-3、表 13-1-4。

表 13-1-3 125 例髋臼骨折患者术后 CT 三维重建评估复位质量 单位：例

例数	Matta 标准			改良 Matta 评价标准		
	优	良	差	优	良	差
125	101	18	6	37	76	12

表 13-1-4　**Matta 标准评价的病例加入倾斜角评价（改良 Matta 标准评价）**　　　单位：例

Matta 标准	优（101）	良（18）	差（6）
倾斜角评价	优（37）	优（6）	优（1）
	良（34）	良（5）	良（2）
	差（30）	差（7）	差（3）

2. 术后末次髋关节功能评估结果

Matta 评价标准中方形区倾斜角优 101 例，其中髋关节功能评价存在优 51 例，良 20 例，一般 19 例，差 11 例；良 18 例，其中髋关节功能评价存在优 7 例，良 4 例，一般 4 例，差 3 例；差 6 例，其中髋关节功能评价存在优 1 例，良 2 例，一般 1 例，差 2 例。Matta 评价为优、良的病例中髋关节功能优良率分别为 70.3%、61.1%，Matta 评价为差的病例中髋关节功能欠佳率为 50%。

而加入方形区倾斜角后的改良 Matta 评价标准则优 37 例，其中髋关节功能评价存在优 24 例，良 5 例，一般 4 例，差 4 例；良 76 例，其中髋关节功能评价存在优 29 例，良 27 例，一般 11 例，差 9 例；差 12 例，其中髋关节功能评价存在优 2 例，良 1 例，一般 2 例，差 7 例。改良 Matta 评价为优、良的病例中髋关节功能优良率分别为 78.4%、73.7%，改良 Matta 评价为差的病例中髋关节功能欠佳率为 75%。

3. 典型病例

患者伊某，女性，23 岁，2016 年 5 月 17 日入院，诊断为右侧髋臼 T 形骨折。2016 年 5 月 26 日在全麻下行右侧髋臼方形区粉碎性骨折切开复位内固定术。术前、术后 X 线及 CT 三维重建检查参见第四章第四节病例 4-4-1 之图 4-4-12～图 4-4-15。根据术后骨盆髋臼 CT 三维重建骨折断端距离约 1 mm，Matta 标准评价为优。术后图 13-1-1 显示两侧髂骨不完全对称，患侧方形区存在一定旋转移位；图 13-1-2 为所测方形区前部倾斜角 86.90°，图 13-1-3 方形区中部倾斜角 92.19°，图 13-1-4 方形区后部倾斜角 104.69°。上述所测方形区倾斜角均不在正常范围内，这意味着方形区前半部分及后半部分均超出正常范围，存在方形区旋转移位，方形区倾斜角评价为差，于是按改良 Matta 评价标准（表 13-1-2）评价为良。功能评分：术后末次随访的髋关节功能，评估标准参照 Harris 评分系统评分 85 分，功能等级：良。与常规评价结果不完全一致，但更准确。

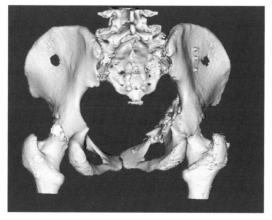

图 13-1-1　术后骨盆 CT 三维重建

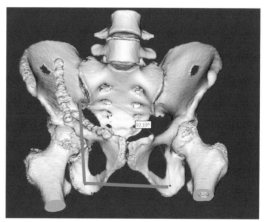

图 13-1-2　方形区前部倾斜角

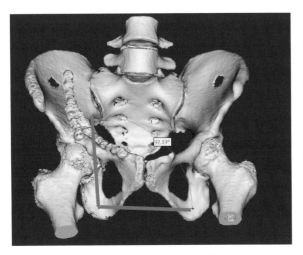

图 13-1-3　方形区中部倾斜角

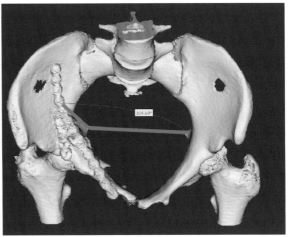

图 13-1-4　方形区后部倾斜角

三、分析与结论

通过对上述数据的比较分析得知：髋关节功能优良率在 Matta 评价的优、良、差病例中散在分布，而在改良 Matta 评价中优良率集中分布在复位质量评价为优和良的病例，髋关节功能评价为差的病例在 Matta 评价的优、良、差病例中散在分布，而在改良 Matta 评价为差的病例却集中分布。两者髋关节功能分布的差异有统计学意义（$P < 0.05$），应用加入方形区倾斜角后的改良 Matta 评价标准评价的髋臼方形区骨折患者术后髋关节功能活动优、良、一般与差的分布较 Matta 标准评价组更加准确。

综上所述，加入方形区倾斜角后的 Matta 评价标准不仅从对位而且还从对线角度评价方形区骨折，更加反映髋臼方形区的真实解剖结构及 DAPSQ 内固定状态，如表 13-1-5～表 13-1-7。

表 13-1-5　两组术后影像学评价为优的患者 Harris 评分比较　　　　　　单位：例

组别	例数	优	良	一般	差	优良率
Matta 标准	101	51	20	19	11	70.3%
改良 Matta 评价标准	37	24	5	4	4	78.4%

注：$\chi^2 = 5.88$，$P < 0.05$。

表 13-1-6　两组术后影像学评价为良的患者 Harris 评分比较　　　　　　单位：例

组别	例数	优	良	一般	差	优良率
Matta 标准	18	7	4	4	3	61.1%
改良 Matta 评价标准	76	29	27	11	9	73.7%

注：$\chi^2 = 5.13$，$P < 0.05$。

表 13-1-7　两组术后影像学评价为差的患者 Harris 评分比较　　　　　　　单位：例

组别	例数	优	良	一般	差	欠佳率
Matta 标准	6	1	2	1	2	50%
改良 Matta 评价标准	12	2	1	2	7	75%

注：$\chi^2=6.08$，$P<0.05$。

（陈晓丰　蔡贤华）

第二节　髂骨骨折复位程度对髋臼高位双柱骨折术后疗效的影响

根据双柱理论，髂骨前 1/3 为前柱，如发生波及髂骨的髋臼骨折，按手术原则，术中需按照由近及远的原则恢复骨盆环的完整性，即先复位近端髂骨骨折块，再复位远端髋臼侧骨折块。这意味着髂骨结构是髋臼骨折复位的模板，如近侧（髂骨）复位差将影响远侧（髋臼）的复位，即放大远侧移位程度。但由于骨折常呈粉碎性，髂骨及前柱髂骨段复位程度如何将影响整个髋臼复位质量，相关研究极少。虽然按双柱理论，前柱髂骨区属髋臼的一部分，但在复位评价中，并非所有医生对髂骨区采取髋臼 Matta 标准进行评价，这就造成了因骨盆与髋臼 Matta 标准不一致而出现所谓复位程度满意与髋关节功能恢复不一致的现象。当然前柱以外的髂骨仍采用较为宽泛的骨盆 Matta 标准，也可能放大远侧髋臼移位。本节回顾性分析从 2014 年 1 月至 2018 年 12 月我科治疗的 42 例髋臼高位双柱骨折，分别评估髂骨骨折与髋臼骨折复位质量及髋关节功能，探讨髂骨解剖结构的恢复程度在髋臼骨折复位中的重要性。

一、资料与方法

1. 方法

本组共纳入标准移位型髋臼高位双柱骨折 42 例，男性 24 例，女性 18 例；年龄为 23～65 岁，平均 46.6 岁。致伤原因：交通伤 15 例，高处坠落伤 16 例，重物砸伤 10 例，其他伤 1 例。均为闭合性骨折。受伤至手术时间为 3～21 d，平均 9.6 d。合并伤：失血性休克 3 例，肋骨骨折 5 例，四肢骨折 10 例（其中股骨颈骨折 1 例），坐骨神经损伤 2 例，深静脉血栓形成 6 例，胸腹部闭合性损伤 15 例，急性颅脑损伤 3 例，泌尿系损伤 3 例。所有手术均由同一高年资主任医生亲自执行，均采取单一髂腹股沟入路行 DASPQ 内固定，患者术后第 1、第 2、第 3、第 6 和第 12 个月门诊复查，以后每年复查 1 次 X 线片。

2. 术后复位评价方法

（1）术后髂骨骨折复位质量。

按骨盆 Matta 标准评估：①优：骨盆骨折断端最大移位≤4 mm；②良：骨盆骨折断端最大移位在 4～10 mm；③可：骨盆骨折断端最大移位在 11～20 mm；④差：骨盆骨折断端最大移位＞20 mm。并根据结果是否为优，将所有患者分为两组：①髂骨骨折复位质量优组；②髂骨骨折复位质量非优组。

（2）术后髋臼骨折复位质量评估。

按髋臼 Matta 标准评定各组髋臼骨折复位：骨折移位<1 mm 为优，移位 2～3 mm 为良好，移位>3 mm 为差。

（3）髋关节功能末次随访评估。

按改良 Merle d'Aubigné-Postel 评分（优：18 分，良：15～17 分，可：12～14 分，差：≤12 分）评定髋关节功能。

二、结果

1. 两组患者基线资料比较

所有患者手术顺利完成，按骨盆骨折 Matta 评价标准评定髂骨骨折复位质量，将所有患者分为两组：髂骨骨折复位优组 30 例，髂骨骨折复位非优组 12 例。两组患者年龄、性别及受伤至手术时间（d）、手术时间（min）、术中出血量（ml）差异无统计学意义（$P>0.05$）（表 13-2-1）。

2. 两组患者术后骨折复位质量比较

髂骨骨折复位优组：优 18 例，良 8 例，差 4 例，髋臼骨折复位优良率为 86.7%；髂骨骨折复位非优组：优 2 例，良 3 例，差 7 例，髋臼骨折复位优良率为 41.7%，差异有统计学意义（$P<0.05$）（表 13-2-2）。

3. 两组患者末次随访患侧髋关节功能比较

所有患者术后随访 4～36 个月，平均 21 个月。随访期间未发现方形区螺钉松脱、断裂的患者。末次随访患侧髋关节功能，髂骨骨折复位优组：优 15 例，良 12 例，差 3 例，髋关节功能优良率为 90.0%；髂骨骨折复位非优组：优 2 例，良 4 例，差 6 例，髋关节功能优良率为 50.0%，差异有统计学意义（$P<0.05$）（表 13-2-3）。

表 13-2-1　两组患者基线资料比较

项目	髂骨骨折复位优组 （30 例）	髂骨骨折复位非优组 （12 例）	统计值	P
年龄/岁	44.31±10.61	45.41±7.78	$t=0.756$	0.513
男/女	17/13	7/5	$\chi^2=0.010$	0.921
受伤至手术时间/d	8.73±3.56	9.96±3.78	$t=1.233$	0.074
手术时间/min	230.32±27.51	235.58±26.45	$t=0.861$	0.375
术中出血量/ml	650.65±80.51	635.21±74.36	$t=0.643$	0.623

表 13-2-2　两组患者髋臼骨折复位质量

分组	髋臼骨折复位质量				
	优/例	良/例	差/例	合计	优良率（%）
髂骨骨折复位优组	18	8	4	30	86.7
髂骨骨折复位非优组	2	3	7	12	41.7
合计	20	11	11	42	73.8

注：经 Person 卡方检验，$\chi^2=8.979$，$P=0.003$。

表 13-2-3　两组患者末次随访患侧髋关节功能

分组	患髋功能				
	优/例	良/例	差/例	合计	优良率（%）
髂骨骨折复位优组	15	12	3	30	90.0
髂骨骨折复位非优组	2	4	6	12	50.0
合计	17	16	9	42	78.6

注：经 Person 卡方检验，$\chi^2 = 8.145$，$P = 0.004$。

三、分析与结论

对于未涉及髂骨的髋臼骨折，髂骨的完整解剖结构是髋臼骨折复位的重要模板，对髋臼骨折复位起着重要的指导意义；对于合并有髂骨骨折的髋臼骨折，需按照由近及远的原则，即先复位近端髂骨骨折块，重建髂骨模板。髂骨骨折复位欠佳将会放大远端髋臼骨折块的移位程度，不利于髋关节功能的恢复。本研究中 12 例患者髂骨骨折复位未达到优等，其髋臼骨折复位优良率仅 41.7%，末次随访时髋关节功能优良率仅 50.0%，远远低于髂骨骨折复位优者。这表明髂骨骨折复位程度明显影响髋臼骨折复位的质量及其功能。

目前有关髂骨骨折的评估标准仅为骨盆骨折 Matta 标准，远较髋臼 Matta 标准宽松，因此，应对高位双柱骨折之髂骨段及髂骨骨折严格采取髋臼 Matta 标准进行评价，以提高复位质量标准，彻底改变过去模糊认识。同时髋臼 Matta 标准存在着不足，即强调对位，忽略对线，其根本原因是缺乏涉及髂骨对线评估的相关参数。为了更好地治疗骨盆髋臼骨折，亟须进行髂骨解剖参数的深入研究。

（徐应朋　蔡贤华）

第三节　髂方倾斜角在评价双柱骨折术后髂骨复位质量的初步应用

髋臼骨折常呈粉碎性，尽管按髋臼骨折的复位原则是由近及远，但髋臼骨折术后评估标准仅考虑髋臼部分骨折复位质量，忽略了对前柱髂骨骨折部位复位质量的评估。在髋臼骨折治疗中，近侧的髂骨骨折对远侧髋臼部分影响程度研究极少，本书在本章第二节中有研究，但尚无理想解决方法。如能均采用髋臼 Matta 标准进行评价无疑将提高复位质量。在解剖学测定的基础上，本课题组尝试在髂骨区或髂骨骨折仍采用骨盆 Matta 标准，加入髂方倾斜角来研究髋臼双柱骨折术后髂骨与髋臼复位质量的关系。

一、资料与方法

1. 方法

回顾性分析中部战区总医院于 2013 年 1 月至 2019 年 5 月期间采用单一髂腹股沟入路行 DASPQ 内固定的髋臼高位双柱骨折患者 89 例，其中男 51 例：左侧 24 例，右侧 27 例；女 38 例：

左侧 18 例，右侧 20 例。年龄 21～65 岁，平均年龄 47.3 岁。致伤原因：车祸伤 62 例，高处坠落伤 18 例，重物挤压伤 9 例。受伤至手术时间为 3～21 d，平均 8.2 d。合并症及其他损伤：失血性休克 5 例，急性颅脑损伤 2 例，腹部闭合性损伤 12 例，腰椎骨折 2 例，四肢骨折 4 例，泌尿系统损伤 1 例。

2. 术后评价方法

（1）术后髋臼骨折复位评价方法：髋臼 Matta 评价标准。

（2）术后髂骨骨折复位评价方法：常规方法采用骨盆 Matta 评价标准；改良方法采用骨盆 Matta 标准结合髂方倾斜角综合评价。

髂方倾斜角测量方法按"第十章第一节二、（四）"进行，参照标准：①前部倾斜角：男 138.58°～148.67°，女 137.48°～149.09°；②中部倾斜角：男 126.83°～137.37°，女 121.92°～134.32°；③后部倾斜角：男 94.56°～110.32°，女 95.25°～108.01°。先按表 13-3-1 标准进行评价，然后再参照表 13-3-2 标准进行综合评价。

表 13-3-1　髂方前、中、后倾斜角评价标准

髂方倾斜角评价	内容
优	前、中、后倾斜角均正常
良	前、中部倾斜角正常，后部倾斜角异常； 前、后部倾斜角正常，中部倾斜角异常； 中、后部倾斜角正常，前部倾斜角异常
差	前部倾斜角正常，中、后部倾斜角异常； 中部倾斜角正常，前、后部倾斜角异常； 后部倾斜角正常，前、中部倾斜角异常； 前、中、后部倾斜角均异常

表 13-3-2　改良方法

骨盆 Matta 标准＋髂方倾斜角标准	内容
优	骨盆 Matta 评价为优＋倾斜角评价为优
良	骨盆 Matta 评价为优＋倾斜角评价为良； 骨盆 Matta 评价为良＋倾斜角评价为优； 骨盆 Matta 评价为良＋倾斜角评价为良
差	骨盆 Matta 评价为差＋倾斜角标准为优、良、差； 倾斜角标准为差＋骨盆 Matta 标准为优、良、差

二、结果

骨盆 Matta 标准评价为优者 68 例，良 15 例，差 6 例。骨盆 Matta 标准优者 68 例中，髋臼复位质量优 28 例，良 31 例，差 9 例，优良率为 86.76%。骨盆 Matta 标准良者 15 例中，髋臼复位质量优 3 例，良 5 例，差 7 例，优良率为 53.33%。骨盆 Matta 标准差者 6 例中，髋臼复位质量优 1 例，

良 3 例，差 2 例，欠佳率为 33.33%。

改良标准（骨盆 Matta 标准＋髂方倾斜角评价标准）中优者 22 例，良 53 例，差 14 例（表 13-3-3）。改良标准优者 22 例中，髋臼复位质量优 17 例，良 4 例，差 1 例，优良率为 95.45%（表 13-3-4）。改良标准良者 53 例中，髋臼复位质量优 14 例，良 34 例，差 5 例，优良率为 92.45%（表 13-3-5）。改良标准差者 14 例中，髋臼复位质量优 1 例，良 1 例，差 12 例，欠佳率为 85.71%（表 13-3-6）。

骨盆 Matta 标准评价为优、良、差的病例中髋臼复位质量优良率为 86.76%、53.33%、欠佳率为 33.33%。改良标准评价为优、良、差的病例中髋臼复位质量优良率为 95.45%、92.45%、欠佳率为 85.71%。髋臼复位质量优、良的病例在骨盆 Matta 标准评价的优、良、差的病例中散在分布，而集中分布在改良标准评价的优、良病例中；髋臼复位质量欠佳的病例在骨盆 Matta 标准评价的优、良、差的病例中散在分布，而集中分布在改良标准评价为差的病例中。两者髋臼复位质量分布差异有统计学意义（$P<0.05$）（表 13-3-3～表 13-3-6）。

表 13-3-3　89 例患者术后髂骨复位质量（髋臼 Matta 标准）分布情况

结果	骨盆 Matta 标准			骨盆 Matta 标准＋髂方倾斜角		
	优	良	差	优	良	差
例数	68	15	6	22	53	14

表 13-3-4　髂骨复位质量评价为优的患者髋臼复位质量（髋臼 Matta 标准）比较

复位标准	例数	髋臼 Matta 标准			优良率
		优	良	差	
骨盆 Matta	68	28	31	9	86.76%
Matta＋倾斜角	22	17	4	1	95.45%

注：$\chi^2=8.663$，$P=0.003$。

表 13-3-5　髂骨复位质量评价为良的患者髋臼复位质量（髋臼 Matta 标准）比较

复位标准	例数	髋臼 Matta 标准			优良率
		优	良	差	
骨盆 Matta	15	3	5	7	53.33%
Matta＋倾斜角	53	14	34	5	92.45%

注：$\chi^2=4.540$，$P=0.033$。

表 13-3-6　髂骨复位质量评价为差的患者髋臼复位质量（髋臼 Matta 标准）比较

复位标准	例数	髋臼 Matta 标准			欠佳率
		优	良	差	
骨盆 Matta	6	1	3	2	33.33%
Matta＋倾斜角	14	1	1	12	85.71%

注：$\chi^2=5.488$，$P=0.019$。

三、分析与结论

髋臼复位质量优、良的病例在骨盆 Matta 标准评价的优、良、差的病例中散在分布，而集中分布在骨盆 Matta 评价标准＋髂方倾斜角评价标准评价的优、良病例中。髋臼复位质量欠佳的病例在骨盆 Matta 标准评价的优、良、差的病例中散在分布，而集中分布在骨盆 Matta 评价标准＋髂方倾斜角评价标准评价为差的病例中。这表明髂骨骨折的复位质量的确影响髋臼骨折的复位质量，另一方面也说明骨盆 Matta 评价标准＋髂方倾斜角评价标准将骨折对线情况纳入评价范围能够更为准确地预测髋臼骨折的复位质量。根据第二节研究结果，如将髋臼 Matta 标准替换骨盆 Matta 标准，并加入改良标准，无疑将进一步提高预测髋臼骨折复位质量的准确度。髂骨与前柱髂骨段复位质量对髋臼骨折的复位质量影响极大，但现有评估标准值得进一步研究。

（宋成璟　蔡贤华）

本章小结

按髋臼骨折复位要求，由近及远进行骨折复位，这就意味着髂骨与前柱髂骨段的复位质量优劣将放大髋臼复位质量好坏，而现有标准宽泛且无对线标准，因此髋臼方形区骨折复位质量的对位对线评价十分重要。本章从不同角度对评估髋臼方形区骨折复位质量进行了探讨，意在提醒创伤骨科工作者应重视对髋臼骨折现有评估标准不足的重视，按髋臼 Matta 标准评估髂骨与前柱髂骨段，并增加对线指标，将明显提高目前髋臼方形区骨折的疗效。

1. 应用改良标准（Matta 评价标准＋方形区倾斜角）评价髋臼方形区骨折术后患者髋关节功能，结果显示功能活动优、良、一般、差的分布较单纯 Matta 标准组准确，这表明同时强调髋臼骨折对位对线对于髋臼方形区骨折术后复位质量的正确评价具有重要的意义。

2. 髂骨正常解剖结构完整或恢复是髋臼骨折复位并取得满意疗效的基础。复位差，则髋臼复位优良率及髋关节功能差。

3. 髋臼复位质量优、良的病例在骨盆 Matta 标准评价的优、良、差的病例中散在分布，而集中分布在骨盆 Matta 评价标准＋髂方倾斜角评价标准评价的优、良病例中。这表明骨盆 Matta 评价标准＋髂方倾斜角评价标准将骨折对线情况纳入评价范围能够更为准确地预测髋臼骨折的复位质量，正确评估骨盆髋臼骨折需同时强调骨折的对位与对线。

4. 本章试图对髂骨复位定量评价标准进行了探讨，将对线引入涉及方形区骨折的术后评价体系并进行了初步尝试，发现了其较常规 Matta 更为准确，同时说明髂骨复位质量对髋臼方形区骨折复位与功能十分重要。但如何综合考虑这些对线指标有待于进一步研究。

（蔡贤华　刘曦明　汪国栋）

第十四章

DAPSQ 临床应用

为解决涉及方形区髋臼骨折的治疗问题，本课题组在侧方动力加压理论的指导下，设计并研发了具有自主知识产权的 DAPSQ，在解剖学与生物力学研究的基础上，通过大宗病例的临床研究，建立了以 DAPSQ 应用为中心，损伤控制贯穿全程、以数字骨科术前设计、经髂腹股沟入路常规与特殊内显露（截骨、开窗、利用骨折间窗及剥离部分外板）、复位与内固定同步、DAPSQ 精准内固定、改良后柱拉力螺钉内固定的前路创新手术治疗体系，扩大了髂腹股沟入路的适应证，对大部分此类新鲜复杂骨折及部分陈旧性骨折实现了单一前路内固定治疗涉及方形区髋臼骨折的梦想。

第一节　单一前路第一代 DAPSQ 内固定的临床研究

复杂髋臼骨折处理极为困难，其主要原因之一是其骨折区域中心涉及髋臼方形区，这一区域一旦受到沿股骨颈纵向传导的强大暴力，即可引起方形区骨折，骨折常呈粉碎性，股骨头常随骨折块向盆腔内移位（图 1-1-17、图 1-2-1、图 1-3-5），难以直接内固定。如必须固定，螺钉的方向应背离关节面或与方形区表面平行或置入短螺钉（如 12 mm）（图 5-1-3），否则将导致螺钉进入关节腔（图 4-4-4、图 6-1-3）。如果远离髋臼放置螺钉将使内固定可靠程度降低约 50%，牺牲其稳定性。因此，复杂髋臼骨折的治疗为目前创伤骨科的一大挑战。因能显露或可能直接固定方形区或并发症相对较少，不少学者常选择前入路治疗此部位骨折，但目前对此类骨折仍缺乏简单、直接、有效的内固定方法，亟待创新。有鉴于此，本课题组在仔细研究国内外相关内固定方法的基础上，在侧方动力加压理论的指导下，设计出具有侧方动力加压作用的第一代 DAPSQ（图 6-2-11）并于 2005 年 1 月开始用于临床，取得了满意疗效。

一、资料与方法

1. 一般资料

回顾性分析 2005 年 1 月至 2017 年 1 月期间中部战区总医院骨科收治髋臼骨折内固定手术 401 例，其中资料完整的复杂髋臼骨折 143 例，男 86 例，女 57 例；年龄 19～77 岁，平均 46.6 岁。致伤原因：交通伤 73 例，高处坠落伤 42 例，重物砸伤 28 例。按 Letournel-Judet 分型：双柱骨折 79 例，T 形骨折 26 例，前柱或前壁伴后半横骨折 38 例，其中，其中一侧髋臼复杂骨折伴对侧骨盆前环不稳定 16 例（双柱骨折 8 例，T 形骨折 5 例，前柱伴后半横骨折 3 例），陈旧性骨折 10 例。合并伤（征）：失血性休克 135 例，肋骨骨折并血气胸 44 例，骶髂关节半脱位 9 例，耻骨联合分离 20 例，髂骨骨折 44 例，四肢骨折 77 例（股骨颈及转子间骨折各 13 例），脊柱骨折 20 例，脑外伤 20 例，腹部闭合性损伤 47 例。

2. 术前准备与手术方法

入院后积极抢救危及生命的损伤，常规术前准备如行患侧股骨髁上或胫骨结节骨牵引。完善 X 线片或骨盆 CT 加三维重建检查（图 8-1-33），以便于制订手术方案；自 2013 年后即开始采用数字骨科技术术前设计与手术模拟（图 12-2-1、图 4-4-8）。应用损伤控制理论预防并发症；一俟生命体征稳定，即行手术。术前备血 1 500～3 000 ml，并备自体血回输装置。术前 0.5～2.0 h 预防性使用抗生素。

所有手术均由同一高年资主任医生主刀完成。患者全身麻醉后，取仰卧位，患侧髋部垫高，或取漂浮体位，先取仰卧位，采用髂腹股沟入路常规显露与特殊内显露骨折端，但需保留骶结节韧带及骶棘韧带完整性。首先清理关节腔内碎骨片与血肿（图 4-4-5），在牵引辅助下，借助器械或手法由近及远恢复骨盆环连续性并予以克氏针临时固定，并使用短钛板螺钉内固定；然后使用 2 爪或 3 爪复位钳等器械缓慢试行复位方形区骨折（图 4-4-37）。当合并有臼顶压缩骨折时，可通过髂腹股沟入路中间窗直接显露臼顶骨折区，或用骨刀在髂骨内侧面开窗、截骨等间接显露（图 4-4-4）并直视下复位臼顶关节面，充分植骨后用 1～2 枚螺钉固定。

如果需要，可用 1～2 枚后柱拉力螺钉（图 5-2-2）自骨盆环前缘置入后柱主要骨折块，可简化手术，利于方形区螺钉置入，行第一代 DAPSQ 内固定（国家实用新型专利号：ZL 2013 2 0106378.0）（图 8-1-34～图 8-1-46）。即将重建钛板（普通型）根据骨盆界线或蔡氏线塑形，但曲率稍大于弓状线，使其沿骨盆界线放置时于方形区钉孔 1/3～1/2 直径钉孔外露于界线内缘，方形区钛板斜率小于骨盆界线骨面约 15°。自骶髂关节前方约 10 mm 处髂骨——弓状线——耻骨上支（即蔡氏线）（图 7-1-3）铺设钛板，两端用不少于 2 枚 3.5 mm 的皮质骨螺钉固定钛板以稳定前柱或经前柱的部分骨折（即固定螺钉），使塑形钛板髂骨区与耻骨区与骨表面相匹配。然后在特制限深改锥的辅助下，经钛板钉孔在平行于方形区表面方向表面钻孔并拧入 3～5 枚 3.5 mm 的皮质骨螺钉（即方形区螺钉）（图 8-1-51），使螺钉呈竹筏样排列于方形区骨板内侧面，利用 1/2～2/3 直径部分裸露于骨外且紧贴方形区内侧壁的螺钉固定方形区骨折或后柱，长度应超过远折端至少 10 mm（图 6-2-8、图 6-2-9、图 14-1-1），达到前、后柱一期前路内固定的效果。

术中，方形区螺钉置入与特制"L"顶棒复位同步进行，改良后柱拉力螺钉可简化手术（图 14-1-1）。如对侧骨盆前环骨折或不稳定，宜先复位并内固定对侧前环，再行第一代 DAPSQ 内固定（图 14-5-12～图 14-5-19）。术中透视骨盆正位、入口位、出口位、髂骨斜位、闭孔斜位，确认骨折复位良好、内固定稳定、螺钉未进入关节腔。若骨折复位不满意或螺钉进入关节腔，则进行局部微调后再次透视，探查创面无搏动性出血，清点器械、纱布无误后在髂窝至耻骨后区的深、浅层各放置 1 根负压引流管并逐层关闭伤口。

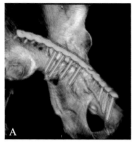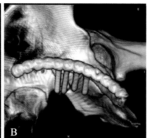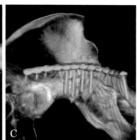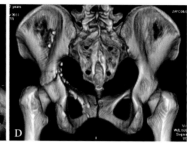

图 14-1-1　CT 三维重建显示第一代 DAPSQ 内固定术后骨折复位满意及各部位螺钉方向

A～C 方形区及类似体位方形区螺钉、后柱拉力螺钉及两侧固定螺钉方向；D 类骨盆后前位显示方形区螺钉、后柱拉力螺钉及两侧固定螺钉方向。

3. 术后处理与疗效评价方法

术后 2～3 d 内视伤口引流量酌情去除引流管，术后 1 d 开始使用低分子量肝素预防下肢深静脉血栓形成，连用 3 周。术后不需牵引，早期床上活动，术后 3 d 内指导患者进行股四头肌功能锻炼，第 6 周开始指导患者部分负重锻炼或坐轮椅下地活动，至 12 周后逐渐弃拐完全负重行走。术后 7 d 内行 X 线片或 CT 加三维重建检查，并于术后第 1、第 3、第 6、第 12 个月复查及每年门诊随访。采用髋臼 Matta 放射学标准评价复位质量，参照改良 Merle d'Aubigné-Postel 评分评价术后髋关节功能。

二、结果

本组病例无死亡，骨牵引复位作用有限。手术时机：受伤至手术时间为 3～21 d，平均 9.6 d。其中，伤后＜2 周手术者 123 例，＞2 周手术者 20 例（＞3 周手术者 10 例）。单纯使用第一代 DAPSQ 内固定 89 例，DAPSQ 联合改良后柱拉力螺钉 54 例，导管介入下腔静脉滤网置入 11 例。手术时间为 2.5～5.0 h，平均 3.8 h；失血量为 300～3 000 ml，平均约 950 ml。切口脂肪液化 4 例，经换药 2 周内伤口愈合，其余均一期愈合。术后一周内复查骨折复位质量按 Matta 放射学标准评定：解剖复位 76 例，良好复位 51 例，不满意复位 16 例，复位满意率 88.8%（图 8-1-46～图 8-1-50，表 14-1-1）。

表 14-1-1　髋臼骨折类型与骨折复位质量　　　　　　　　　　单位：例

髋臼骨折类型	复位情况			合计
	解剖复位	良好复位	复位差	
前柱合并后半横行骨折	20	16	2	38
T 形骨折	20	2	4	26
双柱骨折	36	33	10	79
合计	76	51	16	143

随访 4 个月～10 年，平均 4.1 年，所有患者骨折术后 2～4 个月（平均 3 个月）均获临床愈合，末次随访时采用改良 Merle d'Aubigné-Postel 评分标准评定髋关节功能：优 64 例，良 52 例，可 19 例，差 8 例，优良率为 81.1%（表 14-1-2）。本组还观察了 36 例患者功能优良率与骨折复

位质量之间的关系，发现其呈明显正相关（$r=0.513$，$P=0.001$）（表14-1-3）。术后股外侧皮神经损伤107例，除16例残存大腿外侧轻度麻木外，其余均恢复，腹股沟疝1例，无一例患者发生方形区螺钉松脱、断裂，出现近端固定螺钉断裂1例。15例患者出现泌尿系感染，经抗感染治疗后好转；创伤性关节炎20例（术后2～3年行全髋关节置换5例）；异位骨化5例（Brooker分级为Ⅰ级）。

表14-1-2　髋臼骨折类型与髋关节功能结果　　　　　　　　　　　　　　　　单位：例

髋臼骨折类型	关节功能				合计
	优	良	中	差	
前柱合并后半横行骨折	17	17	3	1	38
T形骨折	15	2	6	3	26
双柱骨折	32	33	10	4	79
合计	64	52	19	8	143

表14-1-3　本组36例髋臼骨折复位质量与髋关节功能结果的关系　　　　　　单位：例

骨折复位质量	髋关节功能结果				合计
	优	良	中	差	
解剖、良好复位	16	12	3	0	31
不满意复位	0	1	2	2	5
合计	16	13	5	2	36

注：Spearman相关系数$r_p=0.513$，$P=0.001$。

三、分析与结论

（1）临床结果显示，对大部分复杂的髋臼骨折可采取单一前路第一代DAPSQ内固定并取得良好效果，方形区螺钉置入可与该区复位同时完成。DAPSQ内固定的效果与生物力学研究结果相同，主要体现在：①可借助耻骨、髂骨处较坚硬骨质拧入固定螺钉，使特殊塑形钛板由与骨表面不匹配到匹配，从而对方形区螺钉产生由内向外或由前向后的扭矩力，进一步改善方形区或后柱骨折块的残存移位，并且在固定后对方形区骨质产生持续的侧方动力加压作用，有效维持骨折复位。即随着特殊塑形钛板近、远端固定螺钉的置入，部分"扭转"的近、远段钛板在与骨盆界线或蔡氏线骨面紧密接触的同时将对中间段螺钉（方形区螺钉）产生很强的扭矩力，形成侧方动力加压作用，可有效维持方形区骨折块的复位，且具有旋转阻挡方形区骨块向盆腔内移位的作用；②方形区螺钉即直径1/3～1/2拧入方形区骨表面的皮质骨螺钉，为DAPSQ直接固定后柱与方形区的主要效应器，具有抗骨块分离、直接固定骨折的作用，杜绝了螺钉进入关节腔的可能；仿排钉技术的多枚螺钉能产生"木筏效应"，有效地阻挡方形区或后柱骨折块向盆腔内移位，且呈多点弹性支撑固定。同时部分陷入骨内的螺钉有一定的提拉作用即抗分离作用；③方形区螺钉与股骨头对方形区的推挤力及骶结节、骶棘韧带对骨折块的牵引力达到平衡，可有效防止术后骨折再移位；④对于对侧骨盆前环不稳定者，需先稳定对侧，方可发挥DAPSQ的内固定作用；⑤骨盆正位、入口位、出口位及髂骨斜位、闭孔斜位的多角度透视为采取单一前路治疗此类涉及方形区的复杂髋臼骨折提供了有力辅助。

（2）改良后柱螺钉可简化手术，方便 DAPSQ 的置入。其优点在于：①可以复位并一定程度上辅助固定后柱或方形区；②初步稳定前后柱后可方便方形区螺钉的置入；③按该部位解剖特点，螺钉从骨盆缘上方尽量贴近真骨盆边缘进钉，自外上斜向内下，可允许螺钉从方形区皮质处露出，距后柱骨折线至少 10 mm，螺钉可以在直视下进行操作，有效地避免了螺钉进入关节腔；④改良后柱拉力螺钉的使用，一定程度上也加强了对后柱内固定的效果；⑤对于方形区与后柱分离者，后柱拉力螺钉可使用长螺钉从骨盆界线拧入坐骨棘或坐骨结节固定后柱，从而扩大了手术适应证。

（3）采用具有自主知识产权的第一代 DAPSQ 治疗复杂髋臼骨折，无进入髋关节腔之虞，是治疗复杂髋臼骨折的有效而安全的方法之一，尤以前柱损伤为主的双柱骨折、部分前柱合并后半横行骨折及部分 T 形骨折的首选，也可用于向前移位为主的横行骨折。将复位与固定同步进行，可取得满意疗效。但涉及髋臼方形区骨折类型复杂，正如髂腹股沟入路不能解决全部骨盆髋臼骨折，第一代 DAPSQ 也无法适用所有类型损伤，对于以后柱损伤或向后移位为主的髋臼骨折，DAPSQ 技术单一应用如无法达到满意复位内固定，需联合后入路治疗。对重度骨质疏松患者，螺钉置入后对钛板的加压复形作用有限，宜慎用本技术。

（4）第一代 DAPSQ 系统成功治疗复杂髋臼骨折的前提与基础在于：选择正确的开放复位策略、掌握重建钛板的特殊塑形、应用可简化手术的改良后柱拉力螺钉、重视重建对侧骨盆前后环的稳定性。由此可实现复杂髋臼骨折精准、安全、有效、微创的内固定，用单一前入路内固定解决传统常需前后联合入路内固定治疗的复杂髋臼骨折。

（徐应朋　李世梁　蔡贤华　刘曦明）

第二节　第一代 DAPSQ 治疗老年移位的髋臼方形区骨折

老年髋臼骨折对骨科医生来说是一个巨大挑战，不仅是因为老年患者骨质质量下降，而且同时伴随多种基础疾病。开放复位内固定治疗仍是老年移位髋臼骨折的首选治疗方法，也可为二期髋关节置换提供骨储备。本课题组收集资料完整的采用第一代 DAPSQ 治疗老年移位的髋臼方形区骨折18 例，总结分析如下。

一、资料与方法

1. 一般资料

回顾性分析 2007 年 1 月至 2014 年 12 月收治的 18 例伴方形区移位的老年髋臼骨折患者资料，年龄 61～78 岁；平均 67.8 岁；男 13 例，女 5 例。致伤原因：交通伤 5 例，坠落伤 7 例，摔伤6 例。骨折根据 Letournel-Judet 分型：前柱骨折 4 例；前柱伴后半横行骨折 5 例，双柱骨折 8 例，T 形骨折 1 例。受伤至手术时间为 3～21 d，平均 6.5 d。合并伤：股骨转子间骨折 1 例，胫骨平台骨折 2 例，踝关节骨折 3 例，桡骨远端骨折 3 例，椎体压缩性骨折 2 例，颅脑损伤 1 例，胸部闭合损伤 1 例。

2. 术前准备与手术方法

患者入院后均常规行患侧股骨髁上或胫骨结节骨牵引，术前 3 d 内复查 X 线片，评价牵引下骨折复位情况。所有患者术前均行标准 X 线片，包括骨盆正位、闭孔斜位、髂骨斜位，以及 CT 平扫和三维重建，同时治疗合并伤及基础疾病，待患者病情稳定及综合评估后安排手术。对于部分复杂骨折患者，术前采用数字化手术模拟软件在计算机三维模型下了解骨折块的复位方式、移位及旋转情况，模拟手术复位顺序和方法，以及内固定方法选择；必要时采用 3D 打印骨折模型以备术中参考。术前准备好自体血回输机，备血 400～2 500 ml。术前 0.5～2.0 h 给予预防性抗生素治疗。

手术均由本研究组 2 位高年资主任医生完成。全身麻醉成功后，患者取仰卧位，患侧髋部稍垫高。对于合并股骨近端骨折的患者，先完成股骨近端骨折固定。手术操作方法：采用髂腹股沟入路经外、中、内侧窗显露骨盆界线、前柱及方形区，保留骶结节韧带及骶棘韧带，在牵引下首先复位向内侧脱位的股骨头，然后直视下由近及远恢复骨盆环的连续性；通过中间窗直视下用顶棒顶压或复位钳缓慢复位后柱或方形区骨折。由于老年患者骨质相对疏松，在使用钉棒复位或 Matta 钳钳夹时应轻柔操作，避免着力面积过小而导致内侧壁穿孔或再次骨折，再根据髂骨翼及髂耻缘骨折线解剖复位前柱骨折，复位成功后用克氏针临时固定。当伴有臼顶压缩骨折、X 线片出现"海鸥征"时，可通过撬开方形区骨折块直接暴露臼顶压缩区或用骨刀在髂骨臼顶上方形区域进行皮质开窗、截骨等间接显露并直视下复位关节面，压缩骨折予以自体髂骨或人工骨植骨，确保植骨充实，之后采用 1～2 枚螺钉支持固定。伴后柱骨折时，采用 1～2 枚后柱拉力螺钉从骨盆环前缘拧入后柱主要骨折块进行固定。将 AO 重建钛板（普通型）进行塑形，制备第一代 DAPSQ，按第一节方法进行内固定。经 C 臂 X 线机透视确定骨折复位良好、内固定稳定、螺钉未进入关节腔。在髂窝至耻骨后区的深、浅层分别留置引流管后逐层关闭伤口。

3. 术后处理及疗效评价方法

术后均给予维持重量的皮牵引 10～14 d，术后第 1～3 天内指导患者行患髋外展及股四头肌收缩训练，可鼓励患者在床上坐起，静脉泵预防深静脉血栓形成。术后第 6 周起鼓励患者尽早利用助步器或在家人搀扶下进行足尖限制性负重活动。当部分患者难以进行足尖负重活动时，建议避免卧床，至少乘坐轮椅活动，并逐步过渡至自己能控制的部分负重活动。术后 6～12 周鼓励患者扶拐保护下负重活动，12 周后可逐渐弃拐完全负重活动。术后常规应用抗生素 2～3 d，术后 36～72 h 内根据引流量拔除引流管。术后 12 h 开始使用低分子量肝素预防深静脉血栓形成，连用 3 周。

其他除抗骨质疏松外，余同本章第一节。

二、结果

本组患者手术时间为 120～300 min，平均 185 min；术中出血量为 250～2 200 ml，平均 480 ml。18 例患者术后获 12～35 个月（平均 26 个月）随访。本组患者的骨折愈合时间为 2～4 个月，平均 3.5 个月。术后骨折复位质量根据 Matta 评价标准评定：优 9 例，良 6 例，差 3 例。末次随访时按改良 Merle d'Aubigné-Postel 评分评定患髋功能：平均 16.3 分（9～18 分）；优 7 例，良 7 例，可 2 例，差 2 例。末次随访时根据 Matta 评价标准评定影像学结果：优 6 例，良 7 例，可 3 例，差 2 例。

术后并发症发生情况：尿路感染 1 例，经药物治疗好转；患侧大腿外侧感觉麻木 1 例，未予特殊处理，术后 3 个月随访时患者主诉麻木感消失。异位骨化（Brooker Ⅰ型）1 例，创伤性关节炎 5 例，均表现为负重活动疼痛，X 线片示关节面硬化，关节间隙狭窄。在 5 例患者中，1 例解剖复位于术后 24 个月发生髋关节炎；1 例术前伴"海鸥征"患者，术后不完美复位，术后第 17 个月出现髋关节关节炎，于第 20 个月行全髋关节置换术。3 例术后骨折复位差，其中 1 例髋关节炎发生在术后 12 个月，2 例发生在术后 15 个月，其中 1 例在第 18 个月选择全髋关节置换术。随访期间无一例患者发生感染等其他并发症。

病例 14-2-1　髋臼横行骨折 DAPSQ 内固定

患者牛某，女性，77 岁，坠落伤 5 h 入院。术前 X 线片示右髂耻线、髂坐线中断，股骨头随方形区骨块向盆腔内移位，右耻骨上、下肢骨折，骨密度降低（图 14-2-1）。CT 扫描及三维重建显示髋臼骨折线同时经过月状面与髋臼窝前柱骨折，方形区随股骨头突向盆腔，右耻骨上、下支骨折（图 14-2-2、图 14-2-3）。同时合并腰 1 压缩性骨折、左下肢静脉血栓形成、Ⅱ 型糖尿病、Ⅰ 型呼吸衰竭、低蛋白血症、高脂血症、胆囊结石、左肾结石、脑萎缩、高血压 Ⅲ 期、高血压心脏病、心功能 Ⅱ 级。患者既往曾行双膝人工关节置换。需手术处理的主要诊断：①右髋臼横行骨折（B1.1）；②右耻骨上、下支骨折；③骨质疏松。

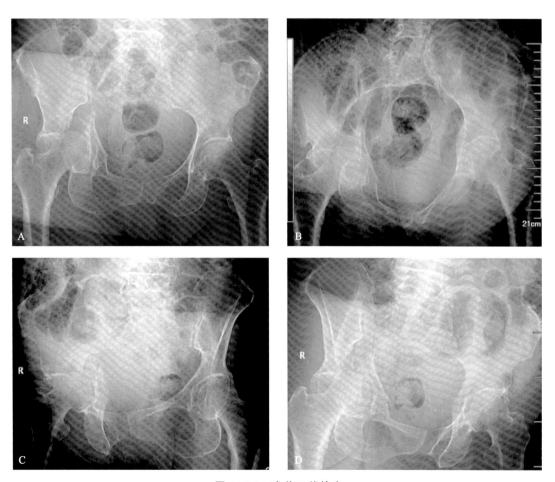

图 14-2-1　术前 X 线检查

A 骨盆正位；B 骨盆入口位；C 右髂骨斜位；D 右闭孔斜位。

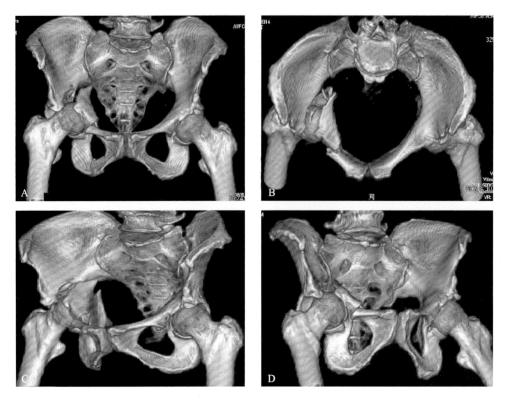

图 14-2-2　术前 CT 三维重建之一

A 类骨盆正位；B 类骨盆入口位；C 类右髂骨斜位；D 类右闭孔斜位。

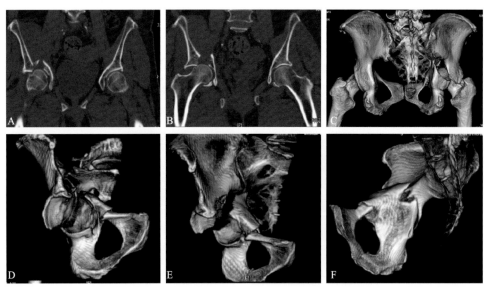

图 14-2-3　术前 CT 及三维重建之二

A 经髋臼冠状位扫描之一；B 经髋臼冠状位扫描之二；C 类骨盆后前位；D 类右闭孔斜位；E 类右髂骨斜位；F 方形区位。

　　经积极术前准备，于伤后第 10 天在全麻下行经髂腹股沟入路切开复位第一代 DAPSQ 内固定术。术后影像学复查显示骨折复位与内固定均满意（图 14-2-4～图 14-2-6），术后 1 年复查骨折无再移位、愈合良好，内固定无断裂（图 14-2-7、图 14-2-8），功能满意。

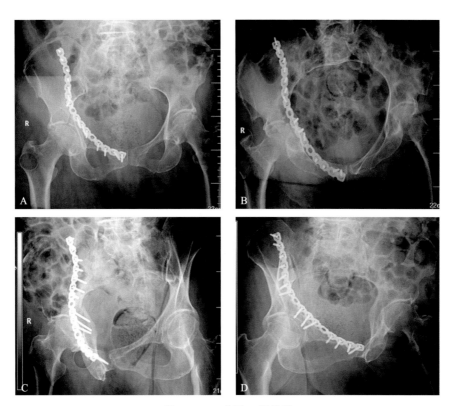

图 14-2-4　术后 X 线检查

A 骨盆正位；B 骨盆入口位；C 右髂骨斜位；D 右闭孔斜位。

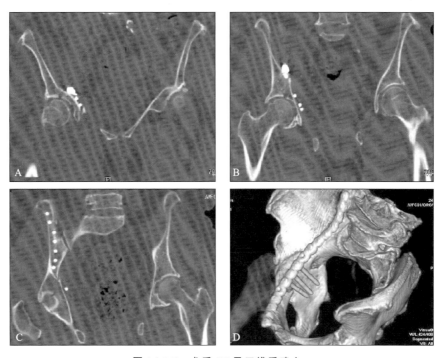

图 14-2-5　术后 CT 及三维重建之一

A 经髋臼冠状位扫描之一；B 经髋臼冠状位扫描之二；C 经髋臼冠状位扫描之三；D 方形区位。

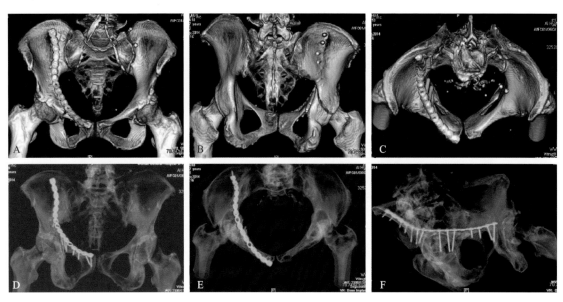

图 14-2-6　术后 CT 及三维重建之二

A 类骨盆前后位；B 类骨盆后前位；C 类骨盆入口位；D 类骨盆前后位下 DAPSQ；E 类骨盆入口位下 DAPSQ；F 类右闭孔斜位下 DAPSQ。

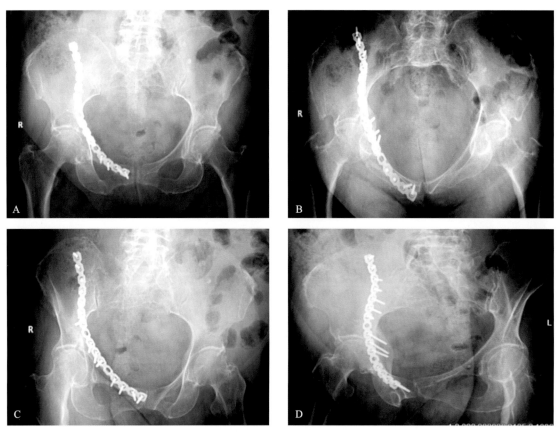

图 14-2-7　术后 1 年 X 线检查

A 骨盆正位；B 骨盆入口位；C 右闭孔斜位；D 右髂骨斜位。

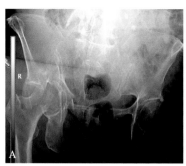
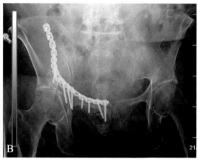
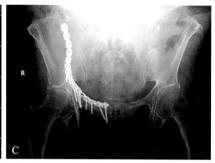

图 14-2-8　骨盆出口位 X 线片比较

A 术前；B 术后；C 术后 1 年。

病例 14-2-2　前柱合并后半横行骨折 DAPSQ 内固定

　　患者王某，女性，66 岁，车祸伤。术前 X 线片示骨密度减低，左髂耻线、髂坐线均中断，骨折线未涉及髂骨，股骨头与粉碎的方形区骨块向盆腔内移位，闭孔环完整（图 14-2-9）；CT 扫描及三维重建显示低位前柱且呈粉碎性，伴后半横行骨折，股骨头随方形区骨块向盆腔内移位（图 14-2-10、图 14-2-11）。髋臼方面诊断：①左髋臼前柱伴后半横行骨折（B3.3）；②骨质疏松症。患者同时伴左胫骨平台骨折、左腓骨上段骨折、左股骨内髁撕脱骨折、腰 2 横突骨折、双侧多发肋骨骨折并胸腔积液、急性呼吸窘迫综合征（ARDS）、失血性休克。先对症处理，稳定生命体征，于伤后第 12 天在全麻下行经髂腹股沟入路左髋臼骨折切开复位第一代 DAPSQ 内固定术，术中充分利用 3D 打印模型指导复位并进行钛板特殊塑形，制成第一代 DAPSQ 钛板（图 14-2-12A～E），完成骨折复位与克氏针临时内固定并透视确认，最后完成髋臼骨折内固定术（图 14-2-12F、图 14-2-13）。13 d 后再行左膝多发骨折内固定术。术后及随访 2 年各种体位 X 线片、CT 加三维重建检查证实髋臼骨折复位 DAPSQ 内固定与功能满意（图 14-2-14～图 14-2-19）。

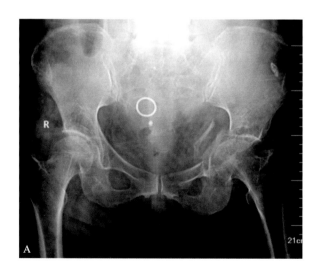
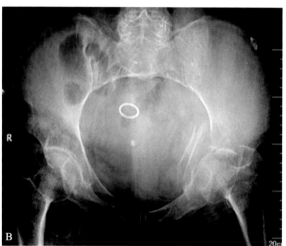

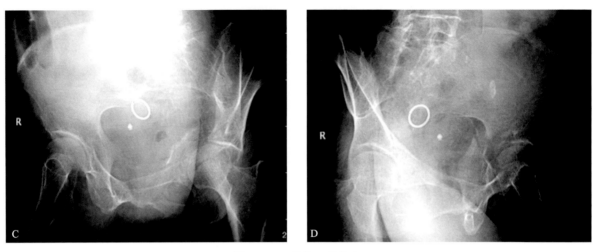

图 14-2-9　术前 X 线检查

A 骨盆正位；B 骨盆入口位；C 左闭孔斜位；D 左髂骨斜位。

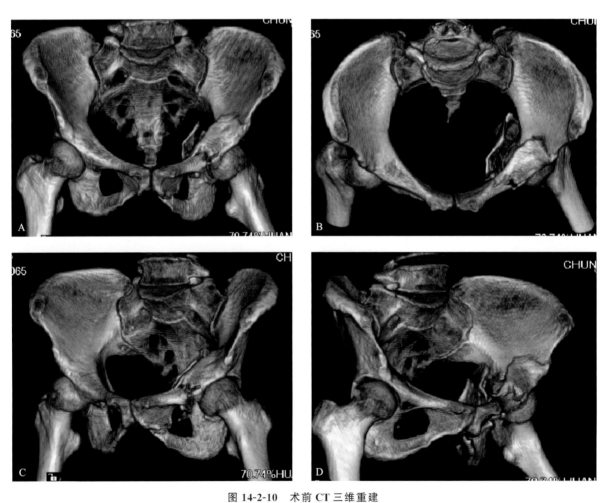

图 14-2-10　术前 CT 三维重建

A 类骨盆正位；B 类骨盆入口位；C 类左闭孔斜位；D 类左髂骨斜位。

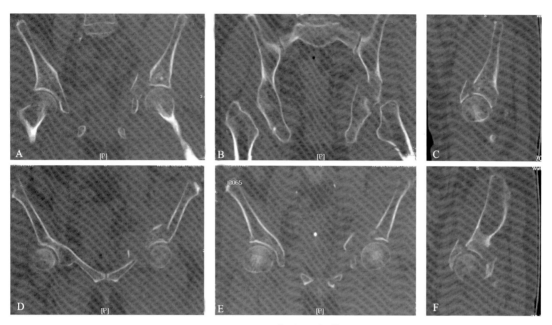

图 14-2-11　术后 CT 扫描

A 经髋臼冠状位扫描；B 经髂坐骨冠状位扫描；C 经髋臼矢状位扫描之一；D 经髋臼耻骨支冠状位扫描；E 经髋臼冠状位扫描之二；F 经髋臼矢状位扫描之二。

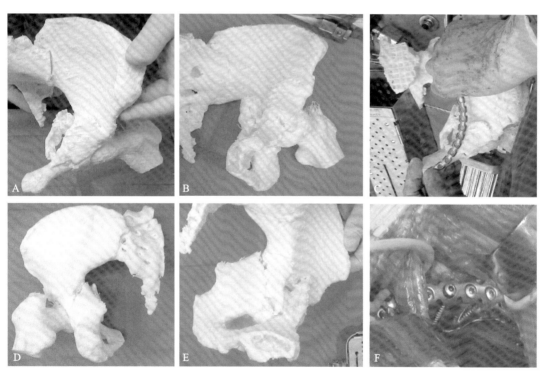

图 14-2-12　3D 打印与术中

A 类骨盆入口位；B 类髂骨斜位；C 术中依据模型进行钛板塑形；D 类后前位；E 类方形区位；F 术中第一代 DAPSQ 钛板与方形区螺钉内固定。

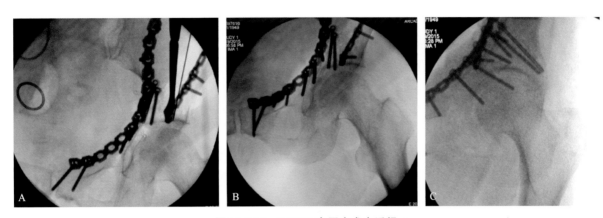

图 14-2-13　DAPSQ 内固定术中透视

A 克氏针临时固定前柱；B 更换螺钉固定前柱；C 类闭孔斜位。

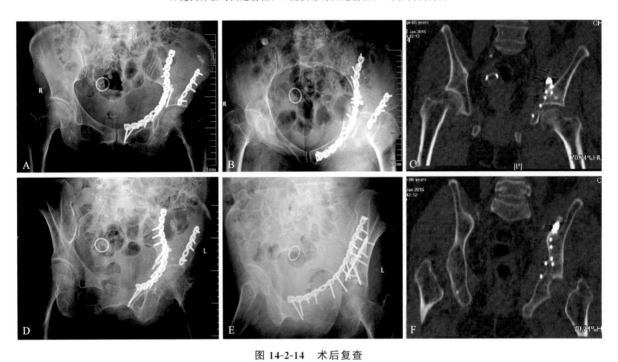

图 14-2-14　术后复查

A 骨盆正位；B 骨盆入口位；C 经髋关节冠状位 CT 扫描；D 左髂骨斜位；E 左闭孔斜位；F 经髂坐骨冠状位 CT 扫描。

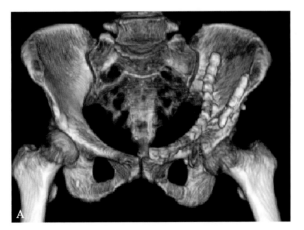

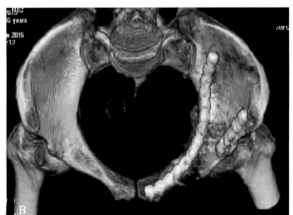

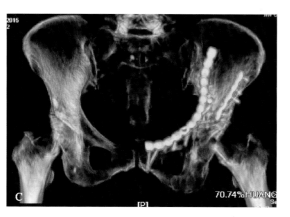
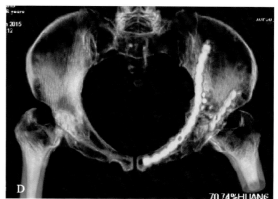

图 14-2-15　术后 CT 三维重建

A 类骨盆正位；B 类骨盆入口位；C 类骨盆正位下 DAPSQ；D 类骨盆入口位下 DAPSQ。

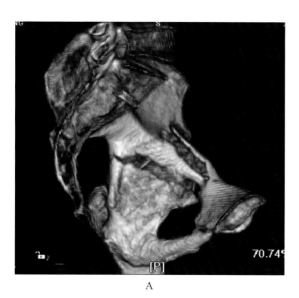
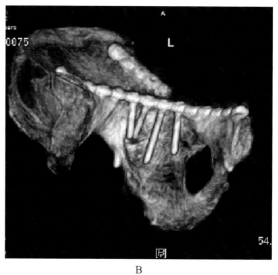

A　　　　　　　　　　　　　　　　B

图 14-2-16　术前术后 3 个月 CT 三维重建比较

A 术前方形区位；B 术后 3 个月方形区位。

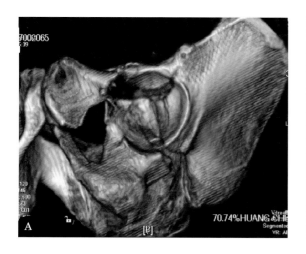
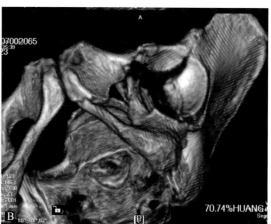

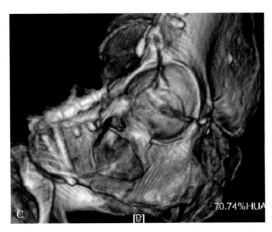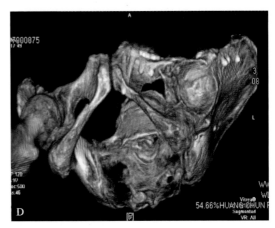

图 14-2-17　术前术后 3 个月 CT 三维重建比较

A 术前移去股骨头显示髋臼底之一；B 术前移去股骨头显示髋臼底之二；C 术后移去股骨头显示髋臼底；D 术后 3 个月移去股骨头显示髋臼底。

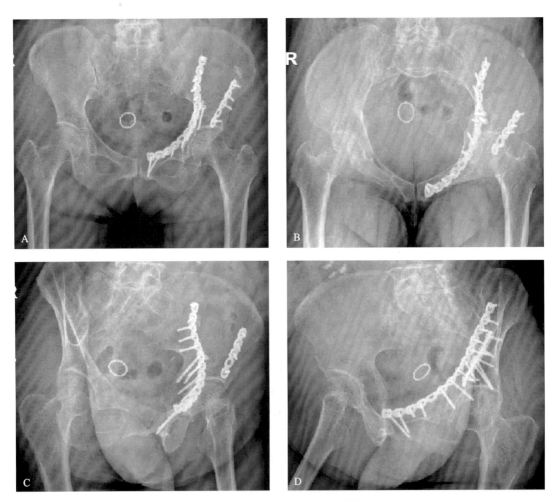

图 14-2-18　术后 2 年复查 X 线片

A 骨盆正位；B 骨盆入口位；C 左髂骨斜位；D 左闭孔斜位。

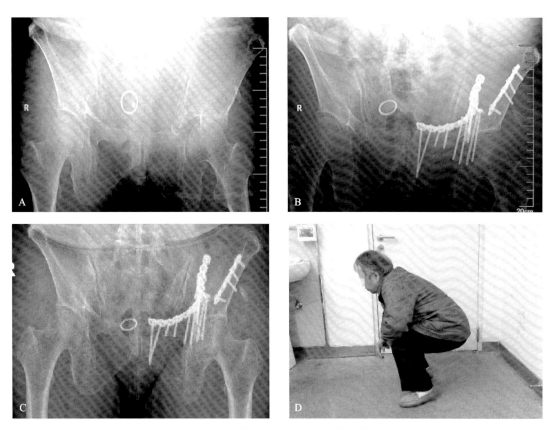

图 14-2-19　术前术后出口位 X 线片及功能像

A 术前；B 术后；C 术后 2 年；D 术后 2 年功能像。

三、分析与结果

1. 老年髋臼骨折的损伤特点及机制

老年髋臼骨折患者骨质疏松，可由高能量损伤导致，也可由中或低能量损伤所致，且低能量损伤是其主要致伤特点。Ferguson 等发现老年髋臼骨折仍以男性患者多见，这与老年男性涉及体力活动较多且强度较大有关。典型的损伤机制，如老年患者摔倒后一侧大转子撞击地面，反向应力传递至股骨头并向前内侧撞击髋臼窝及前柱，根据损伤时股骨头对应髋臼的位置，通常表现为前壁、前柱或方形区骨折，多呈粉碎性，可同时伴股骨头向内侧移位及臼顶压缩等（图 1-3-2～图 1-3-4）。值得注意的是，流行病学研究发现，相较于年轻患者，60 岁以上的老年髋臼骨折中以涉及前柱移位的骨折（前柱、前壁、前柱伴后半横行及双柱骨折）最为常见，这与损伤机制一致。此外，老年髋臼骨折放射学特点显示方形区移位占 50.8%，臼顶压缩占 40%。本组老年髋臼骨折手术患者中，高能量损伤病例较多，这可能由于本研究病例较少，且与本研究病例选择及患者和家属的治疗选择偏倚有关。如为高能量损伤，则多发伤常见。此类患者多合并其他基础疾病，宜高度重视。

2. 老年髋臼骨折的治疗现状

目前老年髋臼骨折患者的临床治疗主要有保守治疗、微创经皮内固定、开放复位内固定，或同时一期关节置换术。保守治疗的临床疗效并不满意，目前主要仅适用于移位较小或稳定的髋臼骨折，或全身情况不适合手术治疗的患者。微创经皮螺钉内固定术在某种程度上对老年髋臼骨折来说是一种较好的选择，但该技术最主要的问题是不能进行有效复位，对移位较大的髋臼骨折应用有限。一期关节置换术虽可早期负重，但老年髋臼骨折患者多伴有骨质疏松，且多呈粉碎性或移位，关节置换假体的固定十分困难，即使暂时获得假体固定，后期由于骨折端不稳导致假体下沉、松动沉陷常会导致置换失败，多数骨科医生并不推荐行一期关节置换。开放复位内固定仍是治疗移位髋臼骨折的"金标准"，对患者疼痛管理、术后护理、减少卧床时间及早期活动有重要意义，同时也为可能的二期关节置换提供条件。Gary 等研究认为内固定手术并未增加老年髋臼骨折患者的死亡率，增加的手术风险主要与并存的复杂基础疾病相关。

对于老年方形区移位髋臼骨折，由于伴有不同程度的骨质疏松及方形区骨折多呈粉碎性并向内侧移位等特点，开放复位内固定手术的难点是如何重建髋臼解剖结构及维持方形区的稳定固定。常规的内固定方法缺点较多，因此，有必要寻找一种更为简单、安全有效地用于涉及老年方形区移位的髋臼骨折治疗的内固定方法。对多发伤者宜分期手术，实行损伤控制。

3. 本研究技术应用于老年髋臼骨折的技术特点及注意事项

DAPSQ 技术通过对传统骨盆重建钛板进行简单而巧妙塑形设计，使髋关节周围置入的螺钉（方形区螺钉）转移至方形区内侧面，与钛板两端固定螺钉不在同一平面，从而避免螺钉穿入关节的风险。本技术利用方形区螺钉形成的竹筏效应，借助塑形钛板复形中的动态加压，使方形区螺钉产生向外并对抗方形区内移趋势的应力，可有效平衡股骨头向内侧的作用力，避免螺钉置于老年疏松骨质造成切割和松动。本课题组的生物力学研究显示其稳定性不低于双柱固定。值得注意的是，由于老年髋臼骨折患者多伴骨质疏松，术中在拧入两端固定螺钉对钛板进行加压变形时，应尽量轻柔操作，避免发生医源性再骨折或切割松动，必要时更换松质骨螺钉内固定。当然，对于严重骨质疏松的患者，由于螺钉植入后对塑形后的钛板加压变形受限，宜慎用本技术。

4. 本技术应用于老年髋臼骨折的结果及并发症分析

目前大多数文献认为对老年移位髋臼骨折患者采取开放复位内固定治疗可取得满意疗效。术后解剖复位率为 45.3%（25%～61%），而较差复位率为 13.9%（5%～36%），术后平均髋关节改良 Merle d'Aubigné-Postel 评分为 16.1 分，后期髋关节置换术比例平均为 23.1%（Daurka）。Archdeacon 等报告 26 例，术后 Merle d'Aubigné-Postel 评分优良率为 80.8%，关节置换发生率为 19%，说明关节置换率并不高。本研究采用第一代 DAPSQ 技术治疗的 18 例老年伴方形区移位的髋臼骨折患者，其术后功能评分结果与文献报道相近，但后期关节置换发生率较低，可能与随访时间较短及本技术对方形区的弹性支撑固定有关。

虽然髋臼骨折术后临床及放射学结果与复位质量密切相关，但由于老年患者活动量少且对功能需求较低，以及预期生存寿命有限等因素，有学者提出术中不必过分追求解剖复位，否则反增加手术创伤和术中风险。即使一期复位固定未能阻止术后创伤性关节炎的发生，也为二期进一步行髋关节置换提供了有利条件。

5. 结论

本研究回顾性分析我科采用第一代 DAPSQ 技术固定治疗的老年髋臼骨折临床疗效，显示其对老年以前柱骨折为主并涉及方形区的移位髋臼骨折患者可提供早期稳定固定，临床疗效良好，是涉及方形区移位的老年髋臼骨折可选择的有效方法之一。准确的疗效评估有待于多中心、前瞻性对照研究及对老年患者骨折固定的生物力学研究。

（王　威　蔡贤华　刘曦明）

第三节　单一前路第二代 DAPSQ 临床研究

一、第二代与第一代 DAPSQ 治疗髋臼双柱骨折的疗效比较

髋臼双柱骨折时方形区或后柱骨折块常伴有明显的向下和向内移位的趋势（图 1-3-5），这意味着对方形区骨块的固定需克服其向内和向下移位倾向，即内固定不仅需要具有阻挡方形区骨块向内移位的能力，还需具备一定的向上提拉力，切开复位内固定仍是目前治疗的首选。第一代 DAPSQ 自 2005 年使用以来，取得了满意的临床疗效。但其需术中进行临时钛板塑形，且需要考虑 DAPSQ 各分区长度、比例、扭转角度等一系列问题，常使初学者难以理解 DAPSQ 塑形的关键和巧妙之处，一定程度上限制了 DAPSQ 在临床的推广和使用。针对上述问题，课题组在第一代 DAPSQ 基础上进行优化和改良，设计出第二代标准化 DAPSQ。本研究将比较第二代与第一代 DAPSQ 治疗涉及方形区髋臼双柱骨折的疗效。

（一）资料与方法

1. 一般资料

回顾性分析 2012 年 1 月至 2018 年 10 月在中部战区总医院收治的 35 例髋臼双柱骨折患者临床资料。根据患者内固定类型不同分为两组：第二代 DAPSQ 组 15 例，其中男 12 例，女 3 例；年龄 23～59 岁〔（49.3±8.8）岁〕。致伤原因：交通伤 8 例，高处坠落伤 7 例；合并四肢骨折 6 例，腰椎骨折 1 例，急性颅脑外伤 2 例。受伤至手术时间为 5～16 d〔（8.5±2.8）d〕。第一代 DAPSQ 组 20 例，其中男 14 例，女 6 例；年龄 32～64 岁〔（50.4±9.1）岁〕。致伤原因：交通伤 11 例，高处坠落伤 8 例，重物砸伤 1 例；合并四肢骨折 7 例，腰椎骨折 2 例，急性颅脑外伤 5 例，创伤性肝破裂和脾破裂各 1 例。受伤至手术时间为 6～17 d〔（8.8±2.6）d〕。两组患者术前一般资料比较，差异无统计学意义（$P>0.05$）。

2. 手术治疗方法

手术均在两位高年资主任医生合作下完成。患者采取全身麻醉，采用髂腹股沟入路进行显露，遵循由近及远、由外周到中心的原则，即依次对髂骨翼、前柱和后柱骨折进行复位，可辅助使用 2 爪或 3 爪复位钳、L 型顶棒（自主设计）、Matta 钳等手术器械复位骨折，并采用克氏针临时固定。髂骨翼及前柱骨折复位满意后沿髂嵴放置 1 块 5～7 孔弧形预弯重建钛板或空心螺钉内固定。

第二代 DAPSQ 组患者直接选取合适型号的第二代 DAPSQ 钛板（常州华森器械有限公司），沿蔡氏线放置，在耻骨区钛板和髂骨区钛板各采用≥3 枚 3.5 mm 皮质骨螺钉固定，以达到经前柱骨折的初始稳定。然后对方形区螺钉进行表面固定，即先使用限深改锥插入方形区钛板相应钉孔并将内低外高的钛板撬起，使之与骨盆界线平面平行（参见第八章第一节），然后经方形区钛板钉孔于方形区表面钻孔，依次拧入 3 枚或 4 枚 3.5 mm 方形区螺钉（图 8-1-51），拔取限深改锥，钛板即恢复内低外高的形态，同时使方形区螺钉对方形区骨质产生向外的动态持续加压作用。

第一代 DAPSQ 组采用手工塑形重建钛板进行固定（方法参见本章第一节）。直视下确认方形区螺钉未出现左右移位，活动髋关节见内固定稳定。C 型臂 X 线机透视确定骨折复位及内固定满意后，逐层关闭切口。

3. 术后常规处理

略。

（二）结果

（1）两组患者均在单一髂腹股沟入路下完成手术，第二代 DAPSQ 组手术时间为 155～310 min ［（227.5±49.6）min］，显著少于第一代 DAPSQ 组 185～397 min ［（284.1±61.3）min］，差异有统计学意义（$t=2.924$，$P=0.006$）。第二代 DAPSQ 组术中出血为 400～2800 ml ［（1026.7±572.5）ml］，明显低于第一代 DAPSQ 组 800～3 000 ml ［（1540.0±714.8）ml］，差异有统计学意义（$t=2.283$，$P=0.029$）。第二代 DAPSQ 组住院时间为 11～39 d ［（25.5±7.6）d］，第一代 DAPSQ 组住院时间为 14～39 d ［（26.4±7.8）d］，差异无统计学意义（$P>0.05$）。两组患者术中方形区螺钉置入数量 3～4 枚，均于方形区表面置钉，未有螺钉进入关节腔内，所有螺钉置入后钛板两端与骨面之间均贴服良好，内固定稳妥。

（2）35 例患者均获得随访 12～48 个月 ［（24.3±8.4）个月］。术后根据 Matta 放射学标准评估，第二代 DAPSQ 组优 10 例，良 4 例，差 1 例，优良率为 93.3%，第一代 DAPSQ 组优 11 例，良 7 例，差 2 例，优良率为 90.0%，差异无统计学意义（$Z=0.691$，$P>0.05$）。两组患者随访期间均达到临床骨性愈合。末次随访时根据改良 Merle d'Aubigné-Postel 评分进行评估，第二代 DAPSQ 组为 14～18 分 ［（16.8±1.5）分］，其中优 8 例，良 6 例，可 1 例，优良率为 93.3%。第一代 DAPSQ 组为 11～18 分 ［（16.2±2.1）分］，其中优 9 例，良 7 例，可 3 例，差 1 例，优良率为 80.0%，差异无统计学意义（$Z=0.785$，$P>0.05$）。两代 DAPSQ 治疗髋臼骨折典型病例见图 14-3-1 和图 14-3-2。

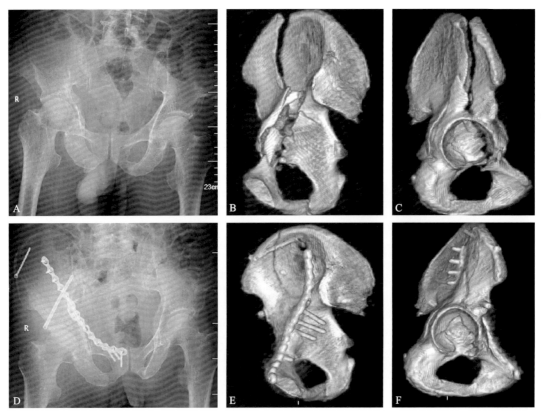

图 14-3-1　第二代 DAPSQ 固定髋臼双柱骨折典型病例术前与术后比较

A～C 术前骨折移位情况；D～F 术后复位与内固定情况。

（3）两组无一例患者出现内固定松动、断裂或再骨折、腹股沟疝及切口感染等并发症情况。第二代 DAPSQ 组患者出现股外侧皮神经损伤症状 1 例，第一代 DAPSQ 组出现 2 例，给予维生素 B_{12} 营养神经治疗后均于 6 个月内好转。随访期间第二代 DAPSQ 组出现髋关节创伤性关节炎 2 例（1 例行人工全髋关节置换），第一代 DAPSQ 组出现髋关节创伤性关节炎 3 例。

典型病例 14-3-1　第二代 DAPSQ 固定髋臼双柱骨折

　　患者瑜某，男，54 岁，摔伤致右髋臼双柱骨折。术前骨盆正位 X 线片和 CT 三维重建示右髋臼高位双柱骨折（C1.1），方形区移位明显（图 14-3-1A～C）。伤后 14 d 采用单一髂腹股沟入路下第二代 DAPSQ 固定术，前柱则采用空心螺钉加 L-C Ⅱ 螺钉内固定（图 14-3-1～图 14-3-3）。术后复查骨盆正位 X 线片和 CT 三维重建示第二代 DAPSQ 置入后方形区螺钉呈竹筏样阻挡方形区骨块向内侧移位，骨折达满意复位，无方形区螺钉进入关节腔（图 14-3-1D～F 及图 14-3-2）。术后 13 个月随访 X 线片提示骨折复位无丢失，愈合良好，内固定无断裂（图 14-3-3）。

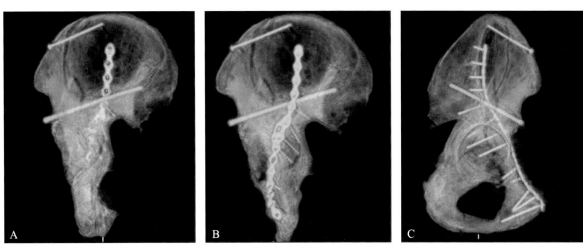

图 14-3-2　第二代 DAPSQ 固定髋臼双柱骨折术后内固定与髋臼各部位的关系

A 类右髋正位；B 类右髂骨斜位；C 类右闭孔斜位。

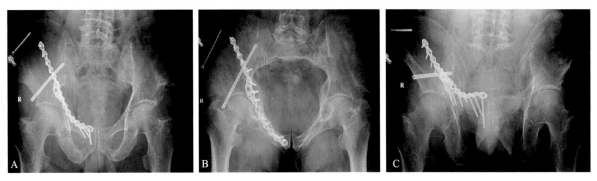

图 14-3-3　第二代 DAPSQ 固定髋臼双柱骨折术后 13 个月 X 线片复查

A 骨盆正位；B 骨盆入口位；C 骨盆出口位。

典型病例 14-3-2   第一代 DAPSQ 固定髋臼双柱骨折

患者成某，男，55岁，高处坠落伤致右髋臼双柱骨折。术前骨盆正位 X 线片和 CT 三维重建示右髋臼高位双柱骨折（C3.2），涉及骶髂关节，后柱 2 处骨折，方形区骨折移位明显（图 14-3-4A、B）。伤后 7 d 采用单一髂腹股沟入路下第一代 DAPSQ 固定术，前柱采用短钛板螺钉内固定。术后复查骨盆正位 X 线片和 CT 三维重建示第一代 DAPSQ 固定位置良好，骨折复位满意，无方形区螺钉进入关节腔（图 14-3-4C～E）。术后 18 个月随访骨盆 Judet 斜位 X 线片提示骨折愈合良好（图 14-3-4F）。

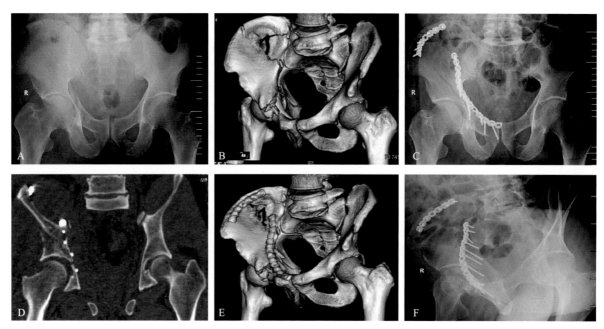

图 14-3-4   第一代 DAPSQ 固定髋臼双柱骨折典型病例

A、C 术前术后骨盆正位 X 线片；B、E 术前术后类右髂骨斜位三维重建；D 经髋关节冠状位 CT 扫描；F 右髂骨斜位 X 线片随访。

（三）分析与结论

两代 DAPSQ 内固定双柱骨折临床疗效均满意，可有效维持骨折稳定，无螺钉进入关节腔风险。与第一代 DAPSQ 比较，第二代 DAPSQ 在治疗髋臼双柱骨折时，可显著缩短手术时间，减少术中出血量，同时为标准化的第二代 DAPSQ 普及与推广打下了基础。

（吴海洋   蔡贤华   刘曦明）

二、第二代 DAPSQ 单一前路治疗涉及方形区髋臼骨折的临床观察

临床观察显示第一代 DAPSQ 在治疗涉及方形区的复杂髋臼骨折中疗效可靠，但存在需术中对内固定物进行现场特殊塑形等延长手术时间的问题。为此，在对正常国人骨盆进行数字化测量的基础上，设计出符合国人的第二代 DAPSQ 系统。本部分将对两代 DAPSQ 的临床效果进行回顾性分析比较。

（一）资料与方法

1. 一般资料

回顾性分析 2013 年 10 月至 2019 年 10 月期间在中部战区总医院行手术治疗的 54 例涉及方形区的复杂髋臼骨折患者。其中男性 43 例，女性 13 例；年龄 23～65 岁，平均 46.2 岁。致伤原因：车祸伤 18 例，高处坠落伤 34 例，摔伤 2 例。受伤至手术时间为 3～26 d，平均 12.5 d。按照 Letournel-Judet 分型：双柱骨折 30 例，T 形骨折 6 例，横行骨折 7 例，前柱伴后半横行骨折 11 例。合并伤：股骨颈骨折 4 例，股骨头骨折 3 例，腰椎骨折 8 例，尺骨骨折 4 例，桡骨头骨折 4 例，坐骨神经损伤 5 例，深静脉血栓形成 4 例，失血性休克 7 例，胸部闭合性损伤 6 例，急性颅脑损伤 6 例，泌尿系损伤 6 例，脾脏损伤 3 例。

根据患者使用内固定类型不同分为两组：27 例采用第一代 DAPSQ 钛板治疗（A 组），27 例患者采用第二代 DAPSQ 钛板治疗（B 组）。两组患者一般资料差异均无统计学意义（$P > 0.05$），具有可比性（表 14-3-1）。

表 14-3-1　两组涉及方形区的髋臼骨折患者一般资料比较　　　　　　单位：例

组别	例数	性别		年龄	致伤原因			骨折分型				致伤至手术时间
		男	女	（岁，Mean±SD）	S1	S2	S3	N1	N2	N3	N4	（d，Mean±SD）
A 组	27	21	6	46.3±11.7	8	19	0	14	4	5	4	12.2±2.5
B 组	27	22	5	47.9±12.6	10	15	2	16	2	2	7	12.7±3.4
χ^2/t		0.100*		0.624#		2.693*			2.904*			0.795#
P		0.752		0.260		0.260			0.407			0.429

注：* 表示卡方检验，# 表示独立样本 t 检验，其中性别、致伤原因、骨折分型采用卡方检验，年龄、致伤至手术时间采用独立样本 t 检验，A 组为采用第一代 DAPSQ 钛板，B 组为采用第二代 DAPSQ 钛板；DAPSQ 为前路方形区钛板螺钉系统；S1 为坠落伤，S2 为交通事故伤，S3 为意外摔伤；N1 为双柱骨折，N2 为 T 形骨折，N3 为横行骨折，N4 为前柱伴后半横行骨折。

2. 术前准备与手术方法

详见"本章第一节"及"第四节一、"。第一代与第二代 DAPSQ 组（常州华森器械有限公司制造）分别在骨折满意复位后，按要求植入内固定。所有手术均由相同两名高年资主任医生操作。

3. 术后处理与疗效评价方法

详见本章第一节及第四节一、。

（二）结果

1. 手术时间、出血量及术后并发症

54 例患者手术顺利，除 3 例出现脂肪液化、予以定期换药处理愈合外，其余切口均一期愈合。4 例患者出现大腿外侧麻木，予以营养神经等对症处理，在术后 1～3 个月麻木症状逐渐消失；3 例出现泌尿系感染，经对症处理后好转。B 组手术时间及术中出血量均显著小于 A 组（$P < 0.05$），两组住院时间与骨折愈合时间差异无统计学意义（$P > 0.05$）（表 14-3-2）。

2. 骨折复位质量

54 例患者均获得随访，随访时间 4～26 个月，平均 18 个月，随访期间未发现内固定松动、移位、断裂等情况，依据 Matta 影像学标准在末次随访时评价患者髋关节功能，其中第一代 DAPSQ

组：优 15 例，良 8 例，差 4 例；第二代 DAPSQ 组：优 17 例，良 7 例，差 3 例。两组骨折复位质量无统计学意义（$P>0.05$）（表 14-3-3）。

表 14-3-2　两组涉及方形区的髋臼骨折患者术中术后一般情况比较

组别	例数	手术时间 /min	术中出血量 /ml	住院时间 /d	骨折愈合时间 /月
A	27	295.8±56.6	1420.5±504.8	18.7±4.2	3.4±0.5
B	27	237.1±50.3	1102.3±480.7	17.9±3.7	3.2±0.7
t		4.028	2.372	0.959	1.560
P		<0.05	<0.05	>0.05	>0.05

注：组间采用独立样本 t 检验，A 组为采用第一代 DAPSQ，B 组为采用第二代 DAPSQ。

表 14-3-3　两组治疗涉及方形区的髋臼骨折手术复位质量比较　　　　单位：例

组别	优	良	差	总计	优良率（%）
第一代 DAPSQ 组	15	8	4	27	85.2
第二代 DAPSQ 组	17	7	3	27	88.9

注：采用卡方检验，$\chi^2_{复位}=0.614$，$P_{复位}=0.685$。

3. 髋关节功能

术后拔除负压引流管后复查骨盆正位、髂骨斜位、闭孔斜位 X 线片，根据 Merle d'Aubigné-Postel 评分评定，结果显示第一代 DAPSQ 组骨折复位优 16 例，良 6 例，可 3 例，差 2 例，优良率为 81.5%；第二代 DAPSQ 组骨折复位优 18 例，良 5 例，可 3 例，差 1 例，优良率为 85.2%；其中第二代 DAPSQ 组中 1 例患者出现髋关节疼痛明显，跛行伴活动受限，无法参加日常生活及活动，后期行人工全髋关节置换术；第一代 DAPSQ 组中 2 例患者术后 1 年股骨头坏死行人工全髋关节置换术（表 14-3-4）。两组末次随访时髋关节功能差异无统计学意义（$P>0.05$）。

表 14-3-4　两组治疗涉及方形区的髋臼骨折术后髋关节功能比较　　　　单位：例

组别	优	良	可	差	优良率（%）
第一代 DAPSQ 组	16	6	3	2	81.5
第二代 DAPSQ 组	18	5	3	1	85.2

注：采用卡方检验，$\chi^2_{功能}=0.133$，$P_{功能}=0.715$。

（三）分析与结论

在治疗涉及方形区的复杂髋臼骨折方面，第二代 DAPSQ 组与第一代 DAPSQ 组疗效相当。但与第一代 DAPSQ 相比，第二代 DAPSQ 具有缩短手术时间及降低术中出血量的优势，可以推广使用。

（尚冉冉　蔡贤华　刘曦明）

三、第二代与第一代 DAPSQ 治疗髋臼 T 形骨折的疗效比较

在髋臼骨折中，T 形骨折的发生率为 $0.3\%\sim6\%$，其受伤机制常为高处坠落伤和交通伤。纵行和横行骨折线常导致髋臼负重区及两柱相互分开，复位较困难。既往研究显示，即使高年资创伤骨科医生，髋臼 T 形骨折解剖复位率也仅有 60%，采用单一入路治疗髋臼 T 形骨折一直是创伤骨科医生追求的目标。本研究拟对中部战区总医院骨科 2008 年 1 月至 2019 年 12 月期间采用手术治疗的 28 例髋臼 T 形骨折患者进行回顾性分析，比较第一代与第二代 DAPSQ 的疗效。

（一）材料与方法

1. 一般资料

髋臼 T 形骨折 28 例，根据内固定方式的不同分为 2 组：F 组采用第一代 DAPSQ 内固定 15 例，其中男 11 例，女 4 例；年龄为 29~63 岁，平均 (43.5 ± 9.1) 岁；受伤至手术时间 5~16 d，平均 (9.7 ± 3.2) d。S 组采用第二代 DAPSQ 固定 13 例，其中男 8 例，女 5 例，年龄为 32~58 岁，平均 (42.5 ± 7.0) 岁，受伤至手术时间 4~13 d，平均 (8.2 ± 2.6) d。两组术前一般资料的比较差异均无统计学意义（$P>0.05$），具有可比性。

2. 术前准备与手术方法

手术均在两位高年资主任医生合作下完成。采用单一髂腹股沟入路，分三窗（外侧、中间、内侧窗）显露髂骨、方形区及耻骨支。在下肢牵引辅助下，采用双螺钉复位技术复位前柱克氏针临时固定，然后复位处于为漂浮状态的后柱骨折块，这是 T 形骨折复位的难点。复位过程可采取轴向或旋转牵引，并借助专用骨盆复位钳或克氏针临时固定、维持复位。F 组为第一代 DAPSQ 内固定，S 组患者直接选用合适型号的第二代 DAPSQ 钛板（图 14-3-5）。

其他同"本章第一节"及"第四节 一、"。

3. 术后处理与疗效评价方法

详见"本章第一节"及"第四节 一、"。

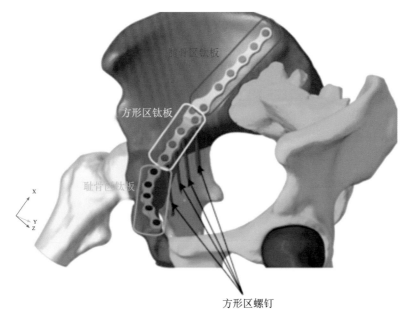

图 14-3-5　标准化 DAPSQ 治疗髋臼 T 形骨折内固定模型示意图

（二）结果

1. 术后一般情况

各组患者术后切口均甲级愈合，未见明显红肿及渗液，均于术后 14～20 d 拆线。各组患者随访时间为 12～60 个月（平均 34.64 个月），所有患者骨折均获愈合。在术后并发症方面，各组均未见术后切口感染、内固定物松动、断裂及异位骨化等并发症发生。

2. 术后骨折复位质量

按 Matta 评分标准评定：F 组优 8 例，良 5 例，差 2 例；S 组优 8 例，良 4 例，差 1 例，差异无统计学意义（$Z=-0.496$，$P=0.620$），但手术时间与术中出血量两组差异显著（F 组＞S 组，$P<0.05$）（表 14-3-5）。

3. 髋关节功能

末次随访时按改良 Merle d'Aubigné-Postel 评分系统评定患侧髋关节功能：F 组优 9 例，良 3 例，可 2 例，差 1 例；S 组优 9 例，良 2 例，可 2 例，差异无统计学意义（$Z=-0.540$，$P=0.589$）。

表 14-3-5　两组 T 形骨折患者观察指标比较

组别	例数	手术时间/min	术中出血量/ml	骨折愈合时间/周
F 组	15	231.3±40.0	1043.3±190.7	13.7±1.4
S 组	13	193.9±33.3	830.8±177.4	13.4±1.2
t	—	2.670	3.037	0.707
P	—	0.013	0.005	0.486

（三）分析与结论

采取单一前路两代 DAPSQ 治疗髋臼 T 形骨折的临床疗效相当。与第一代 DAPSQ 相比，第二代 DAPSQ 可显著减少髋臼 T 形骨折患者的手术时间及术中出血量。

（邵启鹏　蔡贤华　刘曦明）

四、第二代与第一代 DAPSQ 治疗髋臼前柱合并后半横行骨折的疗效比较

髋臼前柱合并后半横行（ACPHT）骨折通常由低能量创伤所致，在老年人群中发生率较高，但也见于高能量损伤，约占全部髋臼骨折的 7%。纵行和横行骨折线常导致髋臼负重区及两柱相互分开，复位较困难，采用单一入路治疗 ACPHT 骨折一直是创伤骨科医生追求的目标。本研究拟对中部战区总医院骨科 2008 年 1 月至 2019 年 12 月期间采用手术治疗的 36 例 ACPHT 骨折患者进行回顾性分析，并与第一代 DAPSQ 在手术时间、术中出血量、骨折复位质量、患髋功能及术后并发症发生情况等方面进行比较。

（一）材料与方法

1. 一般资料

共纳入资料完整的髋臼 ACPHT 骨折 36 例，根据内固定方式的不同分为 2 组：采用第一代 DAPSQ（F 组）固定 19 例，其中男 11 例，女 8 例，年龄为（23～56）岁，平均（43.7±8.1）岁，受伤至手术时间（3～10）d，平均（7.3±2.1）d；采用第二代 DAPSQ（S 组）固定 17 例，其中

男 12 例，女 5 例，年龄为（31～50）岁，平均（41.3±5.6）岁，受伤至手术时间（5～12）d，平均（8.1±2.0）d。两组术前一般资料的比较差异均无统计学意义（$P>0.05$），具有可比性。

2. 术前准备与手术方法

手术入路为单一髂腹股沟入路，分三窗（外侧、中间、内侧窗）显露髂骨、方形区及耻骨支。ACPHT 骨折高位前柱型则需先解剖复位前柱与前柱，复位满意后采用 5 孔重建钛板（常州华森器械有限公司）内固定。然后复位后半横行骨折。复位过程中可采取轴向或旋转牵引。F 组采用第一代 DAPSQ 内固定，而 S 组患者直接选用合适型号的 DAPSQ 钛板。手术均在两位高年资主任医生合作下完成。

其他同"本章第一节"及"第四节一、"。

3. 术后处理与疗效评价方法

详见"本章第一节"及"第四节一、"。

（二）结果

1. 术后一般情况

各组患者均顺利完成手术，术后切口均甲级愈合，均于术后 14～20 d 拆线。各组患者随访时间为 12～60 个月（平均 34.64 个月），所有患者骨折均获愈合。各组均未见术后切口感染、内固定物松动、断裂及异位骨化等并发症发生。

2. 术后骨折复位质量

按 Matta 评分标准评定：F 组优 10 例，良 6 例，差 3 例；S 组优 11 例，良 5 例，差 1 例，差异无统计学意义（$Z=-0.865$，$P=0.387$），但手术时间与术中出血量两组差异显著（F 组>S 组，$P<0.05$）（表 14-3-6）。

3. 髋关节功能

末次随访时按改良 Merle d'Aubigné-Postel 评分系统评定患髋功能：F 组优 11 例，良 4 例，可 3 例，差 1 例；S 组优 12 例，良 2 例，可 3 例，差异无统计学意义（$Z=-0.741$，$P=0.458$）。

表 14-3-6 两组 ACPHT 骨折观察指标的比较

组别	例数	手术时间/min	术中出血量/ml	骨折愈合时间/周
F2 组	19	229.5±32.2	1040.0±208.9	13.7±1.4
S2 组	17	196.2±26.8	838.2±159.9	13.4±1.2
t	—	3.345	3.224	0.707
P	—	0.002	0.003	0.486

4. 典型病例

参见本章第二节病例 14-2-2。

（三）分析与结论

髋臼 ACPHT 骨折复位与内固定比较困难，两代 DAPSQ 均能采取单一前路完成髋臼 ACPHT 骨折内固定且临床疗效相当。与第一代 DAPSQ 相比，第二代 DAPSQ 可显著缩短减少髋臼 ACPHT 骨折患者的手术时间及术中出血量。

（邵启鹏 蔡贤华 刘曦明）

第四节　单一前路 DAPSQ 治疗累及臼顶的髋臼骨折疗效分析

虽然 Letournel-Judet 和 AO 分型中并未将髋臼顶单独列入，但作为髋臼的重要结构，髋臼顶对髋关节结构与功能十分重要。髋臼顶的解剖学定义是指髋臼负重关节面，包括部分前柱和部分后柱的关节面（图 2-1-4），显露不容易，其邻近结构包括骨质较薄的髋臼方形区、髂耻隆起及股骨头，限制了在此区域使用内固定的类型。随着高能量带创伤日益增多，髋臼顶骨折的发生率也随之增高。近年来髋臼顶负重区的重要性逐渐被国内外专家重视，臼顶作为髋臼负重区，对髋臼顶负重区解剖复位及稳定的内固定作用重大，重建良好的头臼关系，可以有效地降低创伤性关节炎的发生。本课题组对中部战区总医院采用单一前路 DAPSQ 内固定治疗 66 例伴髋臼顶骨折的复杂性髋臼骨折的临床疗效进行了回顾性分析。

一、材料与方法

1. 一般资料

回顾性分析中部战区总医院 2009 年 6 月至 2016 年 9 月期间手术治疗的 66 例伴髋臼顶骨折的复杂性髋臼骨折患者资料。男 44 例，女 22 例，平均年龄（46.63±10.52）岁。按 Letournel-Judet 分型：双柱骨折 33 例，前柱伴后半横行骨折 12 例，前柱骨折 9 例，T 形骨折 12 例。致伤原因：车祸伤 29 例，高空坠落伤 31 例，意外摔伤 5 例，其他伤 2 例。受伤至手术时间 3～21 d，平均（9.37±1.64）d。合并伤：股骨颈骨折 3 例，股骨头骨折 2 例，腰椎骨折 10 例，尺桡骨骨折 8 例，坐骨神经损伤 2 例，骶骨骨折 12 例，跟骨骨折 1 例，深静脉血栓形成 1 例，泌尿系损伤 8 例。

2. 术前准备与手术方法

所有病例均采用单一髂腹股沟入路进行显露，并按骨折的不同类型进行复位，详见"本章第一节及第四节一、"。由于髋臼前壁常呈粉碎性骨折，通过中间窗骨折间开窗或截骨等方法（详见第四章第四节）可显露髋关节腔及髋臼顶骨折。首先牵引复位中心性脱位的股骨头，取出游离骨折块（图 4-4-5），然后借助股骨头模板和方形区顶压作用复位臼顶，成功后以克氏针临时固定。根据蔡氏线进行钛板塑形（第一代 DAPSQ）或选用合适型号钛板（第二代 DAPSQ），在限深改锥的辅助下，安装固定螺钉及方形区螺钉，以稳定前柱及方形区或后柱骨质，以进一步确保股骨头的模板作用，维持臼顶的正确对位。透视确认骨折复位满意后，于前柱臼顶区域行短钛板内固定。

3. 术后处理与疗效评价方法

采用疼痛视觉模拟评分法（visual analogue scale，VAS）评分、Harris 评分进行随访，其他详见"本章第一节"及"第四节一、"。

二、结果

1. 术后一般情况

所有患者手术顺利，使用第二代 DAPSQ 6 例，使用第一代 DAPSQ 60 例。手术时间 118～288 min，平均（182.50±56.28）min；术中出血量 300～3 000 ml，平均（550.35±102.94）ml，

3 例患者采用自体血回收装置，回收自体血平均（600.58±124.82）ml，共 45 例患者术中进行输血，平均输血量（850.86±130.74）ml，未见输血并发症。63 例患者伤口一期愈合，3 例患者脂肪液化，经加强换药伤口愈合。4 例患者出现大腿外侧麻木，考虑股外侧皮神经损伤，经药物治疗及理疗后，分别于术后 1～4 个月随访时感觉麻木消失。泌尿系感染 8 例，经内科抗感染治疗好转。

本组 66 例患者末次随访时，异位骨化 3 例，均为 Brooker Ⅰ级，创伤性关节炎 6 例，其中 3 例行全髋关节置换术。

2. 术后骨折复位质量

依据 Matta 标准，骨折复位评定为优 35 例，良好 20 例，一般 7 例，差 4 例。66 例患者 2～4 个月内骨折全部愈合良好，骨折愈合时间平均（3.52±0.34）个月。术后复查后依据 Matta 评价标准，骨折复位质量评定为优 35 例，良 20 例，可 7 例，差 4 例。4 例患者于术后 1 个月复查出现臼顶移位 3 mm，患髋疼痛，给予非甾体类抗感染药治疗，未行翻修手术。7 例于术后 1 个月髋臼移位 1～3 mm，患髋轻微疼痛，经药物治疗后好转。末次随访时依据 Matta 评价标准评定影像学结果：优 32 例，良 22 例，可 8 例，差 4 例，优良率为 81.82%。

3. 髋关节功能

随访时间 12～46 个月，平均（30.36±10.23）个月。VAS、Harris、改良的 Merle d'Aubigné-Postel 评分结果见表 14-4-1。VAS 评分随时间延长而减少，但术后 6 个月与末次随访时的差异无统计学意义（$P>0.05$）。Harris 评分和 Merle d'Aubigné-Postel 评分均随时间延长而显著增加，差异有统计学意义（$P<0.05$）。

表 14-4-1　66 例不同时间点评分结果（$\bar{x}\pm s$）

时间	例数/例	VAS 评分/分	Harris 评分/分	Merle d'Aubigné-Postel 评分/分
术后 6 个月	66	1.72±1.13	87.53±8.22	15.96±0.94
末次随访时	66	1.43±0.81	91.62±9.51	16.77±0.86
t	—	1.792	2.654	5.397
P	—	0.075	0.009	<0.001

4. 典型病例

见第四章第四节病例 4-4-2。

三、分析与结论

髋臼顶是髋关节负重面，同时也是恢复头臼匹配关系、实现髋臼骨折治疗的靶点结构。虽然同时涉及前柱与后柱，单一入路显露与内固定较为困难，但本课题组采用单一髂腹股沟入路联合开窗或截骨等特殊内显露方法能为臼顶骨折复位提高良好的术野，DAPSQ 联合短钛板螺钉内固定能够维持并实现有效内固定，随访功能良好。初步观察显示，第二代 DAPSQ 与第一代一样，具有相似的临床疗效。

（陈岩召　蔡贤华　张宝成）

第五节　病　例　介　绍

（一）双柱骨折

双柱骨折常呈粉碎性，临床治疗颇为困难。本课题组初期对以前柱骨折移位为主的双柱骨折采用 DAPSQ 内固定，但随着临床经验的积累，现已扩大到前后移位均明显的双柱骨折。当然对部分病例，可加后入路内固定。

典型病例 14-5-1　双柱骨折第一代 DAPSQ 内固定

患者黎某，男性，47 岁，因高处坠落伤于 2007 年 5 月 3 日急诊入院。术前 X 光片与 CT 三维重建示右髋臼双柱骨折（C1.2），前柱粉碎，股骨头随方形区向盆腔内移位明显（图 14-5-1A～C、图 14-5-2A～D、图 14-5-3A～C）。骨牵引 5 d 后复查示髋臼骨折位置稍有改善（图 14-5-2D）；经术前准备，于伤后 12 d 在全麻下行经髂腹股沟入路右双柱骨折切开复位第一代 DAPSQ 内固定，前柱加用短钛板内固定。术后复查显示骨折复位满意，DAPSQ 内固定可靠（图 14-5-1D～F、图 14-5-2E～G、图 14-5-3D～F）。术后 43 个月 X 光片复查，显示双柱骨折未发生再移位，愈合良好，内固定无断裂与松脱，功能满意（图 14-5-4）。

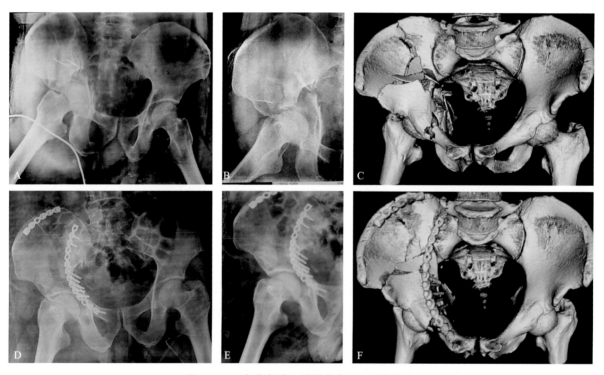

图 14-5-1　术前术后 X 线拍片与 CT 三维重建

A、D 术前术后骨盆正位；B、E 术前术后髂骨斜位；C、F 术前术后类骨盆前后位、类骨盆入口位。

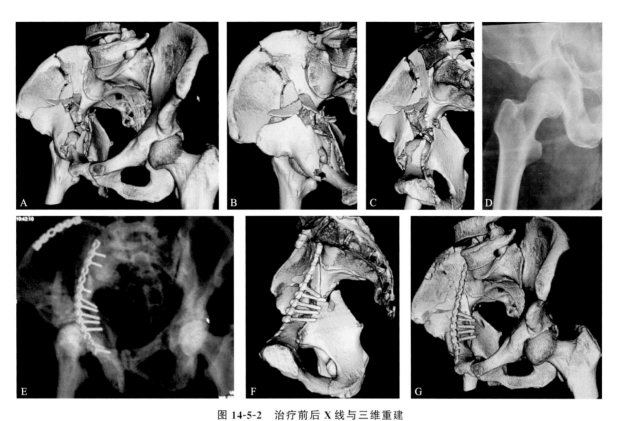

图 14-5-2　治疗前后 X 线与三维重建

A、B 与 E、G 术前术后不同角度类右髂骨斜位；C、F 术前术后方形区位；D 骨牵引术后。

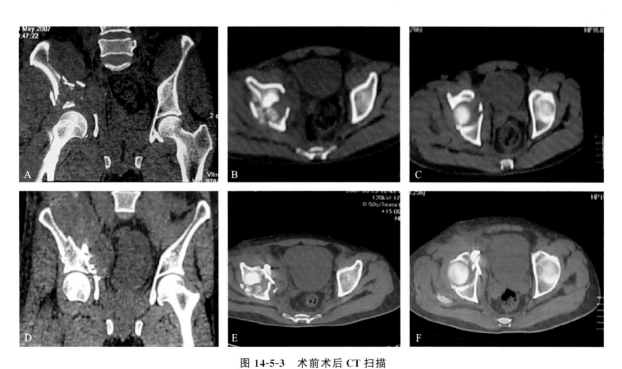

图 14-5-3　术前术后 CT 扫描

A、D 术前术后经髋关节冠状位扫描；B、E 术前术后经臼顶横断位扫描；C、F 术前术后经股骨头横断位扫描。

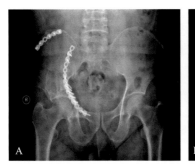
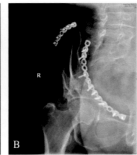
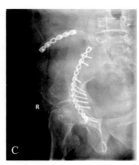
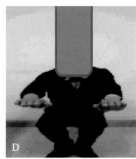

图 14-5-4 术后 43 个月复查 X 线片与功能

A～C 正位与 Judet 双斜位；D 功能像。

（黄大伟 王锋 蔡贤华）

典型病例 14-5-2 双柱骨折合并邻耻骨联合骨折第一代 DAPSQ 内固定

患者征某，女，32 岁，高空坠落伤。术前 X 线片示右髂耻线、髂坐线均中断，骨折线涉及髂骨，股骨头与粉碎的方形区骨块向盆腔内移位，闭孔环断裂，耻骨上支邻耻骨联合处骨折，下支多段骨折，移位均明显（图 14-5-5A）；CT 扫描及三维重建显示双柱骨折，前柱多处骨折且波及髂骨、臼顶（图 14-5-5B、C，图 14-5-6A～C，图 14-5-7B）。冠状面及横断面 CT 扫描显示骨折线涉及臼顶（图 14-5-8A～C）。髋臼部位诊断：右髋臼双柱骨折（C1.2）。

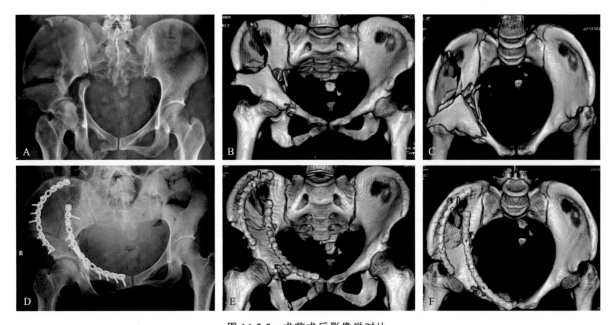

图 14-5-5 术前术后影像学对比

A、D 正位 X 线片；B、E 类骨盆前后位三维重建；C、F 类骨盆入口位三维重建。

患者还合并尾椎骨折脱位，腰 3、4 椎体右侧横突及腰 5 椎体左侧横突骨折，双侧肺挫伤并双侧胸腔积液，脾脏挫伤并积液，肠道积液、积气，膀胱损伤，急性颅脑外伤，失血性休克及全身多处（含右髋部）皮肤软组织挫裂伤。

经对症处理，生命体征稳定后，于伤后 14 d 在全麻下行经髂腹股沟入路右髋臼骨折切开复位第一代 DAPSQ 内固定术，前柱涉及髂骨与髋臼顶，复位后采用 12 孔重建钛板内固定。考虑到右耻骨上支骨折邻耻骨联合，恐影响 DAPSQ 钛板旋转，导致方形区螺钉失效，但复位后 2 枚固定螺钉经钛板内固定后比较稳定，而且先于其他螺钉进行固定，并未影响钛板的旋转。术中透视见骨折复位与内固定均满意（图 14-5-7A），完成内固定术。术后各种体位 X 线片、CT 加三维重建检查证实髋臼骨折复位 DAPSQ 内固定满意（图 14-5-5D～F，图 14-5-6D～F，图 14-5-7C，图 14-5-8D～F）。术后 5 个月复查，见骨折未见再移位，愈合良好，内固定可靠（图 14-5-9）。术后 5.5 年复查，见骨折线消失，内固定未见断裂，关节间隙正常（图 14-5-10、图 14-5-11），功能良好。

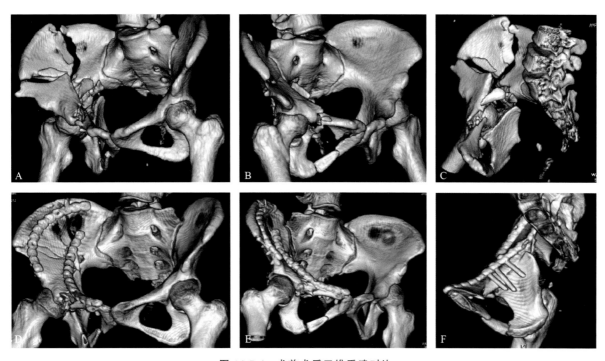

图 14-5-6　术前术后三维重建对比

A、D 类右髂骨斜位；B、E 类右闭孔斜位；C、F 类方形区位。

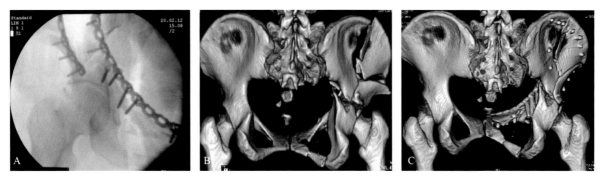

图 14-5-7　术中透视（A）及术前术后骨盆后前位对比（B、C）

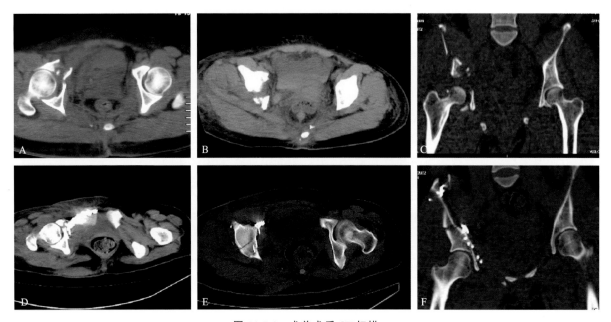

图 14-5-8　术前术后 CT 扫描

A、D 经髋关节横断面；B、E 经臼顶横断面；C、F 经髋关节冠状面。

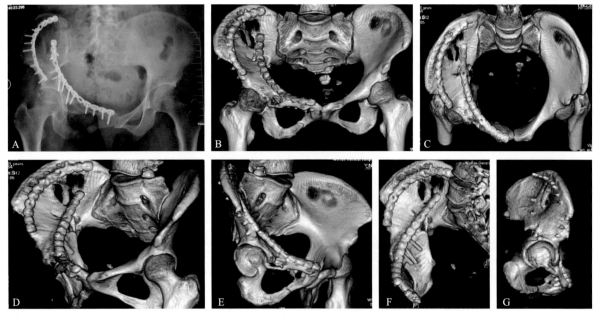

图 14-5-9　术后 5 个月复查

A 正位 X 线片；B~G 分别为骨盆前后位、入口位、右髂骨斜位、右闭孔斜位、方形区位、去股骨头的类闭孔斜位三维重建。

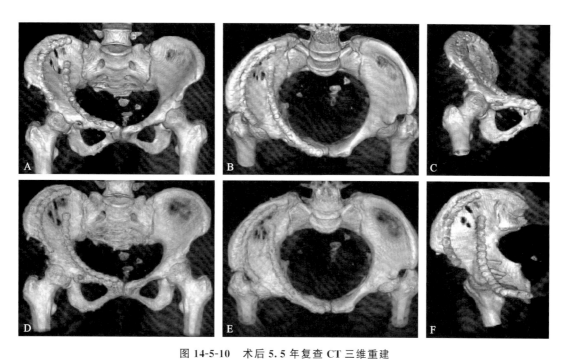

图 14-5-10　术后 5.5 年复查 CT 三维重建

A～C、F 类骨盆前后位、入口位、右闭孔斜位、右髂骨斜位；D、E 于类骨盆前后位、入口位显示内固定。

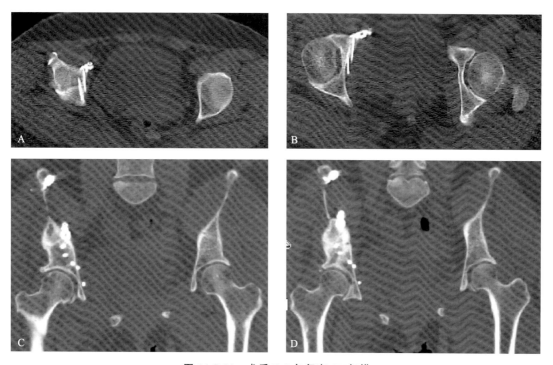

图 14-5-11　术后 5.5 年复查 CT 扫描

A 经臼顶横断面；B 经髋关节横断面；C、D 经髋关节冠状面。

（蔡贤华　刘曦明　汪国栋）

（二）前方合并后半横行骨折

参见本章第二节病例 14-2-2。

（三）T 形骨折

参见第四章第四节病例 4-4-3。

（四）横行骨折

参见本章第二节病例 14-2-1。

（五）方形区骨折

参见第四章第四节病例 4-4-2。

（六）对侧骨盆环不稳定加辅助内固定

DAPSQ 通过侧方动力加压作用实现对髋臼方形区或后柱骨折的直接有效固定，但临床发现如对侧骨盆环不稳定将可能影响 DAPSQ 作用的发挥。本书第九章第一节通过有限元研究证实了对侧骨盆环的稳定是实现 DAPSQ 作用的重要条件之一。这里介绍两种情况的处理经验。

病例 14-5-3　伴对侧耻骨上下支骨折与耻骨联合分离的 T 形骨折

患者王某，女性，43 岁，车祸伤。伤后 CT 扫描及三维重建示右骶髂关节呈开书样损伤，右骶骨 S2 以下经骶孔骨折，耻骨联合分离明显，左耻骨上下支骨折伴移位；右髋臼 T 形粉碎性骨折，移位明显，伴股骨头后脱位（图 14-5-12A～D）。同时伴右侧多发肋骨骨折、颅脑损伤、右侧腰骶干损伤及右骶尾部潜行皮肤撕脱伤。立即行髋关节后脱位手法复位、右股骨髁上骨牵引并对症支持。脱位复位后平片示右髂耻线、髂坐线均中断，闭孔环断裂中断，股骨头复位，余同复位前（图 14-5-13A～D）；复查 CT 扫描及三维重建显示髋关节脱位复位，余同复位前 CT 所见（图 14-5-14A～G）。诊断如下。①骨盆骨折（Tile C3）：a. 右骶髂关节呈开书样损伤；b. 右髋臼 T 形粉碎性骨折并股骨头后脱位；c. 耻骨联合分离；d. 左耻骨上下支骨折；e. 右骶骨骨折（Denis Ⅱ）；②右侧腰骶干损伤；③急性颅脑挫伤；④右侧多发肋骨骨折；⑤右骶尾部潜行皮肤撕脱伤。

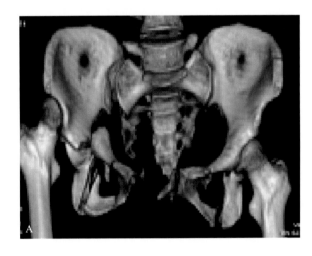
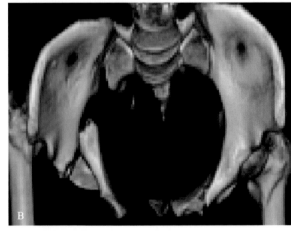

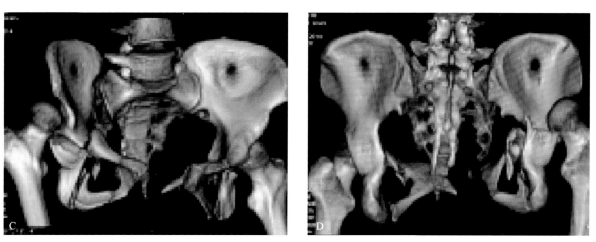

图 14-5-12　伤后 CT 三维重建

A 类骨盆前后位；B 类骨盆入口位；C 类右侧闭孔斜位；D 类骨盆后前位。

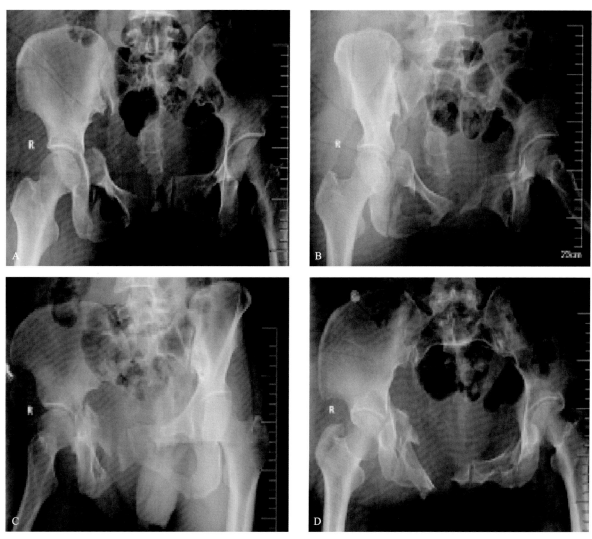

图 14-5-13　股骨头复位后 X 线片

A 骨盆正位；B 右闭孔斜位；C 右髂骨斜位；D 不标准的入口位。

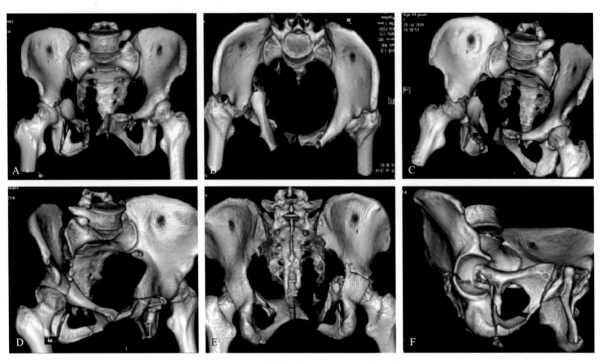

图 14-5-14　股骨头复位后 CT 三维重建

A 类骨盆前后位；B 类骨盆入口位；C 类右髂骨斜位；D 类右闭孔斜位；E 类骨盆后前位；F 移去股骨头类闭孔斜位。

　　伤后 12 d 在全麻下行切开复位内固定术，采取右髂腹股沟入路加耻骨联合横切口 Pfannenstiel 入路进行显露，首先复位并内固定左侧耻骨上支及耻骨联合（前侧短钛板螺钉加强固定），然后采取第一代 DAPSQ 跨耻骨联合内固定，透视见骨折复位与内固定均良好（图 14-5-15A～C）。术后复查平片、CT 扫描及三维重建显示骨盆骨折复位与内固定均良好（图 14-5-16～图 14-5-18）。术后 2 个月复查示骨折愈合，骨折与内固定位置良好（图 14-5-19A～D）。

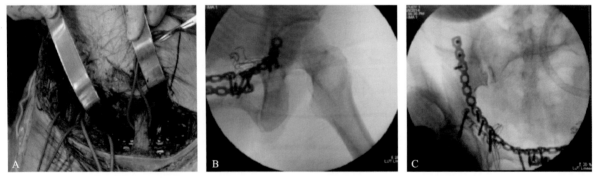

图 14-5-15　术中

A 切口；B 透视显示髋臼骨折对侧耻骨上支与耻骨联合内固定；C 透视显示髋臼骨折第一代 DAPSQ 内固定。

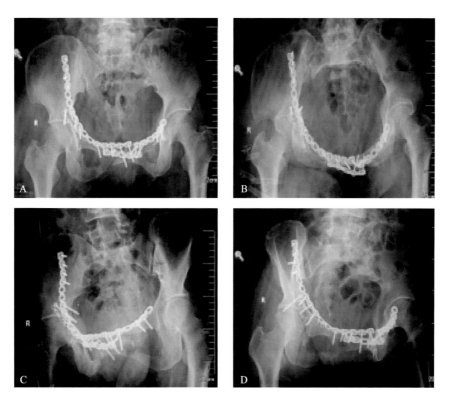

图 14-5-16　术后复查 X 线片

A 骨盆正位；B 骨盆入口位；C 右髂骨斜位；D 右闭孔斜位。

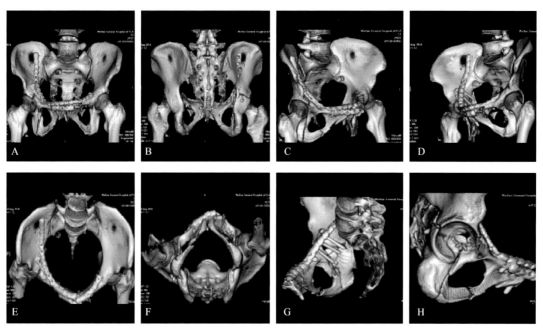

图 14-5-17　术后复查 CT 加三维重建

A 类骨盆前后位；B 类骨盆后前位；C 类右闭孔斜位；D 类右髂骨斜位；E 类骨盆入口位；F 盆底位；G 方形区位；H 类闭孔斜位像（移去股骨头）。

325

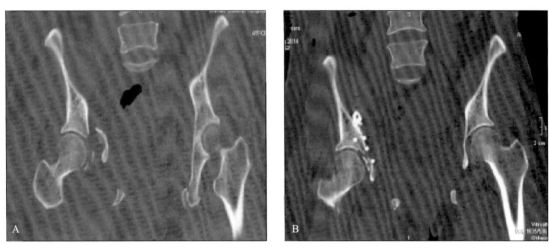

图 14-5-18　经术前（A）、术后（B）冠状位 CT 扫描比较

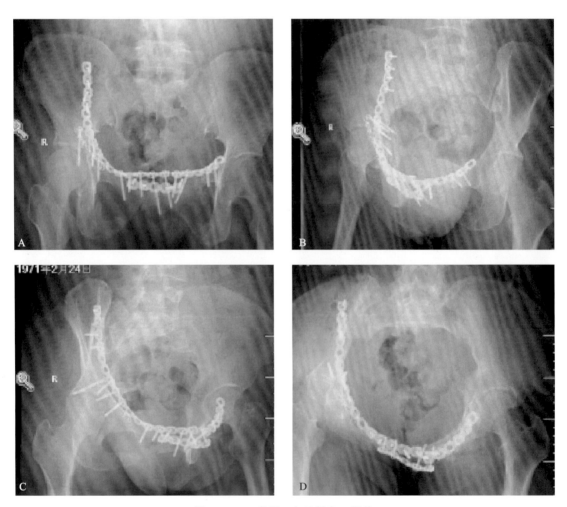

图 14-5-19　术后 2 个月复查 X 线片

A 骨盆正位；B 右髂骨斜位；C 右闭孔斜位；D 骨盆入口位。

分析与小结：对于新鲜骨折，当髋臼骨折合并对侧耻骨上下支骨折（移位明显）及耻骨联合分离不稳定时，应先复位并固定对侧骨盆环及耻骨联合，这是 DAPSQ 发挥有效内固定效果的重要条件之一。

（蔡贤华　刘曦明　林冠林）

病例 14-5-4　伴随对侧陈旧性或无明显移位前环骨折

患者郑某，女性，48 岁，坠落伤。术前 X 线片示右髂耻线、髂坐线均中断，骨折线涉及髂骨，股骨头与粉碎的方形区骨块向盆腔内移位，闭孔环断裂；左耻骨上、下支骨折（图 14-5-20A）；CT三维重建示右前柱骨折，波及髂骨，方形区呈后半横行骨折并随股骨头向盆腔内移位；左骶骨翼骨折，余同 X 线片所见（图 14-5-20B～F）。同时伴右桡骨远端及右眼眶骨折。诊断如下。①骨盆骨折（Tile C3）：a. 右髋臼前柱伴后半横行骨折；b. 右骶骨骨折（Denis I 型）；c. 左耻骨上下支骨折；②右桡骨远端骨折；③右眼眶骨折。

伤后 10 d 在全麻下行右髂腹股沟入路切开复位第一代 DAPSQ 内固定，前柱辅助 6 孔钛板内固定，完成右侧固定后，术中透视未见左耻骨支位置改变。术后复查 X 线片及 CT 三维重建显示骨折对位对线及内固定良好，左侧前后环骨折位置无变化（图 14-5-21、图 14-5-22）。术后 3 个月复查示骨折对位对线及内固定良好，骨折愈合（图 14-5-23）。术后 7 个月复查，骨折愈合良好，MRI 显示股骨头及髋臼信号均正常，髋关节功能良好（图 14-5-24）。术后 18 个月 X 光复查示骨折愈合，内固定无断裂（图 14-5-25）。

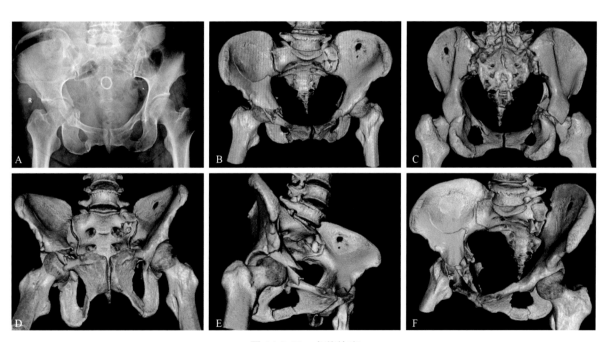

图 14-5-20　术前检查

A 骨盆正位 X 线片；B 三维重建骨盆前后位；C 三维重建骨盆后前位；D 三维重建骨盆出口位；E 三维重建右闭孔斜位；F 三维重建右髂骨斜位。

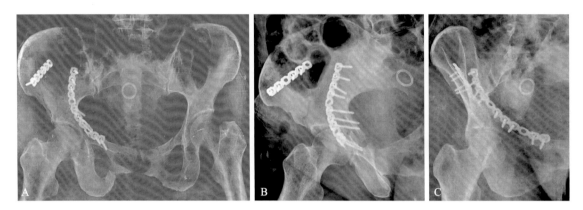

图 14-5-21　术后复查 X 线片

A 骨盆正位；B 右髂骨斜位；C 右闭孔斜位。

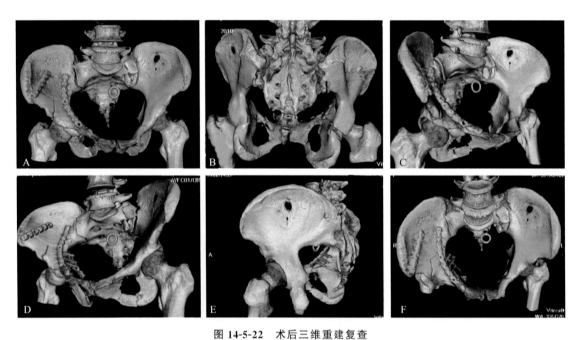

图 14-5-22　术后三维重建复查

A 骨盆前后位；B 骨盆后前位；C 右闭孔斜位；D 右髂骨斜位；E 右方形区观；F 骨盆入口位。

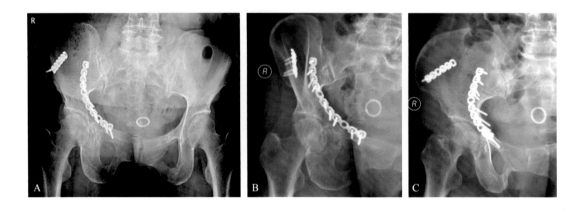

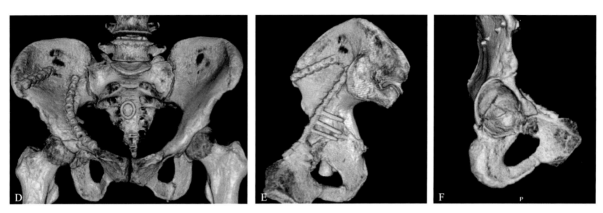

图 14-5-23　术后 3 个月复查

A 骨盆正位 X 线片；B 右髂骨斜位 X 线片；C 右闭孔斜位 X 线片；D 三维重建类骨盆前后位；E 方形区位；F 三维重建类闭孔斜位（移去股骨头）。

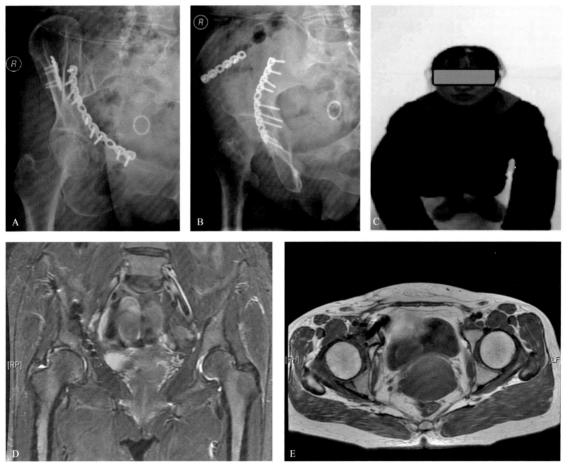

图 14-5-24　术后 7 个月复查

A 右闭孔斜位 X 线片；B 右髂骨斜位 X 线片；C 功能像；D 冠状位 MRI；E 经股骨头 MRI 断扫。

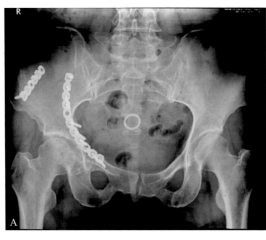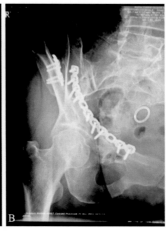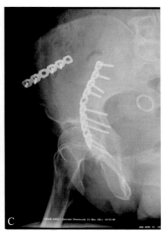

图 14-5-25　术后 18 个月 X 线复查

A 骨盆正位；B 右闭孔斜位；C 右髂骨斜位。

分析与小结：当髋臼骨折合并对侧耻骨上下支骨折移位不明显或陈旧性骨折时，仍可按常规 DAPSQ 内固定，对侧前环可不予处理，但术中需透视观察并确认其未移位。

（黄大伟　蔡贤华　刘曦明）

（七）陈旧性骨折

病例 14-5-5

患者王某，男性，58 岁，车祸伤于 2012 年 6 月 2 日入院。伤后 X 线片显示右髂耻线不连续，且骨折线波及髂骨翼，方形区骨折（骨折块基本完整），右髂坐线完整；CT 及三维重建示高位前柱骨折，方形区骨折及股骨头向前、内（中心）移位，方形区骨折且伴股骨头向内（中心）移位。诊断：右髋臼前柱骨折加方形区骨折。

因肝功能障碍而于伤后 5 周在全麻下行右髋臼陈旧性骨折经髂腹股沟入路切开复位内固定术，术中见前柱粉碎性骨折涉及髂骨，邻近右骶髂关节，移位明显，但髂嵴处骨折移位不明显，且基本愈合；方形区自弓状线水平骨折，骨折块完整，位于方形区上部股骨头水平，向盆腔内翻转，与术前图 2-3-9 一样无明显变化；骨折处有较多骨痂形成。予以切开复位，因骨折为陈旧性，复位比较困难。按常规先恢复前环完整性，因髂骨段骨折粉碎，且髂嵴处骨折基本愈合，使用 8 孔钛板沿反向髂嵴弧度固定前柱，并使螺钉在相对较厚区域拧入；在牵引辅助下，小心复位方形区骨折，勿折断其远端门轴，使用第一代 DAPSQ 内固定方形区与前柱，其中 3 枚方形区螺钉有效固定方形区，活动髋关节，见内固定稳定。术后复查显示骨折复位与内固定均满意（图 14-5-26、图 14-5-27）。8 年后电话随访，功能良好。

分析与小结：髋臼陈旧性骨折处理远较长骨干骨折困难，原因是髋臼骨折移位复杂、骨折愈合速度很快，复位与内固定极为困难，因此，常需增加切口进行显露并松解，以便完成骨折复位。由于此类骨折复位后再移位的趋势十分明显，它要求内固定必须十分可靠。本例为特殊类型髋臼骨折，比较少见，这是选择此例作为典型病例的原因。采取单一髂腹股沟入路对本例进行显露、满意复位，并采用第一代 DAPSQ 内固定方形区与前柱，辅以短钛板固定前柱，成功地完成了此类涉及方形区骨折的内固定治疗，并取得满意疗效。这表明，DAPSQ是新鲜髋臼方形区骨折治疗的有效方法，但陈旧性骨折病例正在逐渐增加。

（蔡贤华 刘曦明）

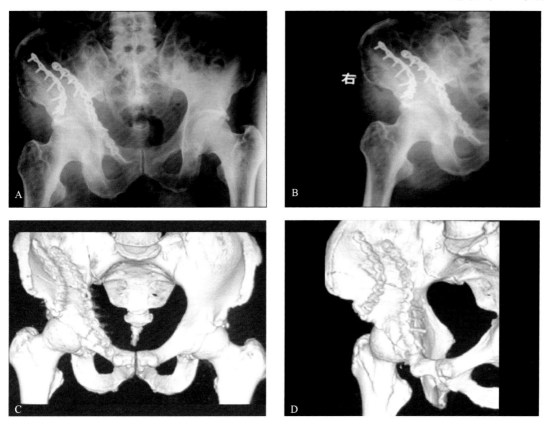

图 14-5-26 术后复查之一

A 骨盆正位；B 右髂骨斜位；C 类骨盆前后位三维重建；D 类右髂骨斜位三维重建。

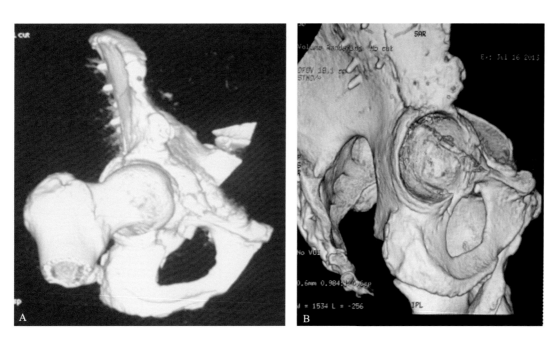

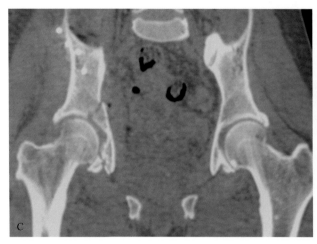
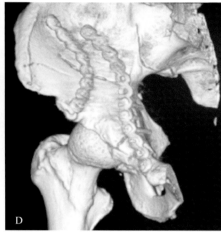

图 14-5-27　术后复查之二

A、B、D 分别为类右闭孔斜位、移去股骨头的类右类右闭孔斜位及类右髂骨斜位三维重建；C 经髋关节 CT 冠状面扫描。

本章小结

临床研究显示，DAPSQ 具有可靠的侧方动力加压作用，是治疗涉及方形区髋臼骨折的可靠内固定方法。

1. 第一代、第二代 DAPSQ 均具有可靠的侧方动力加压作用，适用于双柱骨折、前方合并后半横行骨折、T 形骨折、方形区骨折、横行骨折及臼顶骨折的内固定治疗；对以前移位为主的此类骨折，单一髂腹股沟入路 DAPSQ 进行内固定常可取得可靠疗效。

2. 与第一代 DAPSQ 相比，第二代 DAPSQ 内固定术中出血较少、手术时间较短，为其优势。

3. DAPSQ 主要用于新鲜髋臼方形区骨折，但陈旧性骨折的病例正在明显增加。

4. 对老年髋臼方形区骨折也有可靠的内固定效果。

5. 髋臼方形区骨折合并对侧骨盆环不稳定者，宜加辅助对侧骨盆环或耻骨联合内固定，这是发挥 DAPSQ 作用的重要条件。但如有对侧耻骨上下支骨折移位不明显或陈旧性骨折时，仍可按常规 DAPSQ 内固定，但术中需透视观察并确认其是否移位。

（蔡贤华　刘曦明　汪国栋　王华松）

第十五章

髋臼方形区骨折合并骨盆骨折的处理

由于骨盆与髋臼的特殊关系，两者损伤常常并存，这就是 Tile 分型常将两者合并在一起进行分型的原因，如合并髋臼骨折的骨盆骨折即为 C3 型损伤。随着交通业和建筑业的发展，高能量创伤日益增多，方形区合并骨盆骨折损伤的病例较为常见。一旦发生，常伴有严重的合并伤。除单纯前壁及后壁骨折外，其他类型髋臼骨折均可涉及方形区。髋臼方形区骨折常合并骨盆前环骨折（耻骨联合分离；闭孔环或相邻耻骨支纵行骨折）、骨盆后环（不累及骶髂关节的髂骨骨折；新月形骨折—骶髂关节骨折错位并累及髂骨或骶骨骨折；单纯骶髂关节分离；骶骨骨折）、骨盆前后环联合骨折。而对这类复杂骨折的治疗，处理极为困难。

一般认为，因暴力强大，这些涉及方形区的骨折多呈粉碎性，骨折块向盆腔内移位，常与股骨头中心性脱位并存。由于髋臼形态不规则，方形区位置深在，骨质较薄且紧邻股骨头，与周围重要血管、神经等组织毗邻，骨盆髋臼损伤时可合并这些相邻组织器官损伤。进行直接内固定手术时极为困难，稍有不慎极易导致螺钉误入关节腔外，还易引起组织器官再损伤而出现严重后果，甚至危及生命。

第一节　髋臼方形区骨折合并骨盆骨折的处理原则

髋臼方形区骨折合并骨盆骨折治疗的难点在于，除了骨盆骨折处理比较困难外，髋臼方形区极其薄弱，难以直接进行内固定，常采取前后联合入路进行内固定，但损伤较大，单一入路内固定是创伤骨科医生的追求。

在生命体征稳定后，由近及远恢复骨盆环连续性、再复位方形区骨折是基本的开放复位策略。手术顺序：①对于 Tile B 型骨盆骨折，后环损伤与方形区骨折不在同一侧，则先对后环损伤予以复位固定，再行方形区骨折的切开复位内固定，最后复位固定前环；②若骨盆损伤与方形区骨折在同一侧，术中先直视解剖复位固定骨盆后环损伤，再复位固定方形区髋臼骨折，最后复位固定前环的耻骨支骨折及耻骨联合损伤；③对于 Tile C 型不稳定骨盆骨折，先行骨盆后环垂直不稳复位内固定，再行方形区髋臼骨折的复位固定，手术可同期或分期进行。

（黄　明　汪国栋　刘曦明）

第二节　髋臼方形区骨折合并骨盆骨折处理的基本方法

合并骨盆前环骨折固定时，通过髂腹股沟入路予以显露、复位、钢板固定涉及方形区骨折及部分前环骨折，有条件也可导航下闭合或切开复位螺钉内固定或耻骨联合上横切口（Pfannenstiel 入路）或改良 Stopp 入路内固定。对于合并骨盆后环骨折手术复位内固定，若其与方形区髋臼骨折同侧可采用髂腹股沟入路，后环损伤处为髂骨骨折，则骨折复位后用 2 块以上骨盆重建钢板跨骨折线予以固定，每侧螺钉至少 2 枚；损伤为骶髂关节脱位或髂骨骨折并骶髂关节脱位，前路（Alila 切口）或后路复位后用 2 块骨盆重建钢板呈一定角度进行固定或导航下骶髂关节螺钉固定；部分患者可采取腰髂固定。

当然对部分骨盆髋臼骨折可采取微创螺钉或外固定架固定。

典型病例

参见第四章第四节病例 4-4-3 及第十四章第五节病例 14-5-4、病例 14-5-5。

（黄　明　汪国栋　刘曦明）

本章小结

髋臼方形区骨折合并骨盆骨折，处理极为困难。在处理骨盆骨折的同时，需兼顾髋臼骨折的处理，两者的处理可统筹进行，包括切口与固定方式。DAPSQ 为解决涉及方形区髋臼骨折提供了一种可供选择的有效方法，值得推荐使用。

（蔡贤华　刘曦明　汪国栋　王华松）

第十六章

髋臼方形区骨折合并股骨近端骨折的处理

涉及方形区的髋臼骨折常与髋关节脱位、骨盆骨折并存，并伴有严重的合并伤，主要由高强暴力所致，多见于车祸和高处坠落伤。近年来随着交通事业的发展，其发生率呈上升趋势。这类骨折具有创伤暴力大、合并症多、骨折表现复杂、手术复位困难和并发症发生率高等特点。暴力先作用于股骨近端引起股骨转子间或股骨颈（头）骨折，然后继续传递引起髋臼骨折，根据下肢的体位不同导致髋臼骨折的分型不同（图 1-3-1～图 1-3-4）。因股骨近端骨折已经吸收了部分能量，大部分不继发股骨头中心性脱位，但大转子将继续撞击髋臼而引起相关部位髋臼骨折。绝大部分患者常合并脑外伤、腹部脏器伤、脊柱脊髓伤、血管损伤，股骨近端和髋臼骨折出血量大，常伴有失血性休克。

第一节　髋臼方形区骨折合并股骨近端骨折的处理原则

对有移位髋臼骨折合并同侧股骨颈（头）或股骨转子间骨折者，主张手术治疗。多数学者认为应在损伤后 4～10 d 进行，最好 4～7 d 进行手术，这时患者全身情况稳定，骨盆出血减少，而且血肿机化、软组织挛缩、骨痂尚未形成，不会影响骨折复位。

手术顺序的选择：分清主次矛盾，灵活安排。在避免再次损伤的条件下，一般先复位与固定股骨近端骨折，再复位固定髋臼骨折。固定股骨近端后在不同方向的牵引下，有利于髋臼骨折的解剖复位。若因体位的变动，有潜在损伤神经血管的可能性，则先处理髋臼。在保障生命体征平稳的条件下，尽可能一次性完成所有骨折的复位与固定。

（黄　明　汪国栋　张宝成）

第二节　髋臼方形区骨折合并股骨头骨折的处理

髋臼方形区骨折合并股骨头骨折者，常伴随髋关节脱位。Kim 等报道矢状面股骨头骨折而髋关节无脱位，可能是受伤后在搬运或检查途中关节脱位已自动复位。髋关节前后脱位主要依据

Nelaton 线（髂前上棘与坐骨结节的连线）诊断，脱位后的大转子尖若位于该线后方者是后脱位，反之为前脱位。前脱位约占髋关节脱位的 10%～18%，后脱位约占 80%～90%。

髋关节脱位需马上复位，缩短股骨头血供受损的时间，减少股骨头坏死发生率。复位可在麻醉下进行（参见第十四章第五节病例 14-5-1），复位手法宜轻柔，以免损伤关节软骨、坐骨神经及髋周软组织。如闭合复位 3 次不成功，则宜改切开复位。髋臼骨折合并股骨头骨折一般不需急诊手术，除非开放性骨折、髋关节脱位闭合复位失败，以及股动脉断裂等血管损伤或闭合复位后出现坐骨神经嵌压症状。

股骨头骨折手术入路由髋臼骨折的部位决定，髋臼骨折手术入路的选择对于骨折取得良好的复位和减少并发症至关重要。有时可选择辅助改良 S-P 入路或者 DAA 入路；如骨折主要波及后柱及后壁，应选择 K-L 入路；如骨折前后柱均波及，应选择前后联合入路。

（黄　明　汪国栋　刘曦明）

第三节　髋臼方形区骨折合并股骨颈骨折的处理

合并股骨颈骨折的髋臼骨折多为双柱骨折或更严重的粉碎性骨折，手术入路多采用髂腹股沟入路。尽早可靠地复位固定股骨颈骨折，可减少股骨头的缺血性坏死发生率。髋臼骨折治疗的重点是重建髋臼关节面的平整，恢复关节的整体结构作用，使骨折愈合后尽可能还原一个稳定而光滑的髋臼。对于股骨颈骨折的复位、固定应尽可能减小创伤，以减少股骨头缺血性坏死率。

髋臼骨折合并股骨颈骨折是一种暴力机制复杂、移位方式多样、治疗困难的创伤，因此对于不同的骨折类型要恰当地选择手术次序。对于髋臼及股骨颈骨折均有明显移位者可选择先行固定髋臼。对于两者无明显移位者先固定股骨颈，以减少关节周围血运的破坏，降低股骨头缺血坏死率。如髋臼骨折移位明显，而股骨颈无明显移位者先固定股骨颈。对于髋臼骨折移位不明显，但为不稳定性骨折，而股骨颈骨折移位明显者先固定髋臼。对于髋臼骨折移位不明显而为稳定性骨折，可仅固定股骨颈骨折，而髋臼骨折可用保守治疗。髋关节中心性脱位者髋臼多为粉碎性骨折，可先移出凸入骨盆的股骨头，然后整复固定髋臼，再复位固定股骨颈骨折（参见本书第四章第四节病例 4-4-2）。对髋臼骨折为双柱骨折或完整性较好、合并股骨颈头下型骨折的老年患者建议一期行全髋关节置换术。

对于骨折内固定选择应视骨折的部位及骨折的类型而选用适当的内固定方式。这类骨折治疗的关键点：强调一期完成髋臼骨折与股骨颈骨折的固定；髋臼骨折的处理优于股骨颈骨折；髋臼和股骨颈骨折尽量解剖复位坚强固定；早活动晚下地。

（黄　明　汪国栋　刘曦明）

典型病例 16-3-1　髋臼双柱骨折合并股骨颈骨折内固定治疗

患者程某，男性，41 岁，因坠落伤 5 d 而于 2005 年 10 月 11 日转入我院。术前 X 光及 CT 三维重建显示右髂耻线与髂坐线均中断，股骨颈头下型骨折，颈干角变小（约 90°），股骨头随方形区骨块突向盆腔，前柱骨折波及髂骨，明显移位；臼后壁骨折，轻度移位（图 16-3-1、图 16-3-2）。主要诊断：右髋臼双柱骨折（C1.3）合并股骨颈头下型骨折。患者同时伴右髌骨粉碎性骨折（图 16-3-2G）、右腓骨中段骨折。

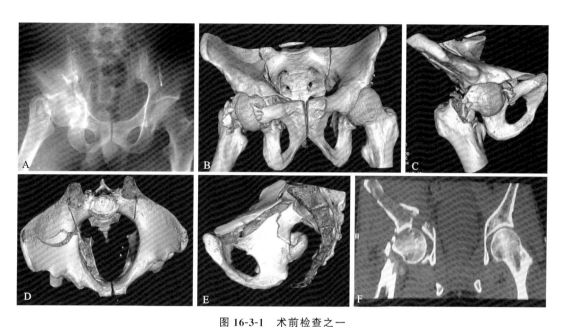

图 16-3-1　术前检查之一

A 骨盆正位；B～E 类骨盆正位、类闭孔斜位、类入口位及方形区位；F 经髋关节冠状位扫描。

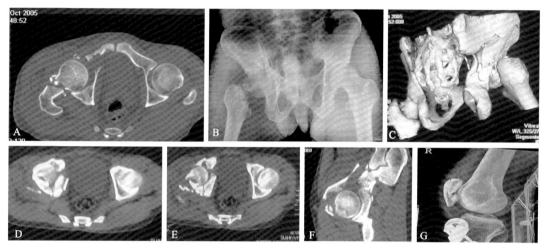

图 16-3-2　术前检查之二

A 经股骨颈横断面扫描；B 牵引后复查；C 右髋臼后外侧三维重建；D 经臼顶横断面扫描；E 经髋关节横断面
扫描；F 经髋关节矢状位扫描；G 膝关节侧位片。

入院后行右胫骨结节骨牵引（图 16-3-2G）并对症处理，3 d 后复查 X 线片示股骨颈骨折对位对
线及其向盆腔内突出有所改善（图 16-3-2B）。生命体征稳定后，于伤后 15 d 取漂浮体位在全麻下行
右髂腹沟入路髋臼骨折切开复位内固定及股骨颈骨折内固定术。术中首先行髋臼骨折内固定术，因
前柱虽波及髂骨，但髂嵴基本完整，复位前柱未辅助内固定。方形区及后柱直视下复位，改良拉力
螺钉内固定后，采用第一代 DAPSQ 内固定。术中各体位透视见髋臼（包括后壁）复位良好，遂决
定结束髋臼手术。

试行手法复位，股骨颈骨折位置无改善，遂改侧位，行后右髋外侧入路股骨颈骨折切开复位动
力髋螺钉（DHS）内固定加带旋股外动静脉横支大转子骨瓣移植术（图 16-3-3D）。因患者生命体征
稳定，遂完成髌骨骨折张力带内固定术，手术均顺利。术后拍片复查显示右髋臼及股骨颈骨折对位

对线良好，内固定满意（图 16-3-3）。开始床上功能锻炼。半年后复查，所有骨折愈合满意，未见再移位及内固定松脱或断裂（图 16-3-4）。术后 3 年复查，骨折线均消失，股骨头轮廓存在，但其外上方呈疏松样改变（图 16-3-5）。恐股骨头坏死，嘱扶单拐行走，但患者感觉良好，未遵医嘱。术后 5 年、10 年、13 年、16 年观察目的逐渐转向股骨头及髋关节，见股骨头外上方变扁呈加重趋势，但基本轮廓存在，头信号稍疏松，臼外上方软骨有硬化的现象，关节间隙稍变窄（图 16-3-6～图 16-3-9），患者功能良好，至今未取内固定。

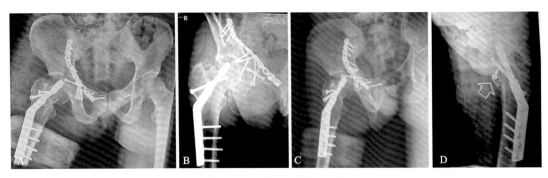

图 16-3-3　术后复查 X 线片

A 骨盆正位；B 右闭孔斜位；C 右髂骨斜位；D 右股骨颈轴位（空心箭头示带旋股外动静脉横支大转子骨瓣螺钉内固定）。

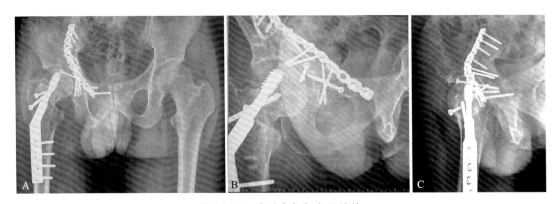

图 16-3-4　术后半年复查 X 线片

A 骨盆正位；B 右闭孔斜位；C 右髂骨斜位；D 右股骨颈轴位。

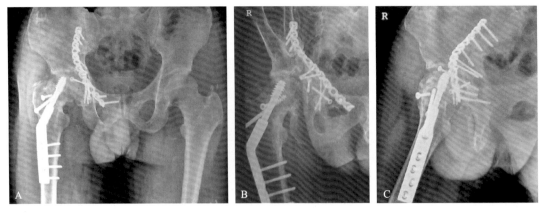

图 16-3-5　术后 3 年复查 X 线片

A 骨盆正位；B 右闭孔斜位；C 右髂骨斜位。

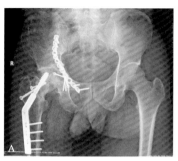
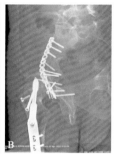
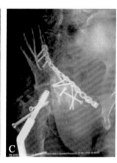
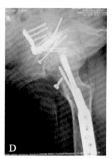

图 16-3-6　术后 5 年复查 X 线片

A 骨盆正位；B 右髂骨斜位；C 右闭孔斜位；D 右股骨颈轴位。

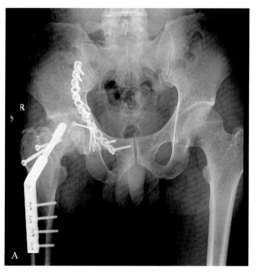
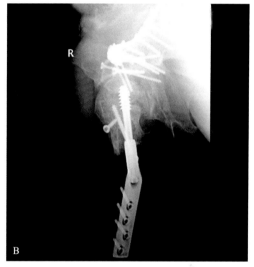

图 16-3-7　术后 10 年复查 X 线片

A 骨盆正位；B 右股骨颈轴位。

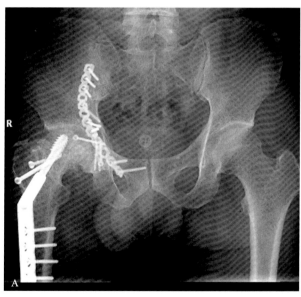
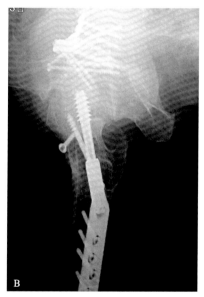

图 16-3-8　术后 13 年复查 X 线片

A 骨盆正位；B 右股骨颈轴位。

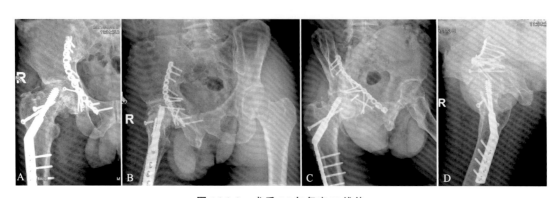

图 16-3-9　术后 16 年复查 X 线片

A 骨盆正位；B 右髂骨斜位；C 右闭孔斜位；D 右股骨颈轴位。

（蔡贤华　黄大伟　张宝成）

第四节　髋臼方形区骨折合并股骨粗隆间骨折

髋臼骨折合并粗隆间骨折的受伤机制通常是因髋部遭受暴力打击，股骨粗隆间骨折的同时，暴力经股骨颈传导至股骨头并撞击髋臼，造成髋臼骨折；髋关节可能同时内旋、内收合并后脱位，或外旋、外展合并前脱位，偶因髋臼骨折严重，致髋关节中心性脱位；若致伤能量较高，可合并同侧股骨近端骨折（股骨颈或股骨头）。由于股骨粗隆间骨折的存在，髋关节脱位的患者通常没有闭合复位的可能。

通常先尝试对粗隆间骨折进行闭合复位内固定；若闭合复位失败，外侧有限的切开通常也足够实现骨折的复位和内固定。也可利用髋臼的切口进行复位及固定，无需另作切口，将髋臼方形区骨折合并股骨粗隆间骨折统筹处理。

（黄　明　汪国栋　刘曦明）

本章小结

髋臼骨折合并股骨近端骨折具有创伤暴力大、合并症多、骨折表现复杂、手术复位困难和并发症发生率高等特点，其预后较单纯髋臼骨折差。鉴于其预后相对较差，如何提高救治效率和降低致残率仍是值得进一步研究的课题。

（蔡贤华　刘曦明　汪国栋）

第十七章

髋臼骨折术后感染的处理

随着内固定技术的普及，骨折内固定术后感染的发生率呈增加趋势，危害极大。据美国研究者（2004）报道，内固定术后感染达 11.2 万人/年，疗程长、治疗费用昂贵、致残率高。内固定术后感染是目前骨科领域的重大难题，骨盆髋臼骨折术后感染较四肢骨折术后感染影响更大，探索其诊断与治疗方法一直是骨科界努力的方向。DAPSQ 作为一种新型内固定器械，主要用于涉及方形区髋臼骨折的治疗，虽临床使用时间仅 16 年，临床使用病例数有限，但仍有一定的术后感染率。一旦发生感染，将与髋臼骨折常规内固定术后感染一样，面临诸多困难与挑战。

第一节　髋臼骨折内固定术后感染发生率及其面临的挑战

髋臼周围软组织发达，血供丰富（图 17-1-1），骨折内固定术后感染发生率应该明显低于四肢长管骨，但由于髋臼骨折多为高能量损伤，骨与局部软组织损伤往往较为严重，常合并创伤性休克等并发症，且手术时间往往较长，因此其术后感染发生率不一定低于四肢。而且，一旦发生，对全身与局部的影响均较大。

一、髋臼骨折内固定术后感染发生率

骨折内固定术后感染是外部环境与患者多种因素综合作用的结果。不同的部位、不同的损伤类型，甚至不同的手术医生，其感染发生率各不相同，因为影响术后感染发生的因素十分复杂。现文献中关于术后感染发生率报道存在差异，这是可以理解的。

髋臼骨折内固定术后感染也有一定发生率，据 Suzuki 报道，髋臼骨折内固定术后感染率在 3.5%～5.3%之间，与《中国骨折内固定术后感染诊断与治疗专家共识（2018 版）》中的平均水平相近，这说明髋臼骨折并不因其解剖部位特殊而出现内固定术后感染率下降，值得创伤骨科医生重视。

如前所述，影响髋臼骨折内固定术后感染发生的因素很多，基本达成共识的是，感染常发生在多发伤、糖尿病、合并 Morel-Lavallée 损伤、在 ICU 时间长、手术时间长、股骨髁上骨牵引、术前大量输血或行动脉栓塞术及肥胖患者。针对此类患者，除了常规告知外，应积极采取相关措施进行预防。

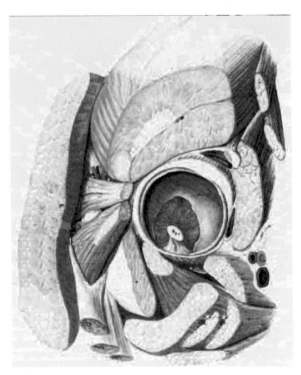

图 17-1-1　髋臼周围软组织

二、髋臼骨折内固定术后感染的特点

1. 基本特点

由于髋臼的特殊解剖特点，内固定术后如出现感染，具有如下特点：①部位深在；②再手术困难；③松质骨感染，易局部与全身扩散。

2. 细菌来源

①与长骨骨折一样，主要来源于切口，但清创术后会发生变化；②血源性感染更易发生；③部分患者术前即有骨感染，但此看法待证实。

3. 诊断方法的敏感程度

髋臼骨折术后骨感染采用 X 光、CT 检查不如长管骨敏感，但对 MRI（敏感性达82%～100%，特异性在 75%～99%）、PET/CT（敏感性＞95%，特异性达 75%～99%）、ECT 等较敏感。

4. 临床表现及预后特点

髋臼骨折术后感染患者：①早期菌血症、脓毒血症发生率高，类似创伤初期严重并发症，再次威胁生命；②治疗更复杂、更困难，临床疗效更差。

三、不同部位骨折内固定术后感染面临的挑战

1. 不同骨折出现内固定术后感染遇到的共性问题

如何诊断骨感染？如何进行彻底清创？内固定如何处理？如何使用局部抗生素？骨缺损如何处理？如何进行功能重建？等等。

2. 不同骨折出现内固定术后感染遇到的个性问题

感染发生在不同的部位，其诊断、治疗方法及预后各不相同。髋臼骨折内固定术后感染因部位

深在，骨质为松质骨，对全身影响更大，处理更为困难，且个体差异更大，至今尚无公认的理想诊断与治疗策略，面临的挑战更多！

（蔡贤华　刘曦明　齐凤宇）

第二节　髋臼骨折内固定术后感染的诊断

一、内固定术后感染的诊断标准与方法

1. 诊断标准

骨折内固定术后感染的诊断主要依据患者病史与体征、影像学检查、血清学炎性指标检测、微生物培养与鉴定、组织病理学检查。其中，组织病理学检查是诊断骨折内固定术后感染的"金标准"。根据国际内固定研究协会（2017）所制定的骨折内固定术后是否存在感染的专家共识，认为符合以下条件之一者，即可确诊骨感染：①存在与骨组织或内固定物直接相通的窦道、瘘管或者伤口裂开（骨外露/内固定物外露）；②发现内固定物周围存在脓液；③术中疑似感染组织细菌培养阳性；④组织病理学特殊染色证实术中疑似感染组织中存在致病微生物。

2. 客观检查方法

（1）影像学检查主要包括 X 线、超声、CT、MRI、PET/CT、ECT 检查。

（2）血清学指标检测。传统的血清炎症因子包括白细胞、红细胞沉降率（erythrocyte sedimentation rate，ESR）和 C-反应蛋白（CRP），注意持续动态观察；对于怀疑低毒力致病菌所致感染或是延迟期及慢性期感染，可检测血清白细胞介素 6（interleukin 6，IL-6）、肿瘤坏死因子 α（tumor necrosis factora，TNF-α）及血清淀粉样蛋白 A（serum amyloid A，SAA）等因子的浓度进行辅助诊断。但其特异性并不高，炎症因子水平升高时需高度警惕感染的可能性，但其水平正常时也并不能排除感染。

（3）细菌培养与鉴定。骨折内固定术后感染的术中微生物学标本采集及术后诊断推荐采用"3-2-1"原则，即术中至少取 3 个疑似感染组织的部位进行致病菌培养，有 2 点培养出相同致病菌诊断即可成立；而对于高毒力致病菌，如金黄色葡萄球菌、大肠杆菌等，只要培养出 1 点，骨感染的诊断即可成立。当然药物敏感试验也应同时进行。

（4）组织病理学检查。这是诊断骨折内固定术后感染的"金标准"，因此，对于骨感染可疑的患者至少取 2~3 处不同部位的疑似感染组织的病理学检查，以明确诊断。

二、髋臼骨折内固定术后感染的诊断

髋臼骨折内固定术后感染诊断也按上述诊断标准进行，但更为困难。全身炎症反应（较明显）、体温、伤口与炎症因子是重要参考指标，但术中病理或快速病理切片仍是诊断的"金标准"。

因部位深在，局部炎症表现往往不明显，有时明确仍非常困难。骨髓炎 Cierny-Mader 宿主分型多为 B、C 型。

（蔡贤华　刘曦明　齐凤宇）

第三节　髋臼骨折内固定术后感染的治疗

一、一般治疗与抗生素的使用

（1）髋臼骨折术后感染的治疗目标、抗生素原则与四肢骨折术后感染基本一样。

（2）由于髋臼骨折术后感染发生后，全身感染症状重，易再次威胁生命，抢救生命要放在第一位，在敏感抗生素的使用同时更应强调支持疗法。

（3）广谱与敏感抗生素的使用疗程、方法与长管骨一样，培养阴性者属经验用药。局部使用敏感抗生素加骨水泥，但与 Masquelet 技术长管骨应用不完全一样。

（4）必须注意，慢性感染时易产生细菌生物膜：位于内植物表面、坏死组织、瘢痕组织。

二、手术治疗

在敏感抗生素与支持疗法的基础上进行清创术，力争控制感染，并妥善处理内固定物，为功能重建打基础。

1. 清创

彻底清创是髋臼骨折术后感染治疗的前提，也是降低复发率的关键。但髋臼骨折术后感染如何进行彻底清创？这是骨科医生面临的巨大挑战。虽然清创原则基本同长管骨折内固定术后感染，但因髋臼位置深在，且为松质骨，软组织丰厚，不易彻底清创，甚至感染界限都难以明确。

长管骨骨折术后清创时，断端新鲜渗血，出现辣椒征（paprika sign）时即为清创彻底。但骨盆髋臼为松质骨，在此部位清创时需正确判断辣椒征的真与假（图 17-3-1），因为骨盆髋臼创面难以像长骨恶性肿瘤那样被彻底切除，往往需反复扩大清创（正常骨磨除＞5 mm；正常软组织切除＞2 mm）。对髋臼周围软组织是否彻底清创，判断的方法仍然是术中软组织冰冻切片。

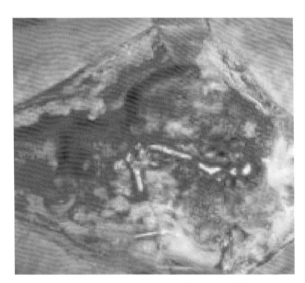

图 17-3-1　髋臼骨折术后感染清创时辣椒征

2. 内固定的处理

内固定如何处理？这也是清创时面临的挑战之一。髋臼骨折局部制动（内固定）是控制炎症的基本措施，但内固定物存留影响感染控制。由于髋臼骨折内固定后骨折易愈合，经验是 4 周内发病应尽可能保留内固定。

当然无论感染处于哪种时期，作出是否保留内固定物的决策必须慎重。但鉴于髋臼骨折的复杂性，必须取内固定时，往往是部分取出。采用抗生素骨水泥填充时应酌情简单内固定，以稳定骨水泥，并预防髋关节脱位（图 17-3-2、图 17-3-3）。由于 DAPSQ 内固定的特点，保留 DAPSQ 有时是可能的（图 17-3-3），但应密切注意观察炎症因子。

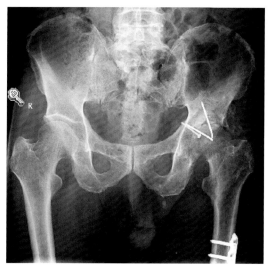

图 17-3-2　内固定取出后简单内固定骨水泥

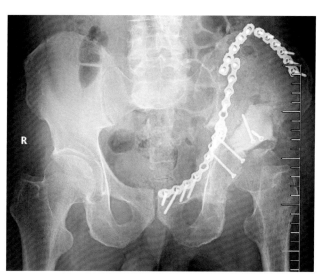

图 17-3-3　简单内固定骨水泥及 DAPSQ 保留

3. 功能重建（人工髋关节置换）

髋臼骨折术后感染控制后，如何进行功能重建（即全髋关节置换术）也是面临的挑战之一（详见第十八章）。

（1）手术时机：清创术后伤口愈合至少 3 个月。术前炎症完全控制十分重要，但术中冰冻切片十分重要。

（2）髋臼骨感染后易形成骨缺损，重建十分困难。为了重建骨缺损，常用术前影像学检查或3D 打印来进行术前规划或设计，结构性植骨或钽金属块等均可作为选择。

（3）由于髋臼骨折与感染后结构异常，人工关节宜正确安放。

（4）正确使用抗生素十分重要，尤其是细菌培养阴性时；慎防感染复发。

（蔡贤华　刘曦明　汪国栋　齐凤宇）

第四节　DAPSQ 术后感染处理——典型病例分析

病例 17-4-1

患者齐某，男性，64 岁，2016 年 9 月 7 日车祸伤。因胸部多发肋骨骨折、双肺挫伤、ARDS（图 17-4-1、图 17-4-2）先入心胸外科，入院后行复位加左胫骨结节骨牵引，13 d 后胸部情况好转（图 17-4-3）后转骨科。入院时 X 线片示左髋臼后壁粉碎性骨折并股骨头后脱位，左股骨中上段骨折（图 17-4-4）。病情稳定时 CT 加三维重建清晰显示左髋臼骨折与脱位状态（图 17-4-5），平片发现左髌骨骨折、胫骨平台撕脱骨折（图 17-4-6）。术前诊断：①左髋臼后壁粉碎性骨折（A1.2）；②左股骨干骨折、左髌骨粉碎性骨折、左膝后交叉韧带损伤并胫骨平台撕脱骨折；③左髋部、臀部 Morel-Lavallée 损伤；④急性颅脑损伤（重型）；⑤胸部多发肋骨骨折、双肺挫伤、ARDS。

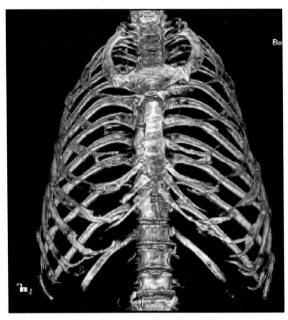

图 17-4-1　多发肋骨骨折

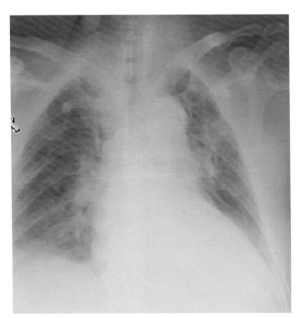

图 17-4-2　ARDS

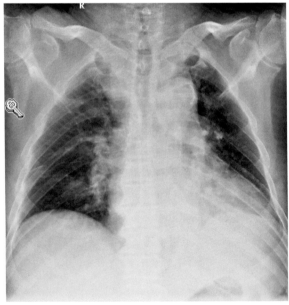

图 17-4-3　复查

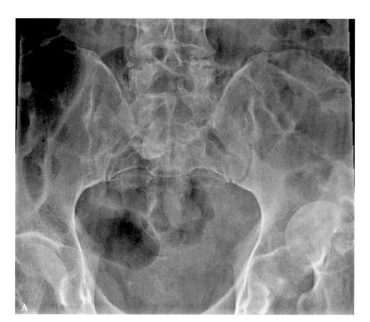

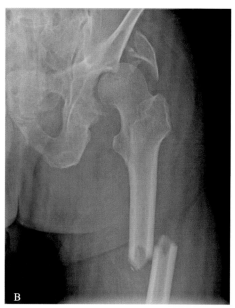

图 17-4-4　入院时

A 骨盆正位；B 左大腿及髋部正位。

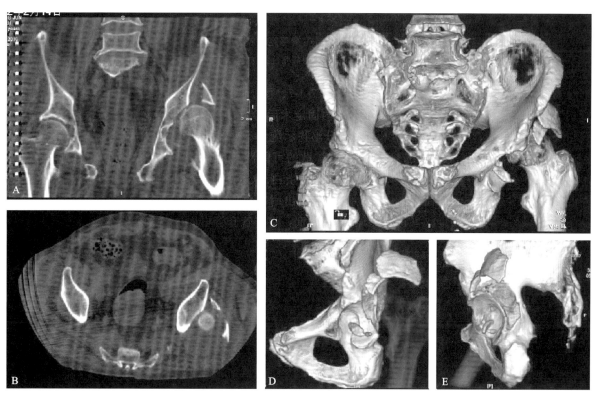

图 17-4-5　病情稳定时 CT 加三维重建

A 冠状位；B 类骨盆正位；C 横断位；D 类闭孔斜位；E 类后斜位。

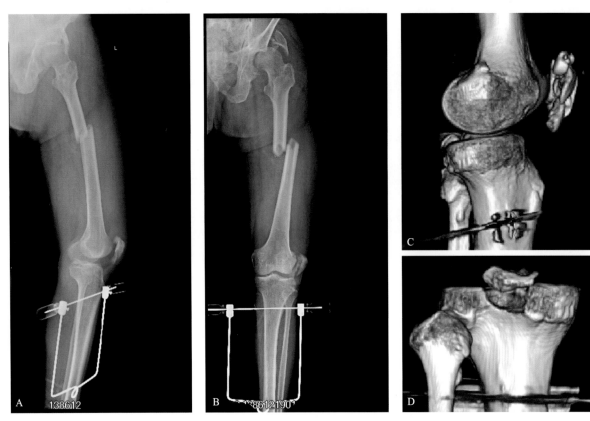

图 17-4-6　病情稳定时检查
A、B 下肢正侧位；C 类膝部侧位；D 类膝部后前位。

2016 年 9 月 29 日行左髋臼后壁骨折（图 17-4-7、图 17-4-8）、股骨干骨折、髌骨骨折、撕脱骨折切开复位内固定术。2016 年 10 月 13 日（内固定术后 2 周）左髋部伤口渗液，考虑左髋臼骨折后路内固定术后感染，行第一次清创术，伤口分泌物示鲍曼不动杆菌，与 2016 年 9 月 30 日（术后第 1 天）痰培养结果一致，考虑伤口感染血源性扩散的可能性大。静脉使用细菌敏感抗生素，但清创术后体温持续升高（图 17-4-9），术后复查 C 反应蛋白（CRP）、血沉（ESR）较高（图 17-4-10）。左髋切口分泌物培养出现细菌变化：10 月 18 日检出耐甲氧西林金黄色葡萄球菌（MRSA），10 月 28 日为铜绿假单胞菌（图 17-4-11）。肺部感染加重：将气管套管再次插入（图 17-4-12）。

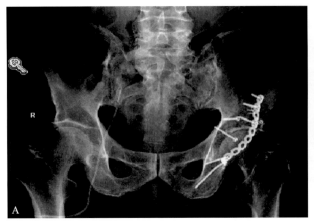

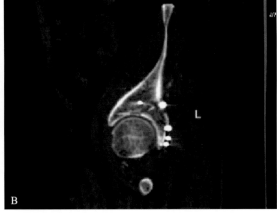

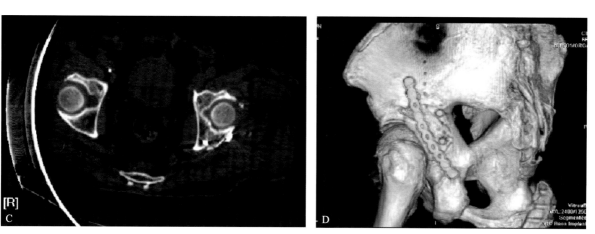

图 17-4-7　内固定术后复查之一
A 骨盆正位片；B 矢状位断层；C 横断位断扫；D 后斜位三维重建。

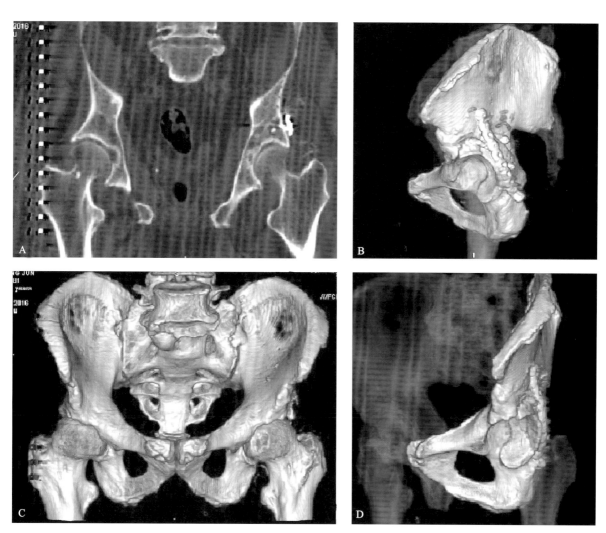

图 17-4-8　内固定术后复查之二
A 冠状位断扫；B 类后斜位三维重建；C 类骨盆前后位三维重建；D 类闭孔斜位三维重建。

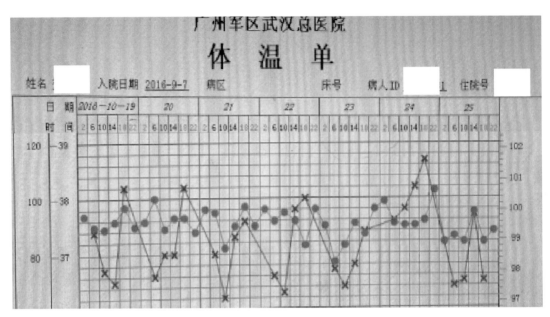

图 17-4-9　清创术后体温持续升高

A　2016

B　2016

图 17-4-10　术后复查 C 反应蛋白、血沉较高

A CRP 变化趋势；B ESR 变化趋势。

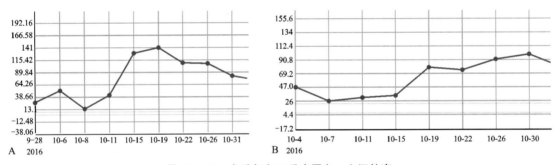

左髋切口分泌物培养	报告日期	报告项目名称	结果
	2016-10-18　08：09	金黄色葡萄球菌	检出 MRSA
	报告日期	报告项目名称	结果
	2016-11-28　08：26	铜绿假单胞菌	检出＋＋

图 17-4-11　左髋切口分泌物培养报告单

2016 年 11 月 1 日（内固定术后 4 周余）行左髋臼骨折术后感染第二次清创＋负压封闭引流技术（VSD）覆盖引流术，术中见骨感染不明显，但术后感染表现加重，术后复查 C 反应蛋白、血沉，持续升高（图 17-4-13）。血培养阴性，分泌物培养 2 次均为铜绿假单胞菌（图 17-4-14）。内固定术后 5 周，骨信号改变（图 17-4-15），提示骨感染。但内固定术后 6 周余 X 光未见感染征象，肺部感染明显缓解（图 17-4-16）。骨感染必须彻底清创。

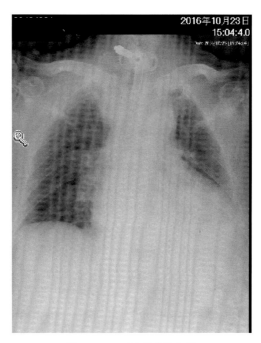

图 17-4-12 肺部感染加重

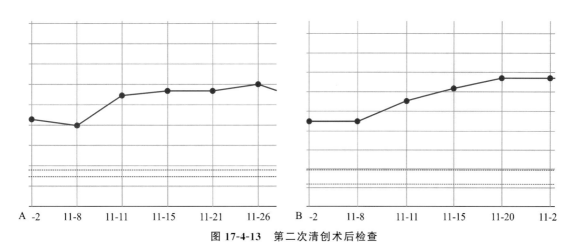

A -2   11-8   11-11   11-15   11-21   11-26   B -2   11-8   11-11   11-15   11-20   11-2

图 17-4-13 第二次清创术后检查

A CRP 变化趋势；B ESR 变化趋势。

术后复查 C 反应蛋白、血沉，持续升高		
报告日期	报告项目名称	结果
2016-11-01 08：39	血液培养＋药敏（需氧＋厌氧）	经 5 天培养无细菌生长
报告日期	报告项目名称	结果
2016-11-04 08：25	铜绿假单胞菌	检出＋
报告日期	报告项目名称	结果
2016-11-13 09：39	铜绿假单胞菌	检出＋＋＋

图 17-4-14 第二次清创术后检查血与分泌物培养结果报告单

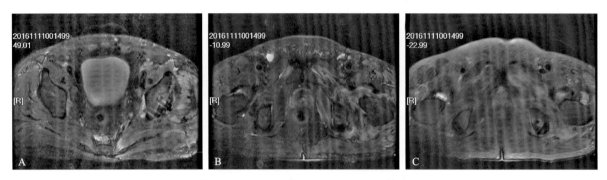

图 17-4-15　2016 年 11 月 11 日 MRI 检查

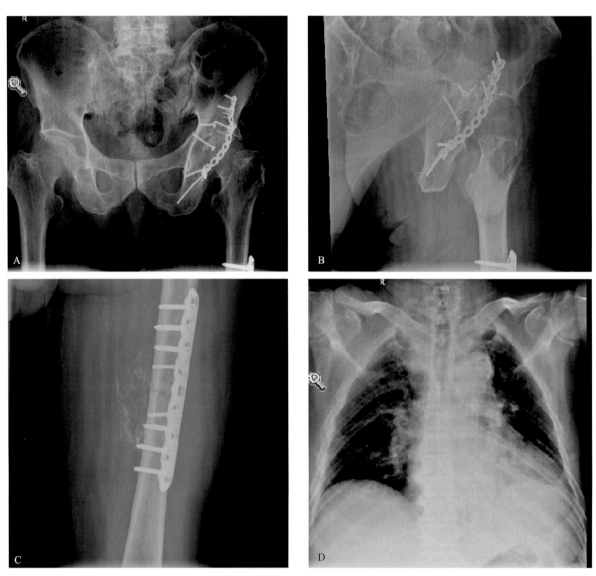

图 17-4-16　2016 年 11 月 22 日复查 X 线片

A 骨盆正位；B 左髂骨斜位；C 股骨正位；D 全胸正位。

2016 年 12 月 5 日（内固定术后 9 周）行左髋部感染第三次清创＋内固定装置取出＋万古霉素骨水泥填塞＋克氏针内固定＋VSD 覆盖引流术；2016 年 12 月 19 日复查 X 线片（图 17-3-2、图 17-4-17）；2016 年 12 月 28 日复查（第 3 次清创术后 23 d）髋关节无脱位，骨水泥与内固定无变化（图 17-4-18）；术后复查 C 反应蛋白、血沉呈明显下降趋势（图 17-4-19）。

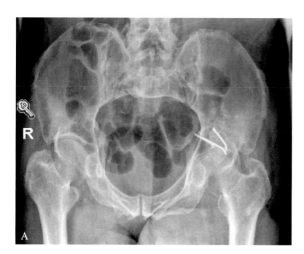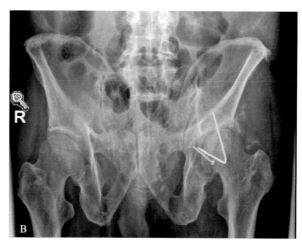

图 17-4-17　2016 年 12 月 19 日复查

A 骨盆入口位；B 骨盆出口位。

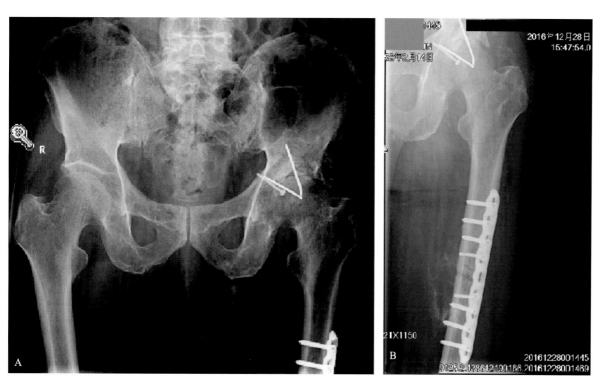

图 17-4-18　2016 年 12 月 28 日（第 3 次清创术后 23 d）复查

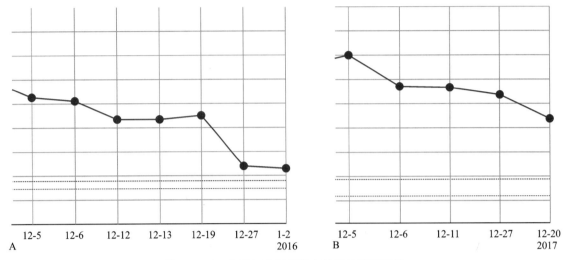

图 17-4-19　血沉与 C 反应蛋白呈明显下降趋势

A CRP 变化趋势；B ESR 变化趋势。

　　出院前体温正常（图 17-4-20），感染控制。此患者经过一次内固定、3 次清创术，住院治疗历时 139 d（2017 年 1 月 24 日），十分不易。

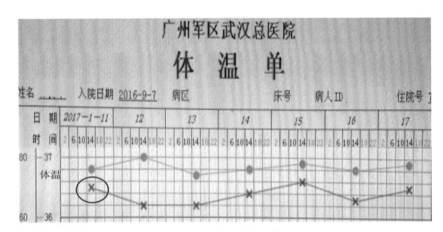

图 17-4-20　出院前体温情况

　　分析与小结：此例血源性感染可能性大，细菌培养出现变化是常见现象，X 光早期诊断作用不大，内固定取出后骨水泥的相对固定是必要的。细菌培养阳性是取得满意结果的重要原因之一。

（蔡贤华　刘曦明　汪国栋　齐凤宇）

病例 17-4-2

　　患者万某，男性，61 岁，高处坠落伤至左髋疼痛伴活动受限 6 d 于 2018 年 1 月 27 日由外院转入。查体：左侧股骨髁上骨牵引，左侧腰骶干损伤，生命体征平稳。术前 X 线片示左髂耻线、髂坐线均中断，骨折线涉及髂骨，股骨头与粉碎的方形区骨块向盆腔内移位，闭孔环断裂；左髋臼后壁骨折（图 17-4-21）；CT 及三维重建示左前柱骨折，波及髂骨，且左髂骨后侧粉碎性骨折，左髋臼后壁粉碎性骨折，余同 X 光片所见（图 17-4-22、图 17-4-23）。同时伴左侧腰骶干损伤。诊断：①左髋臼双柱伴后壁骨折（C1.3）；②左侧髂骨粉碎性骨折；③左侧腰骶干损伤。

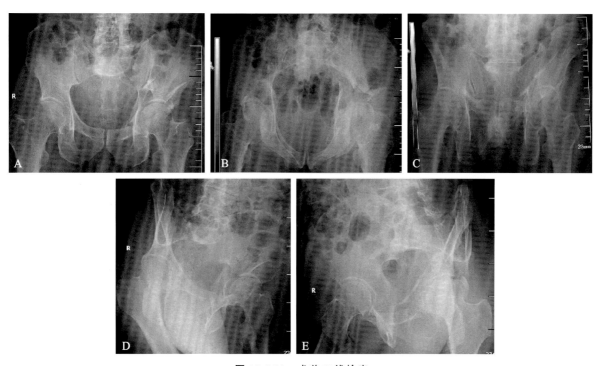

图 17-4-21 术前 X 线检查

A 骨盆正位；B 骨盆入口位；C 骨盆出口位；D 左髂骨斜位；E 左闭孔斜位。

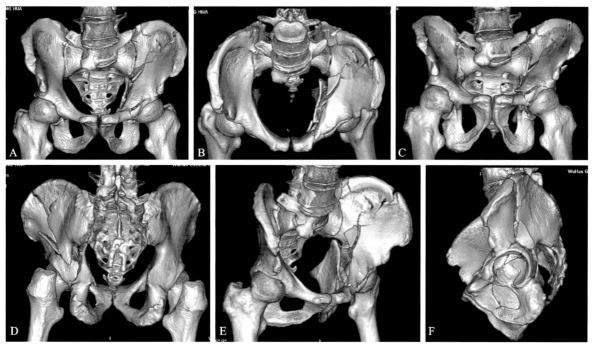

图 17-4-22 术前 CT 及三维重建检查

A 类骨盆前后位；B 类骨盆入口位；C 类骨盆出口位；D 类骨盆后前位；E 类左髂骨斜位；F 类左髋臼侧位（移除股骨头）。

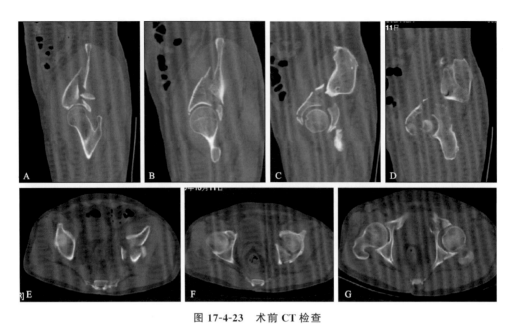

图 17-4-23　术前 CT 检查

A～D 从外至内矢状面连续扫描；E～F 从臼顶向下横断面连续扫描。

2018 年 2 月 5 日（伤后 15 d）在全麻下行前后路联合入路内固定术，术中采用髂腹股沟入路切开复位第一代 DAPSQ 内固定，前柱辅助 6 孔钛板内固定，髂骨后部采取 5 孔钛板内固定（图 17-4-24）；后路采取 K-L 入路行切开复位双钛板内固定（图 17-4-25）。术后复查 X 线片及 CT 三维重建显示骨折对位对线及内固定良好（图 17-4-26、图 17-4-27）。

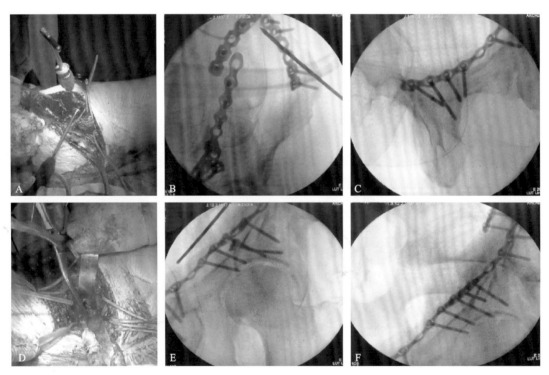

图 17-4-24　前路术中

A、D 术中显露与操作；B、C、E、F 不同体位透视。

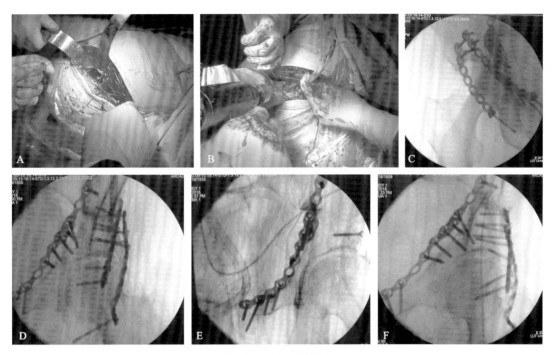

图 17-4-25 后路术中

A、D 术中显露与操作；B、C、E、F 不同体位透视。

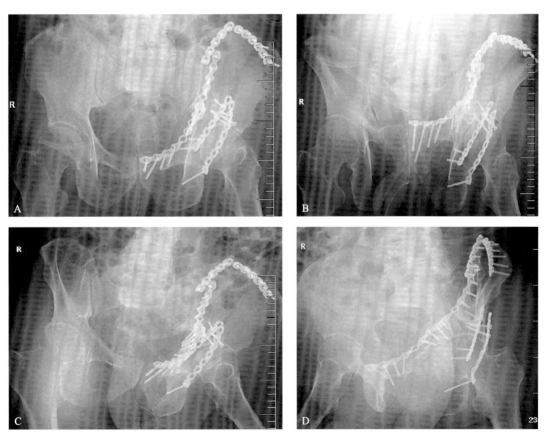

图 17-4-26 内固定术后 X 线复查

A 骨盆正位；B 骨盆出口位；C 左髂骨斜位；D 左闭孔斜位。

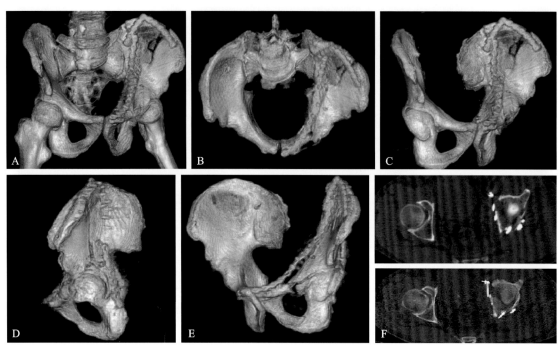

图 17-4-27　内固定术后 CT 三维重建

A 类左髂骨斜位；B 骨盆入口位；C 左髂骨斜位（去骶骨）；D 类左髋臼后斜位；E 类左闭孔斜位；F、G 经股骨头横断面扫描。

术后第 2、3 天体温 39℃，以后在 38℃ 以下；半月后又上升至 39℃，2 d 后下降在 37～38℃，抗感染（头孢曲松 2 g，2 次），分泌物及囊性包块 B 超引导下穿刺，细菌培养（一）（图 17-4-28）。中性粒细胞百分率稍高、白介素-6（IL-6）与降钙素趋于下降，尽管血沉与 CRP 较高（图 17-4-29），伤口愈合良好（图 17-4-30），术后 1 个月复查 X 线片示骨折对位对线及内固定良好（图 17-4-31）。住院期间体温及化验异常，考虑：伤口感染，肺部感染或其他，吸收热。患者 2018 年 3 月 27 日住院 49 d 后（术后 40 d）出院。

检查参数：
[腹部彩超]

检查所见：
骨盆多发骨折术后 2 月盆腔检查：左侧髂前上棘上方至脐水平稍上左侧腹壁组织内可见一大小约 6.5×2.9×2.5cm 囊性为主囊实性包块，形态不规则，内可见气体强回声。皮肤手术切口内侧、耻骨上方腹壁组织内可见一大小约 6.2×3.8cm 实性为主囊实性包块，形态不规则。腹膜后髂血管周围及盆腔未见明显局限性液性暗区。CDFI：左侧髂前上棘上方腹壁组织内囊实性包块内可见点状血流信号。皮肤手术切口中部及内侧、耻骨上方腹壁组织内包块未见明显血流信息。

印象：
左侧髂前上棘上方至脐水平稍上左侧腹壁组织内囊实性包块，考虑局限性积液并积气皮肤手术切口中部及内侧、耻骨上方腹壁组织内包块，考虑血肿可能。

A

检查参数：
[超声引导下穿刺]

检查所见：
骨盆多发骨折术后 1 月盆腔扫查：左侧髂前上棘上方至脐水平稍上左侧腹壁组织及左髂骨翼前方内可见一大小约 5.5×2.2×1.4cm 囊性为主实性包块，形态不规则，为可见气体强回声。CDEI：左侧腹壁组织及左髂骨翼前方囊实性包块内可见点状血流信号。患者平卧位，常规消毒铺巾，超声择点定位，利多卡因局麻，18G 穿刺针进入液区中心，抽出淡红色清亮液体约 20ml。经过顺利，病人无特殊不适。治疗后复查：液性暗区消失。

印象：
左侧髂前上棘上方至脐水平稍上左侧腹壁组织及左髂骨翼前方囊实性包块，考虑局限性积液并积气彩超引导下左侧腹壁组织及左髂骨翼前方囊实性包块穿刺抽液

B

图 17-4-28　彩超与穿刺报告单

A 彩超报告单；B 穿刺报告单。

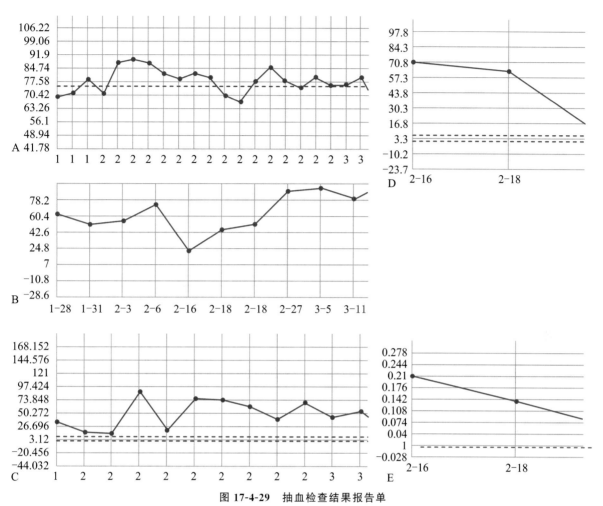

图 17-4-29 抽血检查结果报告单

A 中性粒细胞百分率变化趋势；B ESR 变化趋势；C CRP 变化趋势；D IL-6 变化趋势；E 降钙素原变化趋势。

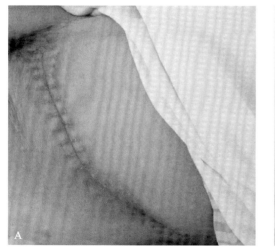

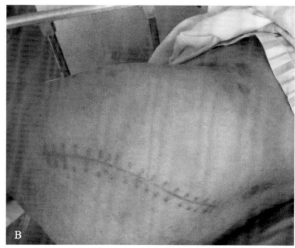

图 17-4-30 切口愈合

A 前路；B 后路。

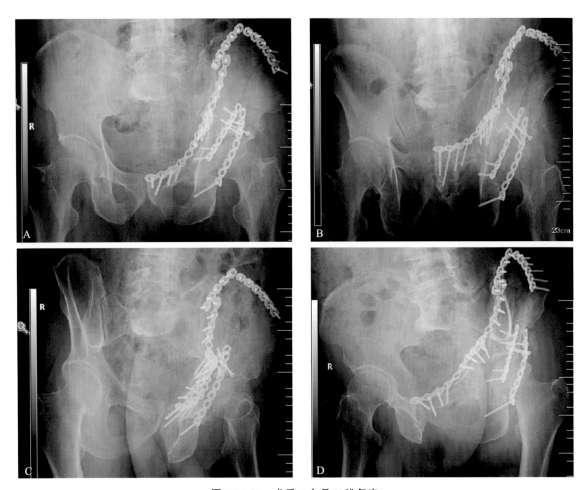

图 17-4-31　术后 1 个月 X 线复查

A 骨盆正位；B 骨盆出口位；C 左髂骨斜位；D 左闭孔斜位。

　　术后近 2 个月下地负重后复查显示后侧内固定断裂而于 2018 年 4 月 2 日再次入院（图 17-4-32）。入院后复查 CT 及三维重建证实，且后壁骨折移位（图 17-4-33）。中性粒细胞百分率与炎性因子有升有降，但趋于平缓（图 17-4-34）。前后切口均无特殊。考虑：左髋臼骨折后侧术后内固定松动断裂并髋关节半脱位。原因：早期负重，创伤，感染。

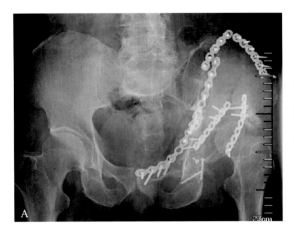

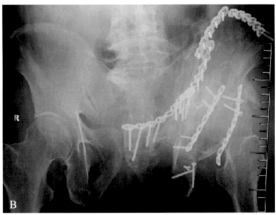

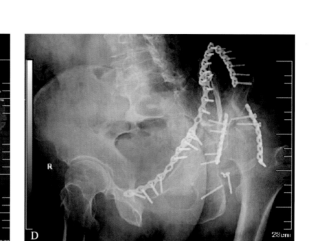

图 17-4-32　术后近 2 个月 X 线复查

A 骨盆正位；B 骨盆出口位；C 左髂骨斜位；D 左闭孔斜位。

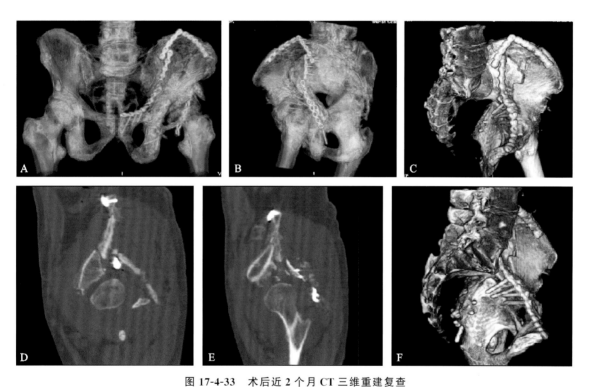

图 17-4-33　术后近 2 个月 CT 三维重建复查

A 类骨盆前后位；B 类左髋臼后斜位；C 左髂骨斜位；D、E 经髋部矢状面扫描；F 方形区位。

　　第二次手术：后侧入路探查，酌情翻修。术中见：股骨头变形凸不平，肌组织炎性渗出、水肿（图 17-4-35）。术中快速冰冻切片：提示局部炎性细胞浸润，诊断为左髋臼后壁骨折术后感染。处理：清创＋后侧内固定大部分取出＋万古霉素骨水泥填充＋置管冲洗。培养（－）术后静脉按经验使用头孢曲松 3 周，另口服 3 周。拍片检查示后侧钛板螺钉已取出，骨水泥填充并见克氏针内固定，前路内固定包括 DAPSQ 均保留（图 17-4-36）。术后伤口一期愈合，2018 年 5 月 16 日即第二次住院 26 d 出院，感染控制。

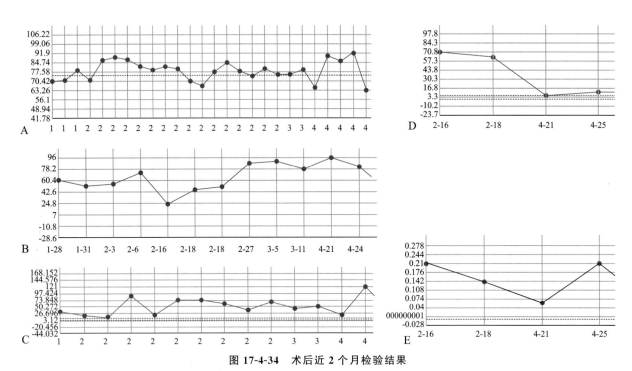

图 17-4-34 术后近 2 个月检验结果

A 中性细胞百分率变化趋势；B ESR 变化趋势；C CRP 变化趋势；D IL-6 变化趋势；E 降钙素原变化趋势。

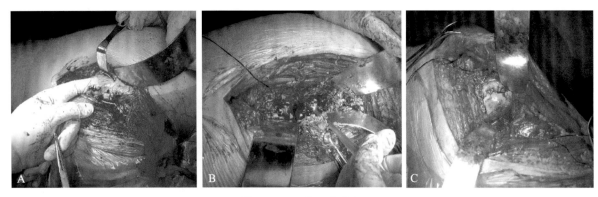

图 17-4-35 第二次术中

软组织渗出水肿（A、B）、股骨头不光滑（C）。

分析与小结：实际上第一次术后发热即为感染，漏诊！感染可能的原因：股骨髁上骨牵引、手术时间长，损伤重等。早期诊断非常重要。体温恢复正常，切口愈合，仍要动态关注血沉、CRP；应关注切口附近新形成包块；细菌培养阴性并不能排除感染，需反复多次；抗生素使用需足量、全程；关节制动也十分重要。必要时取出感染区域内固定并清创。

（蔡贤华　刘曦明　汪国栋　齐凤宇）

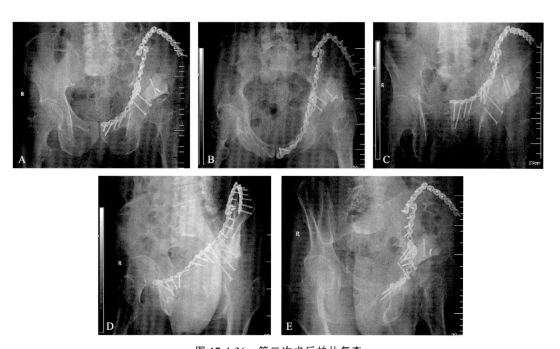

图 17-4-36　第二次术后拍片复查

A 骨盆正位；B 骨盆入口位；C 骨盆出口位；D 左闭孔斜位；E 左髂骨斜位。

本章小结

髋臼骨折内固定术后感染预防与早期诊断、合理治疗是取得满意疗效的基础。以下方面宜引起注意：

1. 髋臼骨折内固定术后感染不同于四肢长管骨，具有其自身特点。一旦发生，全身炎症反应往往明显，将再次面临生命危险，疗程更长且疗效更差，费用更高，预后差。

2. 注意选择手术时机。松质骨骨折宜早期手术，但由于血源性感染更易发生，术前宜更加高度重视其他部位（包括肺部感染）的控制，才能进行手术。

3. 髋臼骨折内固定术后感染诊断困难。部位深在，局部表现往往不明显，切口甚至能如期愈合，这些均是其重要原因之一。X 线片在感染早期诊断价值不高。应高度重视动态观察炎性因子的变化，包括局部形成的包块。一次细菌培养阴性不能排除感染。

4. 重视全身抗生素的使用，必须全程足量。这是清创术的基础，感染扩散具更大危险性。细菌培养结果阳性是取得疗效的重要条件之一。

5. 早期彻底清创是重要方法，但"度"如何掌握有分歧，包括内固定如何处理等。本课题组观察到部分患者，内固定包括 DAPSQ 可酌情保留。敏感抗生素加 PMMA 局部应用既可充填骨缺损，也有抗菌作用，但需将骨水泥简单固定；术中冰冻切片对于诊断与清创界限的判断十分重要。

6. 全髋关节置换术将可能是功能重建的最后选择，详见第十八章。

（蔡贤华　刘曦明　汪国栋　王华松）

第十八章

髋臼骨折 DAPSQ 内固定术后的人工关节置换

第一节 概 述

髋臼骨折致伤因素主要是高能量损伤。由于骨折波及髋关节关节面，不可避免地导致关节内软骨损伤，远期可发生创伤性关节炎。部分髋臼骨折伴有髋关节脱位或合并股骨颈、股骨头骨折，破坏股骨头血供，发生股骨头缺血坏死。尽管通过切开复位内固定手术可以有效地减少创伤性关节炎的发生率，但仍无法完全避免其发生，上述并发症的发生率与骨折复位程度存在相关性。一项大样本量（3 670 例）的相关荟萃分析研究显示，髋臼骨折继发创伤性关节炎的总发生率为 20%，股骨头缺血坏死的发生率为 5%。髋臼骨折内固定术后骨折块移位小于 2 mm，创伤性关节炎的发生率为13%；但骨折块移位超过 2 mm，发生创伤性关节炎的概率显著增加到 44%。术后感染也是导致手术失败的重要因素之一（参见本书第十七章）。

另一项大样本（9 392 例患者）回顾性研究中，髋臼骨折内固定术后患者最终接受人工全髋关节置换的比例为 17.82%，髋臼骨折合并骨盆骨折后期接受全人工全髋关节置换的比例为 18.01%，并且大多数人工全髋关节置换手术发生在内固定术后 2 年内。短期的临床研究显示（2～5 年），对于髋臼骨折内固定术后出现股骨头缺血坏死或创伤性关节炎等并发症导致髋关节功能受限的患者，人工髋关节置换手术（total hip arthroplasty，THA）能显著提高髋关节 Harris 评分，改善疼痛，关节功能恢复明显，是一种较理想的补救性手术方法。

与常规 THA 不同的是，髋臼骨折内固定术后的 THA 对外科医生来说颇具挑战性。手术区域瘢痕挛缩，软组织和关节周围的骨痂、异位骨化均可以导致手术显露和假体复位困难。由于软组织损伤严重甚至是开放性骨折，初次内固定手术感染率较高，尽管通过各种措施，伤口获得愈合，但手术区域可能残留静息期细菌，二次手术可能导致细菌激活、增殖，引起灾难性的假体周围感染。关节周围内固定装置的位置可能影响髋臼假体的安放。骨不连、骨缺损等棘手的问题均是人工关节置换手术可能面对的。DAPSQ 内固定术后也出现股骨头坏死、骨关节炎或感染（参见第十四章、第十七章），与其他内固定术后一样，THA 仍是可靠的补救手术，其适应证、处理原则及手术方法基本相同。

（丁 然 蔡贤华）

第二节 治疗原则与手术适应证

一、治疗原则

一般使用生物型假体，但对于 75 岁以上的高龄患者，因骨质疏松及髋臼骨缺损，常规生物型臼杯无法实现有效的初始稳定，可以采用骨水泥假体或加强环＋骨水泥臼杯以简化手术操作，尽快恢复髋关节功能。髋臼假体位置应尽量放置于原始髋臼位置，恢复正常的旋转中心、偏心距和肢体长度。

二、手术适应证

（1）骨折术后并发创伤性关节炎，股骨头或髋臼侧关节软骨退变达到 Tonnis 分期 Ⅲ 期。

（2）术后股骨头缺血坏死已经出现股骨头塌陷，Ficat Ⅲ 期的患者。

（3）内固定术后感染控制后需行功能重建者。

（丁　　然　蔡贤华）

第三节 术 前 准 备

一、感染的排除

（1）充分了解病史，明确初次创伤是否为开放性骨折，内固定术后切口是否一期愈合，伤口是否曾出现红肿、窦道、炎性渗出等情况。

（2）完善 CRP、ESR 等实验室检查，如怀疑存在感染可能，可在 B 超引导下进行髋关节穿刺，将穿刺液进行生化、常规和细菌培养与药敏实验。如果关节周围无液性暗区则可行关节周围组织活检，根据病理学检查结果判断是否存在感染。

二、体检应高度关注问题

（1）测量下肢长度，询问患者是否感觉下肢不等长情况。

（2）检查患侧下肢神经功能和肌肉力量，评估术后假体脱位风险。

（3）异位骨化患者，应待其相对静止时方可行 THA。

三、完善影像学检查并进行评估

（1）应包括骨盆正位、髋关节轴位、骨盆出入口位 X 线片，在 X 线片上确认解剖标志，包括髂坐线、泪滴、髋臼前后缘、股骨小粗隆等，了解内固定装置特别是螺钉位置，骨折是否愈合，异位骨化的程度，髋臼及股骨近端骨量，是否存在骨缺损以及有无感染引起的异常骨质吸收或反应性增生等情况。

（2）如患者存在肢体不等长引起的骨盆倾斜，需进一步进行腰椎正侧位和 Bending 位检查，了解脊柱代偿性侧弯程度和顺应性，为规划术中髋臼假体前倾角与外展角度的安置提供依据。注意体位对下肢长度的影响，如内外旋、内收外展均影响测量结果。必要时拍双下肢全长片。

（3）髋关节 CT 加三维重建具有分辨率高，可以通过设置不同参数对密度不同的软组织、骨骼、内固定物等进行独立显影，以便医生发现隐匿性骨折，量化骨缺损程度，明确内固定装置准确位置，评估骨折愈合程度，预判所需假体型号等优势。

（4）必要时借助数字骨科软件或 3D 打印技术进行术前设计，已成为术前必不可少的准备检查项目。

四、相关假体材料准备要充分

（1）原则上一般选择生物型假体，但对于 75 岁以上的高龄患者，存在骨质疏松及髋臼骨缺损常规生物型臼杯无法实现有效的初始稳定，可以采用骨水泥假体或加强环加骨水泥臼杯以简化手术操作，尽快恢复髋关节功能。

（2）鉴于髋臼骨折术后常出现骨缺损的特点，要准备好处理骨缺损的相关材料如异体骨材料、钽块、Cage 等。

（丁　然　蔡贤华）

第四节　手术方法与预后

除常规 THA 方法以外，髋臼骨折术后 THA 具有自身的特点。

一、手术入路的选择

髋臼骨折内固定术后全髋关节置换入路要考虑两方面因素：①初次切开复位内固定的手术入路。②术者熟练掌握的手术入路。例如髋臼骨折内固定手术采用 Stoppa 和髂腹股沟入路的患者大都可以采用术者熟悉的入路进行手术。但 S-P 入路（Smith-Peterson 入路）内固定可能影响手术操作，需要取出内固定且操作相对简单者，可采用 S-P 或髋关节直接前入路（DAA 入路）进行手术，否则应选择直接外侧或后外侧入路。如无需取出内固定则优先选择术者熟悉的入路。患者如果因髋臼后壁骨折采用 K-L 入路进行内固定术的患者，手术尽可能采用后外侧入路进行手术。

二、充分的软组织松解

关节软组织松解十分重要，同时应将关节周围的瘢痕组织、异位骨化组织等妨碍假体放置或影响髋关节活动度的因素切除，其余则可保留。特别需要注意的是坐骨神经可能被瘢痕及异位骨化骨包绕，一定要仔细操作加以保护，通过髋关节过伸或屈曲膝关节可以有效地减少坐骨神经的张力。如术中发现可疑炎性组织，可行术中快速冰冻切片以明确是否存在感染。

三、内固定的保留与否

如内固定对假体植入无明显影响，建议予以保留。部分螺钉磨挫髋臼时可能显露钉头，此时可使用骨剪剪去钉头，或者直接用髋臼锉将突出钉头磨平，大多并不影响髋臼臼杯植入。要注意，因骨质缺损或骨折愈合相对较差，部分内固定对髋臼骨折及臼杯稳定仍有一定的作用，宜保留。

四、髋臼骨缺损和骨不连的处理

髋臼骨缺损常用美国矫形外科医生学会（AAOS）分型，不同分型处理方法不一样。

（1）对于AAOS分型Ⅰ型即节段性骨缺损的患者，如缺损范围不大，臼杯初始稳定性佳，与骨床接触大于臼杯表面积的70%无需特殊处理；接触面积小于70%，假体稳定性佳的患者可以在缺损区域进行自体骨植骨以获得假体的远期稳定性。如骨缺损范围大，影响髋臼假体的初始稳定性，年轻患者可使用垫块对缺损区域进行修复，再安置髋臼假体。高龄患者则可通过加强杯配合髋臼侧骨水泥假体获得良好的初始稳定性。

（2）AAOS分型Ⅱ型即腔隙性骨缺损的患者，由于缺损为包容性，生物型假体的初始稳定较容易实现，但需对腔隙性骨缺损区域进行新鲜化，并使用自体或异体颗粒骨进行打压植骨以提高假体的远期生存率。

（3）AAOS分型Ⅲ型混合性骨缺损的患者，可采用颗粒植骨配合加强环选用骨水泥臼杯，以有效地保留髋关节骨量实现假体初始稳定。

（4）对于存在骨盆连续性中断的Ⅳ型缺损患者，可以通过骨盆撑开技术实现假体的初始稳定。如骨折断端不稳定无法为假体提供好的基础，则需要对骨折断端再次进行固定，同时进行髋关节置换手术。

五、髋臼假体使用与放置

（1）假体应尽量安置于原始髋臼位置，恢复正常的旋转中心、偏心距和肢体长度。股骨假体安置与常规创伤性关节炎和股骨头缺血坏死的THA方法相同。

（2）如果患者初次内固定手术术后曾出现感染，该类型的患者一般软组织挛缩严重，且易合并骨质吸收、骨缺损，THA术后出现假体周围感染风险大，THA手术应尽量减少添加新内植物，可酌情将髋臼放置于骨量较好的假臼内。

六、术后抗生素使用与处理

（1）抗生素使用一般为术前半小时至术后48 h，常规使用头孢一代或二代作为预防用药。但对于初次手术术后出现伤口感染或延迟愈合的患者，应根据内固定手术时培养加药敏的结果选用敏感抗生素，并适当延长抗生素使用时间，密切观察伤口情况，一旦怀疑感染应积极干预。

（2）术后应鼓励患者尽早开始功能锻炼，并在可承受范围内早期负重。

七、预后

临床研究显示，对于髋臼骨折术后接受THA的患者，假体的长期生存率明显低于因常规骨性关节炎与股骨头缺血坏死而接受同类手术者，并且在相关并发生症，如假体周围感染、脱位与异位骨化等方面的发生率上也较高。

（丁　然　蔡贤华）

第五节 病例介绍

病例 18-5-1

1. 一般情况

为本书第四章第四节病例 4-4-2，男性患者，54 岁，左髋臼前柱（包括臼顶）并方形区骨折 DAPSQ 内固定及左股骨颈骨折内固定术后 3 年发现左（患侧）股骨头缺血坏死（Ⅳ期）而入院。

2. 术前检查

患者原为闭合性骨折，原手术切口为髂腹股沟入路，术后伤口一期愈合。入院后术前检查左下肢短缩约 10 mm，炎症指标（CRP、ESR）均正常；术前 X 线及 CT 三维重建（图 18-5-1），见股骨头缺血坏死塌陷（Ficat Ⅳ）并半脱位，髋臼及股骨侧无明显骨质缺损，髋臼内固定为第二代 DAPSQ 及短钛板螺钉，对髋臼假体放置无影响；股骨颈侧为 3 枚空心钉内固定，骨折已愈合。

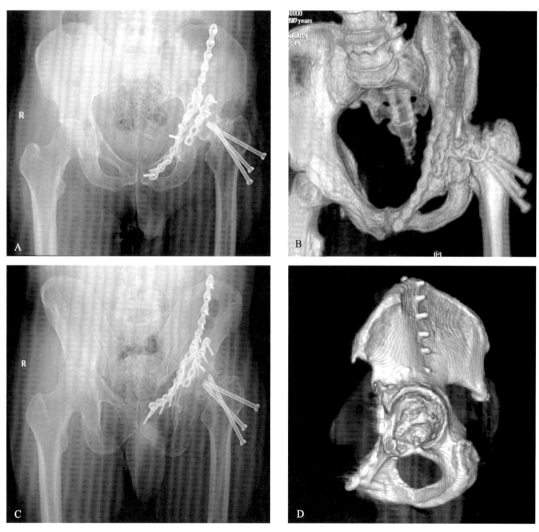

图 18-5-1 术前检查

A、C X 线片检查；B、D CT 三维重建检查。

3. 手术过程

麻醉方式为腰麻加硬膜外麻醉，健侧卧位，患侧在上。采用髋关节外侧入路（Bauer 入路），取出股骨颈空心钉。将臀中肌、股外侧肌及其腱性结合部前 1/3 沿肌纤维分离自股骨剥离，并向前牵开，切开关节囊，牵引内收外旋使髋关节脱位，见股骨头塌陷变小，股骨颈骨折已愈合；股骨颈常规截骨显露髋臼窝，见髋臼承重区明显软骨剥脱，臼底骨质增生，未见骨缺损。清除髋臼内增生软组织，显露髋臼横韧带，以横韧带为下缘髋臼锉从小直径的髋臼锉开始打磨，确认髋臼前后壁骨量和术野可能出现的内固定装置，深至软骨下骨后见髋臼前侧辅助钛板上的部分内固定物螺钉，髋臼锉将螺钉凸出关节面部位打磨平（图 18-5-2A），放置以髋臼外展角 45°，前倾角 15° 为目标安置试模具，验证假体稳定性和包容度，安置髋臼假体（Zimmer TM，TM 臼），以两枚髋臼钉加强固定髋臼假体（图 18-5-2B）。内收外旋髋关节显露股骨近端，根据股骨近端髓腔形态，股骨髓腔锉自小号逐步扩髓（图 18-5-2C）。打入股骨假体（Zimmer Taper）时出现股骨距出现轻度劈裂，取出股骨假体，钢丝环扎固定股骨近端，再将股骨假体打入髓腔，安放试模，松解软组织，手法复位关节，术中透视，确认假体位置、型号、下肢长度，偏心距等，髋关节屈伸活动检测活动度和假体稳定性。DAPSQ 位于髋臼前侧与内侧，未予以处理。常规关节腔注射氨甲环酸，逐层缝合。

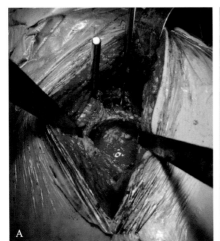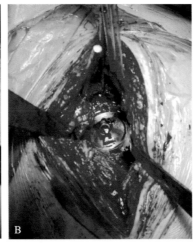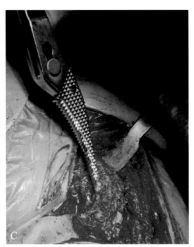

图 18-5-2　术中

A 显露髋臼并磨锉；B 安装 TM 臼；C 锉髓腔。

4. 术后情况

术后双下肢基本等长，48 h 拔出引流管，抗生素使用时程为术前半小时至术后 48 h。拔除引流管后复查髋关节 X 线片（图 18-5-3），见关节位置满意，在助行器辅助下下地行走。随访 1.5 年，功能良好。

分析与小结：患者初期损伤严重，开放复位内固定术使髋臼与股骨颈结构得到恢复，但术后 3 年出现股骨头坏死，塌陷变形，并向上半脱位，这是髋臼骨折术后较常见的并发症。由于内固定术后髋臼结构相对比较完整，无明显骨缺损，DAPSQ 不影响 THA 手术，THA 手术基本同常规手术并取得满意疗效。

（丁　然　蔡贤华）

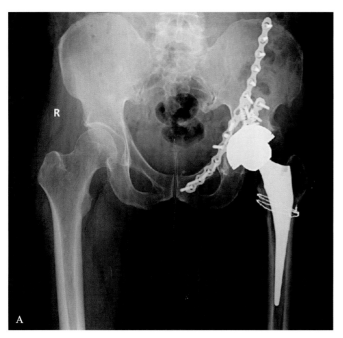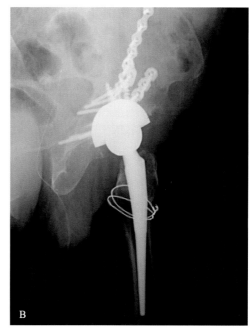

图 18-5-3　术后复查

A 骨盆正位；B 左髋轴位。

病例 18-5-2

1. 一般情况

为本书第十四章第五节之病例 14-5-4，女性患者，52 岁，右髋臼 T 形粉碎性骨折伴股骨头后脱位切开复位 DAPSQ 内固定术后 4 年出现股骨头缺血坏死而入院。

2. 术前检查

患者初次骨折为闭合性骨折，内固定时手术入路为髂腹股沟入路，术后伤口一期愈合。术前查体右下肢短缩约 13 mm，X 线检查及 CT 三维重建示股骨头缺血坏死伴向上半脱位（Ⅳ 期），髋臼上方轻度骨缺损，上下径远大于前后径（AAOS IB 型）（图 18-5-4），炎性指标检测无异常，髋关节 B 超未见关节周围积液。

3. 手术过程

麻醉方式为全麻，健侧卧位，取髋关节直接外侧入路（Bauer 入路）。术中见髋关节周围瘢痕增生明显，清除影响髋关节活动度的增生组织，脱位髋关节，见股骨头塌陷变形，体积缩小，软骨部分脱落漂浮，肉眼冰冻切片未见髋关节内感染迹象。常规股骨颈截骨，显露髋臼，臼底及卵圆窝增生变形，髋臼上方轻度骨缺损，上下径明显大于前后径，软骨缺损。进行髋臼磨锉，发现髋臼前侧辅助钛板上的 1 枚螺钉尖影响假体安置，予以磨除。试模测试后安置髋臼假体（Zimmer TM），股骨侧假体（Zimmer Taper）常规安置。DAPSQ 位于内侧未予以处理，松解软组织后，常规操作完成手术。

4. 术后情况

术后双下肢基本等长，48 h 拔出引流管，抗生素使用时程为术前半小时至术后 48 h。复查髋关节 X 线片（图 18-5-5），见假体位置满意，在助行器辅助下下地行走。随访近 3 年，髋关节功能恢复良好。

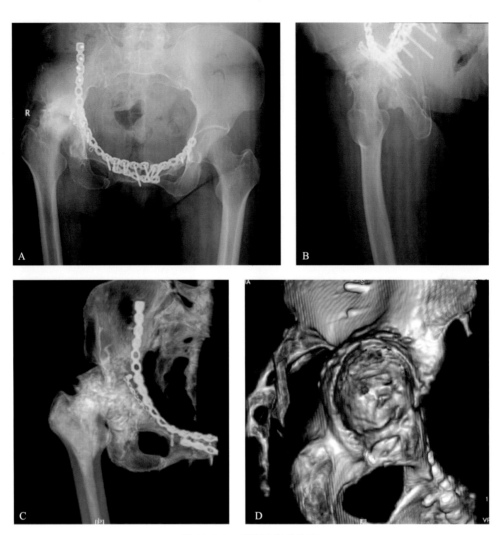

图 18-5-4　术前影像学检查

A、B骨盆正、轴位X线片；C、D类右髋正位及去股骨头、显示臼底的CT三维重建片。

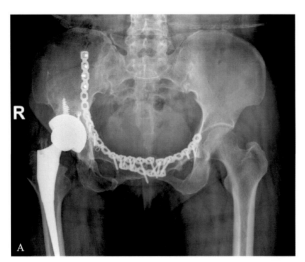

图 18-5-5　术后复查

A骨盆正位；B右髋轴位。

分析与小结：此患者初期损伤严重，在髋臼骨折同时出现股骨头后脱位，虽然及时复位并行髋臼骨折切开复位 DAPSQ 内固定术，恢复了髋关节结构及功能。但术后 4 年出现股骨头坏死并向上半脱位，此属髋臼骨折术后常见并发症。由于髋臼明显变形，上下径明显大于前后径，增加了 THA 手术难度。在 THA 术中，适当增大臼的直径，较好地解决了髋臼变形的问题，并稍加软组织松解，术后假体位置良好，双下肢基本等长，使患者 THA 术后功能恢复满意。此例 DAPSQ 不影响 THA 手术，故保留。

（丁　　然　蔡贤华）

病例 18-5-3

1. 一般情况

为本书第十七章第四节之病例 17-4-2，男性患者，61 岁，左髋臼双柱伴后壁骨折（C1.3）于 2018 年 2 月 5 日行前后路联合入路切开复位内固定术，2018 年 4 月 2 日再次入院行后路清创、后侧内固定大部分取出、万古霉素骨水泥填充、置管冲洗。伤口愈合 4.5 个月而入院要求进一步治疗。

2. 术前检查

患者初次骨折为闭合性骨折，内固定时手术入路为髂腹股沟入路加 K-L 入路，清创术后伤口一期愈合。术前查体左下肢短缩约 13 mm，X 线检查及 CT 三维重建示股骨头变形、缺损伴向上半脱位（图 18-5-6、图 18-5-7），髋臼后、上方骨缺损严重（AAOS Ⅲ 型），后侧骨水泥无明显移位，方形区部分骨缺损，至少 2 枚方形区螺钉跨过骨缺损（图 18-5-7D），但位于髋臼前侧、方形区内侧 DAPSQ 内固定完好。炎性指标检测无异常（图 18-5-8）。3D 打印显示髋臼侧后上方骨缺损明显，进行术前设计（图 18-5-9）。

3. 手术过程

麻醉方式为全麻，健侧卧位，沿原 K-L 入路进行显露。术中见髋关节周围瘢痕增生明显，清除影响髋关节活动度的增生组织，脱位髋关节，见股骨头塌陷变形，体积缩小，软骨消失，冰冻切片未见髋关节内感染迹象。常规股骨颈截骨，显露髋臼，清除骨水泥及其简易内固定，刮除增生瘢痕组织，见臼上、后骨缺损严重，臼底及卵圆窝增生变形，方形区部分骨缺损，方形区螺钉可触及，臼软骨缺损。

按术前设计，必须进行髋臼结构重建。虽然准备了钽块等材料，但考虑到患者原系感染，且经济存在问题，自体材料相对安全，再次征得家属同意后，将切下的股骨头颈修整后进行髋臼上、后方结构植骨并以 3 枚螺钉内固定；然后常规磨锉髋臼（图 18-5-10），试模测试后安置髋臼假体（Zimmer TM），鉴于臼上方负重区骨缺损明显，将臼外展角稍调小，以聚乙烯衬高边弥补。股骨侧假体（Zimmer Taper）常规安装，松解软组织后，复位假体，常规关节腔注射氨甲环酸，置引流管后，逐层关闭伤口。

4. 术后情况

术后左下肢短缩约 6 mm，48 h 拔出引流管，抗生素使用时程为术前半小时至术后 3 周头孢曲松抗感染。复查髋关节 X 线片（图 18-5-11），见假体位置满意。但术后 7 d 开始出现切口前下方发红、局部发痒，考虑活力碘过敏可能性较大，因为术后实验室检查结果趋于正常。更换敷料，切口周围皮肤逐渐恢复正常，一期愈合（图 18-5-12、图 18-5-13），在助行器辅助下下地行走。术后半年复查，假体位置良好，结构性植骨已愈合（图 18-5-14）。随访近 2.5 年，髋关节功能恢复良好。

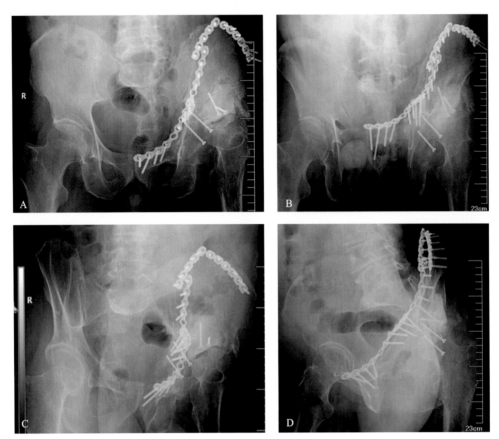

图 18-5-6　术前 X 线检查

A 骨盆正位；B 骨盆出口位；C 左髂骨斜位；D 左闭孔斜位。

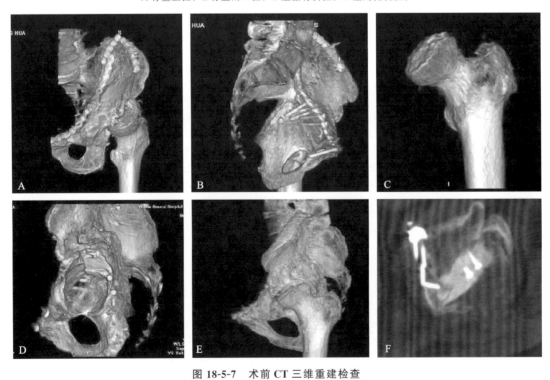

图 18-5-7　术前 CT 三维重建检查

A 类左髋正位；B 方形区位；C 股骨头颈正位；D 去股骨头、显示臼底；E 左髋后斜位；F 经臼顶横断扫描。

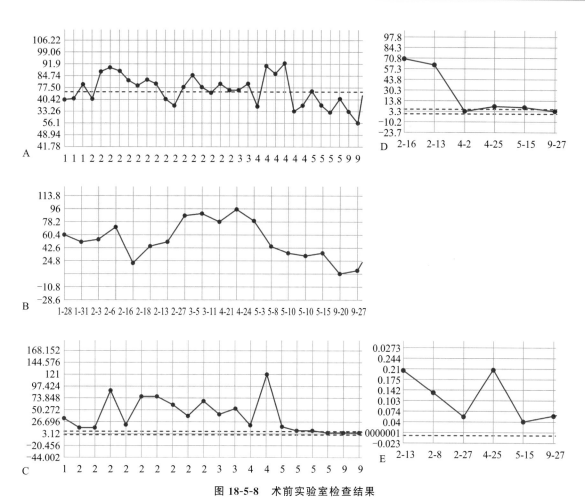

图 18-5-8 术前实验室检查结果

A 中性粒细胞百分率变化趋势；B ESR 变化趋势；C CRP 变化趋势；D IL-6 变化趋势；E 降钙素原变化趋势。

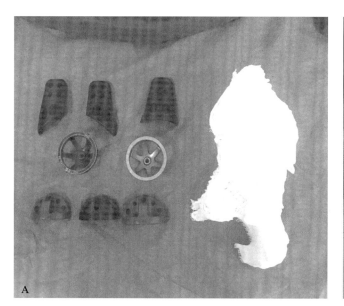

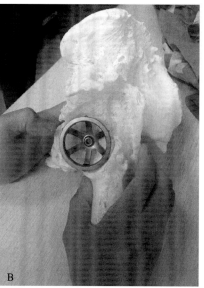

图 18-5-9 3D 打印与术前设计

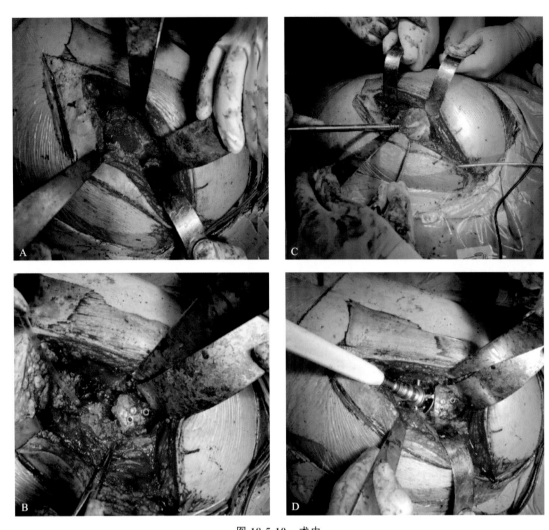

图 18-5-10　术中

A 显露；B 取股骨头；C 臼缺损结构重建；D 磨锉髋臼。

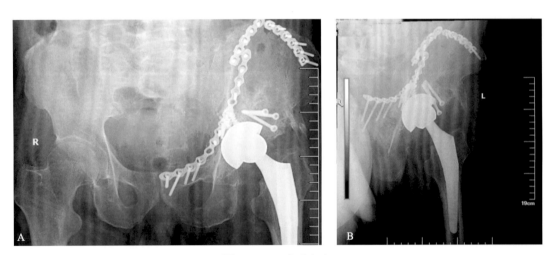

图 18-5-11　术后复查

A 骨盆正位；B 右髋轴位。

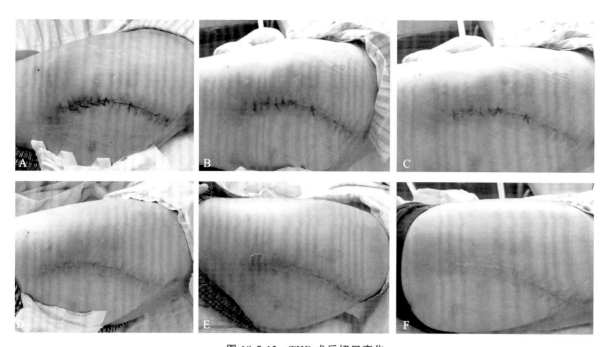

图 18-5-12 THR 术后切口变化

A 7 d；B 9 d；C 12 d；D 14 d；E 16 d；F 21 d。

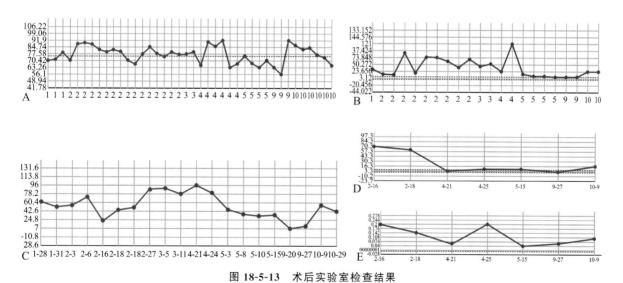

图 18-5-13 术后实验室检查结果

A 中性粒细胞百分率变化趋势；B CRP 变化趋势；C ESR 变化趋势；D IL-6 变化趋势；E 降钙素原变化趋势。

分析与小结：髋臼骨折术后感染是灾难性结果，此患者住院 3 次，手术 3 次，历时 10 个月，对医患双方均是不小的考验！第三次入院时，虽然感染控制，但髋臼严重骨缺损，THR 时处理较为棘手。常需进行细致的术前规划与相关手术器械的准备，当然选择手术时机尤为重要。术中宜行冰冻切片，以进一步确定感染已得到控制。术中髋臼侧骨缺损常采取结构性植骨或钽块充填或使用钛笼（cage）等，然后进行髋臼假体置入。股骨头往往变形或破坏，但股骨侧为常规操作。由于常伴髋关节半脱位，术中宜进行适当松解。双下肢等长是手术的目标，但完全实现还有一定困难，本

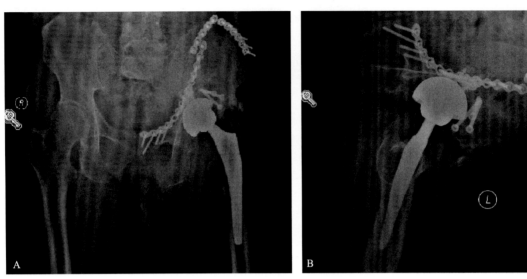

图 18-5-14　术后半年复查

A 骨盆正位；B 右髋轴位。

例患肢稍短，对功能影响不大。术后预防感染也是重要一环，本例术后 7 d 出现切口发红，着实捏了一把汗，好在复查血象及炎性因子均趋于正常，延长抗生素使用时间达 3 周，为患者恢复功能打下了基础。DAPSQ 因其所在部位较为特殊而术中保留，对安装 THR 无影响，同时能维持方形区骨质稳定并可阻止髋臼杯中心性脱位。

（蔡贤华　丁　然　刘曦明）

本章小结

　　髋臼骨折术后失败处理较为棘手，THA 是目前较为有效的方法，但此类患者不同于常规 THA。面对骨折术后遗留的软组织挛缩、骨缺损、感染及反复清创切口瘢痕等诸多挑战，需在手术入路、假体选择、内固定是否保留等多方面进行充分准备，必要时借助 3D 打印以帮助术前设计。术中需仔细操作，适当松解，才能确保手术成功。髋臼前侧、后侧内固定可能影响臼杯安放，但位于髋臼前侧与方形区的 DAPSQ 不但不影响臼杯安放，而且可能对方形区愈合欠佳或伴局部骨缺损者可防止臼杯中心性脱位并起到稳定作用。

（蔡贤华　刘曦明　汪国栋　丁　然）

第十九章

内固定物存留与取出对髋臼软骨退变影响的动物实验研究

不同于原发性髋关节骨性关节炎（osteoarthritis，OA），高能量髋臼骨折术后并发的髋关节创伤性关节炎（posttraumatic osteoarthritis，PTOA）主要影响年轻的劳动人群，患者平均年龄较原发性 OA 患者早 9～14 年，而这一年龄阶段患者也是社会经济的主要贡献者。更重要的是，关节置换术对这类人群效果较差，失败及后期翻修率较高。虽然我国目前没有关于髋臼骨折术后 PTOA 发生率相关流行病学统计结果，但随着国家工业、交通业和建筑业飞速发展，高能量创伤导致的髋臼骨折发生率将逐年升高。此外，随着国家逐渐进入老年化社会，老年低能量髋臼骨折的发病率也逐渐增多。因此，髋臼骨折导致的髋关节 PTOA 必将成为我国社会的一个重要的健康和经济负担。

自 20 世纪 50 年代 Judet 和 Letournel 提出对髋臼骨折采用切开复位内固定手术治疗以来，髋臼骨折的手术病例数及随访研究越来越多。研究结果显示，虽然医疗技术与内固定材料的进步迅速，但髋臼骨折术后并发 PTOA 的发病率在过去的几十年里并没有明显降低。这表明，尽管目前发现与髋关节 PTOA 发生相关的风险因素很多，但其具体机制仍不明确。为了预防或降低 PTOA 的发生率，亟待进行 PTOA 的真正发病机制研究。

我们注意到，由于解剖位置特殊，髋臼骨折内固定术后，如无明显不适或副反应，内固定物通常终身存留体内，而其他部位关节周围内固定物通常在骨折愈合后被取出，这种差异常被临床医生忽视。因此，髋臼骨折术后内固定物的长期存留是否会影响关节软骨的退变过程并影响 PTOA 的发生率？目前尚无相关研究报道。

本研究将通过动物实验来探究内固定存留与取出对髋臼骨折术后软骨退变的影响，为延缓或降低髋臼骨折术后 PTOA 发生提供了新的思路。

第一节　兔髋臼后壁骨折动物实验模型的建立及验证

虽然体外研究广泛用于研究髋臼骨折损伤机制及内固定的生物力学稳定性，但髋臼骨折术后 PTOA 中软骨退变的研究必须通过体内实验完成，但尚缺乏理想动物模型。Olson 等在 2004 年首次报道采用羊建立模拟人髋臼后壁骨折的实验模型，实现了髋臼骨折动物实验研究的突破，但该模型存在一定不足和限制，如羊体型较大，饲养周期较长，对实验及饲养场地要求较高，且动物成本较高，不适合大样本实验研究等。相比之下，新西兰兔具有体型合适、生长周期短、适应性强、饲养条件相对要求低、适合大样本研究等优点。本研究拟采用新西兰兔建立一种模拟人髋臼骨折的活体动物实验模型，为研究内固定对髋臼骨折术后软骨退变打下基础。

一、材料和方法

（一）实验动物及分组

正常成年新西兰兔 54 只（兔龄 8 个月～2 年，体重 2.5～5 kg）［由湖北省疾控中心提供，实验动物使用许可证号：SYXK（鄂）2014－0082］。肉眼观及大体 X 线图像观无明显关节创伤、髋臼区骺板未闭合或髋部畸形，以及肿瘤或代谢性疾病。全部动物单笼饲养于中部战区总医院医学实验科，标准饲料，自由摄水，室温恒定在 23～25 ℃，湿度 60％，定期紫外线消毒，适应性喂养 1 周后用于实验。

随机分成测量组（30 只）与实验组（24 只）。后者再随机分为 3 小组：A 组为正常对照；B 组为髋臼骨折组；C 组为髋臼骨折行钛板螺钉内固定组，每组 8 只，除 A 组外，其余两小组均参与髋臼高能量骨折造模。

（二）实验方法

1. 兔髋关节外侧中心边缘角及头臼指数测量

测量组 30 只兔采用 100 g/L 水合氯醛溶液（3 ml/kg）腹腔注射麻醉，将兔固定于自制兔固定盒，模拟人髋关节伸直体位，保持体位一致并进行髋关节前后位拍片（图 19-1-1），图像经处理后上传医学影像系统（PACS），采用 PACS 自带的角度与距离测量工具，对兔双侧髋关节外侧中心边缘角（lateral center-edge angle，LCEA）及头臼指数（acetabular-head index，AHI）进行测量计算及分析（图 19-1-2），并与正常成人参考界值对比。

2. 模拟高能量兔髋臼后壁骨折模型建立及骨折内固定

实验组 24 只兔，A 组作空白对照不予处理，B 和 C 组进行髋臼高能量骨折建模处理，髋臼骨折类型模拟人髋臼后壁骨折。具体方法如下。

（1）以兔右背侧髋关节为中心，周围 100 mm 范围进行脱毛备皮，造模前 8～10 h 禁食，麻醉方法同前，麻醉后左侧卧位，右侧消毒铺无菌孔巾。

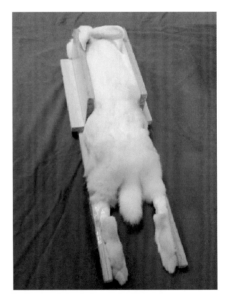

图 19-1-1　自制兔固定盒

（2）模拟采用人髋臼骨折的 Kocker-Langenbeck 手术入路（图 19-1-3A），由髂后上棘至大转子，切断短外旋肌群，显露兔髋臼背侧区及尾侧区。

（3）根据文献将四足动物髋臼结构划分为三个区域：头端、背侧及尾端，分别对应人体的前壁、臼顶和后壁。髋臼背侧区有一骨骺闭合后的骨嵴，又称臼顶。四足动物髋臼后壁定位方法（图 19-1-3B）：髋臼后壁骨折以该骨嵴沿臼缘向尾端 10°位置起（约 1 mm），沿髋臼缘至距臼顶 60°臼缘

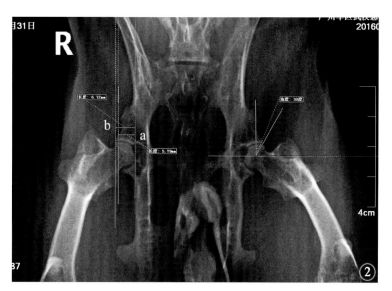

图 19-1-2　兔骨盆前后位 X 线片

采用 PACS 测量兔髋关节 LCEA（由股骨头中心点到髋臼外缘连线与经股骨头中心点的垂线所形成的夹角）及 AHI（股骨头内缘到髋臼外缘的距离 a 与股骨头横径 b 的比值）。

位置终止，中间约 50°范围宽度为模拟的后壁髋臼骨折宽度（约 5 mm）。

（4）采用一自制骨折块模板，大小约 5 mm×6 mm，暴露髋臼背侧及尾端区后，保留关节囊，将模板置于距离臼顶线 1 mm 并平行于下端臼缘位置，采用电钻带 0.8 mm 克氏针沿模板边缘钻孔，勾画骨折块边缘骨折线，以突破外层骨皮质为止，避免钻入过深损伤臼软骨，再利用小骨刀将外侧骨皮质钻孔连接起来，使骨折仅完全通过外层骨皮质，但关节软骨及软骨下骨并未损伤（图 19-1-3C、D）。

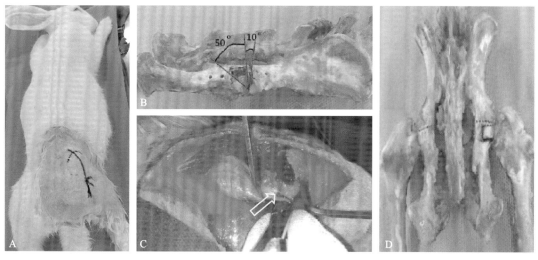

图 19-1-3　兔造模手术过程之一

A 兔全麻成功后模拟 K-L 入路显露右侧髋臼后壁；B 髋臼后壁骨折定位方法；C 建立的髋臼后壁骨折，仅完全通过外层骨皮质（黄色箭头所示），后壁骨折块仍与关节囊相连续；D 剔除软组织的骨盆骨骼，显示骨折仅完全通过外层骨皮质。

（5）随后将伤口用无菌纱布及棉垫覆盖，将兔翻转仰卧位置于自制的冲击支架下（图 19-1-4），右侧膝关节屈曲并使股骨垂直髋臼后壁，髋臼背侧安置压力感受器，并连接信号放大及采集系统（东莞南力测控设备有限公司），股骨远端置棉垫保护，1 kg 重锤自 1 m 高处沿导杆自由落体砸向股骨远端。采集并记录背侧髋臼后壁骨块所受冲击应力，随后移出兔并左侧卧位置于动物手术台。若骨折块未被击落，必要时采用小骨刀将其造成完全骨折，但后壁骨折块仍与关节囊相连。

B 组兔在此基础上，骨折块任其移位不予特殊处理，清洗伤口，逐层缝合软组织。C 组兔造模完成后，清洗伤口后解剖复位骨折块，采用 6 孔 1.5 mm 钛板，塑形后联合 4 枚 8 mm 双皮质骨螺钉进行固定（常州康辉医疗器械公司），骨折块两端各 2 枚螺钉，确保螺钉未进入关节腔，清洗伤口，逐层缝合软组织（图 19-1-5），无菌纱布包扎。

所有造模及手术在 3 d 内完成。术后不予外固定，第二天伤口换药，预防性抗生素注射用头孢唑林钠按 50 mg/kg 耳缘静脉推注，连用 5 d。

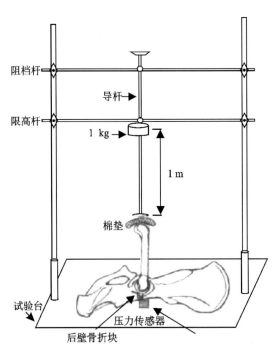

图 19-1-4　模拟高能量损伤致兔髋臼后壁完全骨折造模示意图

（三）观察指标

（1）术后 2 周麻醉下复查骨盆前后位 X 片，查看骨折愈合情况。

（2）术后 3 个月拍片评估及病理学检测。

拍片评估：处死前 3 d 麻醉后行骨盆前后位 X 线检测，采用 OA 半定量评分对右侧髋关节进行评分（表 19-1-1）。

病理学检测：处死后用小骨刀取髋臼后壁处 5 mm×5 mm 大小新鲜骨块（带臼软骨），40 g/L 多聚甲醛溶液固定 1 周后，经 10% EDTA 脱钙、石蜡包埋、切片，片厚约 5 μm。分别经 HE 染色、番红 O 及甲苯胺蓝染色后光镜下观察骨折块臼软骨病理学变化。每组选择非连续的 3 张切片，每张选取 3 个视野，光镜观察软骨形态情况，结合组织学变化，参考 Mankin 组织病理学评分（表 19-1-2）。上述取材过程在 3 d 内完成。

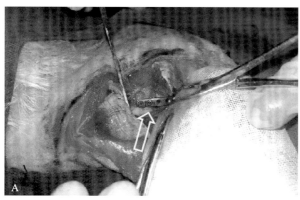

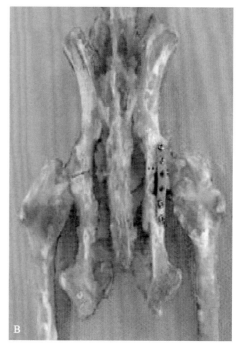

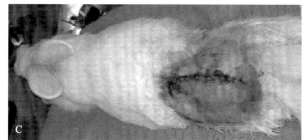

图 19-1-5　兔造模手术过程之二

A 行髋臼后壁骨折钛板螺钉内固定术（1.5 mm 钛板联合 8 mm 双皮质螺钉内固定）（黄色箭头所示）；B 造模手术完成，逐层缝合软组织，伤口消毒待包扎；C 剔除软组织的兔骨盆骨骼，显示髋臼后壁骨折定位及 1.5 mm 钛板联合 8 mm 双皮质螺钉内固定效果图。

表 19-1-1　OA 半定量评分表

OA 等级	评分	X 线影像描述
无	0	正常
轻度	1	软骨下骨有轻微重建、软骨周围早期新骨形成征象，或关节间隙有游离骨赘影
中度	2	在轻度 OA 改变基础上，X 线影像改变更加明显
重度	3	X 线改变较重度 OA 更明显，或关节周围有更大骨赘形成，或伴有关节轻微半脱位

表 19-1-2　Mankin 组织学评分系统

	评分参数	分值
结构	正常	0
	关节面不平	1
	血管翳＋关节面不平整	2
	裂缝至移行带	3
	裂缝至放射带	4
	裂缝至钙化带	5
	无软骨组织	6

评分参数		分值
细胞	正常	0
	广泛细胞肥大	1
	细胞增殖	2
	细胞较少	3
番红 O 染色	正常	0
	轻微较少	1
	中等较少	2
	严重减少	3
	无着色	4
潮线完整性	完整	0
	血管穿行	1
总得分		

（四）统计学处理

应用 SPSS 19.0 统计软件，计量资料以 $\bar{x} \pm s$ 表示；兔髋关节影像学测量的 LCEA 及 AHI 采用总体均数的 95% CI 估计；直线相关分析用于探讨兔股骨头与髋臼解剖学匹配性；三组间髋关节 X 线片 OA 半定量评分及 Mankin 组织学评分比较采用单因素方差分析，若差异有统计学意义，则再采用 LSD-t 法进行组间两两比较，$P < 0.05$ 为差异有统计学意义。

二、结 果

（一）兔髋关节 X 线片 LCEA 及 AHI 测量

测量组 30 只兔全部进行 X 线检测，无髋臼骨骺未闭及髋关节发育不良及畸形。本研究中兔髋关节（共 60 髋）LCEA 及 AHI 测量结果的 $\bar{x} \pm s$ 及 95% CI（见表 19-1-3），通过与正常成人髋关节 LCEA（>25°且<40°可认为是正常）及 AHI（约为 84%~85%，低于 76% 时可有半脱位表现）界值比较，结果显示，兔髋关节 LCEA 及 AHI 的总体均数 95% CI 范围均大于成人正常参考值，可认为兔髋关节 LCEA 及 AHI 符合正常成人髋关节影像学的评价标准，具有类似于正常成人髋关节的头臼匹配性及稳定性。

表 19-1-3　兔髋关节 LCEA 及 AHI 值与正常成人参考界值对比

测量参数	$(\bar{x} \pm s)$	95% CI	正常成人参考界值
LCEA	29.94±3.63	29.12~30.75	>25°
AHI	84.59±1.57	84.18~84.99	>75%

（二）术后髋关节 X 线片 OA 半定量评分及 Mankin 组织学评分

实验组 B、C 组兔均采用高能量冲击模拟髋臼后壁骨折，位于髋臼下方的力传感器传出显示的股骨头对髋臼整体关节机械冲击载荷平均约为 45 MPa。所有动物均造成髋臼后壁骨折，骨折块无明显移位，未出现明显髋关节脱位，部分呈半脱位。术后未出现死亡及感染、坐骨神经损伤、异位骨化等术后并发症。

（1）术后 2 周内恢复站立与行走，骨盆前后位 X 线片显示骨折均已愈合。

（2）术后 3 个月全髋关节 X 片与右髋关节形态改变（图 19-1-6）：A 组作为正常对照组，双侧髋关节未出现明显改变，髋臼壁及臼缘完整，股骨头及臼软骨光滑平整；而 B 组右侧髋关节出现明显创伤性关节炎并髋关节半脱位改变，髋臼周围骨赘增生明显，后壁骨折块处于移位状态下愈合，髋臼窝型关节形态存在，臼窝关节面未见明显台阶改变，臼软骨粗糙，关节退变明显；C 组骨折后以解剖复位钛板螺钉内固定，3 个月右髋关节 X 线片未出现明显 OA 表现，内固定钛板及螺钉未出现松动断裂现象，髋关节周围骨赘明显减少，臼软骨骨折线部位被纤维软骨修复，关节面无台阶，股骨头及臼软骨光滑润泽，关节退变不明显，未出现明显骨关节炎（OA）改变。三组右侧髋关节 OA 半定量评分比较（表 19-1-4），三组评分为 B＞C＞A，且三组间差异均有统计学意义（$P<0.05$）。

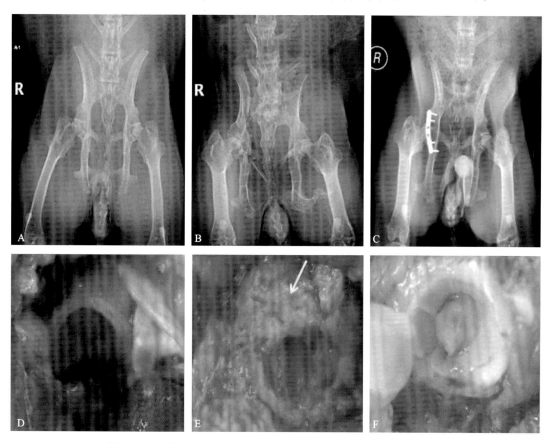

图 19-1-6　术后 3 个月三组右髋关节 X 线片及直视下所见形态改变

A 组（图 B、E）X 线片及直视下观表现正常；B 组（图 B、E）X 线片见明显创伤性关节炎并髋关节半脱位，关节退变（红色箭头所示），直视下可见髋臼周围骨赘增生明显，后壁骨折块处于移位状态下愈合（黄色箭头所示）；C 组（图 C、F）X 线片及直视下观较 A 组退变表现重，但较 B 组明显减轻。

表 19-1-4　3 个月后髋关节 X 线片 OA 半定量评分及 Mankin 组织学评分比较 $(\bar{x} \pm s)$

组别	兔数/只	OA 半定量评分	Mankin 组织学评分
A 组	8	0.63±0.74	0.88±0.83
B 组	8	2.75±0.46[a]	8.50±1.41[a]
C 组	8	1.75±0.46[ab]	3.50±0.93[ab]
F 值		27.62	101.34
P 值		<0.05	<0.05

注：与 A 组比较：[a]$P<0.05$，与 B 组比较：[b]$P<0.05$。A 组为正常对照组，B 组为髋臼骨折不处理组，C 组为髋臼骨折行钛板螺钉内固定组。

（3）病理检测：相较于正常组，B 组臼软骨出现龟裂，软骨纤维化，软骨面明显不平整，周围骨赘形成，番红 O 及甲苯胺蓝着色变浅。C 组相对于 A 组虽关节面仍平整，但出现关节软骨厚度变薄，软骨细胞排列紊乱，肿大及增生，番红 O 及甲苯胺蓝着色变浅，出现早期退变表现（图 19-1-7）。Mankin 组织学评分结果（表 19-1-4），B 组软骨退变 Mankin 评分明显高于 A、C 组，其 OA 发生率及严重程度远高于 A、C 组，A、B、C 组间后壁关节软骨改变差异均有统计学意义（$P<0.05$）。

三、分析与小结

（一）选用兔作为模型动物的原因

骨科常采用的实验动物有鼠、兔、犬及羊。由于鼠体型较小，骨骺处于终生开放性未闭合状态，不适合用于模拟人的骨盆髋臼损伤，与人类差异较大。犬及羊虽然体型较为合适，但二者均存在生长周期较长，实验场所、饲养条件及实验成本较高，不适合大样本研究等缺点。

Bergmann 等及 Page 等通过比较四足动物与人髋关节应力分布以及周围肌力分布情况，认为四足动物髋关节可较好地被用来模拟人的髋关节及周围疾病的研究。第一，兔是较为理想的用于模拟人髋部骨折及关节退变疾病的实验动物，不仅仅是因为其相对于大型动物具有生长周期短、适应性强、饲养条件相对要求低、适合大样本研究等优点，而且其还具有一些其他特点，如类似于人类骨骼特点，兔全身骨骺在成年（6 月龄）后均会逐渐闭合（4.5～7.6 月龄），且兔骨盆及髋臼区骨骼体型较鼠大，便于进行手术外科干预及术后取材；第二，Arzi 等通过一项长期研究发现，兔全身关节具有随年龄增长而自然发生关节退变甚至发展成为骨性关节炎的特点，且关节退变的程度与兔龄及体重呈正相关，特别是在兔髋、膝关节表现尤为明显，这一特点和人类关节极其类似，也是用于模拟人类关节疾病动物模型所必需的要素。因此，Arzi 等极力推崇采用兔来作为模拟人类关节疾病的动物研究。第三，兔髋关节已被广泛应用于人类髋部疾病的动物研究，如髋关节 OA、髋关节发育不良发病机制及截骨矫形治疗等疾病的研究，说明兔髋关节用于模拟人类髋部疾病的研究已十分成熟并被广泛接受。

（二）本研究所建立模型的特点

本研究首次采用兔髋关节来模拟人髋臼骨折，并建立一种髋臼后壁骨折的动物实验模型。人类髋关节是一个头臼匹配的臼窝关节，髋臼骨折可破坏臼窝关节的匹配性。对于采用兔髋关节来模拟

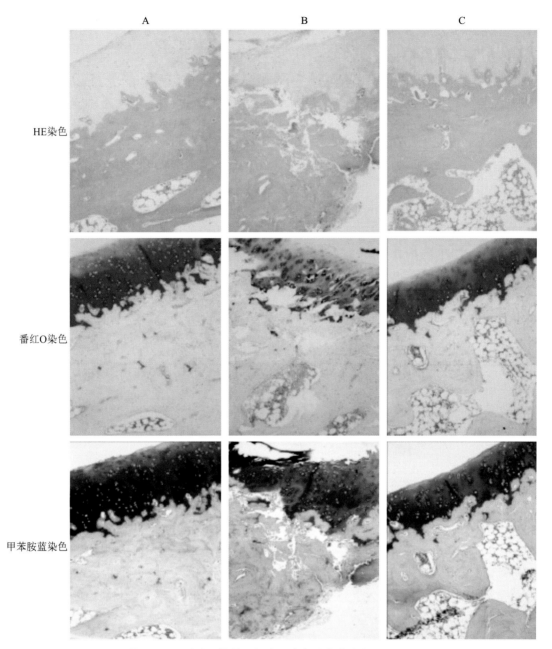

图 19-1-7　后壁臼软骨组织病理染色形态学改变（×100）

研究人类髋部骨折，其关节本身的头臼匹配性如何尚未有这方面的研究报道。LCEA 及 AHI 在临床上常被用来评价股骨头与髋臼的发育程度，衡量髋臼与股骨头的匹配关系及对股骨头的覆盖情况，作为评价股骨头在髋臼内的稳定指数。本研究通过对正常成年兔在髋关节模拟人伸直体位前后位 X 片进行影像学测量，结果发现兔髋关节 LCEA 及 AHI 的 95％CI 下限值均大于正常成人的参考界值，分别为 29.12°～30.75°、84.18％～84.99％，可认为兔的髋关节具有类似于正常成人髋关节头臼匹配性及稳定性，适用于模拟人髋臼骨折的动物实验研究。

髋臼骨折是一种严重的关节内骨折，建立动物模型较困难，主要是因为模型难以同时满足髋臼骨折一致性及关节软骨间存在钝性机械撞击，而目前很多动物实验研究并没有同时兼顾到两者。本研究采用克氏针钻孔穿过后壁外层皮质骨并勾画骨折类型，然后用小骨刀连接钻孔，造成后壁外侧皮质骨完全骨折，形成应力集中带，可避免因直接用骨刀凿穿外侧皮质骨造成的软骨副损伤和骨折块的不规则。所建立的后壁骨折块大小为 5 mm×6 mm，远小于背侧最窄处宽度（10.1±0.23）mm，不会造成背侧完全骨折，但大于最窄处软骨面宽度，可造成类似后壁全关节面骨折。随后由重物自由落体砸向股骨远端，通过股骨头对髋臼后壁的机械冲击，模拟高能量损伤造成的髋臼后壁骨折。Milentijevic 等通过对活体兔股骨髁进行机械撞击，发现小于 25Mpa 可造成关节软骨表层的细胞死亡；超过 35Mpa 则可造成肉眼可见的软骨破坏；超过 40Mpa 则可产生严重的软骨死亡和软骨基质、软骨下骨破坏。本研究通过髋臼后方的力感受器测得股骨头对髋臼的冲击载荷约为 45 MPa，与 Olson 等及 Milentijevic 等测得的冲击载荷相近（60 Mpa 比 40 Mpa），远大于软骨细胞所能承受的最大载荷 25 MPa，属于高能量损伤，并且能保持后壁骨折类型的一致性。

在建立兔髋臼后壁骨折模型后，对 C 组采用钛板螺钉内固定。术后 3 个月髋关节 X 片 OA 半定量评分表明，B 组髋臼后壁骨折未固定组发展成明显的创伤性髋关节炎合并髋关节半脱位表现，后壁骨折虽已愈合，但周围骨赘增生、关节退变明显，头臼匹配改变。而 C 组可明显预防术后创伤性髋关节炎的发生，髋臼结构恢复正常，臼软骨面在骨折线处表现为纤维软骨修复，臼窝软骨面平整。进一步通过对关节臼软骨组织形态学研究发现，三者间 Mankin 组织学评分均存在统计学差异。相对于正常 A 组，B 组关节软骨分解、纤维化退变严重，骨赘形成；而 C 组明显延缓关节软骨的退变，虽软骨厚度明显变薄，染色变浅，说明软骨蛋白聚糖等含量降低，但关节面仍平滑，仍处于关节退变早期阶段。

本研究采用新西兰兔制作了一种模拟人类高能量髋臼后壁骨折的动物实验模型，为进一步发展髋臼骨折及相关疾病（如创伤性关节炎、异位骨化等）的动物实验研究提供了模型，更适合于大样本实验研究。

（三）本模型的不足

当前髋臼骨折相关疾病的动物实验研究仍属空白，动物模型的发展仍不成熟，存在诸多挑战，本研究所建立的髋臼骨折动物模型可为髋臼骨折的动物实验提供参考。但存在着以下不足。

首先，采用四足动物模拟研究人类髋臼骨折相关疾病，虽可类比，但因行走姿势及髋关节应力分布存在差异，两者间仍不能完全等同。

其次，人类髋臼骨折通常为高能量闭合性损伤，而本研究通过暴露兔髋臼后壁并造成外层皮质骨骨折后再进行高能量撞击，人为开放干预对骨折损伤的影响尚不清楚，而这也是目前骨关节疾病动物实验模型建立的普遍缺陷。

再次，本模型中采用 1.5 mm 钛板结合 8 mm 双皮质螺钉对模拟髋臼后壁骨折进行内固定，虽然能提供足够的固定强度并有效预防术后创伤性关节炎的发生，但钛板型号相对于骨折块稍偏大，且骨折块上不能另置固定螺钉，未能提供更高强度的固定。

（王　威　蔡贤华）

第二节　内固定物存留不同时间对髋臼软骨退变影响的动物实验研究

影响髋臼骨折术后 PTOA 发生的因素很多，临床学者主要关注到髋臼骨折的骨折类型、手术复位质量、手术入路选择、患者年龄、合并伤、基础疾病等因素，而基础研究主要关注骨折时对软骨的机械损伤、载荷应力、炎症因素、基因遗传等因素。PTOA发生的具体机制仍然不清楚。本课题组发现，在髋臼骨折愈合后，作为一种异物，内固定物长期存留对髋臼软骨是否存在影响这一问题尚未引起足够重视。

在正常情况下，关节软骨处于一个生理代谢平衡状态，即基质和胶原成分的分解和合成处于动态平衡，这样软骨可长期保持其生理功能。若这一平衡发生改变，导致分解代谢大于合成代谢，则关节软骨代谢会朝向OA病理方向发展变化。因此，我们提出一个假设，即在髋臼骨折解剖复位内固定并骨折愈合后，由于内固定物的长期存留，是否会引起髋臼非损伤区软骨代谢平衡发生改变并向软骨分解退变方向发展，成为导致髋臼骨折术后髋关节PTOA高发的一个潜在影响因素。本研究将主要通过动物实验来验证这一假说，评价内固定物存留对髋臼软骨退变的影响，同时，也为临床髋臼骨折术后评价内固定物取出与否提实验论依据。

一、材料与方法

（一）实验动物与分组

57只新西兰大白兔（同本章第一节），随机分为4组，即同期正常对照组（Intact，I）、假手术组（Sham，S）；髋臼后壁未骨折加钛板螺钉内植入组（No Fracture＋Fixed，NFF）；髋臼后壁骨折加钛板螺钉内固定组（Fracture＋Fixed，FF）。对照组12只，其余三组各15只。

（二）建模与处理

对I组不予处理；S组仅进行模拟髋臼后壁骨折的K-L手术入路，暴露后壁后常规关闭伤口。NFF组模拟髋臼后方K-L入路暴露髋臼后壁后，直接采用钛板螺钉进行内固定。FF组制作髋臼后壁骨折模型后，采用钛板螺钉内固定，造模及固定方法同第一节。两内固定组（NFF及FF）均需确保术中螺钉未进入关节腔。术后处理同第一节。

鉴于本章第一节已证明兔髋臼后壁骨折在复位内固定术后3个月即可达到骨折愈合，以术后第3个月为内固定物存留研究起始点（initial point，IP-0），分别取该起始点之后的第1、第2、第4个月为内固定物存留研究时间点，分别对应IP-1、IP-2、IP-4（图19-2-1）。每组兔再随机分至这三个时间点，即对照组每个时间点各4只，其余各组每个时间点各5只。

（三）取材

（1）分别于骨折愈合后的第1、第2、第4月，即IP-1、IP-2、IP-4三个时间点，对照组每次处死4只兔，其余三组每次处死5只。处死前1 d通过耳缘静脉采静脉血3～5 ml，标签记录，采用3 000 rpm离心10 min，收集血清（上清液）保存于3 ml EP管，－20 ℃低温冰箱保存。

（2）处死前1 d，将兔全麻后固定于自制兔固定盒，拍摄髋关节伸直前后位X片，具体方法同前第一节。

（3）处死后，在后壁区以外区域，用小骨刀分别截取两块5 mm×5 mm大小（带臼软骨及软骨下骨）骨组织，分别随机标记。其中一块采用4％多聚甲醛溶液固定1周，用于病理染色及免疫组化检测；另一块采用液氮罐保存，用于Rt-PCR检测。

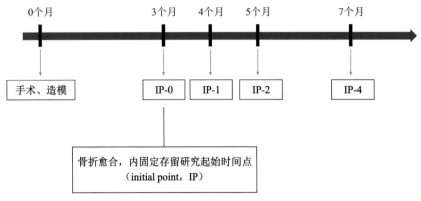

图 19-2-1　研究时间流程图

　　以造模手术时间点为时间起始点，设为 0 个月；在造模完成后连续饲养 3 个月，待髋臼骨折愈合，该时间点设为研究起始点，即 IP-0，在之后的第 1、第 2、第 4 个月为内固定物存留的研究时间点，分别对应 IP-1 个月、IP-2 个月、IP-4 个月，为各组取材时间点。

（四）观察指标

1. 一般情况

观察各组兔术后死亡情况、手术髋伤口愈合情况、有无感染发生、并发症、术后步态情况等。

2. X 线片影像学表现及 OA 半定量评分

骨折愈合后内固定存留起始点 IP-0 及之后第 IP-1 个月、IP-2 个月、IP-4 个月分别对各组兔采用自制兔固定盒拍摄髋关节伸直前后位，采用 OA 半定量评分标准，对各组兔在不同时期右侧髋关节进行评分，比较各组兔髋关节在不同时间退变情况；

3. 关节软骨退变血清生物学标志物浓度变化

取出保存于 $-20\ ℃$ 的血清样本，常温解冻后开始进行 ELISA 检测各组兔在术后不同时间软骨退变血清生物学标志物 CTX-Ⅱ 及 COMP 浓度，评估各组兔在术后不同时间髋臼软骨退变情况。具体检测方法分别按照 CTX-Ⅱ（上海 Bio－Swamp 公司，中国）、COMP ELISA（上海 Bio－Swamp 公司，中国）（灵敏度＞10 pg/ml）试剂盒配套说明书操作步骤执行。

4. 组织学改变

观察各组兔在术后不同时间点（IP-1、IP-2、IP-4）髋臼未损伤区域软骨组织 HE 染色及甲苯胺蓝染色，方法同第一部分。每组选择非连续的 3 张切片，每张选取 3 个视野，光镜观察软骨形态情况，结合组织学变化，参考 Mankin 组织病理学评分，评估并比较各组兔髋关节在不同时期后壁以外区域臼软骨退变情况。

5. 软骨代谢平衡相关因子表达水平改变

将各组兔不同时期髋臼后壁骨折以外区域软骨组织免疫组化图片，采集图像并应用 Image-Pro Plus 6.0 图像分析软件进行免疫组化染色图像分析，计算各组不同时间点髋臼后壁臼软骨组织切片聚集蛋白聚糖（Aggrecan）、二型胶原蛋白（Collagen Ⅱ）及金属基质蛋白酶-13（MMP-13）平均光密度值（IOD），评估软骨组织合成代谢的主要成分 Aggrecan、Collagen Ⅱ 及软骨分解代谢主要酶 MMP-13 的表达水平。每组选择非连续的 3 张切片，每张选取 3 个视野。

6. 软骨代谢平衡相关基因表达水平改变

通过 Rt-PCR 技术从基因水平检测两条信号通路的主要因子变化（表 19-2-1），即激活素受体样激酶 5（ALK-5）—完全纤溶酶原激活物抑制剂 1（PAI-1）—Aggrecan、Collagen Ⅱ；ALK-1—ld-1—MMP-13 的 $^{\triangle\triangle}$Ct 值和表达水平变化，以及 ALK-1/ALK-5 与 PAI-1/Id-1 比值，评价内固定物存留对兔髋臼未损伤区域软骨组织代谢平衡的影响。

表 19-2-1　相关引物序列表

名称	引物	序列	大小
Rabbit GAPDH	正向	5′-GGTGAAGGTCGGAGTGAACG-3′	295bp
	反向	5′-AGTTAAAAGCAGCCCTGGTGA-3′	
Rabbit ALK1	正向	5′-ATGGCATCGTGGAGGACTAC-3′	155 bp
	反向	5′-CTGTACCACTCCTGACAGCA-3′	
Rabbit ALK5	正向	5′-TGCTCGACGATGTTCCATTG-3′	212bp
	反向	5′-GAGCTGCTCCATTGGCATAC-3′	
Rabbit Id-1	正向	5′-GGTGAACGTGTTGCTCTACG-3′	216bp
	反向	5′-TTGAGGGTGCTTAGCGGAG-3′	
Rabbit API-1	正向	5′-ACACGAAAGGCATGATCAGC-3′	243 bp
	反向	5′-AGATGTCGTAGTAGTGGCCG-3′	
Rabbit MMP-13	正向	5′-TACACCTACACCGGCAAGAG-3′	235 bp
	反向	5′-AAAACAGCTCTGCATCCACC-3′	
	反向	5′-CCACTGCTGTCAAACACTCC-3′	
Rabbit Collagen Ⅱ	正向	5′-CGCTCAAGTCCCTCAACAAC-3′	238 bp
	反向	5′-CACCAGTTCTTCTTGGGCAC-3′	

注：GAPDH 即甘油醛-3-磷酸脱氢酶。

二、结果

（一）一般情况

术后所有兔麻醉复苏后正常进食，术后 1 周左右伤口正常愈合，均未出现死亡及伤口感染、坐骨神经损伤等术后并发症，术后 3 周内恢复站立及行走。自 IP-1 时间点（内固定术后第 4 个月）开始分批取材。

（二）X 线片影像学检查

各组兔自骨折愈合后内固定物存留不同时间点髋关节伸直前后位 X 线片显示（图 19-2-2），内固定物植入者均未出现螺钉穿入髋关节，各组无明显异位骨化等术后并发症，骨折术后 3 个月（IP-0）内愈合。I 组（正常组）和 S 组（假手术组）在观察期间前后未出现明显髋关节异常 X 线改变。NFF 组（非骨折加内固定植入组）右髋关节 X 片在 IP-1 个月及 IP-2 个月可见轻度新骨形成，至 IP-4 个月可见臼软骨下骨板增厚硬化，头臼关节仍保持正常匹配。FF 组（骨折加内固定组）右髋关节 X 片在 IP-1 个月及 IP-2 个月也可见到臼软骨下新骨形成，软骨下骨增生硬化。至 IP-4 个月退变表现更明显，可见关节周围轻度骨赘样增生。

髋关节 OA 半定量评分结果：S 组虽经右髋部假手术处理，但较 I 组右髋关节 X 片未见明显关节退变改变，髋关节 OA 半定量评分分值前后变化不明显，两者间差异无统计学意义（$P>0.05$）（图 19-2-3）。说明在该观察时间内，无明显的生理性关节退变表现，可排除时间因素对其他各组干预组兔的影响，单纯软组织手术不会导致明显的关节退变表现。

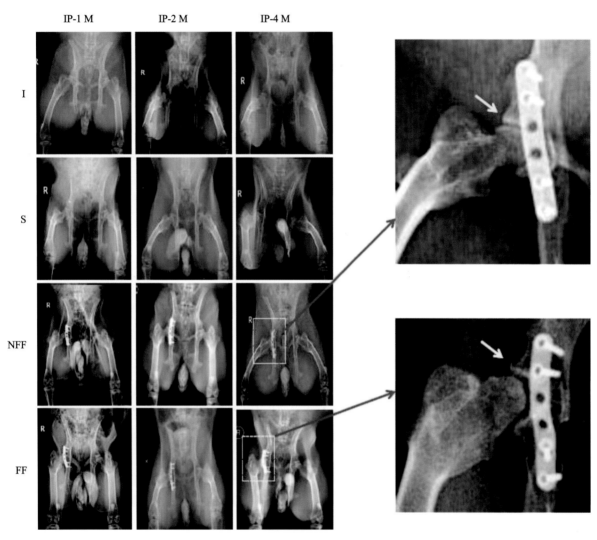

图 19-2-2 四组兔在 IP-1、IP-2、IP-4 时间点髋关节伸直前后位 X 线片

I、S 组未见明显髋关节 OA 表现，但 NFF 组及 FF 组有轻度 OA 表现，尤以 IP-4 个月较明显，NFF 组可见新骨生成，臼顶部位软骨下骨硬化增厚（黄色箭头所示），而 FF 可见臼缘有新骨生成并出现增生表现（黄色箭头所示）。FF 组 OA 早期新骨生成及增生等退变表现较 NFF 组更明显。

相反，NFF 组和 FF 组髋关节评分分值随术后内固定存留时间延长而增加，且均较同时间点的对照组高。FF 组在 IP-4 个月髋关节 OA 半定量评分值相较于 IP-1、IP-2 个月高，差异均有统计学意义（$P<0.05$）。相较于 I 组与 S 组，NFF 组及 FF 组髋关节退变明显，髋关节 OA 半定量评分差异有统计学意义（$P<0.05$）。此外，NFF 组在 IP-4 个月与 IP-1 个月间 OA 评分值差异有统计学意义（$P<0.05$），IP-4 个月 OA 评分值虽大于 IP-2 个月，但与 IP-2 个月间差异无统计学意义（$P>$

0.05）。这可能与 X 片反映的关节退变敏感性不强有关。值得注意的是，FF 组 OA 评分在 IP-1 个月、IP-2 个月均大于 NFF 组，但差异也无统计学意义（$P > 0.05$），仅在 IP-4 个月与 IP-1 个月间髋关节 OA 半定量评分差异有统计学意义（$P < 0.05$）。这说明，内固定物的存留会影响关节退变，若伴有髋臼骨折更会加重关节软骨的退变改变，但髋关节 X 片在反映关节软骨退变改变上敏感性较差。

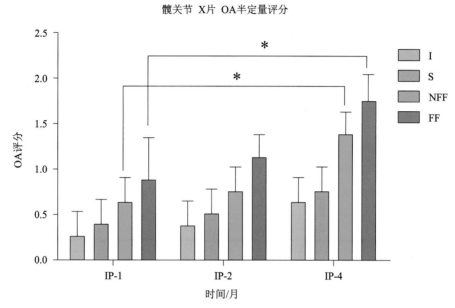

图 19-2-3　四组兔在 IP-1、IP-2、IP-4 三个时间点髋关节 X 片 OA 半定量评分及比较

* 表示差异有统计学意义，$P < 0.05$。

（三）酶联免疫吸附剂测定（ELISA）检测

采用 CTX-Ⅱ、软骨寡聚基质蛋白（COMP）两种试剂盒对血清样品进行 ELISA 检测。首先建立两种试剂盒检测相应血清样本的标准曲线及拟合方程（图 19-2-4），将各样本的 OD 值代入拟合方程及标准曲线，得出各血清样品 CTX-Ⅱ、COMP 浓度，如下表所示（图 19-2-5），可见Ⅰ组及 S 组血清 CTX-Ⅱ、COMP 浓度水平在观察期间内相对稳定，变化不大。而 NFF 组和 FF 组血清 CTX-Ⅱ、COMP 浓度水平随内固定物的存留时间增加而逐渐升高，且峰值均出现在最后一个月，即内固定物存留时间最长的时间点。此外，在各观察时间点，NFF 组和 FF 组血清 CTX-Ⅱ、COMP 浓度水平均较Ⅰ组及 S 组高，但只到 IP-4 个月差异有统计学意义（$P < 0.05$）。FF 组血清 CTX-Ⅱ、COMP 浓度水平在各时间点均高于 NFF 组，至 IP-4 个月差异有统计学意义（$P < 0.05$）。这说明 NFF 组和 FF 组均发生较正常组更活跃的软骨分解代谢，且与内固定存留时间呈正相关，FF 组髋臼软骨发生分解代谢比 NFF 组更活跃。此外，NFF 组和 FF 组 CTX-Ⅱ、COMP 浓度在 IP-2 个月较 IP-1 高，但差异无统计学意义（$P > 0.05$），而到 IP-4 个月时差异显著（$P < 0.05$），这可能与血清软骨的分解退变产物具有时间积累特点有关。

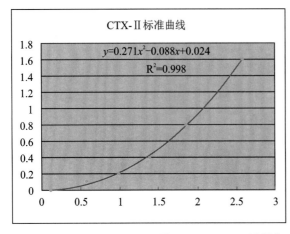
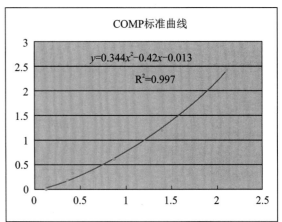

图 19-2-4　ELISA 试剂盒 CTX-Ⅱ 及 COMP 标准曲线

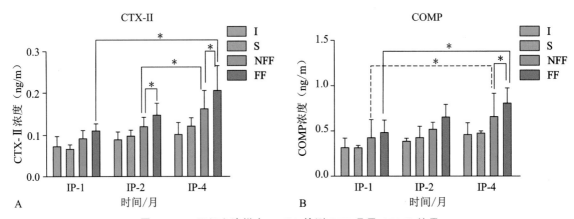

图 19-2-5　四组血清样本 ELISA 检测 CTX-Ⅱ 及 COMP 结果

* 代表差异有统计学意义，$P < 0.05$。

（四）组织学检测

1. 组织病理学检测

对兔髋臼未损伤区域臼软骨进行 HE 及甲苯胺蓝染色（图 19-2-6、图 19-2-7），正常组和假手术组在 IP-1 个月及 IP-2 个月臼软骨表面平整，软骨层细胞呈柱状排列，软骨细胞形态尚好。即使至 IP-4 个月，软骨面仍完整，甲苯胺蓝染色仍较深，显示软骨蛋白聚糖等含量丰富。但 NFF 及 FF 组在 IP-1 个月及 IP-2 个月虽软骨面仍完整，但已出现软骨细胞肿胀，细胞排列紊乱，软骨层甲苯胺蓝染色逐渐变淡。说明蛋白聚糖含量开始下降，并且随时间的增加，软骨层有出现变薄的趋势。至 IP-4 个月时，FF 组软骨面出现裂隙，延伸至软骨深层，甲苯胺蓝染色更浅。

结合病理组织 Mankin 评分（图 19-2-8），正常组及假手术组在三个观察时间点间差异无统计学意义。FF 组在 IP-4 个月评分最高，与 IP-1 及 IP-2 评分有显著差异（$P < 0.05$），且与同期的 NFF 组间差异有统计学意义（$P < 0.05$）。此外，NFF 组 Mankin 评分较同期的正常组及假手术组高，且差异也有统计学意义（$P < 0.05$）。说明正常情况下臼软骨退变不明显，但有内固定物存留情况下，臼软骨退变加强并随时间的延伸呈进行性发展，在伴有软骨损伤的情况下软骨退变速度更快。这和前面软骨分解代谢标志物检测结果相一致。

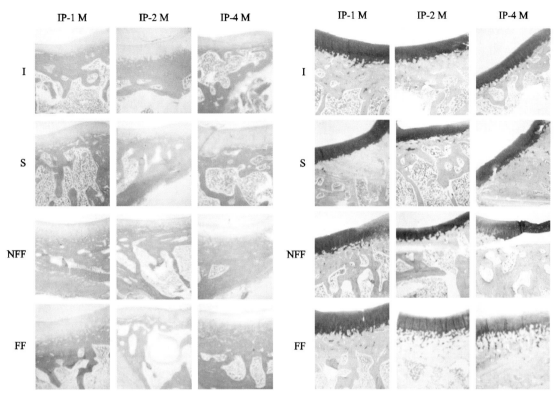

图 19-2-6　四组兔术后不同时间髋臼未损伤区域臼软骨组织 HE 染色（×100）

图 19-2-7　四组兔术后不同时间髋臼未损伤区域臼软骨组织甲苯胺蓝染色（×100）

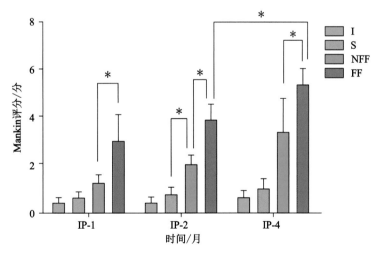

图 19-2-8　四组兔臼软骨 Mankin 组织学评分

＊表示差异有统计学意义，$P < 0.05$。

2. 免疫组化检测

　　Aggrecan 和 Collagen-Ⅱ是软骨组织的主要组成成分，而 MMP-13 则是导致 Aggrecan 及 Collagen-Ⅱ水解的主要蛋白酶。免疫组织化学检测各组兔未损伤区域臼软骨组织、软骨细胞 Aggrecan、

Collagen-II 及 MMP-13 蛋白表达情况可见 I 组及 S 组软骨细胞周围 Aggrecan、Collagen-II 及 MMP-13 表达随时间变化不明显（图 19-2-9）。而在 NFF 组及 FF 组，可见核周围表达的 Aggrecan 和 Collagen-II 阳性的软骨细胞随时间的增长逐渐减少，软骨细胞核周围表达染色也逐渐降低。相反，随时间的增长，核周围 MMP-13 表达呈阳性的软骨细胞逐渐增多，且染色深度逐渐增强。采用 Image-Pro Plus 6.0 图像分析软件测量各组图像平均 IOD，各组软骨组织 Aggrecan、Collagen-II、MMP-13 相对表达量（图 19-2-10）所示，I 组及 S 组 Aggrecan、Collagen-II 及 MMP-13 表达水平随时间的推移而未发生明显改变。而在 NFF 组及 FF 组，软骨细胞 Aggrecan 及 Collagen-II 表达水平低于 I 组及 S 组，并且随时间的延伸而逐渐减少，差异有统计学意义（$P<0.05$）。相反，软骨细胞表达 MMP-13 水平高于正常组及假手术组，差异有统计学意义（$P<0.05$），且随时间延伸而增加。此外，NFF 组与 FF 组间软骨细胞表达 Aggrecan 及 Collagen-II 的水平在 IP-2 及 IP-4 个月差异有统计学意义（$P<0.05$），MMP-13 表达则在 IP-1 个月和 IP-2 个月差异存在统计学意义（$P<0.05$）。

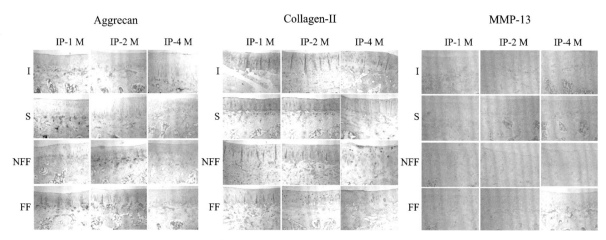

图 19-2-9 四组臼软骨组织表达 Aggrecan、Collagen-II、MMP-13 的免疫组化图（×100）

NFF 组及 FF 组核周围 Aggrecan、Collagen-II 表达阳性的软骨细胞逐渐减少，核周围表达量逐渐降低。相反，表达 MMP-13 的软骨细胞数逐渐增多。

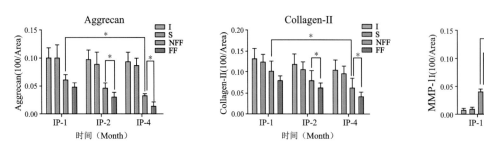

图 19-2-10 臼软骨组织免疫组化图片平均 IOD 值

反映各组软骨组织 Aggrecan、Collagen-II、MMP-13 的相对表达量（＊表示差异有统计学意义，$P<0.05$）。

3. Rt-PCR 检测

ALK-1 及 ALK-5 作为 TGF-βI 型受体的两个亚型，共同参与和维持软骨细胞的代谢平衡。通过对兔髋臼未损伤区域的臼软骨组织进行逆转录提取 mRNA 并扩增，测量软骨代谢平衡相关因子 mRNA 表达水平（图 19-2-10～图 19-2-13）。结果发现，在 I 组中，从实验开始第 IP-1 个月至第

IP-4 个月，虽出现 ALK-1 与 ALK-5 表达水平的改变，且第 IP-4 个月 ALK-5 表达较第 IP-1 个月稍下调，但该差异不具统计学意义（$P > 0.05$），未发现明显的表达异常。说明本研究中所设置的观察时间长度并不会导致兔髋臼软骨发生自发性的退变或 OA。相较于 I 组，S 组在术后第 IP-1 个月出现短暂的 ALK-1 与 ALK-5 表达均上调，且 ALK-1/ALK-5 比率较同时间点 I 组稍高，但差别无统计学意义（$P > 0.05$）。随后 ALK-1 与 ALK-5 表达均下调，ALK-1/ALK-5 比率恢复至同期正常水平。

NFF 组及 FF 组在术后第 IP-1 个月已开始出现 ALK-5 表达上调，而 ALK-1 表达上调，均较正常组高，且 ALK-1/ALK-5 比率也较 I 组及 S 组高，差异有统计学意义（$P < 0.05$）。在随后第 IP-2 个月至 IP-4 个月，ALK-5 表达逐渐下调，ALK-1 表达逐渐上调，ALK-1/ALK-5 比率继续升高。且在各时间点，FF 组均高于 NFF 组，但差异无统计学意义。这说明 NFF 组及 FF 组在骨折愈合后，软骨组织仍均发生着较为活跃的软骨分解代谢和合成修复代谢，但 FF 组较 NFF 组更活跃。

Id-1 及 PAI-1 作为两个受体下游特异性的核因子，其表达水平的变化也会随着受体表达水平的变化而变化，也表现为 Id-1 在 NFF 组随时间的推移而表达上调，而 PAI-1 随时间的推移而表达下调。

作为软骨细胞的两条相互对立的信号通路，单纯受体及下游因子的表达水平变化可能不能准确判断软骨组织整体代谢平衡的倾斜情况，对此，通过进一步对 ALK-1/ALK-5 比值与 Id-1/PAI-1 比值进行对比（图 19-2-13），发现两者比值在内固定物存留组均表现为随时间的推移而增加，即分解代谢水平大于合成代谢水平，软骨组织代谢平衡整体是朝向分解代谢方向发展。

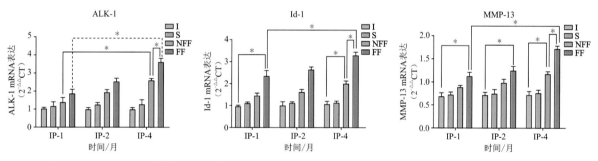

图 19-2-11　四组兔臼软骨组织代谢平衡相关的 ALK-1—Id-1—MMP-13 信号通路 mRNA 表达及比较

*表示差异有统计学意义，$P < 0.05$。

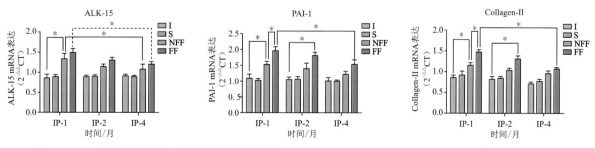

图 19-2-12　四组兔臼软骨组织代谢平衡相关的 ALK-5—PAI-1—Collagen-II 信号通路 mRNA 表达及比较

*表示差异有统计学意义，$P < 0.05$。

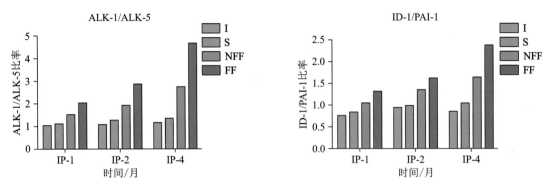

图 19-2-13　ALK-1/ALK-5 比值与 Id-1/PAI-1 比值进行对比

为进一步验证软骨代谢平衡的改变，本研究又对两条信号通路直接调控的两个主要蛋白因子 mRNA 表达水平进行分析，MMP-13 作为 ALK-1—Id-1 调控的软骨组织水解酶，Collagen-Ⅱ 作为 ALK-5—PAI-1 调控的软骨修复主要成分，两个蛋白因子在 mRNA 表达水平的变化直接反映了软骨组织的分解与合成状态，也间接反应两条信号通路的平衡变化。从结果可见，MMP-13 在 NFF 及 FF 组均表现为随时间的推移为表达水平上调，而 Collagen-Ⅱ 表达水平变化正好相反，随时间的延长而下调。这正好与前面免疫组化显示的蛋白表达水平变化相一致。

三、分析与小结

本研究发现，内固定物的长期存留对髋臼骨折术后 PTOA 发生具有促进作用，即髋臼骨折后内固定物的长期存留会促进非骨折区域髋臼软骨的分解代谢，对术后髋关节创伤性关节炎的发生起到促进作用，而这一因素在以往的临床和基础研究中常常被忽视。本研究也可作为对临床上髋臼骨折虽经历积极手术复位内固定治疗，但术后创伤性关节炎的发生率仍较高这一现象的一个解释。鉴于目前国内外学者对于临床骨折愈合后内固定物的存留这一问题仍然存在较大争议，本研究通过动物实验提出髋臼骨折术后内固定物的长期存留会加速关节软骨退变这一现象，希望能引起骨科专家的重视。

（一）X 光检测对早期关节退变诊断的不足

由于目前临床上缺乏对关节间隙及软骨厚度变化的定量评价标准，而 X 片检测对于早期轻微的软骨丢失及关节退变检测敏感性及特异性较低，临床上一旦关节 OA 有明显的影像学表现，说明 OA 已发展到相对严重阶段。因此，这也解释了本研究中采用术后兔髋关节 X 片未能较好地反映髋关节软骨退变情况及评估内固定物存留对关节软骨影响的原因。模拟髋臼后壁骨折并行内固定组（FF），虽然后壁软骨遭受高能量创伤，但试验中予以模拟手术及解剖复位和钛板螺钉内固定，在一定程度上恢复了髋关节的接触面积和应力分布，降低了术后髋关节 OA 发生率。因此，本研究 FF 组在术后第 1、第 2 个月髋关节 OA 半定量评分与其他三组差异也无统计学意义，而直到术后第 4 个月髋关节退变发展到有轻度影像学表现阶段，其 X 片 OA 半定量评分较前 2 个月及其他三组差异具有统计学意义。

然而，在本研究中，根据术后兔髋关节 X 片结果，并不能有效区别术后髋关节 OA 的发生是由于后壁骨折导致还是内固定物的长期存留导致。本研究还需进一步采用其他更加敏感和直观的手段反应软骨退变情况。

（二）内固定物存留促进血清软骨分解代谢标志物生成

关节软骨作为一种无血管组织，主要由水，电解质，软骨细胞、胶原蛋白（Ⅱ、Ⅸ、Ⅺ型）和蛋白多糖（proteoglycans）组成。Collagen-Ⅱ作为软骨组织的主要有机成分，占软骨干重的 60%～70%，其次是蛋白多糖，占软骨干重的 10%。软骨的胶原成分主要提供软骨强度和韧性；Aggrecan作为软骨中最主要的蛋白多糖，具有高度亲水性，提供关节软骨抵抗压缩载荷。正常的软骨生理功能的发挥通过分解代谢和合成代谢之间的平衡来维持。生物学标志物通常被认为是软骨基质在组织代谢过程中被释放入生物液体的一种特异性信号分子或分子碎片。近些年来，对生物学标志物的定量及动态监测，已被提出作为一种工具用来早期发现软骨损伤及退变情况。由于 Aggrecan 和 Collagen-Ⅱ是软骨基质的主要成分，目前已发现的多个生物学标志物均与他们的合成和分解代谢有关，而这些生物学标志物主要通过免疫学技术来检测。

软骨基质中胶原纤维的稳定性遭破坏开始于蛋白成分的水解，导致软骨侵蚀及关节退变。Collagen-Ⅱ是软骨细胞外基质特异性胶原蛋白，并形成软骨细胞外基质基本纤维构架。在关节软骨退变过程中，Collagen-Ⅱ分子主要被胶原蛋白酶如 MMPs、胶原酶-1、2、3 等水解破坏。这些胶原酶最开始分解 Collagen-Ⅱ分子 Gly^{794} 和 Leu^{795} 结构域之间的位点，生成两个胶原前体，导致 Collagen-Ⅱ分子碎片的三体螺旋结构松解，从而暴露各种蛋白水解酶作用位点。因此，识别各种不同的 Collagen-Ⅱ分子水解碎片有助于反应 Collagen-Ⅱ的分解代谢情况。CTX-Ⅱ来源于 Collagen-Ⅱ水解时 C 端肽段的释放。Sondergaard 等通过对牛关节软骨组织的离体培养研究发现，CTX-Ⅱ是 MMPs 作用下的主要裂解产物。成年兔血清或尿中 CTX-Ⅱ水平，是一种有效的生物指标以评价 OA 早期软骨改变。

COMP 是一种五聚体非胶原糖蛋白，是血小板反应蛋白家族成员，主要结合于Ⅰ、Ⅱ、Ⅸ型胶原，具有促进胶原分子间相互紧密结合以及促进胶原纤维形成的作用。当软骨组织损伤，胶原成分被水解时，COMP 也被释放入体液中。在 OA 病变进展中，血清和关节炎中 COMP 水平显著升高，血清 COMP 水平与 OA 疾病的活动度呈正相关，也与关节疾病的放射学进展及关节 WOMAC 评分呈正相关。COMP 是关节软骨的一种重要退变产物，是一种很有前景的膝关节 OA 诊断及预后的生物学标志物。

在本研究中，因常规的放射学检测对早期髋关节软骨退变表现检测并不敏感，采用兔髋关节 X片并未能有效反应各组术后髋关节改变。因此，我们进一步采用非侵袭手段，通过 ELISA 技术检测不同时期兔血清中 CTX-Ⅱ及 COMP 来反映内固定物存留后关节软骨的代谢变化。

本研究发现，在正常对照组，其血清 CTX-Ⅱ及 COMP 在各时间点均未出现明显变化。这说明本研究中时间因素并不会引起髋关节软骨发生明显退变。假手术组术后第 IP-1 个月血清 CTX-Ⅱ及 COMP 水平较正常组同期均有所升高，但差异无统计学意义。在 IP-2 个月、IP-4 个月，CTX-Ⅱ及 COMP 水平逐渐接近至正常水平，与同期正常组差异无统计学意义。该现象可能是由于手术创伤因素，导致局部炎症反应，髋关节周围炎性因子升高，且髋关节由于术后疼痛而负重较少，导致髋臼关节软骨分解代谢增加。由于假手术组髋关节并未暴露，软骨未受到实质性的破坏，并在伤口愈合后，髋关节活动恢复正常。因此髋臼软骨分解代谢增加程度有限，随后髋臼软骨代谢又恢复至正常水平。对于髋臼后壁单纯内固定植入组（NFF 组），虽然臼软骨未受到实质性的破坏，但内固定物作为异物始终体内存留，可见术后第 IP-1 个月至 IP-4 个月，血清中 CTX-Ⅱ及 COMP 均逐渐升高，与内固定物存留时间呈正性相关；与相同时间点的正常组及假手术组相比，差异有统计学意义。髋臼后壁骨折并行内固定组（FF组），术后第IP-1个月至IP-4个月，血清中CTX-Ⅱ及COMP均呈逐渐升高趋势，较同期其他实验组差异均有统计学意义。该结果与Duclos等研究较相近。

本研究中对内固定存留时间的研究起始于髋臼骨折愈合后，即在髋臼骨折术后3个月之后进行，有内固定物存留的两组兔血清CTX-Ⅱ及COMP峰值均出现在研究的最后一月，并且血清浓度与时间呈正性相关。这说明在NFF组和FF组，即使在骨折愈合并关节功能恢复正常活动后，软骨分解代谢仍然在持续，臼软骨仍表现出退变表现，但由于NFF组相对于FF组臼软骨未进行明显破坏，因此其软骨代谢标志物表达水平较FF组低。而FF组虽后壁遭受高能量损伤，但前壁及臼顶区软骨未遭受直接损伤，并且后壁骨折及时行复位固定，恢复了髋臼载荷及应力分布，软骨分解代谢程度虽较NFF组高，但仍未达到短期内软骨迅速分解的程度，因此，在骨折愈合后，软骨仍表现为缓慢的退变过程，软骨分解代谢产物被缓慢释放入血，因此血清CTX-Ⅱ及COMP浓度值呈缓慢增加趋势。

本研究中，NFF和FF组软骨分解代谢相关的血清生物学标志物逐渐升高的变化趋势，说明内固定物的存留会导致软骨分解代谢的增加，并且分解代谢的增加会随着内固定物存留的时间延伸而逐渐增加，是一个持续的缓慢进展的过程。但是，血清标志物的改变仍只能反应全身的关节变化，不能反映某一特定关节的病理改变。此外，血清标志物的升高仍不能排除关节软骨的退变是否由创伤所致，也不能反映未损伤区域软骨是否也在发生退变改变。因此，本研究在此基础上，为进一步明确内固定物的存留对髋臼骨折未损伤区域软骨的影响，以及是否会影响未损伤区域软骨代谢平衡，我们又进行了病理组织形态学及蛋白、基因表达水平的研究。

（三）内固定物的长期存留导致软骨组织发生退变性病理改变

在OA早期退变过程中，Aggrecan是最先被分解和消耗的一类蛋白。既往研究发现，Aggrecan主要被聚蛋白多糖酶（aggrecanase）和MMPs分解，而Collagen-Ⅱ主要被MMPs及胶原酶等分解破坏。Karsdal等通过采用三种不同的分解代谢因子刺激软骨细胞，以研究软骨细胞对软骨组织的修复能力，结果发现，在分解代谢因子刺激下，aggrecanase调控的Aggrecan退变发生在早期阶段，而MMPs调控的Aggrecan和Collagen-Ⅱ分解退变发生在后期阶段，在合成代谢因素刺激下可增加蛋白多糖含量，结果他们认为，当软骨退变发生在以aggrecanase调控的Aggrecan分解代谢为主时，该阶段软骨的退变是可逆的；当发展到后期以MMPs调控Aggrecan和Collagen-Ⅱ分解代谢时，软骨细胞虽也发挥修复功能，但该阶段软骨退变是不可逆的。Madsen等研究结果也赞成这一观点。

本研究中，通过比较四组兔分别在术后IP-1—IP-4个月髋臼未损伤区域臼软骨组织病理组织切片，发现相较于正常对照组，假手术组未出现明显的病理改变，组织学Mankin评分之间差异不明显。结合血清CTX-Ⅱ及COMP水平变化，说明假手术组早期由于手术部位创伤及炎症，导致软骨发生早期以聚蛋白多糖酶为主的分解代谢反应，而该软骨早期退变是可逆的，随着伤口愈合、炎症的恢复以及关节恢复正常负重活动，后期臼软骨又恢复正常组织学形态。对于NFF组和FF组，从术后第IP-1个月起，未损伤区域臼软骨层就已发生退变表现，开始出现软骨细胞肥大现象，随着内固定物存留时间的延长，软骨退变表现越来越明显，逐渐出现软骨区域深层软骨细胞肥大，排列紊乱，至术后第IP-4个月，软骨表面出现裂隙并逐渐不平整，软骨层变薄，甲苯胺蓝染色逐渐变淡。组织学Mankin评分相较于假手术组差异有统计学意义，结合血清CTX-Ⅱ及COMP水平变化，说明NFF组和FF组自观察期开始软骨组织就已进入软骨退变不可逆期，即不仅FF组在骨折复位内固定后关节退变开始进入不可逆期，NFF组在有内固定物存留情况下也进入软骨退变不可逆阶段。但对于FF组，由于伴有后壁区域软骨损伤，其未损伤区域软骨退变表现相较于其他各组更严重。

（四）内固定物的长期存留影响软骨代谢平衡

TGF-β作为一种内源性多肽类生长因子，可由多种细胞分泌，其家族主要包括TGF-βs、激活素（Activins）、抑制素（Inhibins）、骨形态蛋白（Bone morphogenetic proteins，BMPs）等，它们在多种组织内平衡中发挥重要作用，如参与调控细胞增殖、分化、凋亡、迁移以及细胞外基质合成与分解等，此外还参与细胞和组织对损伤反应及免疫调节。研究发现，在哺乳动物，TGF-βs主要包含3种亚型，即TGF-β1/2/3，由细胞直接分泌的TGF-β无活性，只有被激活后才能去结合TGF-β受体（TGF-β receptor，TβR）并发挥功能。研究发现，TβR是具有蛋白丝氨酸/苏氨酸激酶活性的膜受体，主要分为3类，即TGF-βI型受体（TβRI）、TGF-βⅡ型受体（TβRⅡ）、TGF-βⅢ型受体（TβRⅢ），TβRI和TβRⅡ由于含有丝氨酸/苏氨酸蛋白激酶结构域，均为单次跨膜受体，主要参与细胞信号转导功能。TβRⅢ也是跨膜受体，但由于缺乏胞内激酶结构，不能直接参与信号转导，主要起辅助调节TGF-β与受体结合的作用。细胞外被激活的TGF-β首先结合TβRⅡ，然后再结合TβRI，通过磷酸化细胞内Smads将信号转入细胞内。

TβRI，又称激活素受体样蛋白激酶（activin receptor-like kinases，ALKs），目前已发现的有多种亚型，是决定TGF-β向细胞核内转导特异性信号的关键受体因子。以前的研究认为，在关节软骨组织中，ALK-5作为典型的TβRI，TGF-β信号主要通过ALK-5磷酸化Smad-2/3向细胞内转导信号，具有强大的诱导细胞外基质合成及拮抗软骨退变功能，对维持正常关节软骨及损伤软骨修复具有重要作用。但最近的研究也发现，TGF-β也可通过ALK-1诱导Smad-1/5/8磷酸化向胞内传导信号，具有诱导软骨细胞肥大和终末分化的功能，可导致软骨分解退变。因此，两条信号通路发挥相反的功能，共同决定了软骨细胞对TGF-β刺激后的具体反应。

Blaney Davidson等为研究年龄因素对软骨细胞代谢平衡的影响及OA发生，通过对老年小鼠和人关节软骨细胞ALK-5及ALK-1表达分析，发现在老年OA小鼠体内，关节软骨细胞ALK-5表达明显减少，而ALK-1表达的减少较轻微，从而导致ALK-1/ALK-5比率升高。此外，他们还发现，ALK-1表达与MMP-13的表达之间有较强的相关性，而ALK-5的表达与软骨细胞外基质Collagen-Ⅱ和Aggrecan的表达也具有较强的相关性。这说明，ALK-1表达可调控下游MMP-13表达，而ALK-5的表达则可调控下游Collagen-Ⅱ和Aggrecan表达。随着ALK-5信号的减少，软骨细胞在被TGF-β刺激后将主要表现为ALK-1信号通路表达，这将导致软骨细胞发生终末分化并发生肥大，从而进一步引起MMP-13表达水平的升高。van der Kraan等通过对小鼠和小牛软骨组织体外培养研究后也发现，ALK-5表达降低或消失，将伴随着ALK-1/ALK-5比率的升高，说明ALK-1信号通路将发挥主要作用。因此，TGF-β对软骨细胞的主要影响取决于ALK-1/ALK-5比率变化。本部分研究中也将ALK1、ALK5、软骨细胞基质主要成分Collagen-Ⅱ、aggrecan以及主要水解蛋白酶MMP-13均纳入检测。

Blaney Davidson等认为年龄因素是导致原发型OA发生的主要因素。随着年龄的增加，软骨细胞本身会出现TGF-β—ALK-5信号通路的下调，表现为ALK-5受体表达的下调以及减少细胞内Smad-2/3的磷酸化，当发展成OA后，ALK-5—Smad-2/3信号通路会出现明显的降低。本部分研究中，在正常对照及假手术组中，从第 IP-1 个月至第 IP-4 个月，虽出现 ALK-1 与 ALK-5 表达水平的波动，但该差异不具统计学意义，也未发现明显的表达异常。说明本研究中所设置的观察时间长度并不会导致兔髋臼软骨发生生理性的退变或 OA。而在 NFF 组及 FF 组，在术后第 IP-1 个月即开始出现 ALK-5 表达下降，而 ALK-1 表达升高，ALK-1/ALK-5 比率升高，相较于 S 组差异有统计学意义。此外，免疫组化结果显示，该过程相应伴有 Collagen-Ⅱ 和 Aggrecan 表达逐渐降低，而 MMP-13 表达逐渐升高。这说明软骨代谢平衡中的分解代谢相对占优势。

受体表达的改变并不能说明下游信号分子的改变。因此我们继续研究了两条信号通路各自的下游特异性信号分子的变化情况。PAI-1 作为 ALK-5 信号通路的下游特异性信号因子，也是信号转入核内的特异性因子，Id-1 是 ALK-1 信号通路的特异性下游型信号因子。在本研究中，NFF 组 Id-1/PAI-1 比率在术后第 IP-1 个月就表现出较正常组高，在之后 Id-1/PAI-1 比率仍继续升高，较 I 组及 S 组差异有统计学意义。Id-1/PAI-1 比率明显低于 FF 组。这说明，NFF 组在术后第 IP-1 个月之前就已开始出现软骨退变表现，此时也是关节出现 OA 早期阶段，但病理改变较 FF 组发展缓慢。在随后第 IP-2、IP-4 个月，Id-1/PAI-1 比率变化仍与 ALK1/ALK5 相一致，较假手术组及正常组高，而较骨折内固定组低。该核因子的表达改变可能是调控软骨细胞最终表达 Collagen-Ⅱ、Aggrecan 及 MMP-13 变化的基础。

（五）临床意义

目前很多研究者认为，PTOA 是关节软骨在遭受磨损、高应力、创伤以及炎性刺激后，引起相关分解代谢酶合成，导致关节软骨基质发生的病理改变。此外，关节损伤当时的严重程度也影响日后 PTOA 发展程度。本研究髋臼后壁骨折并内固定组（FF 组）在内固定物植入后，髋臼软骨未损伤区域的退变可能是因为后壁软骨损伤区域软骨细胞死亡并向未损伤区域延伸的结果，导致未损伤区域软骨也出现代谢活性降低及软骨早期退变表现。但是，这一理论并不能解释本研究中出现内固定植入组（NFF 组）相应未损伤区域软骨出现退变的原因。NFF 组的分解代谢活性较正常组和假手术组高，且差异具有统计学意义，但是较髋臼后壁骨折并内固定组（FF 组）明显低，差异具有显著意义。说明本研究中四个实验组之间的软骨代谢差异不能简单归咎于单纯的高能量损伤，内固定物的植入及长期存留可能也是一个重要影响因素。结合本研究检查结果，我们发现，在髋臼内固定物持续存留过程中，不仅软骨细胞表面合成代谢相关受体蛋白水平降低，其相应信号通路下游特异性分子以及相应蛋白表达也发生表达下调，说明内固定物的持续存留会导致髋臼软骨组织代谢平衡发生失衡，即代谢平衡可能会向软骨分解代谢方向发展，软骨组织表现为逐渐退变趋势。因此，我们可以认为，内固定物植入及长期存留对髋臼软骨代谢平衡是存在消极影响的，并且这个影响会随着时间的延长而增强。

（王　威　蔡贤华）

第三节　髋臼骨折术后内固定物取出对髋臼软骨影响的动物实验研究

PTOA 是髋臼骨折术后常见并发症，也是目前临床治疗的一大难题。通过本章第二节动物实验研究发现，髋臼骨折术后内固定物的长期存留会影响软骨代谢平衡，促使臼软骨分解代谢增强，软骨发生退变，而且关节软骨退变随内固定物存留的时间延长而不断发展。在此基础上，本研究将继续提出一个假说：髋臼骨折内固定术后，在骨折愈合基础上，适时取出内固定物是否有助于软骨代谢平衡恢复，或延缓髋臼软骨分解退变的进展？这对于临床髋臼骨折术后评价无症状内固定物是否需要取出，以及内固定物取出能否延缓PTOA的发展将有重要临床意义。

一、资料与方法

（一）实验动物与分组

正常成年新西兰大白兔57只（同第一节），分成3组：随机选取15只作为假手术组（B组），进行模拟后路手术暴露后常规关闭伤口；随机选取其中30只建立兔髋臼后壁骨折加钛板螺钉内固定模型，随机分为两组：内固定物继续存留组（implant retention）（C组）；内固定物取出组（implant removal）（D组），每组15只。剩余12只作为正常对照组（A组），不予任何处理。

（二）建模与处理

造模时间在5d内完成。全部单笼饲养并连续饲养3个月。C、D组兔在建模完成后第3个月拍摄髋关节X线片，检测后壁骨折愈合情况。

造模后3个月饲养期满后，对A、C组兔不予任何处理，继续常规饲养。对B组兔，取原手术切口，再次重复进行假手术暴露髋臼后壁，完成后常规冲洗关闭伤口。对D组兔，取髋后部原切口，模拟临床髋臼后壁内固定取出手术，取出内固定钛板及螺钉，完成内固定物取出后，常规清洗伤口，逐层缝合软组织。内固定取出手术及假手术在5d内完成。术后处理同第一节。

自D组兔完成髋臼后壁内固定物取出术后开始，所有四组兔继续饲养4个月，选取三个时间点作为观察时间点，分别为内固定取出后的第1个月（IR-1）、第2个月（IR-2）、第4个月（IR-4），四组兔随机分配至三个时间点，即A组每个时间点4只，B、C、D三组每个时间点5只兔。根据时间点定期处死取材（表19-3-1）。

表 19-3-1　分组及处理流程表

总兔/只	分组	处理期			观察期及取材数/只		
		造模	饲养	干预	第1个月	第2个月	第4个月
57	A组 正常对照	——	常规饲养 3个月	——	4	4	4
	B组 假手术组	假手术	常规饲养 3个月	假手术	5	5	5
	C组 骨折内固定组	髋臼后壁骨折＋钛板螺钉内固定	常规饲养 3个月	——（内固定继续存留）	5	5	5
	D组 骨折内固定—取出组	髋臼后壁骨折＋钛板螺钉内固定	常规饲养 3个月	内固定物取出	5	5	5

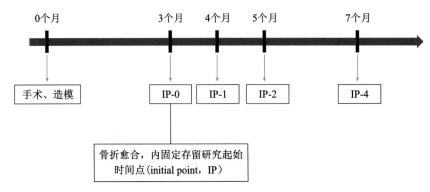

图 19-3-1　研究处理时间流程图

（三）取材

4 组兔分别在内固定取出术完成后的第 1、2、4 个月随机分批处死，直至第 4 个月最后一只兔取材完，样本收集完全。

（1）每月处死前 1 d 通过耳缘静脉采取静脉血 3～5 ml，标签记录，采用 3 000 r/min 离心 10 min，收集血清（上清液）保存于 3 ml EP 管，－20℃低温冰箱保存。

（2）处死前 1 d，将兔全麻后固定于自制兔固定盒，拍摄髋关节伸直位 X 片。具体方法同本章第一节。

（3）处死后，在后壁区以外未损伤的髋臼软骨区域，用小骨刀分别截取两块 5 mm×5 mm 大小（带臼软骨及软骨下骨）骨组织，分别随机标记后，其中一块采用 4% 多聚甲醛溶液固定 1 周，拟用于病例染色及免疫组化检测；另一块采用液氮罐保存，用于 Rt-PCR 检测。

（四）检测方法

1. 一般情况及 X 线片影像学检测

2. 血清学因子 ELISA 检测

取出保存于－20℃的血清样本，常温解冻后开始进行 ELISA 检测。具体检测方法分别按照 CTX-Ⅱ、COMP 试剂盒配套说明书操作步骤执行。操作步骤同本章第二节。

3. 组织学检测

4% 多聚甲醛溶液固定 1 周后，经 10% EDTA 脱钙。待脱钙完成后，分别进行 HE、甲苯胺蓝染色。组织切片 HE 染色及甲苯胺蓝染色操作方法同第一节。

4. 免疫组化检测

具体操作同第二节。抗稀及抗体稀释比同第二节。

5. Rt-PCR 检测

mRNA 提取、逆转录成 cDNA、半定量 RT-PCR 检测方法及具体操作同第二节。检测指标：ALK1、Id-1、MMP-13、ALK5、API-1、aggrecan、Collagen Ⅱ。内参及引物序列同第二节。

（五）观察指标

1. 一般情况

记录 B 组兔行假手术以及 C、D 组兔行髋臼后壁骨折内固定术后死亡、伤口愈合及并发症情况；D 组兔内固定取出后死亡情况、术髋伤口愈合情况、有无感染发生、术后步态情况等。

2. X 线片影像学表现及 OA 半定量评分

髋关节 X 片评价 C、D 组兔骨折愈合情况；采用骨性关节 OA 半定量评分系统评价 C、D 组兔自内固定取出术后第 1、2、4 个月髋关节 OA 评分，并与同期正常组对照、假手术组比较，评价各组兔自内固定取出后不同时间髋关节退变情况。

3. 关节软骨退变血清生物学标志物浓度的改变

采用 ELISA 检测方法，检测 A、B、C、D 四组兔在内固定取出后第 1、2、4 个月软骨退变血清生物学标志物 CTX-Ⅱ及 COMP 浓度，评估内固定物持续存留与取出后不同时间髋臼软骨分解退变情况。

4. 组织学改变

（1）观察四组兔在内固定取出术后不同时间点（IR-1、IR-2、IR-4）髋臼未损伤区域软骨组织 HE 染色及甲苯胺蓝染色，每组选择非连续的 3 张切片，每张选取 3 个视野，光镜观察软骨形态情况，结合组织学变化，参考 Mankin 组织病理学评分（同本章第一节），并与同期正常组对照，评价内固定物取出后髋臼软骨组织学改变。

（2）将四组兔在内固定取出术后不同时期髋臼未损伤区域软骨组织免疫组化切片，采集图像并应用 Image-Pro Plus 6.0 图像分析软件进行免疫组化染色图像分析，计算各组图不同时间髋臼后壁臼软骨组织切片 Aggrecan、Collagen Ⅱ及 MMP-13 平均光密度（IOD）值及表达水平，并与同期正常组对照，评估内固定物取出后髋臼细胞对软骨基质主要成分 Aggrecan、collagen Ⅱ的生成表达情况及软骨分解代谢主要酶 MMP-13 的表达情况。每组选择非连续的 3 张切片，每张选取 3 个视野。

5. 软骨代谢平衡基因表达水平改变：通过基因水平检测两条信号通路的主要因子，即 ALK-5—PAI-1—Aggrecan、Collagen Ⅱ；ALK-1—ld-1—MMP-13 的$^{\triangle\triangle}$Ct 值，以及 ALK-5/ALK-1 与 PAI-1/Id-1 比值，及相应 Aggrecan、Collagen Ⅱ、MMP-13 mRNA 表达水平，评价内固定物取出对髋臼软骨代谢平衡变化的影响（方法同本章第二节）。

二、结果

（一）一般情况

B、C、D 组术后伤口正常愈合，均未出现死亡及伤口感染、坐骨神经损伤等术后并发症，均在术后 3 周内恢复站立及行走。

经 3 个月常规饲养后，B 组兔取原伤口再次模拟假手术，可见局部软组织瘢痕形成。D 组兔行后壁内固定钛板螺钉取出术（图 19-3-2），可见伤口局部瘢痕形成，瘢痕组织覆盖内固定物，后壁骨折已愈合，骨痂生长并包裹部分钛板螺钉。两组术后 1 周左右伤口正常愈合，均未出现死亡及伤口感染、坐骨神经损伤等术后并发症，均在术后 3 周内再次恢复站立及行走。

四组兔在饲养过程中均未出现死亡，分别于内固定物取出后第 1、2、4 个月开始分期取材。

（二）X 线片影像学检查

（1）四组兔在内固定术后第 3 个月拍摄髋关节 X 线片（图 19-3-3），C、D 组均显示后壁骨折愈合，髋关节出现不同程度退变表现。

（2）四组兔分别于内固定物取出时间点后第 1、2、4 个月拍摄髋关节 X 片（图 19-3-4），相较于正常组及假手术组，C、D 组兔右髋关节至 IR-4 可见有不同程度退变改变，C 组表现为关节周围

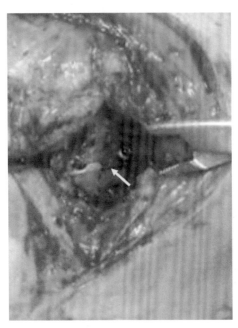

图 19-3-2　D 组兔在 3 个月后行钛板螺钉内固定物取出，可见髋臼后壁骨折已愈合，钛板螺钉部分被骨痂包埋

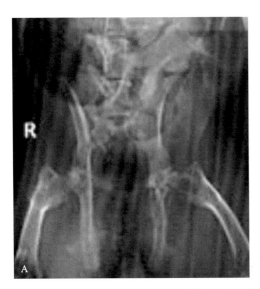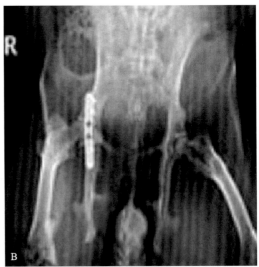

图 19-3-3　髋关节 X 线片复查

A 正常组常规饲养 3 个月后；B 内固定术后 3 个月。

新骨形成，关节间隙轻度变窄及软骨下硬化，D 组表现为软骨下骨密度降低，关节周围骨密度降低，骨质发生重建。结合髋关节 X 片 OA 半定量评分结果显示（图 19-3-5），C、D 组兔在第 4 个月髋关节 OA 变定量评分均较对照组及假手术组高，差异有统计学意义（$P<0.05$），但在其他时间点，C、D 组与正常组及对照组间差异不明显，无统计学意义（$P>0.05$）。有趣的是，假手术组兔在 IR-4 髋关节 OA 半定量评分较正常组稍高，但差异无统计学意义（$P>0.05$）。这说明关节周围反复手术对髋关节的退变可能存在一定影响。

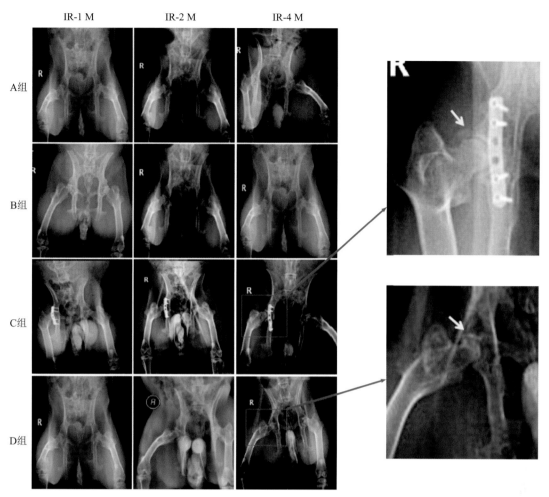

图 19-3-4　四组兔在 IR-1、IR-2、IR-4 时间点髋关节伸直前后位 X 线片

　　A 组与 B 组未见明显 OA 表现，但 C 组及 D 组有轻度 OA 表现，尤以 IR-4 较明显，C 组可见臼顶部位软骨下骨硬化增厚，关节周围新骨形成，骨赘样增生（黄色箭头所示），而 D 组见软骨下骨密度降低，关节周围骨密度降低，骨质发生重建（黄色箭头所示）。

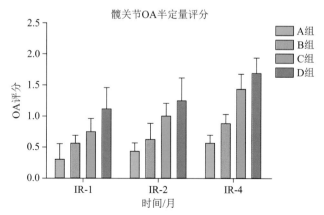

图 19-3-5　四组兔在 IR-1、IR-2、IR-4 时间点髋关节 X 片 OA 半定量评分比较

　　* 表示差异有统计学意义，*P*＜0.05。

（三）ELISA 检测

收集各时期兔血清样本，ELISA 检测血清软骨分解代谢标志物 CTX-Ⅱ 及 COMP 浓度。CTX-Ⅱ 及 COMP 进行校正及标准曲线同本章第二节。结果显示（图 19-3-6），A 组血清浓度水平未见明显异常波动。B 组和 D 组血清浓度峰值均出现在术后第 1 个月（IR-1），较 A 组差异有统计学意义（$P<0.05$），但在之后逐渐降低，而 C 组血清浓度水平随时间推移逐渐升高，峰值出现在第 4 个月（IR-4）。有趣的是，对于 C 组和 D 组，在第 4 个月血清 CTX-Ⅱ 和 COMP 浓度水平相接近，而 B 组在 IR-4 血清标志物浓度降至正常对照组水平，但仍比正常组稍高，差异均无统计学意义（$P>0.05$）。

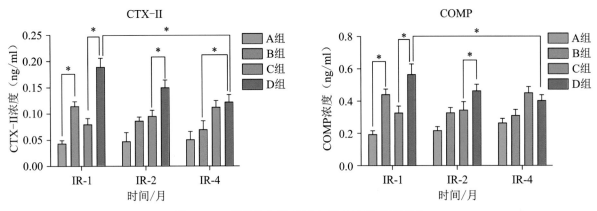

图 19-3-6　四组兔血清 CTX-Ⅱ 及 COMP 浓度变化

﹡表示差异有统计学意义，$P<0.05$。

（四）组织学检测

1. 病理组织检测

对各组兔髋臼后壁以外未损伤区域白软骨进行 HE（图 19-3-7）及甲苯胺蓝（图 19-3-8）病理切片染色，结果显示，A 组软骨关节面平整，软骨细胞呈柱状排列，软骨组织层次良好，染色未见明显的软骨厚度改变，甲苯胺蓝染色显示软骨蛋白聚糖含量丰富，随时间延伸甲苯胺蓝染色变浅的趋势不明显。相较于 A 组，B 组虽关节面也平整，未见软骨分解改变，但软骨层着色较正常组稍变浅，软骨细胞出现水肿、肥大，结合 Mankin 评分显示（图 19-3-9），B 组在术后 IR-1 评分较正常组高，差异有统计学意义（$P<0.05$），说明 B 组软骨相对于正常情况有退变趋势，这也说明，反复的手术创伤对关节组织退变存在一定影响。

对于 C 组和 D 组，软骨组织 HE 染色及甲苯胺蓝染色均可见，随着时间的推移，软骨厚度逐渐变薄，染色变浅，软骨细胞水肿肥大，排列紊乱，至 IR-4 可见软骨层裂隙，且软骨细胞数量相对减少。结合 Mankin 病理组织评分，C 组及 D 组均表现为随时间的延长而分值逐渐增加。但值得注意的是，在内固定取出术后的第 1 个月，即 IR-1，D 组软骨组织的 Mankin 评分比内固定继续存留组高，但差异无统计学意义（$P>0.05$），而至 IR-4，两者评分值逐渐接近，均较对照组差异显著（$P<0.05$）。这说明，不管是内固定取出与内固定继续存留，均出现组织水平软骨退变表现，且随时间的增长而逐渐加重，但对于 D 组，再次施加的取出手术创伤可能会加速关节软骨退变。

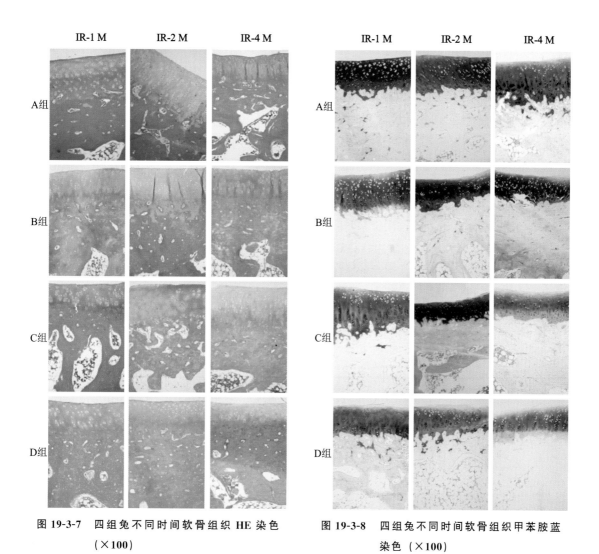

图 19-3-7　四组兔不同时间软骨组织 HE 染色
（×100）

图 19-3-8　四组兔不同时间软骨组织甲苯胺蓝
染色（×100）

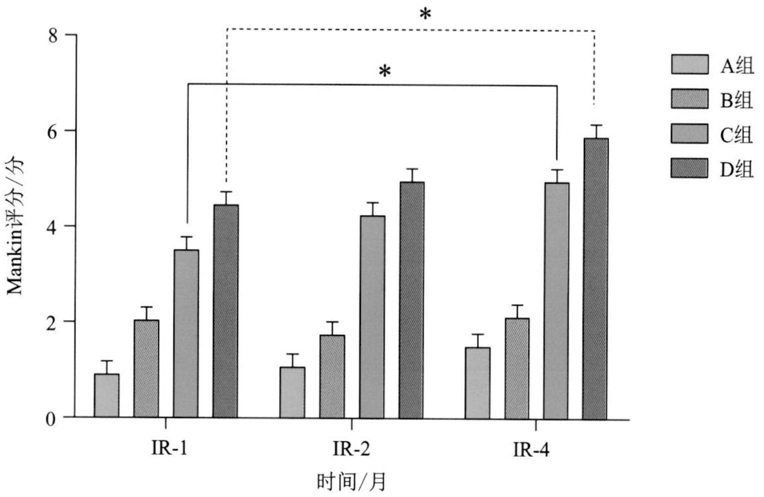

图 19-3-9　四组兔软骨组织 Mankin 病理组织评分

* 表示差异有统计学意义，$P < 0.05$。

2. 免疫组化检测

组织形态的改变并不能完全反应软骨组织的退变趋势，而丢失软骨成分的补充水平及分解代谢酶的表达则更直接反应软骨退变状态。因此，本研究进一步采用免疫组化技术对软骨组织的 Aggrecan、Collagen-Ⅱ 及 MMP-13 表达情况进行检测，结果见图 19-3-10。对于 A 组，软骨细胞核周围 Aggrecan、Collagen-Ⅱ 及 MMP-13 染色阳性水平变化不大。B 组软骨细胞三个指标阳性表达肉眼下区别不大。而对于 C 组及 D 组，可见软骨细胞 Aggrecan、Collagen-Ⅱ 染色阳性数及量逐渐减少，而 MMP-13 阳性染色软骨细胞数逐渐增多。

进一步采用 Image Pro Plus 6.0 图像处理软件计算相对表达量（图 19-3-11），对于 A 组软骨细胞，无论是 Aggrecan、Collagen-Ⅱ 还是 MMP-13 蛋白表达水平在研究期间前后三个时间点变化不大。而其余 3 组，即 B、C、D 组在研究期间内表现为 Aggrecan、Collagen-Ⅱ 表达随时间的推移而逐渐降低，最后表现为 B 组和 C 组表达低于正常水平，而 D 组则稍高于正常水平，但差异无统计学意义（$P > 0.05$）。相反，D 组和 C 组 MMP-13 则随时间的推移逐渐升高，最后高于正常水平，差异有统计学意义（$P < 0.05$）。此外，B 组则随时间的推移逐渐降低，但仍高于正常水平，差异不具统计学意义（$P > 0.05$）。值得注意的是，无论是 Aggrecan、Collagen-Ⅱ，还是 MMP-13，B 组及 D 组其蛋白表达水平在术后 IR-1 均出现较正常组高，因此推测这可能与反复手术干预因素有关。

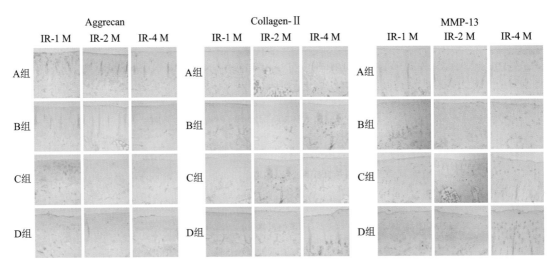

图 19-3-10　四组兔不同时间软骨组织 Aggrecan、Collagen-Ⅱ 及 MMP-13 免疫组化染色图片（×100）

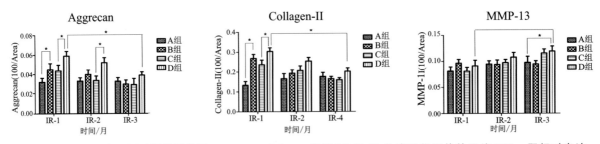

图 19-3-11　四组兔不同时间软骨组织 Aggrecan、Collagen-Ⅱ 及 MMP-13 免疫组化图片的平均 IOD，即相对表达水平

* 表示差异有统计学意义，$P < 0.05$。

（五）Rt-PCR 检测

为进一步明确内固定物取出与否对臼软骨组织内部软骨细胞调控的软骨代谢平衡的影响，本研究继续通过提取软骨细胞 mRNA 并逆转录从基因表达水平进行评价（图 19-2-12～图 19-2-14）。结果显示，作为主导软骨分解代谢的 TGF-β 受体因子 ALK-1 在 D 组出现逐渐下调趋势，表达峰值在术后 IR-1，较 A 组差异明显（$P<0.05$）。有意思的是，B 组也出现逐渐下调趋势，但较 A 组表达水平稍高，差异无统计学意义（$P>0.05$）。C 组则表现出明显的 ALK-1 表达逐渐上调而 ALK-5 呈逐渐下调趋势。ALK-5 作为介导 TGF-β 调控软骨合成修复代谢的受体，在 B 组和 D 组均表现为随时间的延长而逐渐下调，均在内固定取出术后第 1 个月出现相对表达峰值且高于 A 组，不同的是，B 组相对于 A 组差异无统计学意义（$P>0.05$），但 D 组相较于 A 组差异有统计学意义（$P<0.05$）。至 IR-4，B 组 ALK-5 表达水平下调并接近至正常水平，而 D 组仍稍高于对照组。结合 ALK-1/ALK-5 比值变化，更反映出内固定物的存留导致软骨代谢平衡朝向分解代谢方向发展。对于 D 组，虽然 ALK-1 表达逐渐下调，但 ALK-5 表达也呈现逐渐降低趋势，ALK-1/ALK-5 比值呈逐渐升高趋势（图 19-3-14）。因此，可认为 D 组即使在内固定物取出后，臼软骨细胞仍继续发生着相对活跃的软骨分解与修复代谢活动，但仍以分解代谢占优势，软骨组织仍呈逐渐退变趋势。

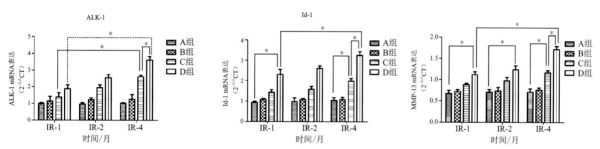

图 19-3-12　四组兔臼软骨组织代谢平衡相关的 ALK-1—Id-1—MMP-13 信号通路 mRNA 表达及比较

*表示差异有统计学意义，$P<0.05$。

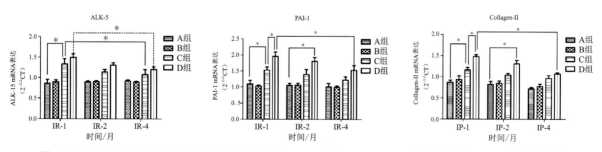

图 19-3-13　四组兔臼软骨组织代谢平衡相关的 ALK-5—PAI-1—Collagen-Ⅱ信号通路 mRNA 表达及比较

*表示差异有统计学意义，$P<0.05$。

Id-1 和 PAI-1 作为 ALK-1、ALK-5 下游特异性核因子，其表达水平的变化与其上游受体表达变化相一致，其比值变化也与两受体的比值变化相一致。这说明软骨代谢平衡的变化在信号通路水平上表达一致。进一步结合下游蛋白因子的 mRNA 表达水平变化，ALK-1—Id-1 介导的下游 MMP-13 表达在 C 组呈现逐渐上调趋势，且较正常组差异有统计学意义（$P<0.05$）；而在 D 组，

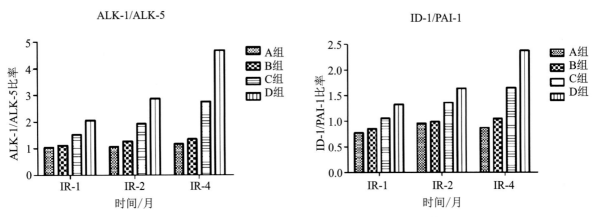

图 19-3-14　ALK-1/ALK-5 比值与 Id-1/PAI-1 比值进行对比

MMP-13 表达呈逐渐下调趋势，且在术后 IR-1 表达最高，与之相似的是，B 组也表现为术后 IR-1 表达最高。这说明，手术反复刺激会导致关节软骨 MMP-13 表达的升高，加速软骨的分解退变。作为软骨损伤修复的主要成分，Collagen-Ⅱ的表达在 C 组表现为逐渐下调，说明内固定物长期存留导致软骨合成修复能力下降。在 D 组，Collagen-Ⅱ表达也出现逐渐下降趋势，说明即使内固定物取出仍未能阻止臼软骨代谢平衡向分解代谢发展的趋势。此外，我们还发现，ALK-1—Id-1—MMP-13 作为分解代谢的主要信号因子和表达因子，在 B 组及 D 组均出现表达峰值，说明反复外科手术刺激会进一步刺激软骨分解代谢发展。

三、分析与小结

本研究是在第二节研究基础上的进一步延伸。探讨了髋臼骨折愈合后，内固定物的取出是否有助于改善软骨代谢的失衡，从而明确是否有可能阻止或延缓软骨退变，或降低髋臼骨折术后 PTOA 的发生率。结果显示，髋臼骨折术后内固定物的取出并不能有效降低软骨的分解代谢进程，软骨的退变仍在缓慢发展，在观察时间内显示内固定物的取出对软骨代谢平衡的影响并不优于内固定物的持续存留。

（一）实验兔与人的类比

实验动物学研究关于兔龄与人龄的类比关系显示，兔龄 8～10 个月相当于人类成年阶段 18～20 岁，在之后兔龄每增加 1 年相当于人类 6 年。根据相应换算，本研究中对兔髋臼后壁骨折行钛板螺钉内固定术后并继续饲养 3 个月，相当于人类骨折内固定术后 1.5 年。结合临床实际，人髋臼后壁骨折一般在术后 3 个月左右基本达到临床愈合标准，而通常骨折在内固定术后 1.5 年也达到内固定取出所需的时间标准。本研究第二节及本部分中对兔髋臼后壁骨折内固定术后 3 个月的髋关节 X 片也证实，兔髋臼后壁骨折已愈合，且发现部分髋关节有不同程度的早期退变表现。说明本研究中设计的 3 个月内固定存留期后再进行内固定取出是符合标准的。

（二）内固定物取出对髋关节 X 片及血清标志物改变的影响

本研究中，在髋臼骨折内固定术后第 3 个月（IR-3）髋关节 X 片显示，B 组与 C 组均出现损伤侧髋关节轻度退变表现，但两组间兔髋关节 OA 定量评分差异无统计学意义。在内固定物取出后，C、D 组兔在第 4 个月（IR-4）的髋关节 OA 评分均较取出后第 1 个月（IR-1）高，差异有统计学意义。说明不管是内固定物继续存留还是内固定物取出，兔损伤侧髋关节退变仍在继续发展。

进一步的血清软骨代谢生物学标志物检测显示，C 组作为内固定物继续存留组，血清 CTX-Ⅱ 及 COMP 水平逐渐增加，峰值出现在观察期的第 4 个月。这可能是由于髋臼后壁骨折内固定术后，虽然骨折已愈合，但由于内固定物的持续存留，软骨分解代谢持续存在和发展，并且代谢标志物不断释放入血清中，至第 4 个月由于更多的 CTX-Ⅱ 及 COMP 被释放并积累，导致浓度峰值出现在术后第 4 个月。而 D 组作为内固定物取出组，血清 CTX-Ⅱ 及 COMP 浓度峰值出现在内固定物取出术后第 1 个月，而后逐渐降低，但仍与对照组有统计学差异。Sondergaard 等通过体外软骨组织离体培养研究也证实，炎性介质也可诱导软骨 Collagen-Ⅱ 水解产生 CTX-Ⅱ。这可能由于内固定物取出作为第二次创伤，导致术后全身及关节周围炎性反应，从而进一步促进了原有的基质胶原分解退变，导致血清标志物浓度在研究开始（IR-1）就比较高，再之后由于全身及局部炎性反应消失，关节恢复活动，导致 CTX-Ⅱ 及 COMP 浓度水平下降。

Karsdal 等和 Madsen 等均认为，当软骨退变发生在以聚蛋白多糖酶调控的 Aggrecan 分解代谢为主时，软骨的退变是可逆的；当发展到后期以 MMPs 调控 Aggrecan 和 Collagen-Ⅱ 分解代谢时，软骨退变则不可逆。因此，虽然关节软骨退变最早开始于 Aggrecan 分子的水解丢失，但软骨的真正不可逆性分解退变则开始于蛋白水解酶（MMPs 等）对胶原纤维结构稳定性的破坏，导致软骨侵蚀及分解退变。由于在软骨退变的早期阶段，X 片检查评价关节早期退变敏感性较差，不能有效反应早期退变表现。软骨代谢相关的血清生物学标志物虽可早期反应软骨退变改变，而且敏感性较高，可动态监测和早期诊断软骨退变，但是其主要反应的是全身关节变化，不能反映某一特定关节病理改变。因此，本研究为进一步明确内固定取出后髋臼软骨局部病理改变，需对髋臼局部软骨组织进行病理组织学检测。

（三）内固定物取出对髋臼软骨组织学改变的影响

本研究中，C、D 组兔髋臼未损伤区域软骨病理组织切片可见，即使是未损伤区域，在观察的第 1 个月（IR-1）软骨表面虽平整，但软骨细胞水肿，排列紊乱，部分出现软骨厚度变薄，说明两组臼软骨退变已进入不可逆阶段，较正常组已出现早期退变表现。自观察的第 1 个月至第 4 个月，HE 染色见软骨组织内裂纹逐渐增加，部分甚至延伸至关节面，边缘逐渐出现骨赘增生现象，软骨细胞水肿及排列紊乱现象加重；甲苯胺蓝染色见软骨组织染色逐渐变淡。说明蛋白聚糖含量逐渐降低，以及胶原成分逐渐裂解破坏。与此同时，C、D 组 Mankin 组织学评分均逐渐增高，至第 4 个月最高，虽已开始出现中期退变表现，但两组间差异无统计学意义。

（四）内固定物取出对臼软骨代谢平衡改变的影响

进一步研究髋臼骨折内固定物存留与取出后软骨代谢平衡改变，我们发现，C 组从第 1 个月至第 4 个月，ALK-5 表达逐渐调低，相应 Collagen-Ⅱ 和 Aggrecan 蛋白表达也逐渐降低，这与软骨分解代谢血清生物标志物的 ELISA 检测结果及病理切片、免疫组化检测结果一致。同时，ALK-1 与 MMP-13 表达逐渐上调，ALK-1/ALK-5 比值逐渐升高。说明在内固定持续存留后，软骨合成代谢逐渐降低，而以 ALK-1—Smad1/5/8—MMP-13 信号通路的分解代谢活性逐渐增强，软骨细胞代谢平衡逐渐向分解代谢方向发展。对于 C 组，ALK-1 与 ALK-5 表达在取出后第 1 个月均最高，相应

Collagen-Ⅱ及MMP-13表达也较高，且较B组高，差异有统计学意义。在之后至第4个月，ALK-5—Collagen-Ⅱ表达逐渐降低，同时ALK-1—MMP-13表达也降低，但ALK-1/ALK-5比值仍逐渐升高，至第3和第4个月，C、D组各因子表达基本接近，组间差异无统计学意义。D组在内固定物取出后第1个月ALK-1—MMP-13表达最高，之后逐渐降低，这可能与内固定取出引起的手术创伤有关。作为两条信号通路下游特异性的核内因子，Id-1/PAI-1比值在术后第1个月最高，之后与ALK-1/ALK-5一致，呈逐渐降低趋势，至术后第4个月，两组间差异不明显。

（五）临床意义

本研究显示，在髋臼骨折内固定术后，即使骨折已愈合，内固定物的持续存留会导致软骨分解代谢大于合成代谢，代谢平衡向软骨分解退变方向发展。即使进行内固定物的取出，也并未有效延缓或逆转软骨代谢平衡，软骨组织代谢状态仍表现为分解代谢大于合成代谢，软骨退变仍持续发展，甚至在取出术后短期内发展更快。对这一现象，我们推测，内固定物的取出操作可能又激发了其他因素，导致软骨基质退变分解的蛋白酶的表达和激活，或诱导了其他信号通路中也可以激活软骨分解代谢的信号因子表达，因此分解代谢并未减弱或延缓。

我们推测，在骨折愈合后，存留的钛板螺钉系统包绕在髋臼窝软骨周围，由于骨组织属于黏弹性材料，钛板螺钉系统的弹性模量及硬度均较骨组织大，在载荷作用下可能改变了髋臼软骨正常的应力环境；当内固定物取出后，髋臼软骨已建立的应力环境再次被改变，关节软骨应力环境的反复改变，从而激活软骨细胞的应力敏感通路，导致病理性基因的表达。当然，这需要进一步的研究证实。

另一方面，异物存留及重复的外科手术创伤引起的关节周围炎性反应可能也是一个重要原因。研究显示，炎症及细胞因子在关节退变过程中也起着重要作用。多个研究发现，细胞因子可以诱导Aggrecan退变，抑制蛋白聚糖合成及诱导MMPs、蛋白聚糖酶及组织蛋白酶的表达和激活，如IL-1、TNF-α、Oncostatin M（OSM）等，均是导致软骨退变强有力的激活剂。本研究中，在髋臼骨折愈合后，钛板及螺钉作为金属异物，在体内长期存留，可能会引起长期慢性炎性排斥反应及金属腐蚀反应。当内固定物的再次取出，二次创伤会再次引起关节内及局部炎性反应，升高的炎性因子可诱导关节软骨的分解代谢反应，从而导致软骨退变。因此，在内固定物取出后，这些继发因素也并不利于软骨代谢平衡的恢复。

在实际临床工作中，自骨折愈合后，金属内置物不再发挥任何功能，随之而来的问题是内植物需不需要取出，目前存在较大争议。多项调查研究显示，部分学者不推荐骨折愈合后常规取出内固定物，他们认为内固定物取出的风险大于内固定物持续存留的不利影响。由于髋臼局部解剖结构复杂，周围有重要血管神经，且邻近关节，内固定材料为钛合金，接近骨弹性模量，Sanderson等报道内固定取出后并发症发生率达20%。张生海等曾比较髋臼骨折术后内固定物取出与存留对髋关节功能的影响，结果他们发现，内固定取出组与存留组在髋关节功能Matta评分及X线优良率方面比较无显著差异。因此，我们认为，髋臼骨折后，内固定物取出并不会延缓或逆转软骨分解代谢的病理进展，对髋关节退变过程无改善作用，而且还会增加手术创伤及内固定取出相关并发症发生风险。当然，本研究观察的时间相对较短，是否能充分判断内固定物取出后对关节软骨长期的影响有待进一步研究。

（王　威　蔡贤华）

本章小结

1. 本研究首次采用兔髋关节来模拟人髋臼骨折，并建立一种髋臼后壁骨折的动物实验模型，可供相关研究参考应用。

2. 髋臼后壁骨折术后内固定物的存留会影响臼软骨代谢平衡，增加软骨分解代谢，促进软骨退变。这表明，内固定物植入及长期存留对髋臼软骨代谢平衡是存在消极影响的，并且这个影响会随着时间的延长而增强。

3. 髋臼骨折术后，相较于内固定物继续存留，内固定物取出并不会降低或缓解软骨分解代谢进展，软骨退变仍继续发展。髋臼骨折术后内固定物存留在一定时间内的取出并不会改善髋关节软骨退变水平，但对功能和主观感受的改善情况及更远期影响有待进一步研究。

（蔡贤华 刘曦明 汪国栋）

第二十章

髋臼骨折对髋臼软骨下骨与软骨代谢的影响

如前所述，随着近年来髋臼骨折手术量的增加和手术技术的进步以及新型内固定材料的研发，髋臼骨折的手术疗效得到了很大的提高，然而术后创伤性关节炎（PTOA）的发生率却居高不下，有研究报道显示即使髋臼骨折手术复位满意，其术后 PTOA 的发生率仍可高达 30％，给患者的生活和工作带来严重影响。尽管如此，尚无可靠方法来预防或减少 PTOA 的发生，其主要原因是缺乏可靠的动物模型。王威等采用的新西兰兔模型具有诸如成本低、易于批量饲养、适应能力强、造模观察周期短等优势，有利于开展大样本的研究，为开展髋臼骨折继发创伤性关节炎的相关体内实验提供了较为理想的载体。但模型制备过程中暴力的施加方向与设定的骨块保持垂直稳定较为困难，有导致骨折类型的一致性难以掌握等缺点，需进行改良。而且前期研究着重于内固定的存留与取出对髋臼软骨退变的影响，并未全面观察髋臼骨折继发 PTOA 病变的特点，特别是早期 PTOA 改变，有必要进行深入研究。

PTOA 并非以单纯的软骨损伤和退变为特点，而是涉及软骨、软骨下骨等所有关节结构成分的系统性病变。目前通过荧光素追踪实验证实，以前被认为不具渗透性的软骨潮线（Tidemark）能够让小分子活性物质和细胞因子自软骨向软骨下骨渗透扩散，此项发现提示软骨和软骨下骨间存在物质交换的结构基础。此外，研究还发现骨软骨交界区由钙化软骨与软骨下骨板交错接合，富含毛细血管，且约 50％ 的营养供给通过交界区扩散到软骨组织。而 PTOA 等相关病变所致骨软骨损伤和血管增生都能增加物质交换通道的数量和尺寸，从而增强各类小分子活性物质在软骨和软骨下骨之间的扩散和交换。相关动物研究显示，创伤性关节炎早期软骨下骨因骨吸收而呈现为骨质疏松性改变，骨密度减小、软骨下骨板变薄、孔隙率增加、骨小梁变细、小梁间隙增宽；至 PTOA 后期呈现出软骨下骨硬化改变，骨密度增大、软骨下骨板增厚、骨小梁增粗、小梁间隙变窄。虽然现在还难以确定软骨和软骨下骨病变的在 PTOA 早期病变中时序性，但两者之间必然存在密切关联，只是相关研究较少。因此本章首先建立髋臼后壁骨折继发 PTOA 模型，并进行髋臼骨折对髋臼软骨下骨与软骨代谢的影响研究。

第一节　兔髋臼后壁骨折继发 PTOA 动物模型的建立与验证

关节内骨折动物实验研究需具备稳定可复制的动物模型，包括一致的骨折形态和稳定的软骨创伤，而这往往难以同时兼顾。在过去的几十年中，大多数动物模型通过截骨术来模拟各类关节内骨折，但并不具备关节内骨折软骨钝性损伤的特点；而其他动物模型通过钝性撞击等模拟软骨创伤，但难以获得形态一致的骨折。无论是关节内骨折还是软骨钝性损伤，都是髋臼骨折这类高能量损伤中不可分割的成分，即关节内骨折与软骨钝性损伤往往同时发生，密切联系。

2004 年 Olson 等报道了努比亚山羊髋臼后壁骨折模型，开创了动物模型研究的先河。该模型同时具备了前述两个重要因素，即稳定一致的骨折形态兼顾关节软骨钝性损伤，并有效模拟了髋臼后壁骨折中典型的"仪表盘"式损伤机制。虽然该模型在术后 90 d 可显示出明显的髋关节创伤性关节炎病变，但在后续相关研究中，该模型并没有得到进一步的推广应用。这可能与努比亚山羊这类大型动物成本高、难饲养、适应性不佳、造模观察周期长等不利因素有关，难以开展大样本的实验研究。本书第十九章以新西兰兔为载体，成功地开发出了类似的髋臼骨折模型，具有诸如成本低、易于批量饲养、适应能力强、造模观察周期短等优势，有利于开展大样本的研究。但后来发现，该模型在制备过程中暴力的施加方向与设定的骨块保持垂直稳定较为困难，有导致骨折类型的一致性难以掌握、普及比较困难等缺点，需进行改良。因此，作者在前期研究基础上，以此模型为基础，尝试建立兔髋臼后壁骨折继发 PTOA 动物模型，并进行验证，为探索髋臼骨折继发创伤性关节炎病变机制等相关体内实验奠定基础。

一、材料和方法

（一）实验动物及分组

36 只成年雄性新西兰兔［兔龄 10～12 个月，体重（3.6±0.5）kg］购自武汉市万千佳兴生物科技有限公司［实验动物使用许可证编号：SYXK（鄂）2019－0082］。所有实验动物排除骨骼系统疾病及双下肢不等长或明显跛行者，均于中部战区总医院动物实验中心单笼饲养，每天 12/12 h 光照/暗室循环，室温恒定在（22±1）℃，湿度 45%，定期紫外线消毒，标准饲料喂养，自由摄水，适应性喂养 2 周后用于实验。

将 36 只兔予以编号，通过随机数字表法平均分为 3 组：假手术组（sham 组，n＝12）、非内固定组（Non-ORIF 组，n＝12）和内固定组（ORIF 组，n＝12）。

（二）实验方法

1. 模拟高能量髋臼后壁骨折及继发创伤性关节炎模型的建立

选取前述所有 36 只新西兰兔左侧髋关节进行实验，术前禁食 8～10 h，通过预钻孔联合落锤撞击法制作高能量髋臼后壁骨折，模拟后壁骨折发生中最常见的"仪表盘"式损伤。所有手术操作均由相同两位术者共同完成，详细步骤如下。

（1）通过耳缘静脉注射戊巴比妥钠（30 mg/kg）进行全麻，术前肌内注射头孢唑林钠（50 mg/kg）预防感染。剔除左髋周围兔毛后取右侧斜卧位，左侧髋部朝上。自股骨粗隆顶点为中心，于臀部后外侧作一约 5 cm 弧形皮肤切口，显露髋臼后侧骨面。Sham 组仅切开并显露髋臼后侧骨面后，缝合创面。

（2）根据实验设计，髋臼后壁骨折块呈楔形（图 20-1-1A、D），外窄内宽，内外宽度不超过坐骨的 50%，根据动物不同体型大小，3～4 mm。骨折块自髋臼后侧向尾侧，沿髋臼边缘约 60°弧度范围。先以 0.8 mm 克氏针连续钻孔勾勒设计好的髋臼骨块：头侧起自髋臼后侧正中闭合骺线关节缘，斜向坐骨内侧缘，至所设计的内侧骨折线后转向尾侧，内侧骨折线约 4 mm，与坐骨内侧缘平行，然后斜行至髋臼尾侧边缘，以 3 mm 微型骨刀连接所有钻孔形成连续的骨折线。值得注意的是，在所有钻孔和骨刀操作时，应以刚好穿透髋臼后侧骨皮质为度，不可穿入甚至穿出软骨，且应注意保护关节囊在髋臼边缘的附着。完成操作后以生理盐水冲洗创面，无菌敷料覆盖。

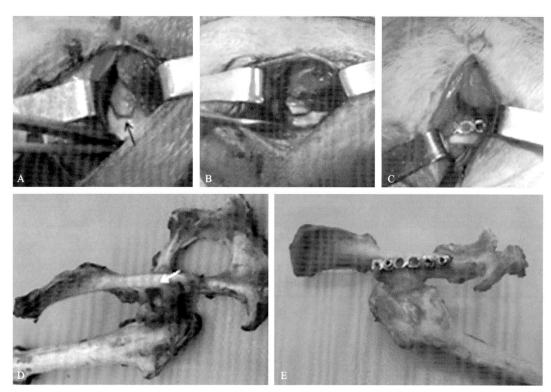

图 20-1-1　造模和内固定手术过程及所见

A 所勾勒楔形骨折块（黑色箭标）；B 撞击后骨折块移位并凸起；C 骨折复位和内固定；D 和 E 单侧髋臼骨折（白色箭标）及内固定后标本。

（3）将兔搬移至 30°斜面平台（图 20-1-2），此斜面平台正中设计一长 300 mm、宽 50 mm 凹槽，兔仰卧后脊柱位于凹槽正中以维持身体中立位。此时左侧髋关节屈曲约 120°，同侧膝关节自然屈曲，以预实验中设计制作的塑料支具维持体位。根据 Letournel 和 Judet 的研究，调整股骨干至外展内收中立位、内外旋中立位，该体位下股骨长轴正好指向髋臼骨折块中点并垂直地面。特制的坠落固定架，滑竿与地面垂直，其下端通过与支具表面匹配的橡胶垫顶住左膝的支具表面，并与股骨干轴线位于一条直线上。此时，1 kg 重锤自高于膝关节 1 米处沿滑竿自由坠落撞击左膝，暴力经左膝—股骨干—股骨头传导至髋臼，导致髋臼后壁骨折。

（4）撞击完成后，拆除支具，将兔搬移回手术台，小心打开无菌敷料，生理盐水冲洗创面后直视下检查髋臼骨折（图 20-1-2B）。①在 Non-ORIF 组中，单纯后壁骨折块不予复位；但若髋臼发生髋臼横行伴后壁骨折或伴股骨头后脱位，需直视下复位横行骨折和脱位，残留后壁骨折移位无需进一步复位。②对于 ORIF 组，移位的骨折块或脱位均在直视下解剖复位，并通过一块 6 孔的 1.5 mm 重建钛板内固定系统予以固定，头、尾侧各两枚螺钉（图 20-1-2C、E），螺钉应避免进入关节，以生理盐水冲洗创面并逐层缝合。

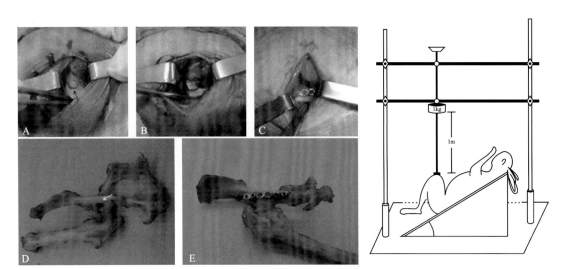

图 20-1-2　坠落台架与撞击试验示意图

2. 术后处理

造模手术完成后，所有兔均进入温室复苏，麻醉清醒后送回兔笼，术后即刻自由活动和进食水。术后连续 3 d 肌内注射头孢唑林钠（50 mg/kg）预防感染，术后连续 5 d 予以肌内注射丁丙诺啡（0.05 mg/kg）以缓解术后疼痛。术后每 2 d 进行伤口观察记录，直至伤口愈合。

3. 取材

各组于术后第 3 周、第 6 周、第 6 个月随机抽取 4 只兔，分别以过量戊巴比妥钠（≥100 mg/kg）耳缘静脉注射处死。剃除局部兔毛后，无菌操作下经原手术切口取出内固定钛板和所有螺钉，拍摄骨盆前后位 X 线片，取出左侧股骨近端和髋臼组织，仔细剔除周围软组织后数码相机拍照存档，标本以 10% 中性福尔马林固定液固定。

（三）观察指标

1. 大体观察

根据取材时数码相机记录档案，对各组各时段标本进行大体观察和描述，记录形态特征改变，如关节软骨形态、髋臼和股骨头形态变化等。

2. 影像学评估

根据骨盆前后位 X 线片，对各组各时段影像学特征进行观察描述，并采用影像学半定量评分系统（表 20-1-1）评估创伤性关节炎的存在和严重程度。分数越大说明创伤性关节炎病变越重。

表 20-1-1　放射影像学半定量评分表

评分	PTOA 等级	放射影像学特征
0	健康	正常关节
1	轻度	关节周围早期新骨形成，关节间隙轻度狭窄
2	中度	轻度的软骨下骨硬化，髋臼、股骨头或颈轻度形变伴增生骨赘
3	重度	明显髋关节半脱位，关节内骨性增生或游离体，更明显髋臼、股骨头或颈畸形

3. 组织病理学评估

取各组第 6 个月标本，以内径 3 mm 环锯于髋臼后壁处钻取直径 3 mm 组织块，包含软骨和软骨下骨，经固定、脱钙（10%EDTA）、石蜡包埋、切片（约 4 μm）后，分别予以 HE 染色、番红固绿染色及甲苯胺蓝染色。每组选择非连续的 3 张切片，每张选取 3 个视野，光学显微镜下观察组织病理改变，采用国际通用创伤性关节炎评价方法即国际骨关节炎研究协会（OARSI）评分系统进行评分（表 20-1-2）。

表 20-1-2　国际骨关节炎研究协会（OARSI）评分系统

等级	特征
0	软骨表面平整，结构层次清晰，软骨细胞排列有序，无增殖改变
1	表层软骨可见裂纹，软骨细胞簇状增生，极性紊乱，细胞核缺失或核碎裂
2	软骨表面纤维化伴局部连续性中断，软骨基质整体染色减弱伴局部染色增强（染色不均），软骨细胞簇状增生进一步扩大，极性进一步紊乱
3	软骨裂纹垂直延伸进入中间层或伴斜行分支，基质染色不均匀，增生和极性紊乱的软骨细胞更广泛（特别是裂纹附近）
4	表层软骨分层，部分剥脱，局部形成凹陷或游离体；中间层可见囊性变，软骨细胞坏死与增生并存，基质降解疏松，染色强度显著减弱
5	透明软骨全层剥脱，钙化软骨或软骨下骨裸露，表面或由增生的纤维软骨覆盖，裸露处软骨下骨密度和厚度较周围增加，表面可见新骨生成，或见微骨折穿过软骨下骨板
6	残余组织表面形态极不规则，软骨与软骨下骨结构层次紊乱甚至错位，微骨折与增生修复并存，纤维软骨或成骨化生形成骨赘

（四）统计方法

应用 SPSS 22.0 统计软件进行统计学分析，对所有样本分别计算半定量评分和 OARSI 评分，采用独立样本 Kruskal－Wallis H 检验。若总体差异显著（$P < 0.05$），进一步采用 Mann－Whitney U 检验完成两两比较，通过 Bonferroni 校正控制 I 型误差（本组实验中，$P < 0.0167$ 被认为差异具有统计学意义）。

二、结果

（一）术中和术后大体情况

36 只均完成实验，3 只呈现复杂骨折（Non-ORIF 组 1 只、ORIF 组 2 只），均为髋臼横行伴后壁骨折，其中 1 只同时伴有髋关节后脱位，1 只后壁骨折波及整个尾侧髋臼部分。21/24 只新西兰兔骨折类型均与术前设计一致（图 20-1-3A、C）。除 1 只 ORIF 组因关节不稳定（为前述后壁骨折范围扩大者，图 20-1-3B、D）需通过内固定恢复稳定外，其余骨折复位后关节稳定恢复。

术后第 4 d，ORIF 组中 1 只兔因深部感染死亡，其余伤口一期愈合。Sham 组仅术后 3～5 d 内有轻度跛行，ORIF 组需 2 周才恢复正常步态，但多数（11/12）Non-ORIF 组在术后残留有不同程度跛行，且早期活跃性较另外两组下降，术后 2 周左髋活动范围较对侧明显减小。于术后 2 周对所有 35 只兔进行体检，通过观察下肢活动和对比双下肢蹬踏力量，手术各组均未观察到存在与坐骨神经损伤相关的下肢活动障碍和肌力下降。

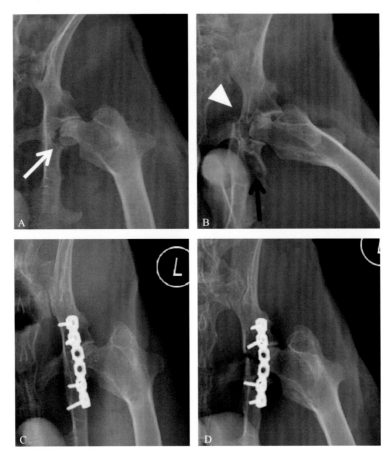

图 20-1-3　造模和内固定术后 X 线片

A 和 C 为预设髋臼后壁骨折造模（A 中白色箭标）和内固定后 X 线片；B 和 D 为髋臼横行伴后壁骨折（B 中白色箭头），且后壁骨折扩大波及整个尾侧部分（B 中黑色箭标），内固定后关节恢复稳定。

（二）标本大体观

（1）造模 3 周后（图 20-1-4A～C），Non-ORIF 组和 ORIF 组关节囊和盂唇轻度增厚，特别是 Non-ORIF 组增厚稍明显，切开关节囊后见骨折线依然清晰，髋臼和股骨头形态良好，但关节软骨表面稍欠光滑。在 Non-ORIF 组中，髋臼骨折处可见 1～3 mm 不等的骨折移位，与 ORIF 组和 Sham 组相比，关节软骨苍白而缺乏光泽。

（2）造模 6 周后（图 20-1-4D～F），Non-ORIF 组关节囊和盂唇进一步增厚变硬，髋臼背侧和周围可见大量骨赘增生，骨折块畸形愈合于移位处，并被部分吸收，形成骨软骨缺损。软骨缺损部分由纤维软骨组织填充，关节面欠平整，软骨明显退变，且与原骨折块对应的股骨头软骨磨损明显。相对而言，ORIF 组髋臼保持了较为完整的形态，关节软骨退变不明显，仅光泽度稍差，其余结构与 Sham 组无明显差别。

（3）造模 6 个月后（图 20-1-4G～I），Non-ORIF 组关节显著肥大畸形，关节囊和盂唇严重增厚变硬，髋臼白窝明显变浅且难以辨别，髋臼部分软骨缺失，软骨下骨外露，剩余的关节软骨严重退变，呈淡黄色；股骨头明显变扁平且处于半脱位状态，软骨因长期磨损退变明显。ORIF 组髋臼和股骨头形态保持较好，形态与第 6 周时无显著差异。

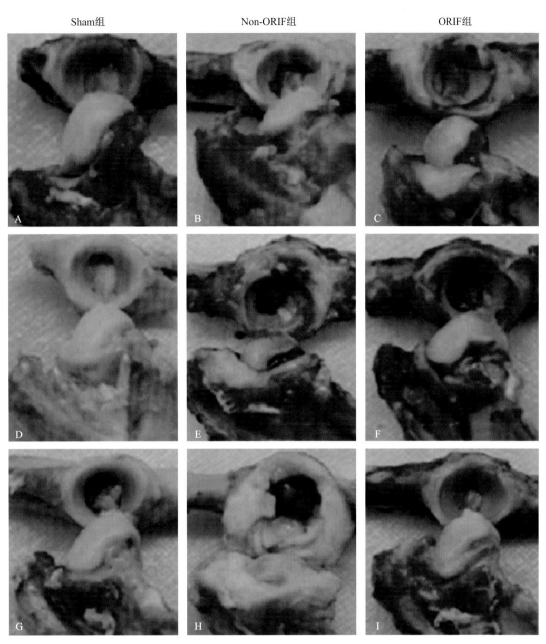

Sham组　　　　　　Non-ORIF组　　　　　　ORIF组

图 20-1-4　标本大体观

A、B、C 为第 3 周各组标本；D、E、F 为第 6 周各组标本；G、H、I 为第 6 个月各组标本。

（三）影像学特点与评分

（1）造模 3 周后（图 20-1-5A～C），除了部分造模关节（Non-ORIF 和 ORIF 组）存在局部关节间隙稍变窄改变外，各组 X 线影像均未观察到明显的创伤性关节炎特征性改变。在 Non-ORIF 组中，1 只兔左侧髋臼尾侧边缘可见明显的骨缺损，考虑为后壁骨折块不稳定移位所致。ORIF 组髋臼形态完整，X 线片可见局部因内固定螺钉去除后残留的透亮影。

（2）造模 6 周后（图 20-1-5D～F），与假手术相比，X 线片显示 Non-ORIF 组左侧髋臼原后壁骨折处呈现骨密度不均匀，局部软骨下骨可见骨硬化伴关节周围骨赘形成，其中 1 只左股骨头轻度变扁。ORIF 组中，除了螺钉去除残留的透亮影外，X 线片仅部分可见髋臼尾侧边缘轻度骨赘增生，但明显弱于非内固定组。

（3）造模 6 个月后（图 20-1-5G～I），Non-ORIF 组 X 线片显示，左髋臼明显畸形，髋臼窝因骨性增生而明显变浅，股骨头严重半脱位且呈扁平状，髋臼周围广泛骨质增生，骨密度不均匀，软骨下骨明显硬化。ORIF 组中，除了可见左侧髋臼软骨下骨局部硬化外，X 线片特征与 6 周时无显著异常，骨赘增生亦不显著。

（4）根据影像学半定量评分系统分析（图 20-1-6），Non-ORIF 组和 ORIF 组从第 3 周到第 6 个月评分逐渐增加，且 Non-ORIF 组评分大于 ORIF 组。造模 3 周后，Non-ORIF 组评分明显高于 Sham 组，差异具有统计学意义（$P=0.011$，<0.0167），而 ORIF 与 Sham 组间评分无显著差异。造模后 6 周，虽然 Non-ORIF 组和 ORIF 组半定量评分均高于 Sham 组，且差异具有统计学意义（$P=0.011$ 和 0.013，均小于 0.0167），但 Non-ORIF 组和 ORIF 组之间评分无显著差异。在造模后 6 个月，Sham 组中 1 只新西兰兔左髋因关节周围轻度骨赘增生而评为 1 分，考虑为关节自然退变所致。Non-ORIF 组内 3 只兔左髋被评为本评分系统最高的 3 分，与 Sham 组比较具有显著差异（$P=0.015$，<0.0167），但该时间段内，Non-ORIF 组与 ORIF 组之间，评分差异无统计学意义。

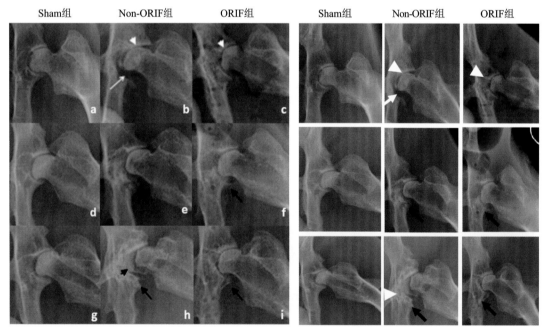

图 20-1-5　取材前髋关节前后位 X 线片

a～c 为第 3 周各组标本；d～f 为第 6 周各组标本；g～i 为第 6 个月各组标本（白色箭头系关节间隙变窄，白色箭标系髋臼后壁骨折移位，黑色箭头系关节内骨质增生，黑色箭标系关节周围骨赘形成）。

（四）组织病理学特点与评分

造模后 6 个月，各组髋臼后壁骨软骨组织取材后进行 HE 染色、番红固绿染色、甲苯胺蓝染色（图 20-1-7）。

（1）Sham 组关节面平整，结构层次清晰，软骨染色均匀。

（2）Non-ORIF 组关节表面不规则，层次结构紊乱，软骨部分剥脱，HE 染色显示潮线不连续

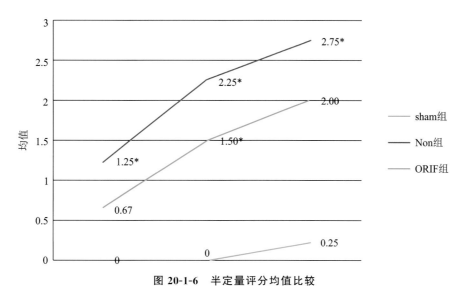

图 20-1-6　半定量评分均值比较

* 表示采用 Mann-Whitney U 检验，与 Sham 比较具有显著差异，通过 Bonferroni 法校正后 $P < 0.0167$。

伴局部双重潮线，有增生血管穿过潮线进入软骨深层。软骨下骨外露且形态不规则，部分由增生纤维软骨覆盖，残余的软骨组织番红 O 和甲苯胺蓝染色显著减弱且不均匀，软骨细胞分布不均匀，极性紊乱并呈簇状增生，部分软骨细胞核缺失或呈核碎裂，软骨深层可见囊性变。

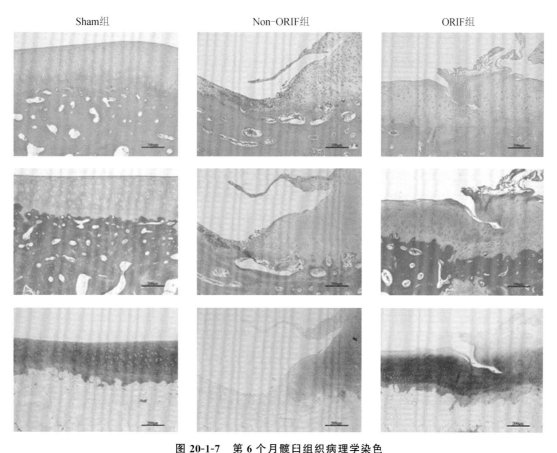

图 20-1-7　第 6 个月髋臼组织病理学染色

从上排到下排依次为 HE 染色、番红 O 固绿染色和甲苯胺蓝染色，×200。

（3）ORIF 组关节面表虽然可见不规则裂隙深入软骨深层，但较 Non-ORIF 组平整，结构层次依然清晰。表层软骨局部纤维化明显，番红 O 和甲苯胺蓝染色减弱，裂隙周围软骨簇状增生且极性紊乱，周围基质染色加深，少量软骨细胞呈核缺失或核碎裂改变。HE 染色显示明显双重潮线伴增生血管穿过潮线进入软骨深层。根据 OARSI 评分（图 20-1-8），在第 6 个月 Non-ORIF 组 OARSI 评分显著高于 Sham 组和 ORIF 组（$P < 0.0167$），差异具有统计学意义。

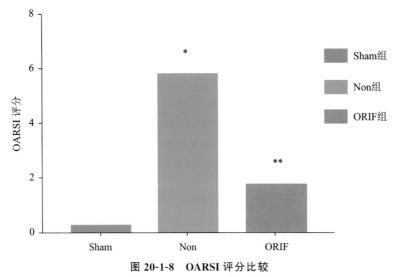

图 20-1-8　OARSI 评分比较

*，**表示采用 Mann－Whitney U 检验，分别与 Sham 组、Non-ORIF 组比较，差异具有显著差异，通过 Bonferroni 法校正后 $P < 0.0167$。

三、分析与小结

1. 本动物模型的应用基础

对于髋臼骨折继发创伤性关节炎的病理特点和发病机制的体内研究以及评估治疗方法的有效性，都需要有合适的动物作为载体。Ariz 等研究显示，兔关节与人关节具有一定程度的相似性，如均会随着年龄和体重的增加而导致关节退变。本书第十九章通过比较外侧中心边缘角（LCEA）和髋臼指数（AHI）等髋关节影像学指标，显示兔髋关节与人髋关节具有良好的相似性，且前期研究显示髋臼骨折模型在 3 个月时具有典型的创伤性关节炎特征。但前期研究着重于内固定的存留与取出对髋臼软骨退变的影响，并未全面观察髋臼骨折继发 PTOA 病变的特点，特别是早期 PTOA 改变。

2. 本动物模型的设计特点

作为最常见的髋臼骨折类型，髋臼后壁骨折常常发生于车祸等高能量损伤中。损伤过程中，膝关节与前方仪表盘发生剧烈碰撞，暴力向上沿股骨干传导，继而使股骨头撞击髋臼后壁发生骨折，即"仪表盘碰撞"损伤机制。此外，根据 Judet 等相关研究，髋臼后壁骨折时，髋关节往往在冠状面呈外展内收中立位（即 0°外展）位，而根据矢状面屈髋的角度和股骨头位置不同会引起髋臼后方不同部位骨折。因此，作者通过预实验发现，屈髋 120°，且髋关节外展内收中立位、内外旋中立位时，股骨长轴正好指向预设髋臼骨折块中点并垂直地面，撞击后能形成较为稳定的髋臼后壁骨折，符合实验设计。

为了保证模型的一致性与可重复性，第十九章建立了一种可重复的兔髋臼后壁骨折模型。该模型在利用重锤撞击实验兔造成骨折之前，预先在兔髋臼后壁通过克氏针与骨刀勾勒出一个矩形骨块，使骨块成为整个髋臼的应力集中点，从而达到在撞击时造成骨折类型一致的目的，但是，该模型的暴力施加方向难以掌握，股骨干的轴线与坐骨的骶线垂直，而不是与髋臼后壁的中心垂直。暴力的施加方向与设定的骨块不垂直，导致骨折类型的一致性难以确保。为了解决此问题，本章将原来实验兔身体平行于地面调整为与地面成 30°（如图 20-1-2），这样能保证股骨干的轴线垂直于髋臼后壁的中心及地面，暴力施加的方向能够正对预先设定的骨块，最大限度地保证骨折的类型一致。

此外，骨折块被设计成内窄外宽的梯形，从而近似地模拟最常见的半月形的后壁骨折。根据相关研究显示，髋臼后壁骨折块宽度介于髋臼后壁的 25%～50%之间时，骨折后关节的稳定性主要取决于关节囊的完整性；而骨折块大于 50%往往会造成关节不稳定形成后脱位。因此，本模型髋臼后壁骨折块宽度低于 50%的髋臼背侧面宽度，并在实验操作过程中仔细保留关节囊在骨折块的附着，术后即使没有采用内固定，依然能够有效维持髋关节的稳定性。在本实验所有髋臼骨折中，除了 1 例后壁伴横行骨折中，后壁骨折扩大波及整个髋臼尾侧部分影响到关节稳定性外，其余关节即使造模时出现关节脱位，复位后均保持稳定。

值得注意的是，造模过程中，钻孔和骨刀连接时仅穿透髋臼背侧外层骨皮质，务必不要穿透关节面，以保持软骨完整性，从而使软骨在撞击时能获得足够的支撑。Repo 等研究发现，约 25 MPa 应力能够破坏软骨组织结构，Milentijevic 等报道大于 40 MPa 的应力能够导致新西兰兔关节软骨全层损伤和细胞死亡（80%～100%的软骨细胞死亡），作者前期研究亦显示，本模型可测得平均约 45 MPa 的撞击强度，这足以导致和模拟高能量骨折中广泛的软骨损伤。

3. 本动物模型的特点及 ORIF 的疗效

本组实验造模的 24 只新西兰兔中，21 只（87.5%）呈单纯后壁骨折，骨折类型保持了较高的一致性。其余 3 例呈复杂骨折（髋臼横行伴后壁骨折）伴或不伴有后脱位，此类损伤的出现可能和个体差异有关，如髋臼尺寸和骨组织强度等。此外，本组动物造模后关节均恢复稳定，后期取材前所摄 X 线片也均未发现与早期关节脱位相关的影像学特征。因此，本髋臼后壁骨折模型显示了较高的一致性和可重复性，骨折后所有关节均保持了较好的稳定性，与实验设计相符，髋臼后壁骨折是后期病变的主要作用因素，为后期研究奠定了较好的基础。

本研究通过标本大体形态、放射影像学和组织病理学观察兔髋臼后壁骨折继发 PTOA 的病变特点。大体观察和 X 线片显示，与 Sham 组相比，Non-ORIF 组和 ORIF 组自第 3 周开始，随时间延长呈进行性关节退变，特别是 Non-ORIF 组，PTOA 病变发生早且快，第 3 周即呈现为明显软骨退变和关节间隙变窄，第 6 周即可见明显软骨磨损、软骨下骨硬化、大量骨赘增生，这些病变与常见兔膝关节 PTOA 动物模型表现相似。

Letournel 等观察发现，髋臼骨折继发 PTOA 发病较早，约 12%的患者 2 年内即诊断为 PTOA。Frietman 和 Dawson 等近期研究亦显示髋臼骨折继发 PTOA 进展较快，8.5%～15%的患者在髋臼骨折后 2～3 年即进展至重度 PTOA。因此，本动物模型不仅显示出常见 PTOA 病变特征，而且与临床髋臼骨折继发 PTOA 出现早且进展快的特点一致。

此外，Non-ORIF 组在第 6 个月时髋关节呈肥大畸形且关节囊和关节盂严重增厚并硬化，髋臼窝变浅，关节呈半脱位状态，股骨头亦因长期磨损和关节塑形而呈扁平畸形。形态学改变与放射影像学半定量评分的增长趋势相一致，这些创伤性关节炎特征性改变与临床髋臼骨折继发 PTOA 晚期常见病变特征具高度的相似性。进一步的病理学分析显示，Non-ORIF 组创伤性关节炎病变严重且广泛，骨软骨结构层次遭到显著破坏，呈现广泛的软骨剥脱和软骨下骨外露，残余的软骨组织番红 0 和甲苯胺蓝染色显著减弱且不均匀，软骨细胞分布不均匀，极性紊乱并呈簇状增生，部分软骨细胞核缺失或呈核碎裂，软骨深层可见囊性变。与 Non-ORIF 组相比，虽然 ORIF 组在影像学半定量评分中未显示显著性差异，但其病理学改变得到了显著改善，其骨软骨结构层次和关节平整度得到了较好的保护，软骨退变程度较非内固定组明显减轻，OARSI 评分亦较 Non-ORIF 组显著降低，显示出 ORIF 对创伤性关节炎具有积极的改善作用。

髋臼骨折继发创伤性关节炎可能是损伤后关节生物力学环境改变所引起，复位质量和稳定性是髋臼骨折治疗的两个重要标准。Letournel 发现，髋臼骨折复位不良会导致创伤性关节炎发病率升高。Giannoudis 等也揭示了创伤性关节炎和骨折复位质量存在负性关联。同样，本实验研究结果显示，切开复位内固定能够有效改善髋臼骨折继发创伤性关节炎相关病变。但是，除了生物力学环境的改变之外，髋臼骨折继发创伤性关节炎相关生化改变必然对疾病产生重要作用，相关研究仍鲜见报道，需要通过进一步的实验研究来探索。

4. 本动物模型的不足

本实验动物模型除了第十九章存在的部分问题以外，仍具有一些不足：除了加载的应力强度之外，加载的速度往往也能对损伤产生影响，但在当前实验所采用的坠落塔设备中这两者难以同时兼顾，因此也难以完美复制出车祸"仪表盘损伤"。

（李彦锦　丰瑞兵　蔡贤华）

第二节　髋臼后壁骨折继发 PTOA 早期软骨下骨病变特点与机制研究

第十九章研究着重于内固定的存留与取出对髋臼软骨退变的影响，并未全面观察髋臼骨折继发 PTOA 病变的特点（特别是早期 PTOA 改变）和内在机制。关节诸多结构中，软骨下骨与软骨之间联系最为紧密，被认为在疾病的发生和发展中发挥了重要作用。虽然现在还难以确定软骨和软骨下骨病变在创伤性关节炎早期病变中的时序性，但多数学者已证实两者之间存在着密切关联。

Bolbos 等通过 MRI 分析发现，软骨下骨吸收发生于 27～56 岁的无症状骨性关节炎患者；而 Anetzberger 等则通过利用混合成像技术（CT-OAM 和 SPECT）发现，在创伤性关节炎早期即可观察到与骨吸收活性增强相关的骨重建。这些研究提示软骨下骨病变，特别是早期骨吸收可能是创伤性关节炎早期的重要特征性病变。软骨下骨微结构改变和早期骨重建对创伤性关节炎发生和发展起着重要作用，但其具体发生机制仍不明确。

在本研究中，作者提出假设：当髋臼骨折后，软骨下骨遭到损伤，引起骨细胞大量凋亡，继发破骨细胞分化和激活并诱导骨重建过程，加重软骨下骨微结构破坏，进而促进髋臼骨折继发创伤性关节炎的发生和进展；而切开复位内固定术有利于恢复髋臼的生物力学稳定性，避免软骨下骨因应力集中引起骨细胞进一步凋亡，进而缓解破骨细胞分化激活和软骨下骨破坏，从而减缓 PTOA 进展。

一、材料和方法

（一）实验动物及分组

48 只成年雄性新西兰兔（同本章第一节）予以编号，通过随机数字表法平均分为 3 组：假手术组（Sham 组，n＝16）、非内固定组（Non-ORIF 组，n＝16）和内固定组（ORIF 组，n＝16）。

（二）实验方法

1. 建模

Non-ORIF 组和 ORIF 组所有兔均完成左侧髋关节髋臼后壁骨折造模，造模方法同第一节。Non-ORIF 组完成骨折造模后，后壁骨折不予复位，冲洗创面后直接缝合。ORIF 组完成骨折造模后，直视下复位骨折并予以 6 孔精确塑形重建钢板螺钉内固定，然后冲洗缝合创面。Sham 组仅作左髋切口显露髋臼背侧骨面，冲洗创面后缝合；Sham 组右侧髋关节作为空白对照组（Control 组），不予处理。

2. 术后处理：同本章第一节。

3. 取材

（1）血清标本取材：各组分别于术后第 3 天、第 3 周、第 6 周各选取 4 只兔经耳缘静脉抽取 5 ml 静脉血，标签记录，待血液凝固后，离心机 3 000 rmp 离心 10 min，收集上清液（血清）保存于 2 ml EP 管中，－80℃超低温冷冻保存。

（2）影像学检查与动物处死：同第一节。

（3）关节组织标本取材：Sham 组、Non-ORIF 组、ORIF 组取出左侧股骨近端、左侧髋臼；Sham 组右侧股骨近端、髋臼作为空白对照组（Control 组）。仔细剔除周围软组织后以数码相机拍照存档后，以内径 2 mm 环锯于后壁骨折处或相应区域截取部分软骨下骨组织块，2 ml EP 管标记封装后－80℃超低温冷冻保存，其余标本以 10％中性福尔马林固定液固定。

（三）观察指标

1. Micro CT 扫描

第 3 周、第 6 周和第 6 个月 Sham 组、Non-ORIF 组和 ORIF 组标本固定 48 h 后进行 Micro CT 扫描。髋臼标本修剪后放入特制的高分子聚碳酸酯样本管内，将样本管置于可以轴向移动的转台上，通过 Micro CT 系统（SCANCO，瑞士）进行扫描。扫描参数设定为 200 μA 的电流，70 KVP 的电压和每像素 20 μm 的分辨率，以 360°获取连续的断面图像。感兴趣区域（ROI）设定为髋臼背侧部分（对应髋臼负重区）的软骨下骨板和软骨下松质骨，羟基磷灰石用于校正骨密度测量。通过 Micro CT 系统配套软件（SCANCO，瑞士），构建整体模型，并对负重区软骨下骨板和软骨下松质骨 3D 结构特性进行计算，包括软骨下骨板相关参数：软骨下骨板厚度（Ct. Th），软骨下骨板孔隙率（Ct. Po），软骨下骨板骨密度（Ct. BMD），和软骨下松质骨相关参数：骨体积分数（Tb. BV/TV），骨小梁数量（Tb. N），骨小梁厚度（Tb. Th），骨小梁分离度（Tb. Sp），松质骨骨密度（Tb. BMD）。

2. 血清 ELISA 生化检测

取出－80℃超低温冷冻保存的血清样本，常温解冻后进行 ELISA 检测。检测内容包括：血清 1 型前胶原氨基端肽前肽（PINP），I 型胶原羧基端联肽（CTXI），骨碱性磷酸酶（BALP），具体检测方法分别参照 PINP、CTXI、BALP 专用 ELISA 试剂盒配套说明书操作步骤执行。

3. Rt-PCR 基因检测

取出 −80℃ 超低温保存的所有各组组织样本，用已经消毒的工具于冰上剔除所有软骨，取约 20 mg 软骨下骨组织，分别采用 PINP、BALP、CTXI 三种 ELISA 试剂和对各时间点样本进行检测。引物序列见表 20-2-1。

表 20-2-1 引物序列

引物名称		引物信息	碱基序列（5′—3′）	Tm 值	CG%	产物长度
Rb-GAPDH	NM_001082253.1	上游引物	CGCCTGGAGAAAGCTGCTA	59	57.9	104
		下游引物	ACGACCTGGTCCTCGGTGTA	59.9	60	
Rb-caspase3	NM_001082117.1	上游引物	AGCAAATCAATGGACTCTGGG	59.1	47.6	173
		下游引物	AAGTTCATGAATGTTTCCCCG	59.1	42.9	
Rb-β-catenin	XM_008260260.2	上游引物	AATCCCGAGGAAGAGGATGTG	60.4	52.4	256
		下游引物	CTGCGTGTTTCAGCATTTGG	60	50	
Rb-SOST	XM_002719425.3	上游引物	TGACGCCACGGAAGTTATCC	60.7	55	141
		下游引物	CTGTACTCCGACACGTCTTTGG	59.8	52.4	
Rb-OPG	NM_001099964.2	上游引物	TTGTTCCATGGCTTCTCAGCT	59.8	47.6	242
		下游引物	GCAGGAATTGTTGGGTAGCG	60.6	55	
Rb-RANKL	XM_002712966.3	上游引物	TCGCCCTGTTCCTCTACTTCC	60.9	57.1	263
		下游引物	CCATGAACCTTCCATGACAGC	60.2	52.4	
Rb-bcl2	XM_002713628.2	上游引物	GGCCTTCTTTGAGTTCGGTG	59.7	55	253
		下游引物	GAGGGTGATGCAAGCTCCTATC	60.4	54.5	
Rb-bax	XM_002723696.2	上游引物	CAAGAAGCTGAGCGAGTGTCTC	59.4	54.5	212
		下游引物	TGCACAGGGCCTTGAGTACC	60.7	60	

4. Western Blot 组织蛋白检测

取出 −80℃ 超低温保存的所有各组组织样本，用已经消毒的工具于冰上剔除所有软骨，保留软骨下骨组织，按试剂说明书检测各时间点软骨标本 Caspase3、Bax、Bcl-2、Sclerostin、β-catenin、RANKL、OPG 蛋白。

5. 破骨细胞 TRAP 病理染色

取第 3 周 Sham 组、Non-ORIF 组、ORIF 组标本，以内径 3 mm 环锯于髋臼后壁处钻取直径 3 mm 组织块，包含软骨和软骨下骨，经固定、脱钙（10% EDTA）、石蜡包埋、切片（约 4 μm）后，予以抗酒石酸酸性磷酸酶（Trap）染色。每组选择非连续的 3 张切片，每张选取 10 个随机软骨下骨高倍视野（400 倍），光学显微镜下观察组织病理改变并采集图像，应用 Image-Pro Plus 6.0 软件计数破骨细胞数量，TRAP 染色呈酒红色且核多于 3 个的多核细胞计为破骨细胞。

6. TUNEL 荧光标记法检测细胞凋亡

取第 3 周 Sham 组、Non-ORIF 组、ORIF 组标本，以内径 3 mm 环锯于髋臼后壁处钻取直径 3 mm 组织块，包含软骨和软骨下骨，经固定、脱钙（10% EDTA）、石蜡包埋、切片（约 4 μm）

后，予以 TUNEL 荧光标记法检测软骨下骨凋亡细胞。每组选择非连续的 3 张切片，每张选取 3 个视野，荧光显微镜下观察组织病理改变并采集图像，应用 Image-Pro Plus 6.0 软件计数分析。

（四）统计方法

应用 SPSS 22.0 统计软件进行统计学分析，计量资料采用均值±标准差（$\bar{x} \pm s$）表示，并通过 Shapiro-Wilk 检验是否符合正态分布。各组间同一时间点即组内不同时间点之间比较选择单因素（ANOVA）方差分析，若差异具有统计学意义，再进行组间两两比较，采用 LSD-t 检验。设 a＝0.05，$P < 0.05$ 表示具有统计学差异。应用 Graph Pad，Prism 7 软件完成统计学作图。

二、结果

（一）一般情况

本组 48 只兔完成实验，其中 32 只兔完成髋臼后壁骨折造模，其他情况参见第一节。

（二）Micro CT 扫描

（1）造模后第 3 周，软骨下松质骨中，相较于 Sham 组，Non-ORIF 组 BVF、Tb. Th、Tb. BMD 均有显著降低（分别下降 77.23%、44.13% 和 11.12%，且 $P < 0.05$），同时 Tb. Sp 增加了 54.46%（$P < 0.05$），呈明显的骨质疏松性改变。ORIF 组各项参数虽然也较 Sham 组呈现骨质疏松性改变（$P < 0.05$），但其骨小梁结构相对于 Non-ORIF 组获得了显著改善（Tb. Th 增加 44.66%，同时 Tb. Sp 减少 19.61%，且 $P < 0.05$）。

在软骨下骨板中，相较于 Sham 组，Non-ORIF 组 Ct. Th、Ct. BMD 分别下降了 28.08%、3.93%（$P < 0.05$），同时 Ct. Po 增加了 2.14 倍（$P < 0.05$），呈骨质疏松性改变。而在 ORIF 组中，虽然 Ct. BMD 与 Sham 组无显著差异（$P > 0.05$），但依然呈降低趋势（下降 2.52%），同时 Ct. Th 显著降低（下降 25.57%，$P < 0.05$），而 Ct. Po 增加了 2.35 倍（$P < 0.05$），且与 Non-ORIF 组间无显著差异（表 20-2-2）。

表 20-2-2　第 3 周髋臼软骨下骨 Micro CT 数据

	Sham 组	Non-ORIF 组	ORIF 组
松质骨			
Tb. BMD/（mg HA/cm³）	876.78±19.57	778.69±11.52[a]	805.92±6.69[a]
BVF	(43.56±1.55)%	(9.92±7.10)%[a]	(16.44±1.29)%[a]
Tb. Th/μm	184.37±23.51	103.00±16.90[a]	149.00±5.10[a,b]
Tb. N/mm⁻³	2.58±0.28	1.83±0.03[a]	2.58±0.08[b]
Tb. Sp/μm	354.03±46.28	546.83±22.29[a]	439.57±9.92[a,b]
骨板			
Ct. Th/μm	480.90±34.57	345.87±18.66[a]	357.93±43.31[a]
Ct. Po	(5.93±0.35)%	(24.53±4.49)%[a]	(25.78±15.21)%[a]
Ct. BMD/（mg HA/cm³）	855.09±27.63	821.49±4.56[a]	833.54±20.46

注：a，b 表示分别与 Sham 组、Non-ORIF 组进行方差分析比较，$P < 0.05$，差异具有统计学意义。

（2）造模后第 6 周，软骨下松质骨中，虽然 Non-ORIF 组骨质疏松性病变获得了一定程度的逆转，BVF、Tb. Th、Tb. BMD 均有显著降低（分别下降 56.83％、23.74％和 7.09％，且 $P <$ 0.05），同时 Tb. Sp 增加了 21.25％（$P < 0.05$）。而 ORIF 组中除了 Tb. Th 和 Tb. Sp 依然较 Non-ORIF 组获得改善外（TB. Th 增加 18.78％，而 Tb. Sp 下降 23.25％，$P < 0.05$），Tb. BMD 和 BVF 也显著改善，分别增加了 1.57％和 34.70％（$P < 0.05$）；但相对于 Sham 组，骨质疏松性变化依然明显。

在软骨下骨板中，相较于 Sham 组，Non-ORIF 组 Ct. Th、Ct. BMD 分别降低了 36.51％（$P <$ 0.05）和 2.85％，而 Ct. Po 增加了 1.63 倍（$P < 0.05$），依然呈明显骨质疏松性改变。同时 ORIF 组相较于 Sham 组 Ct. Th 降低了 34.25％（$P < 0.05$），同时 Ct. Po 增加了 1.23 倍（$P < 0.05$），与 Non-ORIF 组呈现类似改变，两者各参数之间无显著差异（$P > 0.05$）（表 20-2-3）。

表 20-2-3　第 6 周髋臼软骨下骨 Micro CT 数据

	Sham 组	Non-ORIF 组	ORIF 组
松质骨			
Tb. BMD/（mg HA/cm³）	891.00±5.56	827.92±3.97[a]	840.93±3.42[a,b]
BVF	（43.53±1.02）％	（18.79±0.82）％[a]	（25.31±1.15）％[a,b]
Tb. Th/μm	194.63±10.60	148.43±5.36[a]	176.30±5.56[a,b]
Tb. N/mm⁻³	2.42±0.20	2.25±0.07	2.45±0.03
Tb. Sp/μm	395.13±24.1	479.10±5.99[a]	376.70±11.2[b]
骨板			
Ct. Th/μm	506.30±19.38	321.47±32.25[a]	332.87±25.41[a]
Ct. Po	（6.00±0.36）％	（21.75±1.96）％[a]	（19.38±0.82）％[a]
Ct. BMD/（mg HA/cm³）	861.85±4.88	837.30±33.75	838.34±9.10

注：a，b 表示分别与 Sham 组、Non-ORIF 组进行方差分析比较，$P < 0.05$，差异具有统计学意义。

（3）造模后第 6 个月，在软骨下松质骨中，Non-ORIF 组中虽然 BVF 依然较 Sham 组下降 17.68％（$P < 0.05$），但 Tb. BMD、Tb. Th、Tb. Sp 等参数与 Sham 组均无显著差异，骨质疏松性病变已显著逆转。而在 ORIF 组中，相较于 Sham 组，Tb. BMD、BVF、Tb. Th 分别增加了 2.54％、24.85％、37.73％（$P < 0.05$），同时 Tb. Sp 降低了 11.87％（$P < 0.05$），不仅逆转了骨质疏松性改变，反而进一步呈现出软骨下骨硬化改变。

在软骨下骨板中，Non-ORIF 组 Ct. Th 较 Sham 组降低了 31.25％（$P < 0.05$），而 Ct. Po 增加了 1.48 倍（$P < 0.05$），依然呈骨质疏松性改变。ORIF 组相较于 Sham 组，Ct. Th 降低了 16.89％（$P < 0.05$），同时 Ct. Po 增加了 68.91％（$P < 0.05$），虽然在一定程度上依然呈现骨质疏松性改变，但相较于同组第 6 周参数，Ct. Th 明显增加，同时 Ct. Po 明显降低，且相对第 6 个月 Non-ORIF 组骨质疏松性改变亦有显著改善（表 20-2-4）。

表 20-2-4　第 6 个月髋臼软骨下骨 Micro CT 数据

	Sham 组	Non 组	ORIF 组
松质骨			
Tb. BMD/（mg HA/cm³）	884.66±1.67	888.69±6.36	907.13±3.56[a,b]
BVF	（41.32±3.66）%	（23.64±1.93）%[a]	（51.59±1.60）%[a,b]
Tb. Th/μm	193.47±9.79	221.20±6.63	266.47±25.14[a,b]
Tb. N/mm⁻³	2.47±0.01	2.23±0.08[a]	2.52±0.07[b]
Tb. Sp/μm	399.10±38.14	412.43±7.43	351.73±5.86[a,b]
骨板			
Ct. Th/μm	510.43±2.85	350.90±13.31[a]	424.23±15.31[a,b]
Ct. Po	（6.08±0.41）%	（21.18±4.06）%[a]	（10.27±1.49）%[b]
Ct. BMD/（mg HA/cm³）	857.02±7.34	847.06±4.51	860.33±3.99[b]

注：a，b 表示分别与 Sham 组、Non-ORIF 组进行方差分析比较，$P<0.05$，差异具有统计学意义。

（三）血清 ELISA 生化检测

首先建立 PINP、BALP、CTXI 三种试剂盒检测相应浓度标准品的标准曲线及拟合方程（图 20-2-1～图 20-2-3 中 A），将各样本所测吸光度（OD 值）代入拟合方程及标准曲线，计算得出各血清样本 PINP、BALP、CTXI 浓度（图 20-2-1～图 20-2-3 中 B）。检测结果显示，Non-ORIF 组兔血清中与骨吸收相关的 CTXI，从造模后 3 天至第 3 周呈进行性显著升高（$P<0.05$），分别较 Sham 组升高 71.97% 和 125.86%，并在第 6 周升高幅度回调，但仍较 Sham 组升高 69.76%（$P<0.05$）；与成骨相关的 PINP 和 BALP 从造模后第 3 天至第 6 周显著降低。第 3 天至第 6 周，PINP 分别为 Sham 组的 61.91%、48.44%、34.34%（$P<0.001$），而 BALP 分别为 Sham 组的 61.16%、48.56%、31.67%（$P<0.001$）。ORIF 组兔血清中 CTXI 虽然与 Non-ORIF 组趋势一致，但其升高幅度较 Non-ORIF 组显著下降（$P<0.05$），第 3 天、第 3 周、第 6 周分别较 Non-ORIF 组下降 14.58%、25.11%、34.43%，且其第 3 周 CTXI 较第 3 天数值无显著增加（$P>0.05$），至第 6 周时恢复至 Sham 组水平。成骨相关的 PINP 和 BALP 呈进行性降低，趋势与 Non-ORIF 组一致，但降低幅度较 Non-ORIF 组明显改善，PINP 各时间点较 Non-ORIF 组分别升高 13.59%、31.13%、31.81%（$P<0.05$），BALP 分别升高 29.80%、33.86%、36.81%（$P<0.05$）。

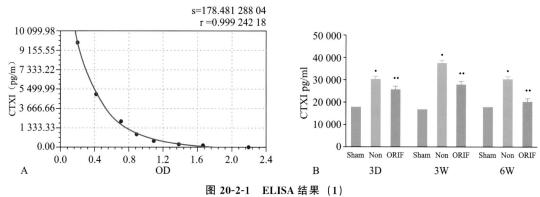

图 20-2-1　ELISA 结果（1）

A CTXI 标准曲线；B CTXI 浓度比较。

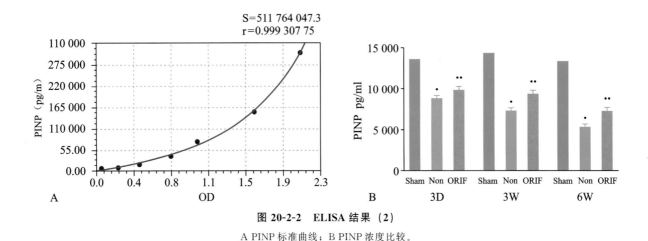

图 20-2-2 ELISA 结果（2）

A PINP 标准曲线；B PINP 浓度比较。

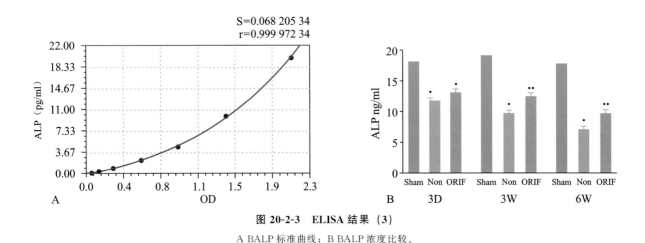

图 20-2-3 ELISA 结果（3）

A BALP 标准曲线；B BALP 浓度比较。

（四）Rt-PCR 基因检测

（1）*Caspase*3 和 *Bax* 作为细胞凋亡相关基因，在后壁骨折造模完成后的软骨下骨组织表达量显著增加（图 20-2-4）。其中 *Caspase*3 基因在 Non-ORIF 组术后第 3 天和第 3 周，相对于 Control 组，其表达量分别增长了 3.92 倍和 10.88 倍，第 6 周表达量增幅下降至 5.04 倍（$P<0.001$）；而 *Bax* 基因在 Non-ORIF 组中第 3 天和第 3 周，表达量分别增长了 2.79 倍和 4.36 倍，至第 6 周表达量增幅轻度下降至 3.94 倍（$P<0.001$）。而 ORIF 组中，*Caspase*3 基因第 3 天、第 3 周、第 6 周分别较 Control 组增加 2.64 倍、5.46 倍和 2.56 倍，而 *Bax* 基因各时间点相对增幅分别为 1.77 倍、2.38 倍和 2.27 倍，*Caspase*3 基因和 *Bax* 基因各时间点增幅均显著小于 Non-ORIF 组（$P<0.001$）。说明在髋臼后壁骨折发生后第 3 天至 6 周时，Non-ORIF 组和 ORIF 组软骨下骨内虽然均有大量细胞发生凋亡，但 ORIF 组能够有效缓解细胞凋亡的发生。此外，*Bcl*-2 基因作为抗凋亡相关基因，在 Non-ORIF 组软骨下骨组织内表达受到明显抑制（图 20-2-5），造模后第 3 天和第 3 周其表达分别为 Control 组的 38.97% 和 10.87%，直至第 6 周回升至 21.34%（$P<0.001$）；而 ORIF 组在三个时间点 *Bcl*-2 基因较 Non-ORIF 组分别升高约 58.63%，125.30% 和 82.99%（$P<0.05$），说明 ORIF 组能够有效改善软骨下骨细胞抗凋亡基因的表达。

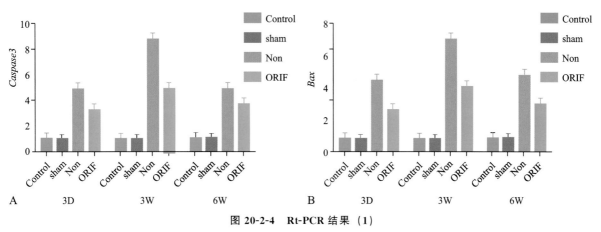

图 20-2-4　Rt-PCR 结果（1）

A *Caspase*3 基因扩增倍数；B *Bax* 基因扩增倍数。

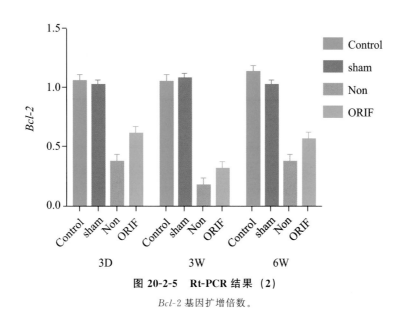

图 20-2-5　Rt-PCR 结果（2）

Bcl-2 基因扩增倍数。

（2）SOST 基因主要在相对成熟的骨细胞中表达，具有一定程度的特异性。髋臼后壁骨折后，Non-ORIF 组第 3 天软骨下骨中 SOST 基因仅为 Control 组的 16.69%（图 20-2-6 A），在第 3 周进一步下降至 1.49%（$P<0.001$）。说明在此期间，软骨下骨组织内大量骨细胞发生凋亡，直至第 6 周 SOST 基因表达才回升至 11.89%，但仍显著低于 Control 组（$P<0.001$）。同时，β-catenin 基因与骨细胞分化和成熟密切联系，其在 Non-ORIF 组软骨下骨的表达也显著下降（图 2-9B），造模后第 3 天仅为 Control 组的 13.96%，并进一步下降至第 3 周的 2.50%，直至第 6 周回升至 17.50%（$P<0.001$），其趋势与 SOST 基因一致。在 ORIF 组中，SOST 和 β-catenin 基因的表达与 Non-ORIF 组具有类似趋势，但其表达量的降幅较 Non-ORIF 明显缓解，SOST 基因表达在第 3 天、第 3 周、第 6 周分别为 Control 组的 41.62%、6.66% 和 27.29%（$P<0.05$），而 β-catenin 基因在各时间点分别为 Control 组的 36.30%、7.07%、46.30%（$P<0.05$）。

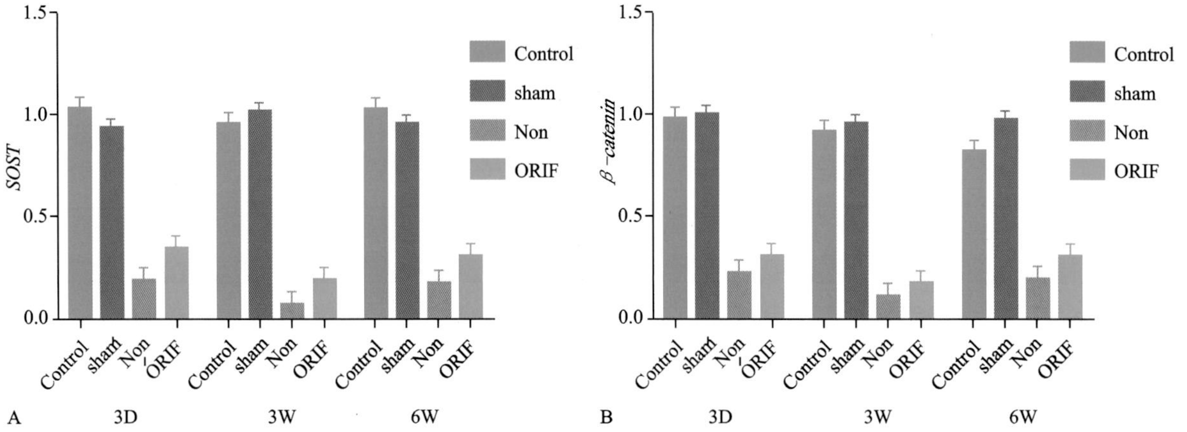

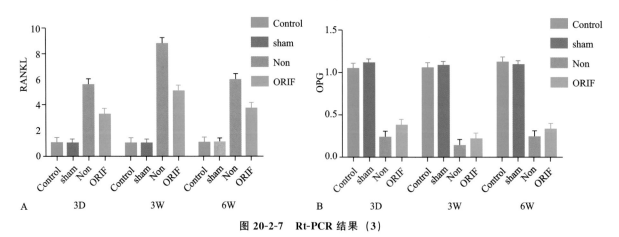

图 20-2-6　Rt-PCR 结果（2）

A SOST 基因扩增倍数；B β-catenin 基因扩增倍数。

（3）RANKL 基因和 OPG 基因作为影响破骨细胞活性的两个重要相关基因，其在软骨下骨中的表达量在后壁骨折后也有显著变化（图 20-2-7）。相较于 Control 组，Non-ORIF 组 RANKL 基因的增量从第 3 天的 4.54 倍进一步升高至第 3 周的 8.38 倍，至第 6 周降低至 3.28 倍（$P<$ 0.001）；其 OPG 基因的表达量在造模后第 3 天下降至 Control 组的 21.22%，并在第 3 周进一步下降至 8.35%，至第 6 周回升至 13.69%（$P<0.001$）。而在 ORIF 组中，RANKL 基因和 OPG 基因的表达量变化与 Non-ORIF 组具有类似趋势，RANKL 在造模后第 3 天、第 3 周、第 6 周分别较 Control 组增加 2.43 倍、5.30 倍、1.87 倍（$P<0.001$），OPG 在各时间点下降至 Control 组的 38.20%、16.32%、28.92%（$P<0.001$），但相较于 Non-ORIF 组，RANKL 基因表达显著降低（$P<0.001$），而 OPG 基因表达明显升高（$P<0.05$）。

图 20-2-7　Rt-PCR 结果（3）

A RANKL 基因扩增倍数；B OPG 基因扩增倍数。

（五）Western Blot 组织蛋白检测

通过 Western Blot 检测，软骨下骨组织内蛋白的表达与上述基因的表达趋势基本一致（图 20-2-8～图 20-2-10）。在 Non-ORIF 组中，Caspase3 在造模后第 3 天、第 3 周、第 6 周分别较 Control 组增加 5.72 倍、5.75 倍、5.11 倍（$P<0.001$），Bax 各时间点分别增加 4.63 倍、4.85 倍、4.13

倍（$P<0.001$）；而 *Bcl-2* 在各时间点分别为 Control 组的 28.99％、8.07％、35.49％（$P<0.05$）。相较于 Non-ORIF 组，ORIF 组中凋亡相关蛋白表达明显减少，而抗凋亡相关蛋白表达明显增加，各时间点 Caspase3 蛋白表达较 Non-ORIF 组分别降低了 42.39％、23.89％、30.47％（$P<0.05$），Bax 表达分别降低了 37.93％、11.30％、26.82％（$P<0.05$），*Bcl-2* 表达分别较 Non-ORIF 组增加了 1.02 倍、3.44 倍、0.82 倍（$P<0.001$）。

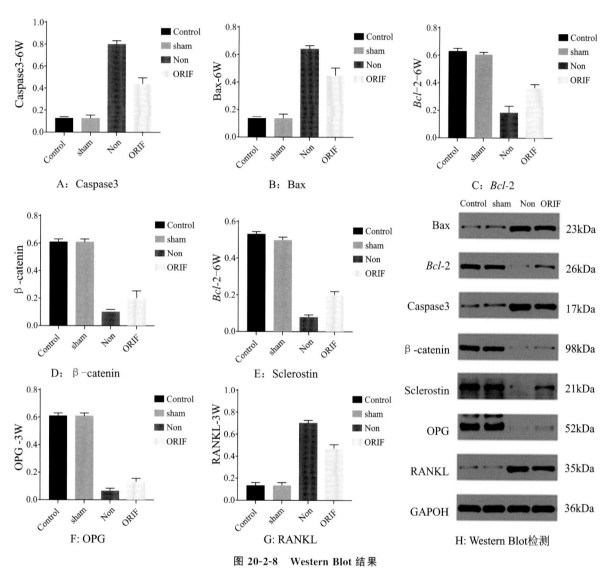

图 20-2-8　Western Blot 结果

A－G 第 3 天软骨下骨不同蛋白灰度值分析；H 第 3 天软骨下骨不同蛋白表达水平。

Sclerostin 是 *SOST* 基因表达蛋白，在 Non-ORIF 组中，Sclerostin 在第 3 天、第 3 周、第 6 周分别为 Control 组的 16.82％、13.04％、13.95％（$P<0.001$），β-catenin 在各时间点的表达分别下降至 Control 组的 14.44％、5.76％、7.09％（$P<0.001$）。ORIF 组中 Sclerostin 和 *β-catenin* 蛋白表达较 Non-ORIF 组明显改善，其中 Sclerostin 各时间点较 Non-ORIF 组分别增加 2.10 倍、1.58 倍、1.64 倍（$P<0.001$），*β-catenin* 分别增加 2.97 倍、1.61 倍、2.53 倍（$P<0.001$）。

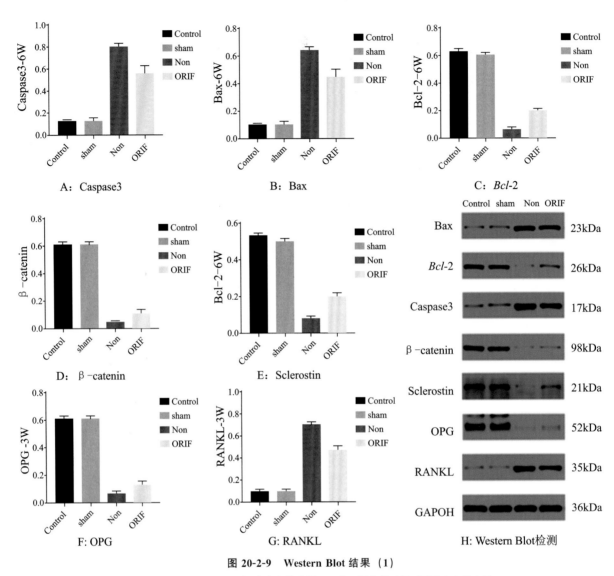

图 20-2-9　Western Blot 结果（1）

A～G 第 3 周软骨下骨不同蛋白灰度值分析；H 第 3 周软骨下骨不同蛋白表达水平。

在 Non-ORIF 组中，造模后第 3 天、第 3 周、第 6 周 RANKL 蛋白表达分别较 Control 组增加 4.98 倍、9.15 倍、7.73 倍（$P<0.001$），而 OPG 的表达分别降低至 Control 组的 10.67％、8.99％、12.63％（$P<0.001$）。ORIF 组中，RANKL 和 OPG 蛋白表达趋势与 Non-ORIF 组一致。各时间点 RANKL 蛋白表达分别较 Control 组增加 4.30 倍、8.11 倍、6.15 倍（$P<0.001$），较 Non-ORIF 组分别下降 28.21％、20.08％、29.61％（$P<0.05$）；OPG 蛋白表达分别降低至 Control 组的 27.33％、14.14％、35.48％（$P<0.001$），分别较 Non-ORIF 组增加 1.56 倍、0.57 倍、1.81 倍（$P<0.05$）。

（六）破骨细胞 TRAP 染色

第 3 周髋臼软骨下骨组织 TRAP 染色显示（图 20-2-11），与 Sham 组比较，Non-ORIF 髋臼骨折后 3 周软骨下骨 TRAP（＋）多核破骨细胞数量明显增加，而 ORIF 中破骨细胞数量较 Non-ORIF 减少。

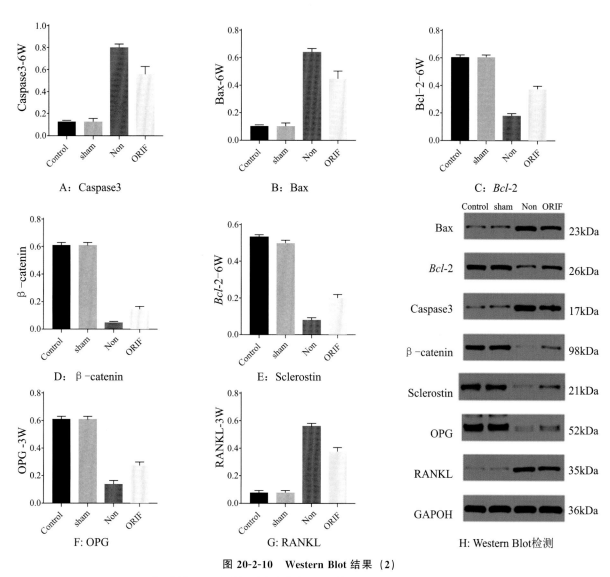

图 20-2-10 Western Blot 结果（2）

A～G 第 6 周软骨下骨不同蛋白灰度值分析；H 第 6 周软骨下骨不同蛋白表达水平。

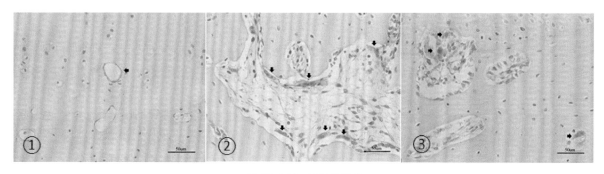

图 20-2-11 TRAP 染色

①、②、③分别为 Sham 组、Non-ORIF 组、ORIF 组软骨下骨组织切片 TRAP 染色图片，黑色箭头所指酒红色多核细胞为破骨细胞，×400。

（七）凋亡细胞 TUNEL 荧光法检测

第 3 周髋臼软骨下骨组织 TUNEL 荧光法显示（图 20-2-12），Sham 组骨细胞凋亡数量较少，而 Non-ORIF 组软骨下骨可见大量骨细胞凋亡。

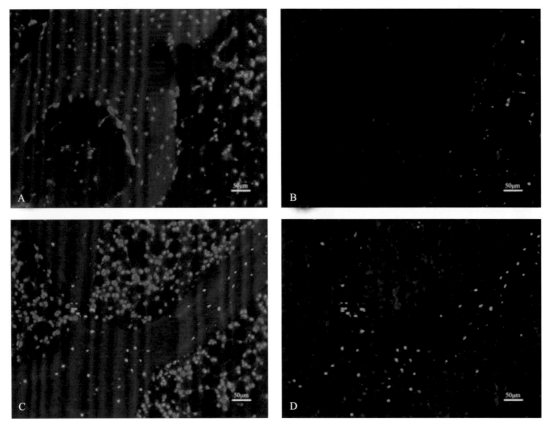

图 20-2-12　髋臼软骨下骨组织 TUNEL 免疫荧光染色

A、B 为 Sham 组，C、D 为 Non-ORIF 组，×400。

三、分析与小结

（一）兔髋臼骨折继发 PTOA 早期软骨下骨微结构变化特点

既往有关髋臼骨折继发创伤性关节炎的体内实验研究鲜有报道，本研究深入分析了髋臼骨折继发创伤性关节炎早期软骨下骨的病变特点。Micro CT 显示，造模后 3 周（表 20-2-2），Non-ORIF 组髋臼软骨下骨呈明显骨质疏松性变化，如 Ct. BMD、Ct. Th、Ct. Th、Tb. BMD、Tb. BV/TV、Tb. N、Tb. Th 均显著降低，同时 Tb. Sp、Ct. Po 显著升高。造模后第 6 周（表 20-2-3），骨质疏松性病变呈现一定程度的缓解，虽然软骨下骨板 Ct. Th 较第 3 周无显著变化，但其余各参数指标均明显改善，软骨下松质骨 Tb. Th 增厚，Tb. Sp 降低，软骨下骨板 Ct. Po 减小，Ct. BMD 升高。至造模后第 6 个月（表 20-2-4），软骨下松质骨中除了 Tb. BV/TV 仍明显低于 Sham 组外，Tb. BMD、Tb. N、Tb. Th 均已恢复至 Sham 组水平；但在软骨下骨板内，Ct. Th 和 Ct. BMD 仍明显低于 Sham 组，同时 Ct. Po 明显高于 Sham 组，骨质疏松性改变仍较明显。由此可见看出，骨质疏松性改变是兔髋臼骨折继发创伤性关节炎早期软骨下骨中最早出现的特征性结构改变，这一发现也与其他众多动物模型研究显示的诸如膝关节创伤性关节炎早期软骨下骨病变特点类似，即病变早期均表现为软骨下骨骨质疏松性改变。

既往研究显示 PTOA 中软骨退变与软骨下骨病变存在密切关联，软骨退变随着软骨下骨损伤的加重而加重，本研究显示结果与之相符。结合第一节组织病理学结果不难发现，在本研究动物模型中，软骨下骨早期损害与软骨退变密切相关，软骨下骨损伤越严重，软骨退变越严重，OARSI 评分越高。ORIF 组软骨下骨早期损害减轻时，软骨退变亦明显缓解，OARSI 评分也显著下降。虽然还难以确认软骨和软骨下骨病变的先后顺序，但两者内在关联在本动物模型中已基本得到明确。

（二）兔髋臼骨折继发 PTOA 早期软骨下骨生化改变

通过血清 ELISA 检测显示，Non-ORIF 组中与骨吸收相关的 CTXI 血清浓度在第 3 天至第 3 周呈进行性增加，虽然第 6 周呈下降趋势，但仍显著高于 Sham 组，说明在造模后 6 周内，Non-ORIF 组骨吸收活性显著增强；同时，与骨形成相关的 PINP、BALP 在同一时间呈进行性下降，且显著低于 Sham 组，成骨活性受到显著抑制。TRAP 染色亦显示，Non-ORIF 组髋臼软骨下骨中 TRAP（＋）多核破骨细胞数量较 Sham 组显著增加。进一步通过 Rt-PCR 和 Western Blot 检测显示，Non-ORIF 组中与破骨细胞分化和激活相关的 RANKL 在此期间显著高于 Control 组，并于第 3 周达到峰值，基因和蛋白表达分别是 Control 组的 8.38 倍和 9.15 倍；而 OPG 则显著降低，在第 3 周达最低，基因和蛋白表达分别是 Control 组的 8.35％ 和 8.99％，*RANKL/OPG* 比值显著升高，有利于促进单核细胞系向破骨细胞分化和激活。与此同时，与成骨分化和活性相关的 SOST/Sclerostin、*β-catenin* 均受到显著抑制。因此，髋臼骨折继发创伤性关节炎早期，软骨下骨中破骨细胞过度激活，同时成骨活性受到明显抑制，是前述 Micro CT 所呈现软骨下骨骨质疏松性改变的主要原因。

软骨下骨重建（remodeling）由活化的破骨细胞和成骨细胞组成相互协作的骨组织多细胞单位（bone multicellular unit，BMU）共同参与，能不断适应生物力学环境、局部生化介质改变以及激素水平变化，从而替代失去功能的骨组织。Radin 等研究发现，软骨下骨中骨重建往往由破骨细胞的分化和激活开始，并伴随软骨下骨微血管增生。健康状态下，软骨下骨中骨重建速率往往较低，而 PTOA 早期软骨下骨中骨重建速率明显升高。Bellido 等发现，与常规手术诱导膝关节创伤性关节炎模型相比，术前诱导加快骨重建速率能引起更严重的软骨损害，而抑制骨重建能有效延缓创伤性关节炎的进展。本研究显示，破骨细胞的激活及其介导的骨重建也是兔髋臼骨折继发创伤性关节炎早期的特征性改变，可能与软骨退变存在密切关联，但其具体内在机制尚待进一步研究。

目前，软骨下骨病变对软骨的作用机制仍不明确。但研究发现，软骨下骨早期骨重建，包括新生血管侵入软骨和软骨下骨板孔隙率增加，前者可引起血管来源的信号蛋白分子作用于软骨，同时增加软骨内血氧分压，从而干扰软骨代谢，后者可引起软骨下骨来源的各种细胞因子和生长因子向软骨扩散并作用于软骨细胞造成损害。Sanchez 等将健康人软骨细胞与来自创伤性关节炎患者的软骨下骨成骨细胞共同培养后，软骨细胞蛋白聚糖表达受到抑制，而成骨细胞刺激因子 1、金属基质蛋白酶 3（MMP-3）和金属基质蛋白酶 13（MMP-13）等表达显著升高，提示创伤性关节炎软骨下骨中的成骨细胞能促进软骨细胞的肥大和退变。此外，骨组织富含多种生长因子，能够通过骨重建早期的骨吸收作用从骨基质中释放，其中 TGF-β 是一种能够调节多种细胞功能的多效性细胞因子。在软骨组织中，低浓度的 TGF-β 有利于维持软骨代谢和保持结构稳定，而高浓度的 TGF-β 促进软骨细胞增生肥大，导致软骨退变加速。骨重建早期骨组织吸收释放大量的 TGF-β 并扩散进入软骨组织，可加速软骨退变和损害。

（三）骨细胞凋亡在兔髋臼骨折继发 PTOA 早期软骨下骨病变中的作用

骨细胞，作为骨组织内最主要的功能活性细胞，占比超过 90%，对维持骨组织微结构和功能具有重要作用。骨细胞凋亡被认为在骨重建中发挥重要的枢纽作用，但在软骨下骨中，特别是对于髋臼骨折继发创伤性关节炎早期软骨下骨的作用仍不明确。本研究通过 TUNEL 荧光法显示，髋臼骨折后第 3 周，Non-ORIF 组软骨下骨可见大量骨细胞凋亡，而同期 Sham 组髋臼软骨下骨中骨细胞凋亡少见。进一步通过 Rt-PCR 和 Western Blot 检测显示，Non-ORIF 组软骨下骨中与细胞凋亡相关的 Caspase3 和促凋亡相关的 Bax 表达在病变早期显著高于 Control 组，而与抗凋亡相关的 Bcl-2 表达在此期间受到显著抑制。由于 SOST 基因与骨细胞分化成熟相关，且 Sclerostin 蛋白主要由成熟的骨细胞所表达，因此，本研究进一步分析了骨细胞高度特异性的 SOST 基因和 Sclerostin 蛋白，二者表达均受到显著抑制，其中 SOST 基因表达量在第 3 周时仅为 Control 组的 1.49%。作者分析认为，一方面，在高能量损伤引起的髋臼骨折中，损伤区域骨组织和骨细胞大量坏死，并在后期的病变过程中发生进一步的广泛凋亡；另一方面，严重损伤后，成骨细胞系的分化可能受到相当程度的抑制（与 β-catenin 表达受抑制相符），虽然机制尚不明确，但必然导致骨细胞的分化和成熟受到抑制，因而 SOST 基因和 Sclerostin 蛋白表达受到显著抑制。

综合以上分析，髋臼骨折后早期软骨下骨内骨细胞大量凋亡可能是软骨下骨病变过程中的重要作用因素：髋臼骨折后早期出现大量的骨细胞凋亡，成骨活性受到抑制，OPG 表达减少，同时软骨下骨 RANKL 表达显著增加，RANKL/OPG 比值明显增大，促进单核细胞系向破骨细胞分化和激活，从而导致骨吸收活性显著增强，引起软骨下骨骨质疏松性改变。

Verborgt 和 Kennedy 等早已通过系列研究证实，小鼠尺骨干中受到应力损伤可引起骨细胞凋亡，进而促进骨组织 RANKL 表达增加，同时 OPG 合成减少，引起 RANKL/OPG 比值增高，进而激活破骨细胞介导的骨重建过程。本研究发现软骨下骨中骨细胞可能具备类似的功能，即骨细胞凋亡也能够激活软骨下骨破骨细胞和早期骨重建。Verborgt 认为损伤后骨微管系统遭到破坏，骨组织局部循环、营养和代谢发生障碍，进而导致了骨细胞的凋亡。在其他组织中，往往由单核巨噬细胞系分化形成特定的吞噬细胞介导凋亡细胞碎片的清除；在骨组织中，这一功能即由破骨细胞承担。Verborgt 和 Kennedy 还发现，骨组织损伤后可能存在两种活性和功能不同的骨细胞群体，损伤核心区的凋亡骨细胞和周围尚具活性的骨细胞，RANKL 即由尚具活性的骨细胞分泌，但本研究尚未对此展开深入研究。髋臼骨折后软骨下骨中是否也存在两种活性和功能不同的骨细胞尚不明确，需要通过进一步研究予以证实。

值得注意的是，在骨吸收和破骨细胞活性显著增强的同时，成骨活性受到了显著抑制。无论是 ELISA 检测所示 Non-ORIF 组血清 PINP 和 BALP 浓度显著低于 Sham 组，还是 Rt-PCR 和 Western Blot 检测显示的与成骨分化密切相关的 β-catenin 表达受到显著抑制，均提示髋臼骨折继发创伤性关节炎早期软骨下骨除了骨吸收活性显著增强外，成骨活性亦受到明显抑制，但这种骨吸收和骨形成耦联机制失去平衡的内在原因尚未明确。

（四）ORIF 对兔髋臼骨折继发创伤性关节炎早期软骨下骨病变的作用

通过 Micro CT 显示，ORIF 组中软骨下骨虽然在病变早期微结构变化与 Non-ORIF 组趋势一致，但骨质疏松程度较 Non-ORIF 组明显减轻，且 ELISA 亦显示，ORIF 组骨吸收活性也显著下降，同时成骨活性降低幅度也明显缓解。软骨下骨早期病变的改善与显著降低的 OARSI 评分相关，有利于减轻关节软骨的退变，有利于关节整体功能的恢复。虽然本研究中未对兔关节功能作出详细的评估和分析，但关节软骨的良好形态与关节功能是息息相关的。

骨细胞被认为是骨组织内感受应力的主要细胞，骨细胞活性与应力刺激之间呈"U"形曲线，过小或过大的应力刺激均可增加骨细胞凋亡。本研究中，虽然尚未通过生物力学测定分析各组髋关节内生物力学改变，但结合既往实验研究发现，ORIF 有利于恢复髋关节生物力学环境和改善应力分布，能有效避免因局部应力集中引起骨细胞进一步凋亡。Kennedy 等通过研究证实，抑制骨细胞凋亡能够有效抑制 RANKL 的分泌，并逆转 OPG 下降趋势，从而抑制破骨细胞分化激活。本研究中 Rt-PCR 和 Western Blot 检测亦显示，与 Non-ORIF 组相比，ORIF 组早期凋亡相关 *Caspase3*、*Bax* 表达显著下降，抗凋亡相关 *Bcl-2* 表达显著增加，同时 *RANKL* 表达显著下降，*OPG* 表达明显增加。这与 Kennedy 等研究结果相符，ORIF 对骨细胞凋亡的抑制可能是其作用的关键，从而有效缓解破骨细胞激活及其介导的骨重建。

此外，本研究发现，在造模后第 6 个月，ORIF 组软骨下骨 Tb. BMD、Tb. Th、Tb. BV/TV、Ct. BMD、Ct. Th 均显著高于 Sham 组，同时 Tb. Sp 减小（表 20-2-4），呈现出软骨下骨硬化表现，这种改变与其他 PTOA 模型中晚期出现的软骨下骨硬化性改变相一致。虽然切开复位内固定有利于缓解软骨下骨病变，但尚不能完全预防和阻止 PTOA 的进展。Non-ORIF 组造模后 6 个月时软骨下骨仍呈现为一定程度为骨质疏松性改变，可能是早期骨质疏松性改变程度较重，同时本研究观察时间尚短，骨硬化性改变还不足以抵消前期骨吸收效应，如果增加观察时间，软骨下骨硬化改变可能会更明显。

（五）本部分研究的不足

本研究仍存在一些不足。第一，本研究尚未对兔髋臼骨折前后生物力学改变展开生物力学研究，难以估计骨折前后及内固定前后生物力学变化特点，因而对实验结果的解释存在一定的局限性。第二，本研究仅通过体内动物实验和病理学检测，分析可能存在的生化机制，尚需通过体外细胞实验予以进一步验证。第三，本研究观察时间有限，尚无法全面观察兔髋臼骨折继发 PTOA 的全程病变特点，仅对 6 个月内的病变展开研究分析，更长时间的病变特点仍值得进一步观察研究。

（李彦锦　蔡贤华）

第三节　髋臼后壁骨折对髋臼软骨代谢的影响

髋臼软骨退变是髋关节 PTOA 最主要的病理特征之一，软骨组织由软骨细胞与细胞外基质（extracellular matrix，ECM）组成，研究表明，ECM 的分解代谢与合成代谢失衡，降解加速被认为是导致软骨组织退变，进而发展为 PTOA 的主要原因之一。基质金属蛋白酶（matrix metallo-proteinase，MMPs）是常见的分解代谢标志物，尤其是 MMP-1、MMP-13 的过表达，常被看作软骨组织分解代谢亢进的表现。Aggrecan 与 Collagen II 是细胞外基质的主要组成成分，常作为软骨组织合成代谢标志物对软骨组织的合成代谢进行评估。

本研究在第一节兔髋臼后壁骨折 PTOA 模型的基础上，通过检测髋臼软骨组织分解代谢标志物 MMP-1、MMP-13 与合成代谢标志物 Aggrecan、Collagen II 的表达，探讨髋臼后壁骨折对髋臼软骨代谢的影响。

一、材料与方法

（一）实验动物分组与造模方法

48 只成年雄性新西兰兔（同本章第一节），按随机数字表法将实验兔分为空白组（Control 组，n＝12）、假手术组（Sham 组，n＝12）、模型组（Model 组，n＝12）、切开复位内固定组（ORIF 组，n＝12）。Model 组与 ORIF 组按照本章第一节方法进行兔髋臼后壁骨折模型建模。假手术组仅切开显露关节，不造成髋臼后壁骨折，空白组不予处理。

（二）取材方法

于造模后 3 天、3 周、6 个月三个时间点耳缘静脉推注过量戊巴比妥钠（≥100 mg/kg）处死各组实验兔（每个时间点取 4 只实验兔）并收集实验兔左侧髋臼软骨与左侧全髋关节。具体方法如下。

（1）髋关节显露后，用咬骨钳小心离断股骨近端与髋臼远端，小心剥离周围肌肉组织，打开髋关节用手术刀小心刮取髋臼除后壁以外关节软骨，注意避免刮到软骨下组织，收集后装入 EP 管中－80℃冰箱冻存备用。

（2）全髋关节：将刮取完髋臼前壁软骨的髋关节置入装有 4％多聚甲醛的 EP 管中固定备用。

（三）观察指标方法

1. 髋臼软骨组织形态学表现与评分

各组软骨组织 HE、甲苯胺蓝染色后，每张切片选取 3 个不同视野，参照 Mankin 软骨组织学评分标准（表 19-1-2）评估实验兔软骨退变程度。该评分标准根据兔左髋臼软骨结构、软骨细胞、软骨基质染色、潮线完整性对关节软骨进行评分。

2. RT-PCR 检测

将取下的髋臼软骨组织采用 RT-PCR 检测软骨组织代谢标志物 MMP-1、MMP-13、Aggrecan、CollagenⅡ mRNA 表达水平，将 GAPDH 的 mRNA 作为内参基因。GAPDH、MMP-1、MMP-13、Aggrecan、CollagenⅡ引物序列见表 20-3-1。实验操作严格按照实时荧光定量 PCR 仪及各试剂使用说明书进行。

表 20-3-1　髋臼软骨组织代谢标志物引物序列表

引物名称	引物信息		碱基序列（5′—3′）
Rb-GAPDH	NM_001082253.1	sense	CGCCTGGAGAAAGCTGCTA
		antisense	ACGACCTGGTCCTCGGTGTA
Rb-MMP1	NM_001171139.2	sense	CTTCCCAGCAGCTTCAGAAAC
		antisense	GCATCTGGCTTCCCAGTCAC
Rb-MMP13	NM_001082037.1	sense	TCTACACCTACACCGGCAAGAG
		antisense	ACGCCAGAAGAATCTGTCTTTG
Rb-Aggrecan	XM_008251721.1	sense	GCCACTGTTACCGTCACTTCC
		antisense	CACTGGTAGTCCTGAGCGTTGT
Rb-CollagenⅡ	NM_001195671.1	sense	GCCACTGTTACCGTCACTTCC
		antisense	CACTGGTAGTCCTGAGCGTTGT

3. Western Blot 组织蛋白检测

将取下的髋臼软骨组织中代谢标志物 MMP-1、MMP-13、Aggrecan、Collagen Ⅱ 蛋白表达水平进行检测。

（四）统计学方法

所有数据使用 SPSS22.0 软件进行统计分析。计量资料以均数±标准差（$\bar{x} \pm s$）表示，其中符合正态分布、方差齐性的计量资料，各组间比较采用单因素方差分析进行统计处理，组内三个时间点比较采用重复测量的方差分析进行统计分析；若差异具有统计学意义，再进行两两比较，采用 t 检验进行统计分析。若样本总体不均为正态分布或方差不齐，则采用秩和检验进行统计分析，以 $P < 0.05$ 认为具有统计学意义。

二、结果

（一）髋臼软骨组织形态学表现

造模后 3 天、3 周、6 个月各组左髋臼软骨组织的形态学差异及各组随时间变化髋臼软骨组织在形态学上的改变（图 20-3-1）如下。

1. 空白组

在造模后 3 天、3 周、6 个月三个时间点髋臼软骨组织 HE 染色表现为关节面平整，无损伤裂痕，软骨细胞均匀分布于细胞基质中、细胞形态饱满，排列整齐，细胞核呈紫红色，可见双核仁或多核仁，细胞外基质呈红染，胞质及细胞周围有紫红色或红色异染出现。甲苯胺蓝染色软骨细胞呈紫蓝色，细胞基质呈蓝色，软骨细胞内及细胞周围有蓝紫色异染颗粒，关节面，软骨细胞分布、形态、排列等表现与 HE 染色相同。

2. 假手术组

在造模后 3 天、3 周、6 个月三个时间点左髋臼软骨组织 HE 染色与甲苯胺蓝染色两种形态学表现均与空白组相似，并且不同时间点之间无明显变化。

3. 模型组

在造模 3 天时左髋臼软骨组织 HE 染色与甲苯胺蓝染色均可见关节表面出现明显损伤破裂痕迹，但是细胞数量、形态、分布、排列未见明显异常。造模后 3 周时，模型组关节面可见损伤破裂痕迹，关节表面出现退变，粗糙不平，软骨层变薄，软骨细胞数量稍减少，分布稍不均、排列稍紊乱。而造模 6 个月时，髋臼软骨组织已经看不出明显的关节面结构，软骨组织内出现巨大的囊性改变，软骨细胞形态明显异常，正常软骨细胞数量极少，大量成纤维细胞增生，细胞分布严重不均、排列非常紊乱，表现出现明显的 PTOA 软骨组织退变。

4. 切开复位内固定组

在造模 3 天时左髋臼软骨组织 HE 染色与甲苯胺蓝染色均可见关节面表明较平整，但可见明显损伤破裂痕迹，软骨细胞均匀分布于细胞基质中、形态饱满，排列整齐，与同期 Model 组相当。造模后 3 周时，关节面可见损伤缺损痕迹，关节表面出现退变，粗糙不平，软骨细胞数量稍减少，分布稍不均、排列稍紊乱，与同期 Model 组相比相当。造模后 6 个月时，关节表面出现明显退变，粗糙不平，纤维结缔组织增生，正常软骨细胞数量减少，分布不均、排列紊乱，但与 Model 组相比关节面结构尚可辨别，部分软骨细胞形态尚可，髋臼软骨组织形态学表现明显比同期 Model 组好。

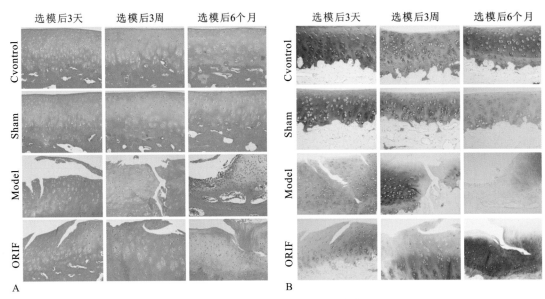

图 20-3-1　左髋臼软骨组织形态学表现

A HE 染色（×200）；B 甲苯胺蓝染色（×200）。

（二）髋臼软骨 Mankin 组织学评分

1. 各组间软骨组织 Mankin 评分比较结果

如图 20-3-2 所示，造模后 3 天、3 周，各组间软骨组织的 Mankin 组织学评分比较无显著差异（$P>0.05$）。造模后 6 个月，各组间软骨组织 Mankin 评分比较有显著差异（$P<0.05$），两两比较结果显示，与 Control 组相比，Sham 组无显著差异（$P>0.05$），Model 组与 ORIF 组均显著升高（$P<0.05$）；与 Model 组相比，ORIF 组 Mankin 评分均显著降低（$P<0.05$）。

2. 组内 3 天、3 周、6 个月三个时间点软骨组织 Mankin 评分结果比较

如图 20-3-2 所示，Control 组与 Sham 组的软骨组织 Mankin 评分在 3 天、3 周、6 个月三个时间点之间比较无显著性差异（$P>0.05$）；Model 组与 ORIF 组软骨组织的 Mankin 评分组内比较有显著差异（$P<0.05$），两两比较，与造模后 3 天相比，造模后 3 周的 Mankin 评分无显著差异（$P>0.05$）；与造模后 3 天或 3 周相比，造模后 6 个月的 Mankin 评分均显著升高（$P<0.05$）。

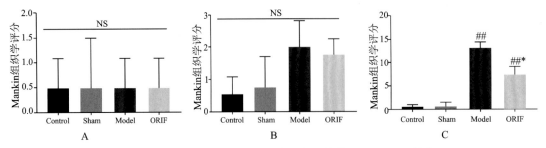

图 20-3-2　造模后 3 天、3 周、6 个月各组软骨组织 Mankin 评分

A 造模后 3 天各组软骨组织 Mankin 组织学评分；B 造模后 3 周各组软骨组织 Mankin 组织学评分；C 造模后 6 个月各组软骨组织 Mankin 组织学评分。NS：组间无显著差异，与 Control 组相比，## $P<0.01$，与 Model 组相比，* $P<0.05$，** $P<0.05$。

（三）髋臼软骨组织分解代谢标志物 MMP-1、MMP-13 的 mRNA 与蛋白表达水平

1. 各组间 MMP-1、MMP-13 的 mRNA 与蛋白表达水平比较

如图 20-3-3 所示，各组间软骨组织分解代谢标志物 MMP-1、MMP-13 的 mRNA 与蛋白表达在造模后 3 天、3 周、6 个月三个时间点均具有统计学差异（$P < 0.05$）。两两比较结果显示，与 Control 组相比，Sham 组软骨组织 MMP-1、MMP-13 的 mRNA 与蛋白表达在造模后 3 天、3 周、6 个月三个时间点均没有差异（$P > 0.05$），Model 组与 ORIF 组均显著升高（$P < 0.05$）；与 Model 组相比，ORIF 组均显著降低（$P < 0.05$）。

2. 组内 3 天、3 周、6 个月三个时间点之间软骨组织中 MMP-1、MMP-13 的 mRNA 表达比较结果

如图 20-3-3 所示，在 3 天、3 周、6 个月三个时间点之间，Control 组与 Sham 组的软骨组织中 MMP-1、MMP-13 的 mRNA 表达比较没有显著性差异（$P > 0.05$），Model 组与 ORIF 组在组内三个时间点之间比较有显著差异，均是随时间逐渐升高（$P < 0.05$）。

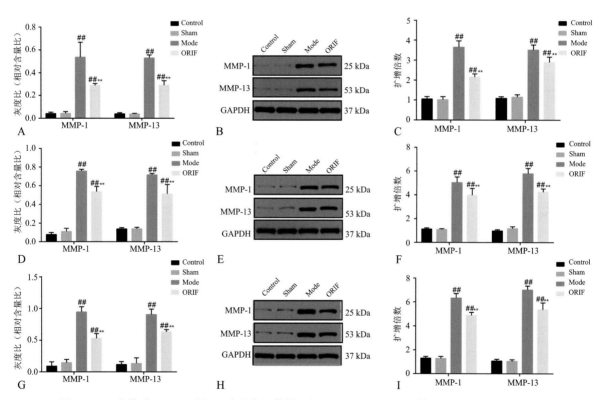

图 20-3-3　造模后 3 天、3 周、6 个月各组软骨组织 MMP-1、MMP-13 的 mRNA 与蛋白表达水平

A、B：造模后 3 天各组 MMP-1、MMP-13 的蛋白表达水平；C：造模后 3 天各组 MMP-1、MMP-13 的 mRNA 表达水平；D、E：造模后 3 周各组 MMP-1、MMP-13 的蛋白表达水平；F：造模后 3 周各组 MMP-1、MMP-13 的 mRNA 表达水平；G、H：造模后 6 个月各组 MMP-1、MMP-13 的蛋白表达水平；I：造模后 6 个月各组 MMP-1、MMP-13 的 mRNA 表达水平。与 Control 组相比，♯♯$P < 0.01$，与 Model 组相比，＊＊$P < 0.01$。

（四）髋臼软骨组织合成代谢标志物 Aggrecan、CollagenⅡ 的 mRNA 与蛋白表达水平

1. 各组间 Aggrecan、CollagenⅡ 的 mRNA 与蛋白表达水平比较结果

如图 20-3-4 所示，各组间 Aggrecan、CollagenⅡ 的蛋白与 mRNA 表达水平比较具有显著差异

（$P<0.05$）。两两比较结果显示，与 Control 相比，Sham 组 Aggrecan、CollagenⅡ的 mRNA 与蛋白表达在造模后 3 天、3 周、6 个月均无显著差异（$P>0.05$），Model 组与 ORIF 组均显著降低（$P<0.05$）；与 Model 组相比，ORIF 组均显著升高（$P<0.05$）。

2. 组内 3 天、3 周、6 个月三个时间点之间 Aggrecan、CollagenⅡ的 mRNA 表达比较结果

如图 20-3-4 所示，在 3 天、3 周、6 个月三个时间点之间，Control 组与 Sham 组 Aggrecan、CollagenⅡmRNA 表达比较无显著差异（$P>0.05$）；Model 组、ORIF 组在组内三个时间点比较有显著差异，均是随时间逐渐减少（$P<0.05$）。

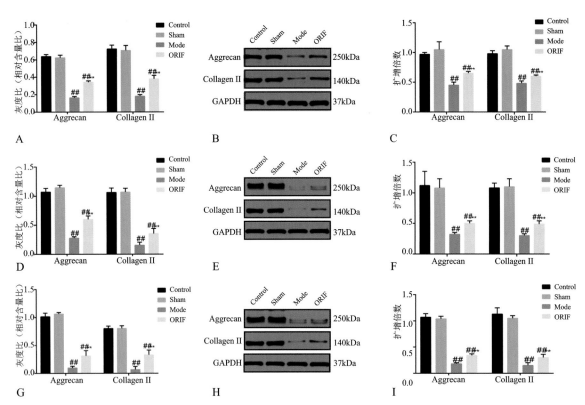

图 20-3-4　造模后 3 天、3 周、6 个月各组软骨合成代谢标志物 Aggrecan、CollagenⅡ的 mRNA 与蛋白表达水平

A、B：造模后 3 天各组 Aggrecan、CollagenⅡ的蛋白表达水平；C：造模后 3 天各组 Aggrecan、CollagenⅡ的 mRNA 表达水平；D、E：造模后 3 周各组 Aggrecan、CollagenⅡ的蛋白表达水平；F：造模后 3 周各组 Aggrecan、CollagenⅡ的 mRNA 表达水平；G、H：造模后 6 个月各组 Aggrecan、CollagenⅡ的蛋白表达水平；I：造模后 6 个月各组 Aggrecan、CollagenⅡ的 mRNA 表达水平。与空白组相比，＃＃$P<0.01$，与模型组相比，＊＊$P<0.01$。

三、分析与小结

（一）髋臼软骨组织病理形态学表现与评分的组间差异分析

病理形态学检测是判断关节软骨退变的金标准。本研究中各组左髋关节髋臼软骨组织形态学表现及评分比较结果显示：Model 组与 ORIF 组的关节软骨组织退变均是随时间逐渐加重，Model 组在造模 6 个月时，出现明显的髋臼软骨组织退变，说明髋臼骨折后出现软骨退变；虽然造模后 3 天、3 周时，ORIF 组与 Model 组的形态学退变差异不明显，但在造模后 6 个月时，ORIF 组的病理组织学评分明显优于 Model 组，说明 ORIF 能显著改善髋臼骨折后软骨退变。

（二）髋臼软骨组织分解代谢标志物 MMP-1、MMP-13 的组间差异分析

软骨组织的分解代谢主要是指软骨细胞外基质（ECM）的降解，ECM 主要由 Collagen Ⅱ 外和 Aggrecan 组成。基质金属蛋白酶（MMPs）能够参与降解 ECM 中的所有成分，因此，也被认为是软骨组织分解代谢的标志物。研究显示，MMPs 在人体中参与组织重建的生理和病理过程，包括伤口愈合、炎症和癌症等。关节损伤后关节内会产生许多炎症介质，如 TNF-α、IL-1 和 IL-7，这些炎症介质可以刺激基质金属蛋白酶（MMPs）的产生。研究表明，MMP-1 和 MMP-13 是导致软骨细胞外基质（ECM）降解和 OA 软骨退变最主要的酶。其中 MMP-1 主要由关节滑膜组织中的滑膜细胞产生，MMP-13 主要由关节软骨组织中的软骨细胞产生，它们主要对 ECM 中的 Collagen Ⅱ 起降解作用，尤其是 MMP-13，研究显示，MMP-13 是对 Collagen Ⅱ 降解作用最强的基质金属蛋白酶，因此，被认为是软骨组织降解网络中的中心节点。此外，MMP-13 还能降解 Aggrecan，因此，MMP-13 在对 ECM 降解中起到双重作用。Wang 等研究显示，MMP-13 在对 OA 的诱导中起着关键作用，对敲除 MMP-13 的小鼠进行半月板－韧带损伤造模后，在手术后 8 周、12 周和 16 周相比正常小鼠，MMP-13 敲除小鼠的 OA 进展速度明显减慢，此外，软骨组织中 Collagen Ⅱ 和 Aggrecan 的表达也明显增加。Neuhold 等的研究报道也证实 MMP-13 的增加在 OA 的发病机制中起重要作用。Li 等通过研究证实腹腔注射 MMP-13 抑制剂 CL82198 能够明显减缓半月板－韧带损伤 OA 模型诱导的 OA 进展，并且能够增加软骨组织中 Collagen Ⅱ 和 Aggrecan 的表达水平。因此，靶向作用于 MMP-13 被认为是一种治疗 OA 的潜在方法。

本研究中 MMP-1、MMP-13 组内 3 天、3 周、6 个月三个时间点比较结果显示，Model 组与 ORIF 组均随时间逐渐升高（3 天＜3 周＜6 个月），与本研究病理组织形态学检测中体现的髋臼软骨组织退变随时间的进展一致，说明髋臼骨折后髋臼软骨组织分解代谢亢进可能是导致软骨退变的重要原因；组间比较结果表明，ORIF 能显著抑制分解代谢标志物 MMP-1、MMP-13 的过表达，这可能是 ORIF 延缓髋臼骨折后髋臼软骨退变的原因之一。

（三）髋臼软骨组织合成代谢标志物 Aggrecan、Collagen Ⅱ 的组间差异分析

正常的生理环境下，关节软骨在承受几倍于体重的载荷时，其表面几乎没有磨损，这种功能归因于软骨细胞外基质（ECM）独特的结构和组成，它们决定了 ECM 优秀的力学性能。关节 ECM 主要为水（湿重 60%～85%），剩下的固体基质由 Collagen Ⅱ（湿重 15%～22%）、Aggrecan（湿重 4%～7%）和少量其他几种重要胶原（如 Ⅵ、Ⅸ、Ⅹ、Ⅺ）和非胶原蛋白组成的交联网络组成。

ECM 在健康关节软骨中保持缓慢、持续的周转状态，通常被称为"内稳态"，即 ECM 的合成和降解处于平衡，这种平衡也代表了软骨组织的整体合成代谢和分解代谢处于平衡状态。因此，软骨组织 ECM 中的主要成分 Aggrecan 与 Collagen Ⅱ 常被看作软骨组织合成代谢标志物对软骨组织的合成代谢能力进行评估。研究表明，OA 中软骨的退变是由于关节软骨内软骨细胞合成代谢和分解代谢活性的失衡所致，而关节中炎症反应和分解代谢活性亢进是导致这种失衡的常见原因。

本研究中髋臼软骨组织合成代谢标志物 Aggrecan、Collagen Ⅱ 组内 3 天、3 周、6 个月三个时间点比较结果显示，Model 组、ORIF 组均是随时间逐渐降低（3 天＜3 周＜6 个月），与本研究病理组织形态学检测中体现的软骨组织退变随时间的进展相反，说明髋臼骨折后髋臼软骨组织合成代谢减弱可能是导致软骨退变的重要原因。组间比较结果表明，ORIF 能显著恢复髋臼软骨组织合成

代谢标志物 Aggrecan、Collagen II 的表达减弱，这可能是 ORIF 改善髋臼骨折后髋臼软骨退变的原因之一。

（四）本研究的局限性

本研究各组纳入的实验动物数量较少，研究结论有待扩大实验动物数量进一步研究佐证。另外，本研究结果虽然显示 ORIF 能抑制髋臼骨折后髋臼软骨组织亢进的分解代谢，促进减弱的合成代谢，恢复关节软骨组织代谢平衡，减轻软骨退变，但具体的机制尚不清楚，仍需进一步研究探讨。

（丰瑞兵　蔡贤华　王华松）

本章小结

1. 本研究采用预钻孔联合落锤撞击法制备兔髋臼后壁骨折继发创伤性关节炎模型，骨折呈现出较高的一致性和可重复性，能够在一定程度上模拟人髋臼后壁骨折的损伤机制和病理改变，为探索髋臼骨折继发创伤性关节炎的病理特点及发病机制提供了一种新的选择。

2. 兔髋臼骨折继发创伤性关节炎病变第 3～6 周软骨下骨呈现显著的骨质疏松性改变，可能是其 PTOA 病变早期软骨下骨结构的特征性改变。髋臼骨折早期，软骨下骨内骨细胞大量凋亡可能是继发 PTOA 病变的重要作用因素：成骨活性受到抑制，OPG 表达减少，同时软骨下骨中 RANKL 表达显著增加，RANKL/OPG 比值增大，促进单核细胞系向破骨细胞分化和激活，导致骨吸收活性显著增强，引起软骨下骨骨质疏松性改变。而切开复位内固定术有利于恢复髋关节的稳定性，改善生物力学环境，能有效避免应力集中引起的软骨下骨内骨细胞进一步凋亡，OPG 表达增加，RANKL 表达减少，RANKL/OPG 比值减小，有效缓解破骨细胞分化激活及骨吸收活性，从而改善 PTOA 早期软骨下骨病变。

3. 髋臼骨折后髋臼软骨组织分解代谢亢进、合成代谢减弱、代谢失衡、可能是导致髋臼软骨退变的原因之一。切开复位内固定可能通过抑制髋臼骨折后髋臼软骨组织亢进的分解代谢，促进减弱的合成代谢，恢复关节软骨组织代谢平衡，减轻髋臼软骨退变及 PTOA 程度。

（蔡贤华　刘曦明　汪国栋　王华松）

第二十一章

髋臼骨折内固定术后并发症

髋臼骨折并发症文献报道较多，但内固定术后并发症则少见报道。

第一节　常规内固定术后并发症

髋臼骨折术后并发症主要有深静脉血栓形成、手术切口感染、神经血管损伤、创伤性关节炎、异位骨化、内固定物松动或失败等，对患者术后功能的恢复影响较大。髋臼骨折并发症严重影响患者术后功能的恢复，如何降低其发生率是骨科医生不断追求的目标。

一、早期并发症

（一）血管损伤与休克

骨盆髋臼骨折后出血主要来源于骨折周围软组织中的微小动静脉、髂内动静脉及其分支、盆腔静脉丛损伤。在髂腹股沟入路中，可见股动脉栓塞，动静脉破裂发生率0.8%～2.0%，还可发生淋巴回流受阻；忽视结扎髂外与髂内吻合支（死亡冠，corona mortis）可造成大出血，发生率达82.5%；坐骨大切迹处可损伤臀上动脉；固定前柱时，螺钉突出耻骨可造成股动脉损伤等。手术过程中若造成血管损伤或术中止血不彻底，进而导致大出血，往往引起大出血及休克，出血量可达2 000～4 000 ml，死亡率可高达60%。盆内静脉和静脉丛丰富且血管壁薄，易受损伤。对于肥胖、动脉粥样硬化的老年患者，手术过程中因脂肪层过厚造成视野受限，加之血管弹性不足，术中牵拉极易造成血管损伤，手术过程中需轻柔、小心分离，以避免造成医源性损伤。髂、股血管损伤比较少见，但对于采取前方手术入路（髂腹股沟入路）暴露第2、3手术窗时，需要对相关重要血管神经组织（髂股动静脉、股神经等）进行解剖，应注意保护神经、血管等重要结构。臀上动脉损伤极少见，对于采取后方入路（Kocher-Langenbeck入路）时应注意保护臀下神经、坐骨神经、旋股内侧动脉的上升支、臀上神经和血管。对于明确因血管损伤发生休克者，早期诊断、治疗是挽救生命的主要措施，同时可采取动脉造影和栓塞术、髂内动脉结扎术和纱布垫填塞盆腔压迫止血等，尽早修复或处理血管损伤，并重建血循环。

（二）重要内脏器官损伤

髋臼骨折是高能量暴力引起的严重创伤，其解剖部位深在。膀胱位于耻骨联合后方，向下延伸为尿道，复杂髋臼骨折合并或术中医源性膀胱、尿道损伤较多见。髋臼骨折术后若膀胱、尿道损伤，则膀胱周围的血肿及尿液外渗可蔓延到腹腔内、切口内、腹股沟、会阴区，若处理不及时，极易引起浅部或深部感染。膀胱尿道损伤后若出现尿道口滴血、排尿困难、会阴部有明显血肿或有尿外渗时，应及时行手术治疗，修复受损伤脏器，冲洗腹腔，治疗腹膜炎。直肠位于坐骨后方，其前方为女性生殖道，髋臼骨折可合并直肠、女性生殖道损伤，医源性损伤甚为罕见。骶骨骨折端可刺破直肠，若处理不及时，可引发直肠周围感染及弥漫性腹膜炎，甚至危及生命。

（三）神经损伤

髋臼骨折并发的神经损伤以坐骨神经损伤为主。坐骨神经损伤包括原发性和继发性损伤两种，发生率为16%～34%，损伤后对下肢功能影响大，严重影响术后疗效，需予以重视。腰骶丛位于盆腔后壁、梨状肌前面，呈三角形，沿腰大肌内缘下行斜向下外，经骶髂关节前方至坐骨大孔出盆至臀部移行为坐骨神经。骶骨、坐骨骨折移位、挤压或术中骨折复位操作不当时易造成腰骶丛神经损伤，可引发括约肌功能障碍，下肢感觉减退或消失，肌肉萎缩无力或瘫痪。医源性坐骨神经损伤约占6%，远低于原发性损伤，其主要发生于术中对软组织的过度牵拉及挫伤。防治医源性坐骨神经损伤措施：术中将患肢置于松弛坐骨神经的伸髋屈膝位，手术操作过程中仔细操作，连同神经周围组织一起牵开保护，避免分离神经，避免过度牵拉坐骨神经。对于髋关节骨折合并坐骨神经损伤者，只要当时患者全身情况允许，则急诊行髋关节开放复位、髋臼骨折复位内固定术。对于术后出现神经损伤表现的，是否需要手术治疗仍存在争议，可先行保守治疗3个月，仍未恢复者可行探查松解术。前入路术中也可以出现股神经损伤，宜高度重视。

（四）脂肪液化与伤口感染

髋臼骨折术后感染2%～5%，感染增加的原因是合并尿道与肠道损伤、局部软组织损伤、肥胖及同侧肢体开放伤，包括浅表感染和深部感染，主要与手术入路、软组织损伤、脂肪液化、皮肤坏死、血肿、手术时间过长等有关。髋臼骨折多发生于高空坠落、车祸、挤压等高能量损伤，多为复合伤，常常局部软组织损伤较重，包括严重的皮肤擦伤、Morel-Lavallée损伤等。Morel-Lavallée损伤是一种皮肤、皮下脂肪组织、深筋膜分离的闭合性脱套伤，其深筋膜与皮下组织间积存渗液、血肿和液化坏死的脂肪，常继发局部皮肤坏死和感染。术前仔细评估合并伤及局部软组织情况，发现手术切口尽量避开挫伤皮肤及造瘘口附近，术中注意严格无菌操作，尽量缩短手术时间等。Matta等曾报告105例手术患者，其感染的发生率为3%。Ochs等通过回顾性分析髋臼骨折术后病例，手术切口浅、深部感染及伤口愈合障碍发生率4.9%。李连欣等随访127例髋臼骨折术后患者，其中5例患者出现切口脂肪液化，1例患者发生切口感染，均通过换药等处理治愈。Green和MayO认为肥胖是包括切口液化、感染等诸多并发症的一种危险因素，并提出体质指数与预后疗效的密切关系。杨军等发现矮胖体型患者在术后早期容易出现切口脂肪液化，因此对于此类患者手术切口应高度重视。术后一旦发现术口感染，应尽早清创，必要时再次手术清创及取出内固定物（详见第十七章、第十八章）。当然预防更重要，除加强无菌观念及无创操作外，术中应注意安放深、浅部位引流管。

（五）螺钉穿入关节

比较多见，螺钉进入髋关节腔引起严重后果，由于方形区较薄，直接螺钉内固定易出现此类损伤（图6-1-2～图6-1-4），因此术毕用C臂X光机进行透视检查很重要。

（六）复位不佳与再移位

前者与临床经验有关；后者与二次暴力（1%）及内固定断裂或不可靠等有关，再次手术将增加异位骨化及手术难度。

二、晚期并发症

（一）异位骨化

异位骨化（heterotopic ossification，HO）是髋臼骨折术后较严重的并发症之一，发生率较高（14％～50％）。其病因目前仍不清楚，多发生在40～60岁。髋关节骨折术后异位骨化可能与手术入路、手术时间过长、骨折类型、是否合并脑胸腹部损伤、性别、年龄、手术史、坐骨神经损伤、股骨头损伤、关节内碎骨片、延期手术、长时间的机械通气（插管）等因素有关。特别是后入路及其扩展入路，只有当其影响关节运动时才手术。常在其成熟期（6～12个月）手术，原切口进入，注意松解坐骨及臀上神经，术后关节功能常有所改善。术后服用吲哚美辛（25 mg，bid，2～6周），或加放疗预防有效。Matta随访119例髋臼骨折术后患者，其中采用前方髂腹股沟入路术后异位骨化发生率为1％，采用Kocher-Langenbeck入路术后异位骨化发生率为7％，采用髂股入路术后异位骨化发生率为12％。本课题组观察了143例髂腹股沟入路术后未见异位骨化的发生。预防措施包括：选择合适的手术入路、术中仔细操作、尽量保护软组织及游离骨折块的血供、术毕予以引流管引流，术后药物预防或加放射治疗。

（二）创伤性关节炎

髋臼骨折术后创伤性关节炎发生的主要危险因素包括手术复位不良、关节面不平整、股骨头及髋臼软骨损伤、股骨头骨折、固定螺钉误入髋臼、感染等。Kreder等通过对128例髋臼骨折手术患者进行回顾性随访分析，其中49例（38.3％）出现髋关节创伤性关节炎。发生创伤性关节炎会导致患肢疼痛、关节活动受限，严重影响患者术后生活质量。术中良好的骨折复位及坚强内固定是避免创伤性关节炎发生的重要措施。术前对骨折类型、范围等手术区情况的准确判定，完善术前设计，正确选择手术入路并制定有效的手术方案。术中应尽可能恢复髋臼关节面平整，处理关节腔内游离骨块，尽可能解剖复位负重区骨折，恢复髋关节的头臼匹配关系。术后可辅助皮牵引和早期康复训练有利于关节软骨修复。对于术后因创伤性关节炎导致行走时疼痛的患者，可使用口服非甾体类抗炎药物对症治疗缓解症状。

（三）股骨头坏死

术后股骨头缺血坏死（图18-5-1）是影响髋臼骨折手术疗效的主要并发症之一，发生率约为2％～25％，甚至更高，常发生于髋臼骨折合并髋关节脱位的患者，与髋关节脱位后复位时间及手术入路等因素有关。Moed等认为髋关节脱位延迟复位易导致股骨头缺血性坏死，因此对于髋臼骨折合并髋关节脱位者应尽早手术或先复位髋关节再辅助骨牵引。

（四）深静脉血栓

髋臼骨折常为高能量损伤，创伤大，手术时间长，术中失血多，血管壁受损，循环系统处于凝血和纤溶亢进高凝状态，且术后卧床时间长（2～3个月），下肢深静脉血栓形成（DVT）风险高，约11％。主要临床表现为患肢肿胀疼痛。深静脉血栓形成防治措施为：加强双下肢主被动活动（踝泵练习：踝关节背伸和跖屈及股四头肌和小腿三头肌主动收缩）、双下肢气压治疗、围术期尽早低分子肝素抗凝预防深静脉血栓形成；定期监测D-二聚体、监测凝血功能变化，通过下肢血管彩超及时发现深静脉血栓形成；若发现下肢静脉血栓形成，应积极溶栓治疗或下腔静脉滤网置入以防止肺栓塞发生。杨军等随访61例髋臼骨折手术患者，其中出现DVT者10例，均采取溶栓治疗，其中无症状者占 56%。对于骨盆骨折合并髋臼骨折，预防下肢深静脉血栓形成、肺栓塞十分必要，除术中轻巧、精细操作避免损伤静脉内膜外，术后预防也极为关键，及早进行物理性康复锻炼，术前即开始肌肉的收缩锻炼，术后尽早开始双下肢肌肉等长训练及踝关节主、被动活动，同时术后第 2 天开始预防性应用抗凝剂，连续应用 10～14 d。死亡 1%～3.6%，肺栓塞为最常见原因。

（五）畸形愈合与不愈合

髋臼骨折不愈合（图 1-4-1）与畸形愈合的发生率非常低，早期处理不当或内固定不牢固是其主要原因。对术后 4 个月 X 线检查未出现骨性连接的髋臼骨折为不愈合。Letournel 报告了 519 例髋臼骨折的手术治疗结果，其中 4 例患者不愈合（0.8%）。Mears 等手术治疗 424 例髋臼骨折患者，其中 3 例不愈合（0.7%）。对于横行或横行伴后壁的髋臼骨折，由于同时累及前、后柱，骨折断端极不稳定，且往往累及负重区域，骨折远端常发生向内侧移位或倾斜，发生骨折畸形愈合和不愈合的概率最大。髋臼骨折不愈合或畸形愈合患者常见临床表现为疼痛、跛行、活动受限、站立或坐位时不平衡及外观畸形。手术治疗充分复位骨折断端及坚强固定是降低髋臼骨折术后畸形愈合与不愈合发生率的关键。如果发生骨折不愈合或畸形愈合，二次手术是必要的，需骨折断端新鲜化、充分植骨并行坚强内固定。

（曾文波　汪国栋　刘曦明）

第二节　DAPSQ 内固定术后并发症

自 2005 年以来，DAPSQ 治疗髋臼方形区骨折取得了满意疗效，通过塑形钛板复原时赋予方形区螺钉的预应力，部分经骨表面内固定对方形区骨折产生多点动态旋转阻挡作用，同时矫正了方形区骨折的分离与旋转移位，不需考虑闭孔区和髋臼投影区的危险性。但其手术入路为髂腹股沟入路，手术切口较长、必须经髂股血管神经鞘是其不足。髂腹股沟入路缺点主要在于手术需通过多窗进行显露、复位和固定，在显露骨折端组织时，极易损伤腹股沟韧带、股外侧皮神经、股血管神经束、精索或子宫圆韧带，操作复杂（参见第四章第一节）。虽然并发症发生率较前后联合入路低，但仍应引起我们的重视，其对患者术后功能恢复影响较大，主要有血管神经损伤、深静脉血栓、创伤性关节炎、股骨头坏死等。

一、早期并发症

（一）血管损伤与休克

除第一节相关损伤外，采用髂腹股沟入路加 DAPSQ 治疗髋臼方形区骨折时，分手术窗进行显露。于中间窗、内侧窗进行显露内固定时，应注意保护髂、股血管等重要结构，"死亡冠"血管介于髂外动脉、腹壁下动脉和闭孔动脉之间的耻骨后吻合支，位于前柱耻骨上区域，几乎与骨壁相贴，术中充分暴露耻骨上支过程中非常容易受到损伤。如损伤，止血困难，可导致休克，严重时可影响生命。

（二）重要内脏器官损伤

除第一节相关损伤外，采用髂腹股沟入路时术中应从腹股沟韧带与腹肌筋膜之间仔细解剖，一般不宜切断此韧带，如损伤，缝合切口前需仔细修复。本课题组采用髂腹股沟入路加 DAPSQ 治疗髋臼方形区骨折 79 例患者，术后腹股沟疝 1 例，虽较轻，但应引起注意。

（三）神经损伤

采用髂腹股沟入路时股外侧皮神经损伤亦应引起重视，此神经在髂前上棘前内下走行，但变异较大，在手术过程中易损伤，术者应熟悉股外侧皮神经的解剖，了解其常规变异，另外术中还需耐心、仔细地寻找并避免盲目牵拉，应多向近侧解剖可减轻术中牵拉。本课题组蔡贤华报道采用DAPSQ治疗髋臼方形区骨折79例患者中，出现6例股外侧皮神经牵拉损伤。刘曦明报道21例患者中，共有5例（23.8%）患者术后发生并发症，其中2例股外侧皮神经麻痹患者未行特殊处理，在出院前已自行恢复。

（四）伤口感染

尽管DAPSQ内固定能缩短手术时间，减少创伤，但内固定术后感染仍有一定发生率，且处理较为棘手，参见第十七章、第十八章。

二、晚期并发症

（一）创伤性关节炎

髋臼骨折术后创伤性关节炎主要是由于复位不佳、髋臼愈合后应力分布异常导致的。骨折复位质量与创伤性关节炎的发生率密切相关。手术尽量解剖复位、坚强固定，这样可以有效地降低创伤性关节炎的发生率。对于方形区与后柱分离者，使用方形区螺钉固定方形区，可使用后柱拉力螺钉从骨盆盆面拧入坐骨棘或坐骨结节固定后柱，简单固定后柱，方便方形区螺钉的置入，缩小前后柱之间的骨折线，同时加强了对后柱内固定的效果。如发现后柱或关节面复位不满意，应立即增加后入路，前后联合入路联合复位、固定骨折，以提高骨折的复位质量，降低术后创伤性关节炎的发生。本书第十九章、第二十章的相关研究为此类并发症的防治提供了新的思路。

（二）深静脉血栓

深静脉血栓导致肺栓塞是创伤骨科患者的常见并发症，也是导致患者围术期死亡的主要原因之一。对于骨盆髋臼骨折术后，预防下肢深静脉血栓形成、肺栓塞十分重要，除术中避免损伤静脉内膜外，术后早期下地活动和积极指导患者进行正确的康复功能锻炼也极为关键。髋臼骨折术后早期下地活动可以明显减少深静脉血栓等全身及局部并发症，对提高患者术后康复率至关重要，因此，可靠的内固定方法必须满足术后早期离床锻炼的要求，髂腹股沟入路加DAPSQ治疗髋臼方形区骨折可满足此要求。

（三）股骨头坏死

髋臼骨折多为高能量损伤，由于髋臼形态不规则，方形区位置深在，骨质较薄且紧邻股骨头，因此涉及方形区的骨折多呈粉碎性，骨折块向盆腔内移位，常合并股骨头中心性脱位，首先必须处理关节腔内游离骨块。本课题组研究结果显示虽然采用DAPSQ治疗髋臼方形区骨折，取得了较为满意的疗效，但术后股骨头坏死仍时有发生（图18-5-1）。这表明对于高能量损伤的髋臼方形区骨折，除早期及时纠正关节脱位外，应尽量微创处理相关损伤如股骨颈骨折等，进一步进行相关基础与临床研究，以降低其发生率。

（四）异位骨化

异位骨化常发生于髋臼骨折后入路术后，但采用前方髂腹股沟入路治疗髋臼骨折，仍有一定的异位骨化发生率，严重影响患者术后髋关节功能恢复。Kumar等采用单一髂腹股沟入路治疗26例髋臼骨折患者，其中异位骨化发生率为7.7%（2例）。Ma等发现髂腹股沟入路异位骨化发生率为

13.3%（4/30）。本课题组采用DAPSQ治疗髋臼方形区骨折21例患者中，其中1例发生异位骨化，此患者后柱骨折线超过坐骨大切迹，在前柱及方形区复位后，后柱在坐骨大切迹处仍有明显移位，复位过程中部分剥离了髂骨外板臀肌止点，异位骨化的发生考虑与此有关。关闭切口时彻底冲洗、术后有效引流等措施可减少异位骨化的发生。此外，术后经髂腹股沟入路切口内出血及形成的小血肿也可能是导致术后并发异位骨化的原因。

（五）螺钉断裂

内固定断裂是骨折术后常见并发症，DAPSQ也不例外，但发生率极低。本课题组仅见1例患者术后3.5年出现近端固定螺钉断裂，骨折粉碎、螺钉跨骶髂关节及近端固定螺钉承受较大应力可能是重要原因（图21-2-1）。

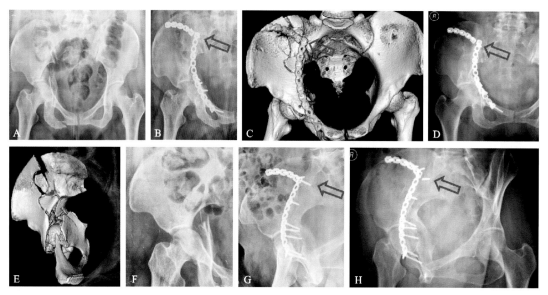

图21-2-1　双柱骨折（女性，36岁）DAPSQ内固定术前术后检查
A、E、F术前检查；B、C、G术后复查；D、H术后3.5年复查（红空心直箭头示近侧固定螺钉）。

（曾文波　汪国栋　蔡贤华）

本章小结

随着损伤严重程度的增加及内固定技术的进展，髋臼骨折内固定治疗已成为主流疗法，但其术后并发症宜引起高度重视。本章概述了髋臼骨折内固定术后早、晚期相关并发症，虽然缺乏较为系统的数据，但这些现象足以提醒创伤骨科工作者宜清醒地认识到髋臼骨折内固定术属高难度手术，宜高度重视其安全性，严把安全关，最大限度地降低术后并发症。

（蔡贤华　刘曦明　汪国栋）

参 考 文 献

[1] 蔡贤华,刘曦明,汪国栋,等.前路钛板结合方形区螺钉内固定治疗涉及方形区的髋臼骨折[J].中华创伤骨科杂志,2013,15(2):102-106.

[2] 蔡贤华,吴咏德,刘曦明,等.前路钛板加方形区螺钉治疗髋臼双柱骨折的站立位力学分析[J].中国矫形外科杂志,2013,21(06):595-601.

[3] 吴咏德,蔡贤华,刘曦明,等.前路钛板加方形区螺钉治疗髋臼双柱骨折的坐位生物力学分析[J].创伤外科杂志,2013,15(02):152-156.

[4] 吴咏德,蔡贤华,张美超.前路特殊塑形钛板加方形区螺钉治疗髋臼双柱骨折站位的有限元分析[J].中华实验外科杂志,2013,30(10):2175-2177.

[5] Wu YD,Cai XH,Liu XM,et al.Biomechanical analysis of the acetabular buttress-plate:are complex acetabular fractures in the quadrilateral area stable after treatment with anterior construct plate-1/3 tube buttress plate fixation? [J].Clinics (Sao Paulo) ,2013,68(7):1028-1033.

[6] 蔡贤华,陈庄洪,徐永年,等.不同髋臼骨折手术入路选择的相关性因素分析[J].中国矫形外科杂志,2006,14(20):1526-1528.

[7] 蔡贤华,陈庄洪,徐永年,等.有移位髋臼骨折开放复位策略分析[J].中国矫形外科杂志,2007,15(20):1543-1545.

[8] 蔡贤华,夏平光.移位关节内骨折的手术治疗进展[J].创伤外科杂志,2012,14(05):385-388.

[9] 董石磊,蔡贤华,王志华,等.对侧骨盆环稳定性对前柱伴后半横行髋臼骨折动力化前路方形区钛板螺钉系统内固定影响的有限元分析[J].中华实验外科杂志,2015,32(04):858-860.

[10] 黄进成,刘曦明,蔡贤华,等.复杂髋臼骨折内固定术后有限元分析[J].中华实验外科杂志,2014,31(07):1454-1456.

[11] 黄进成,刘曦明,蔡贤华,等.累及方形区的髋臼骨折有限元建模及固定方法比较[J].中华创伤杂志,2014,30(05):449-454.

[12] 黄进成,刘曦明,蔡贤华,等.髋臼双柱骨折内固定生物力学稳定性的有限元分析[J].创伤外科杂志,2014,16(03):236-239.

[13] 刘曦明,黄进成,蔡贤华,等.前路钛板加方形区螺钉联合改良后柱拉力螺钉治疗涉及方形区的复杂髋臼骨折[J].中华创伤骨科杂志,2014,16(02):110-114.

[14] 黄进成,刘曦明,蔡贤华,等.前路钛板加方形区螺钉联合后柱螺钉治疗髋臼双柱骨折的有限元分析[J].中国矫形外科杂志,2014,22(12):1104-1110.

[15] 雷建银,刘海波,王志华,等.站立位下骨盆与骨折内固定稳定性分析[J].医用生物力学,2014,29(06):517-523.

[16] 黄进成,刘曦明.髋臼双柱骨折手术入路的研究进展[J].中国骨与关节损伤杂志,2013,28(08):799-800.

[17] 蔡贤华,刘曦明,汪国栋,等.涉及髋臼方形区骨折髂腹股沟入路显露与开放复位策略分析[J].中国矫形外科杂志,2015,23(16):1443-1447.

[18] 林冠林,陈庄洪,蔡贤华,等.动力化前路方形区钛板螺钉系统固定伴有对侧骨盆前环不稳的髋臼双柱骨折的站位有限元分析[J].中华实验外科杂志,2015,32(02):388-390.

[19] 王正坤,蔡贤华,兰生辉,等.髋臼方形区安全置钉的数字化测量研究[J].中国矫形外科杂志,2016,24(08):739-744.

[20] 蔡贤华,齐凤宇.髋臼骨折的治疗策略选择[J].临床外科杂志,2016,24(05):325-327.

[21] 刘曦明,吴刚.髋臼骨折前路内固定的研究进展[J].临床外科杂志,2016,24(05):392-395.

[22] 王锋,汪国栋,刘曦明,等. 3D打印技术在髋臼双柱骨折手术治疗中的应用[J]. 华南国防医学杂志,2016,30(05):308-311.

[23] 黄进成,张继平,蔡贤华,等. 两种经前路内固定方式治疗复杂髋臼骨折的对比研究[J]. 中国矫形外科杂志,2016,24(02):101-105.

[24] 林冠林,陈庄洪,蔡贤华,等. 前路特殊塑形钛板加方形区螺钉治疗伴有对侧骨盆前环不稳定波及双柱的髋臼骨折[J]. 创伤外科杂志,2016,18(04):200-203.

[25] Lei J,Zhang Y,Wu G,et al. The Influence of Pelvic Ramus Fracture on the Stability of Fixed Pelvic Complex Fracture[J]. Comput Math Methods Med,2015,2015:790575.

[26] XM Liu,JC Huang,GD Wang,et al. Anterior titanium plate plus screw of square area combined with posterior column screw for the treatment of fracture of acetabulum involving square area[J]. Int J Clin Exp Med,2016,9(1):108-119.

[27] Fan Y,Lei J,Zhu F,et al. Biomechanical Analysis of the Fixation System for T-Shaped Acetabular Fracture[J]. Comput Math Methods Med,2015,2015:370631.

[28] Fan Y,Lei J,Liu H,et al. Three-dimensional finite element analysistoT-shaped fracture of pelvis in sitting position[J]. Sheng Wu Yi Xue Gong Cheng Xue Za Zhi,2015,32(5):997-1003.

[29] 王威,蔡贤华,刘曦明,等. 兔髋臼后壁骨折模型建立及验证[J]. 中华创伤杂志,2016,32(10):948-954.

[30] 王威,蔡贤华. 骨科内固定物取出与否的研究进展[J]. 中华创伤杂志,2016,32(12):1142-1146.

[31] Wu J,Zhang Z,Qin X,et al. Platelet-Rich-Plasma alleviates pathological symptoms in a rabbit model of osteoarthritis [J]. Int J Clin Exp Med,2016,9(11):21038-21047.

[32] 王威,蔡贤华,黄朝靖. 锁定钢板螺钉内固定取出困难原因分析及取出技巧[J]. 中华创伤骨科杂志,2017,19(4):361-364.

[33] 王威,蔡贤华,刘曦明,等. 动力化前路方形区钛板螺钉系统内固定治疗伴方形区移位的老年髋臼骨折[J]. 中华创伤骨科杂志,2017,19(08):647-654.

[34] Wu J,Huang JF,Qin XX,et al. Platelet-rich plasma inhibits Wnt/beta-catenin signaling in rabbit cartilage cells activated by IL-1beta[J]. INT IMMUNOPHARMACOL,2018,55:282-289.

[35] 陈晓丰,蔡贤华,陈家,等. 髋臼方形区倾斜角的数字化测量研究及其意义[J]. 中国矫形外科杂志,2018,26(08):746-750.

[36] 孟乘飞,聂宇,蔡贤华,等. 改良Hardinge入路在人工全髋关节置换术中的应用研究[J]. 华南国防医学杂志,2018,32(06):382-384.

[37] 陈岩召,鲁齐林,吴海洋,等. 老年人股骨颈骨折术中股骨头圆韧带临床解剖学研究及组织学观察[J]. 中华解剖与临床杂志,2019,24(1):47-51.

[38] 徐应朋,蔡贤华,陈岩召,等. 正常成人髂嵴水平面偏转角度的数字化测量及临床意义[J]. 华南国防医学杂志,2019,33(04):243-246.

[39] 陈岩召,蔡贤华,吴海洋.动力化前路方形区钛板螺钉治疗累及臼顶的髋臼骨折[J]. 中国矫形外科杂志,2019,27(08):697-701.

[40] 徐应朋,蔡贤华,陈岩召,等.动力化前路方形区钛板螺钉系统内固定治疗涉及方形区的复杂骨折[J].中华创伤骨科杂志,2019,21(6):464-470.

[41] 吴海洋,蔡贤华,刘曦明,等. 数字化术前设计辅助动力化前路方形区钛板螺钉系统在髋臼双柱骨折手术治疗中的应用[J]. 中华创伤杂志,2019,35(12):1093-1100.

[42] 宋成璟,尚冉冉,吴海洋,等. 髂骨翼内板相对于方形区的倾斜角数字化测量及其临床意义[J]. 中华解剖与临床杂志,2020,25(1):14-19.

[43] 尚冉冉,宋成璟,吴海洋,等. 前路动力化方形区钛板螺钉系统钢板轨迹长度测量的解剖学研究[J]. 中华解剖与

临床杂志,2020(01):31-32.

[44] 宋成璟,尚冉冉,吴海洋,等. 成人髂嵴弧度的数字化测量及意义[J]. 华南国防医学杂志,2020,34(02):110-114.

[45] 尚冉冉,蔡贤华,宋成璟,等. 正常成人前路动力化方形区钛板螺钉系统钢板轨迹长度的数字化测量[J]. 华南国防医学杂志,2020,34(02):115-118.

[46] 吴海洋,蔡贤华,刘曦明,等. 第二代动力化前路方形区钛板螺钉固定髋臼骨折有限元分析[J]. 中国矫形外科杂志,2020,28(14):1297-1301.

[47] Wu H,Shang R,Cai X,et al. Single ilioinguinal approach to treat complex acetabular fractures with quadrilateral plate involvement：outcomes using a novel dynamic anterior plate-screw system[J]. Orthop Surg，2020,12(2)：488-497.

[48] Wu H,Shang R,Liu X,et al. A novel anatomically pre-contoured side-specific titanium plate versus the reconstruction plate for quadrilateral plate fractures of the acetabulum：a propensity-matched cohort study[J]. Orthop Surg Res，2020,15(1)：172.

[49] Wu HY,Shao QP,Song CJ,et al. Personalized three-dimensional printed anterior titanium plate to treat double-column acetabular fractures：A retrospective case-control study[J].Orthop Surg，2020,12(4)：1212-1222.

[50] Li Y,Feng R,Liu X,et al. Post-traumatic osteoarthritic model of hip following fracture of acetabulum in rabbit：A preliminary study by macroscopic and radiographic assessment[J].Orthop Surg，2021,13(1)：296-305.

[51] 丰瑞兵,王华松,刘曦明,等. 创伤性骨关节炎的炎症机制研究进展[J]. 中华创伤杂志,2020,36(12)：1146-1152.

[52] 李彦锦,蔡贤华,丰瑞兵,等. 一种改良的兔经胃给药方法[J]. 实验动物科学,2021,38(01):56-58.

[53] 邵启鹏,蔡贤华,吴海洋,等. 第一代与第二代动力化前路方形区钛板螺钉内固定系统治疗髋臼T形骨折的疗效比较[J]. 中华创伤骨科杂志,2021,23(03):246-253.

[54] Wu H,Shao Q,Shang R,et al. Open reduction and internal fixation of quadrilateral plate fractures in the elderly：association between initial fracture pattern and outcomes[J]. BMC Musculoskelet Disord，2021,22(1)：122.

[55] Wu H,Song C,Shang R,et al. Double column acetabular fractures fixation using a novel dynamic anterior plate-screw system：A biomechanical analysis[J]. Injury，2021,52(3)：407-413.

[56] Letournel E. The treatment of acetabular fractures through the ilioinguinal approach[J]. Clin Orthop Relat Res，1993(292)：62-76.

[57] Judet R,Judet J,Letournel E.Fractures of the acetabulum：Classification and surgical approaches for open reduction.Preliminary report[J]. J Bone Joint Surg Am，1964,46：1615-1646.

[58] Matta JM. Operative treatment of acetabular fractures through the ilioinguinal approach. A 10-year perspective[J]. Clin Orthop Relat Res,1994,(305):10-19.

[59] Letournel EM,Judet R,Elson R. Fractures of the acetabulum[M]. 2nd ed. New York：Springer-verlag,1993:733.

[60] Matta JM. Fractures of the acetabulum：accuracy of reduction and clinical results in patients managed operatively within three weeks after the injury[J].J Bone Joint Surg Am,1996,78(11):1632-1645.

[61] Helfet DL,Schmeling GJ. Management of complex acetabular fractures through single nonextensile exposures[J]. Clin Orthop Relat Res, 1994,(305):58-68.

[62] 朱仕文,王满宜,吴新宝,等. 经单一髂腹股沟入路治疗复合髋臼骨折[J].中华创伤骨科杂志,2005,7(11):1025-1027.

[63] Giannoudis PV,Grotz MR,Papakostidis C,et al. Operative treatment of displaced fractures of the acetabulum[J]. A meta-analysis. J Bone Joint Surg Br,2005,87(1):2-9.

[64] 周东升. 骨盆创伤学[M].2版. 济南:山东科学技术出版社. 2011.

[65] Bauer GJ,Sarkar MR. Injury classifications and operative approaches in hip dislocation and fractures[J].Orthopade,1997,26(4):304-316.

[66] 朱仕文,吴新宝,王满宜. 髋臼骨折手术入路的恰当选择[J]. 骨科临床与研究杂志,2019,4(06):382-384.

[67] Chen J,Liu H,Wang C. Internal fixation of acetabular fractures in an older population using the lateral-rectus approach:short-term outcomes of a retrospective study[J].J Orthop Surg Res,2019,14(1):4.

[68] Moed BR. The modified gibson posterior surgical approach to the acetabulum[J]. J Orthop Trauma,2010,24(5):315-322.

[69] Moroni A,Caja VL,Sabato C,et al. Surgical treatment of both-column fractures by staged combined ilioinguinal and Kocher-Langenbeck approaches[J]. Injury,1995,26(4):219-224.

[70] Judet R,Judet J,Lagrange J. Gibson's poster external approach without section of the trochanter in surgery of femur neck fractures and in osteotomies[J]. Presse Med,1958,66(13):263-264.

[71] Cutrera NJ,Pinkas D,Toro JB. Surgical Approaches to the Acetabulum and Modifications in Technique[J]. J Am Acad Orthop Surg 2015,23(10):592-603.

[72] Kistler BJ,Smithson IR,Cooper SA,et al. Are quadrilateral surface buttress plates comparable to traditional forms of transverse acetabular fracture fixation? [J]. Clin Orthop Relat Res ,2014,472(11):3353-3361.

[73] 王波,毕大卫,马海涛. 髋臼四方形区骨折的手术治疗进展[J]. 中国骨与关节损伤杂志,2010,25(07):670-672.

[74] Sen RK,Tripathy SK,Aggarwal S,et al. Comminuted quadrilateral plate fracture fixation through the iliofemoral approach[J]. Injury,2013,44(2):266-273.

[75] Laflamme GY,Hebert-Davies J,Rouleau D,et al. Internal fixation of osteopenic acetabular fractures involving the quadrilateral plate[J]. Injury,2011,42(10):1130-1134.

[76] Maini L,Sharma A,Jha S,et al. Three-dimensional printing and patient-specific pre-contoured plate:future of acetabulum fracture fixation? [J]. Eur J Trauma Emerg Surg ,2018,44(2):215-224.

[77] Chana-Rodriguez F,Mananes RP,Rojo-Manaute J,et al. 3D surgical printing and pre contoured plates for acetabular fractures[J]. Injury,2016,47(11):2507-2511.

[78] Kim JW,Lee Y,Seo J,et al. Clinical experience with three-dimensional printing techniques in orthopedic trauma[J]. J Orthop Sci,2018,23(2):383-388.

[79] Fadero PE,Shah M. Three dimensional (3D) modelling and surgical planning in trauma and orthopaedics[J]. Surgeon,2014,12(6):328-333.

[80] 王庆贤,张英泽,彭阿钦,等. 髋臼骨折手术治疗的并发症[J]. 中华创伤骨科杂志,2005(04):314-317.

[81] 王满宜. 关于骨盆与髋臼骨折并发症的几个常见问题[J]. 中华创伤骨科杂志,2012(05):369-371.

[82] White G,Kanakaris NK,Faour O,et al. Quadrilateral plate fractures of the acetabulum:an update[J]. Injury,2013,44(2):159-167.

[83] Y Zhuang,K Zhang,H Wang,et al . A short buttress plate fixation of posterior column through single ilioinguinal approach for complex acetabularfractures[J]. Int Orthop,2017,41(1):165-171.

[84] 董建东,王友,朱振安,等. 成人髋臼骨计算机三维重建及形态学测量[J]. 中华外科杂志,2005(24):1583-1586.

[85] He L,Sun Y,Hou Z,et al. The "safe zone" for infrapectineal plate-screw fixation of quadrilateral plate fractures:An anatomical study and retrospective clinical evaluation[J]. Medicine (Baltimore) ,2019,98(19):e15357.

[86] Letournel E. Acetabulum fractures:classification and management[J]. Clin Orthop Relat Res,1980(151):81-106.

[87] Harris JH,Coupe KJ,Lee JS,et al. Acetabular fractures revisited:a new CT-based classification[J]. Semin Musculoskelet Radiol,2005,9(2):150-160.

[88] Herman A,Tenenbaum S,Ougortsin V,et al. There Is No Column:A New Classification for Acetabular

Fractures[J]. J Bone Joint Surg Am，2018，100(2)：e8.

[89] Zhang R，Yin Y，Li A，et al. Three-Column Classification for Acetabular Fractures：Introduction and Reproducibility Assessment[J]. J Bone Joint Surg Am，2019，101(22)：2015-2025.

[90] 钟承桔，王钢，杨运平，等. 完善髋臼骨折 Letournel 分型的探索研究[J]. 中华骨科杂志，2019(05)：271-277.

[91] Prasartritha T，Chaivanichsiri P. The study of broken quadrilateral surface in fractures of the acetabulum[J]. Int Orthop，2013，37(6)：1127-1134.

[92] ElNahal WA，Abdel KM，Khaled SA，et al. Quadrilateral plate fractures of the acetabulum：Proposition for a novel classification system[J]. Injury，2018，49(2)：296-301.

[93] Yang Y，Yi M，Zou C，et al. Mapping of 238 quadrilateral plate fractures with three-dimensional computed tomography[J]. INJURY，2018，49(7)：1307-1312.

[94] Gansslen A，Grechenig ST，Nerlich M，et al. Standard Approaches to the Acetabulum Part 2：Ilioinguinal Approach[J]. Acta Chir Orthop Traumatol Cech，2016，83(4)：217-222.

[95] Tosounidis TH，Giannoudis VP，Kanakaris NK，et al. The Kocher-Langenbeck Approach：State of the Art[J]. JBJS Essent Surg Tech，2018，8(2)：e18.

[96] Guerado E，Cano JR，Cruz E. Simultaneous ilioinguinal and Kocher-Langenbeck approaches for the treatment of complex acetabular fractures[J]. HIP INT，2010，20 Suppl 7：S2-S10.

[97] Routt M J，Swiontkowski M F. Operative treatment of complex acetabular fractures. Combined anterior and posterior exposures during the same procedure[J]. J Bone Joint Surg Am，1990，72(6)：897-904.

[98] Chen CM，Chiu FY，Lo WH，et al. Cerclage wiring in displaced both-column fractures of the acetabulum[J]. Injury，2001，32(5)：391-394.

[99] Farid YR. Cerclage wire-plate composite for fixation of quadrilateral plate fractures of the acetabulum：a checkrein and pulley technique[J]. Jorthop Trauma，2010，24(5)：323-328.

[100] Peter RE. Open reduction and internal fixation of osteoporotic acetabular fractures through the ilio-inguinal approach：use of buttress plates to control medial displacement of the quadrilateral surface[J]. Injury，2015，46 Suppl 1：S2-S7.

[101] Tosounidis TH，Gudipati S，Panteli M，et al. The use of buttress plates in the management of acetabular fractures with quadrilateral plate involvement：is it still a valid option? [J]. INT ORTHOP，2015，39(11)：2219-2226.

[102] Karim MA，Abdelazeem AH，Youness M，et al. Fixation of quadrilateral plate fractures of the acetabulum using the buttress screw：A novel technique[J]. Injury，2017，48(8)：1813-1818.

[103] Schaffler A，Dobele S，Stuby F，et al. A new anatomical wing plate for osteoporotic acetabular fractures：biomechanical testing and first clinical experience[J]. Z Orthop Unfall ，2014，152(1)：26-32.

[104] Ferguson TA，Patel R，Bhandari M，et al. Fractures of the acetabulum in patients aged 60 years and older：an epidemiological and radiological study[J]. J Bone Joint Surg Br，2010，92(2)：250-257.

[105] Laflamme GY，Hebert-Davies J. Direct reduction technique for superomedial dome impaction in geriatric acetabular fractures[J]. Jorthop Trauma，2014，28(2)：e39-e43.

[106] Zhuang Y，Lei JL，Wei X，et al. Surgical treatment of acetabulum top compression fracture with sea gull sign[J]. ORTHOP SURG ，2015，7(2)：146-154.

[107] Qureshi AA，Archdeacon MT，Jenkins MA，et al. Infrapectineal plating for acetabular fractures：a technical adjunct to internal fixation[J]. J ORTHOP TRAUMA ，2004，18(3)：175-178.

[108] Shin JK，Lim BY，Goh TS，et al. Effect of the screw type (S2-alar-iliac and iliac)，screw length，and screw head angle on the risk of screw and adjacent bone failures after a spinopelvic fixation technique：A finite element anal-

ysis[J]. PLOS ONE，2018,13(8)：e201801.

[109]　Firoozabadi R，Cross WW，Krieg JC，et al. Acetabular Fractures in the Senior Population-Epidemiology，Mortality and Treatments[J]. Arch Bone Jt Surg，2017,5(2)：96-102.

[110]　姜钰，吴新宝. 髋臼骨折内固定的生物力学研究进展[J]. 中华创伤骨科杂志,2015,17(08)：682-686.

[111]　Best MJ，Buller LT，Quinnan SM. Analysis of Incidence and Outcome Predictors for Patients Admitted to US Hospitals with Acetabular Fractures from 1990 to 2010[J]. Am J Orthop (Belle Mead NJ)，2018,47(9).

[112]　Cannada LK，Hire JM，Boyer PJ，et al. Treatment and Complications of Patients With Ipsilateral Acetabular and Femur Fractures：A Multicenter Retrospective Analysis[J]. Jorthop Trauma，2017,31(12)：650-656.

[113]　Mesbahi S，Ghaemmaghami A，Ghaemmaghami S，et al. Outcome after Surgical Management of Acetabular Fractures：A 7-Year Experience[J]. Bull Emerg Trauma ，2018,6(1)：37-44.

[114]　Zhang S，Su W，Luo Q，et al. Measurement of the "safe zone" and the "dangerous zone" for the screw placement on the quadrilateral surface in the treatment of pelvic and acetabular fractures with Stoppa approach by computational 3D technology[J]. BIOMED RES INT,2014,2014：386950.

[115]　Gansslen A，Frink M，Hildebrand F，et al. Both column fractures of the acetabulum：epidemiology，operative management and long-term-results[J]. Acta Chir Orthop Traumatol Cech，2012,79(2)：107-113.

[116]　Gansslen A，Krettek C. Internal fixation of acetabular both-column fractures via the ilioinguinal approach[J]. Oper Orthop Traumatol，2009,21(3)：270-282.

[117]　Moon JK，Lee J，Yoon PW，et al. Efficacy of total hip arthroplasty after operatively treated acetabular fracture[J]. Arch Orthop Trauma Surg ，2020,140(7)：973-979.

[118]　Briffa N，Pearce R，Hill AM，et al. Outcomes of acetabular fracture fixation with ten years follow-up[J]. J Bone Joint Surg Br，2011,93(2)：229-236.

[119]　Dodd A，Osterhoff G，Guy P，et al. Assessment of functional outcomes of surgically managed acetabular fractures：a systematic review[J]. BONE JOINT J ,2016,98-B(5)：690-695.

[120]　Cahueque M，Martinez M，Cobar A，et al. Early reduction of acetabular fractures decreases the risk of post-traumatic hip osteoarthritis？[J]. J Clin Orthop Trauma,2017,8(4)：320-326.

[121]　Dawson P，Dunne L，Raza H，et al. Total hip arthroplasty for the treatment of osteoarthritis secondary to acetabular fractures treated by open reduction and internal fixation[J]. Eur J Orthop Surg Traumatol,2019,29(5)：1049-1054.

[122]　Pan J，Zhou X，Li W，et al. In situ measurement of transport between subchondral bone and articular cartilage[J]. J ORTHOP RES,2009,27(10)：1347-1352.

[123]　Hwang J，Bae WC，Shieu W，et al. Increased hydraulic conductance of human articular cartilage and subchondral bone plate with progression of osteoarthritis[J]. Arthritis Rheum,2008,58(12)：3831-3842.

[124]　王先泉，张伟，孙水，等. 骨盆的地形图[J]. 中国临床解剖学杂志,2006(05)：485-488.

[125]　Pan J，Wang B，Li W，et al. Elevated cross-talk between subchondral bone and cartilage in osteoarthritic joints[J]. BONE,2012,51(2)：212-217.

[126]　Finnila M，Thevenot J，Aho OM，et al. Association between subchondral bone structure and osteoarthritis histopathological grade[J]. J ORTHOP RES,2017,35(4)：785-792.

[127]　Aho OM，Finnila M，Thevenot J，et al. Subchondral bone histology and grading in osteoarthritis[J]. PLOS ONE,2017,12(3)：e173726.

[128]　Maerz T，Kurdziel M，Newton MD，et al. Subchondral and epiphyseal bone remodeling following surgical transection and noninvasive rupture of the anterior cruciate ligament as models of post-traumatic osteoarthritis[J]. Osteoarthritis Cartilage,2016,24(4)：698-708.

[129] Roemer FW,Kwoh CK,Hannon MJ,et al. What comes first? Multitissue involvement leading to radiographic osteoarthritis:magnetic resonance imaging-based trajectory analysis over four years in the osteoarthritis initiative[J]. ARTHRITIS RHEUMATOL,2015,67(8):2085-2096.

[130] Muratovic D,Findlay DM,Cicuttini FM,et al. Bone matrix microdamage and vascular changes characterize bone marrow lesions in the subchondral bone of knee osteoarthritis[J]. BONE,2018,108:193-201.

[131] Tsai LC,Cooper ES,Hetzendorfer KM,et al. Effects of treadmill running and limb immobilization on knee cartilage degeneration and locomotor joint kinematics in rats following knee meniscal transection[J]. Osteoarthritis Cartilage,2019,27(12):1851-1859.

[132] Lei J,Dong P,Li Z,et al. Biomechanical analysis of the fixation systems for anterior column and posterior hemitransverse acetabular fractures[J]. Acta Orthop Traumatol Turc,2017,51(3):248-253.

[133] 张瑞鹏,尹英超,李石伦,等. 髂窝联合 Stoppa 入路方形区解剖钢板固定治疗髋臼双柱骨折[J]. 中华骨科杂志,2019(13):781-788.

[134] Wang C,Chen Y,Wang L,et al. Three-dimensional printing of patient-specific plates for the treatment of acetabular fractures involving quadrilateral plate disruption[J]. BMC Musculoskelet Disord,2020,21(1):451.

[135] Wen X,Huang H,Wang C,et al. Comparative biomechanical testing of customized three-dimensional printing acetabular-wing plates for complex acetabular fractures[J]. ADV CLIN EXP MED,2020,29(4):459-468.

[136] Martinez CR,Di Pasquale TG,Helfet DL,et al. Evaluation of acetabular fractures with two-and three-dimensional CT[J]. RADIOGRAPHICS,1992,12(2):227-242.

[137] Kloen P,Siebenrock KA,Ganz R. Modification of the ilioinguinal approach[J]. Jorthop Trauma,2002,16(8):586-593.

[138] 邱贵兴.骨盆与髋臼骨折[M].3 版.北京:人民卫生出版社,2006:507.

[139] M Tile,JFKellam,DL Helfet,et al. Fractures of the pelvis and acetabulum[M]. 3rd ed. Lippincott Williams & Wilkins,2003:561.

[140] Laflamme GY,Delisle J,Leduc S,et al. Isolated quadrilateral plate fracture:an unusual acetabular fracture[J]. CAN J SURG,2009,52(5):E217-E219.

[141] Aly TA,Hamed H. Posterior acetabular column and quadrilateral plate fractures:fixation with tension band principles[J]. ORTHOPEDICS,2013,36(7):e844-e848.

[142] Sagi HC,Dziadosz D,Mir H,et al. Obesity,leukocytosis,embolization,and injury severity increase the risk for deep postoperative wound infection after pelvic and acetabular surgery[J]. Jorthop Trauma,2013,27(1):6-10.

[143] 刘云鹏,姜俊杰,孙瑞敏,等. 解剖型髋臼三维重建钢板的研制与临床应用[J]. 中华创伤杂志,2003(09):45-47.

[144] 刘照华,王大平,熊建义. 髋臼前柱骨折重建钢板内固定的临床解剖学[J]. 中国临床解剖学杂志,2009,27(06):658-662.

[145] 王先泉,张伟,孙水,等. 髋臼前柱骨折钢板中内固定的最佳进针点[J]. 中国组织工程研究与临床康复,2009,13(17):3232-3236.

[146] 王孝辉. T 型重建钢板治疗髋臼内壁骨折的生物力学研究[D]. 郑州大学,2007.

[147] 裴国献. 数字化骨折分型[M].北京:人民卫生出版社,2010:174.

[148] Arzi B,Wisner ER,Huey DJ,et al. A proposed model of naturally occurring osteoarthritis in the domestic rabbit[J]. Lab Anim(NY),2011,41(1):20-25.

[149] 王先泉,张进禄,周东生. 沿骨盆界线放置内固定物的临床解剖学研究[J]. 中国临床解剖学杂志,2005(02):153-156.

[150] 高波华,王钢,卢超,等. 基于 CT 三维重建的髋臼方形区骨折线的初步研究[J]. 中华创伤骨科杂志,2014,16(04):305-310.

［151］ Bardakos NV,Villar RN. The ligamentum teres of the adult hip［J］. J Bone Joint Surg Br，2009，91(1)：8-15.

［152］ Perez-Carro L,Golano P,Vega J,et al. The ligamentum capitis femoris：anatomic,magnetic resonance and computed tomography study［J］. HIP INT 2011,21(3)：367-372.

［153］ Perumal V,Techataweewan N,Woodley SJ,et al. Clinical Anatomy of the Ligament of the Head of Femur［J］. CLIN ANAT ,2019,32(1)：90-98.

［154］ Matullo KS,Gangavalli A,Nwachuku C. Review of Lower Extremity Traction in Current Orthopaedic Trauma ［J］. J Am Acad Orthop Surg ,2016,24(9)：600-606.

［155］ Hammad AS,El-Khadrawe TA,Waly AH,et al. The efficacy of posterior plating and anterior column screw fixation in the management of T-shaped acetabular fractures-CART analysis of prospective cohort study［J］. Injury，2017,48(3)：680-686.

［156］ Grubor P,Krupic F,Biscevic M,et al. Controversies in treatment of acetabular fracture［J］. Med Arch 2015,69(1)：16-20.

［157］ Sandiford NA,Gorbachev D,Velayudham SK. A simple method for applying traction to the lower limb during acetabular fracture fixation［J］. Ann R Coll Surg Engl ,2014,96(7)：547-548.

［158］ Lien FC. New tool for applying traction during open reduction and internal fixation of acetabular fractures［J］. ORTHOPEDICS ,2012,35(4)：289-291.

［159］ Calafi LA,Routt ML. Direct hip joint distraction during acetabular fracture surgery using the AO universal manipulator［J］. J Trauma ,2010,68(2)：481-484.

［160］ Sharma S,Mathur H,Zinzuwadia K,et al. Short-term follow-up of anterior and posterior both column fractures of acetabulum managed through both column plating［J］. Eur J Orthop Surg Traumatol ,2019,29(3)：605-610.

［161］ Lichte P,Sellei RM,Kobbe P,et al. Predictors of poor outcome after both column acetabular fractures：a 30-year retrospective cohort study［J］. Patient Saf Surg ,2013,7(1)：9.

［162］ 王钢. 骨盆与髋臼骨折的治疗进展及思考［J］. 中华创伤骨科杂志,2018,20(03)：185-186.

［163］ Wang T,Sun JY,Zha JJ,et al. Delayed total hip arthroplasty after failed treatment of acetabular fractures：an 8-to 17-year follow-up study［J］. J ORTHOP SURG RES,2018,13(1)：208.

［164］ Hootman JM,Helmick CG,Barbour KE,et al. Updated Projected Prevalence of Self-Reported Doctor-Diagnosed Arthritis and Arthritis-Attributable Activity Limitation Among US Adults, 2015-2040 ［J］. ARTHRITIS RHEUMATOL,2016,68(7)：1582-1587.

［165］ Mobasheri A,Rayman MP,Gualillo O,et al. The role of metabolism in the pathogenesis of osteoarthritis［J］. NAT REV RHEUMATOL,2017,13(5)：302-311.

［166］ Chan CM,Macdonald CD,Litherland GJ,et al. Cytokine-induced MMP13 Expression in Human Chondrocytes Is Dependent on Activating Transcription Factor 3 （ATF3） Regulation［J］. J BIOL CHEM ,2017,292(5)：1625-1636.

［167］ Neuhold LA,Killar L,Zhao W,et al. Postnatal expression in hyaline cartilage of constitutively active human collagenase-3 (MMP-13) induces osteoarthritis in mice［J］. J CLIN INVEST,2001,107(1)：35-44.

［168］ Li NG,Shi ZH,Tang YP,et al. New hope for the treatment of osteoarthritis through selective inhibition of MMP-13［J］. Curr Med Chem,2011,18(7)：977-1001.

［169］ Maneiro E,Martin MA,de Andres MC,et al. Mitochondrial respiratory activity is altered in osteoarthritic human articular chondrocytes［J］. Arthritis Rheum, 2003,48(3)：700-708.

［170］ Tiwari M,Prasad S,Tripathi A,et al. Apoptosis in mammalian oocytes：a review［J］. Apoptosis, 2015,20(8)：1019-1025.

［171］ Yildirim AO, Alemdaroglu KB, Yuksel HY, et al. Finite element analysis of the stability of transverse acetabular fractures in standing and sitting positions by different fixation options[J]. Injury,2015,46(Suppl 2): S29-S35.

[172] Olson SA,Connolly EA,Smith S,et al. Development of an animal model of acetabular fractures[J]. Clin Orthop Relat Res ,2004(423):64-73.

[173] Bergmann G,Siraky J,Rohlmann A,et al. A comparison of hip joint forces in sheep,dog and man[J]. J Biomech,1984,17(12):907-921.

[174] Shimogaki K,Yasunaga Y,Ochi M. A histological study of articular cartilage after rotational acetabular osteotomy for hip dysplasia[J]. J Bone Joint Surg Br,2005,87(7):1019-1023.

[175] Boulocher CB,Viguier ER,Cararo RR,et al. Radiographic assessment of the femorotibial joint of the CCLT rabbit experimental model of osteoarthritis[J]. BMC Med Imaging,2010,10:3.

[176] Hanson JA,Kapron AL,Swenson KM,et al. Discrepancies in measuring acetabular coverage:revisiting the anterior and lateral center edge angles[J]. J Hip Preserv Surg,2015,2(3):280-286.

[177] Bergmann G,Graichen F,Rohlmann A. Hip joint forces in sheep[J]. J Biomech,1999,32(8):769-777.

[178] Furman BD,Olson SA,Guilak F. The development of posttraumatic arthritis after articular fracture[J]. J Orthop Trauma,2006,20(10):719-725.

[179] Hanson B,van derWerken C,Stengel D. Surgeons' beliefs and perceptions about removal of orthopaedic implants[J]. BMC Musculoskelet Disord,2008,9:73.

[180] Zuo H,Jiang L,Qu N,et al. The biomarkers changes in serum and the correlation with quantitative MRI markers by histopathologic evaluation of the cartilage in surgically-induced osteoarthritis rabbit model[J]. Plos One,2015,10(4):e124717.

[181] Sondergaard BC,Henriksen K,Wulf H,et al. Relative contribution of matrix metalloprotease and cysteine protease activities to cytokine-stimulated articular cartilage degradation[J]. Osteoarthritis Cartilage,2006,14(8):738-748.

[182] Verma P,Dalal K. Serum cartilage oligomeric matrix protein (COMP) in knee osteoarthritis:a novel diagnostic and prognostic biomarker[J]. J Orthop Res,2013,31(7):999-1006.

[183] Reijman M,Hazes JM,Bierma-Zeinstra SM,et al. A new marker for osteoarthritis:cross-sectional and longitudinal approach[J]. Arthritis Rheum ,2004,50(8):2471-2478.

[184] Florea C,Malo MK,Rautiainen J,et al. Alterations in subchondral bone plate,trabecular bone and articular cartilage properties of rabbit femoral condyles at 4 weeks after anterior cruciate ligament transection[J]. Osteoarthritis Cartilage,2015,23(3):414-422.

[185] Burleigh A,Chanalaris A,Gardiner MD,et al. Joint immobilization prevents murine osteoarthritis and reveals the highly mechanosensitive nature of protease expression in vivo[J]. Arthritis Rheum,2012,64(7):2278-2288.

[186] Madej W,van Caam A,Blaney DE,et al. Physiological and excessive mechanical compression of articular cartilage activates Smad2/3P signaling[J]. Osteoarthritis Cartilage,2014,22(7):1018-1025.

[187] Borrelli JJ,Silva MJ,Zaegel MA,et al. Single high-energy impact load causes posttraumatic OA in young rabbits via a decrease in cellular metabolism[J]. J Orthop Res,2009,27(3):347-352.

[188] Busam ML,Esther RJ,Obremskey WT. Hardware removal:indications and expectations[J]. J Am Acad Orthop Surg,2006,14(2):113-120.

[189] Vos D,Hanson B,Verhofstad M. Implant removal of osteosynthesis:the Dutch practice. Results of a survey[J]. J Trauma Manag Outcomes,2012,6(1):6.

[190] 张生海,白希壮,付立明,等. 评价髋臼骨折术后内固定物是否取出对髋关节功能的影响[J]. 中国骨与关节损伤杂志,2009,24(03):244-245.

[191] Chung TC,Chen TS,Hsu YC,et al. Long-term total hip arthroplasty rates in patients with acetabular and pelvic fractures after surgery:A population-based cohort study[J]. Plos One,2020,15(4):e231092.

[192] Taheriazam A,Saeidinia A. Conversion to total hip arthroplasty in posttraumatic arthritis:short-term clinical outcomes[J]. Orthop Res Rev ,2019,11:41-46.

[193] Winemaker M,Gamble P,Petruccelli D,et al. Short-term outcomes of total hip arthroplasty after complications of open reduction internal fixation for hip fracture[J]. J Arthroplasty,2006,21(5):682-688.

[194] Morison Z,Moojen DJ,Nauth A,et al. Total Hip Arthroplasty After Acetabular Fracture Is Associated With Lower Survivorship and More Complications[J]. Clin Orthop Relat Res,2016,474(2):392-398.

[195] Vander SJ,Van derPerre G. The influence of geometrical distortions of three-dimensional finite elements,used to model proximal femoral bone[J]. Proc Inst Mech Eng H,1995,209(1):31-36.

[196] Arlt S,Noser H,Wienke A,et al. Secure corridor for infraacetabular screws in acetabular fracture fixation-a 3-D radiomorphometric analysis of 124 pelvic CT datasets[J]. J Orthop Surg Res,2018,13(1):119.

[197] Lal H,Patralekh MK. 3D printing and its applications in orthopaedic trauma:A technological marvel[J]. J Clin Orthop Trauma ,2018,9(3):260-268.

[198] Zhang S,Zhang G,Peng Y,et al. Radiological measurement of pelvic fractures using a pelvic deformity measure-ment software program[J]. J Orthop Surg Res,2020,15(1):37.

[199] Bi C,Wang J,Ji X,et al. The safe screw path along inferior border of the arcuate line at acetabular area:an ana-tomical study based on CT scans[J]. BMC Musculoskelet Disord 2017,18(1):88.

[200] Flint L,Cryer HG. Pelvic fracture:the last 50 years[J].J Trauma,2010,69(3):483-488.

[201] Yang Y,Zou C,Fang Y. A study on fracture lines of the quadrilateral plate based on fracture mapping[J].J Or-thop Surg Res,2019,14(1):310.

[202] Boni G,Pires RE,Sanchez GT,et al. Use of a stainless steel locking calcaneal plate for quadrilateral plate but-tress in the treatment of acetabular fractures[J]. Eur J Orthop Surg Traumatol,2019,29(5):1141-1145.

[203] Xiaoxi J,Fang W,Dongmei W,et al. Superior border of the arcuate line:Three dimension reconstruction and digital measurements of the fixation route for pelvic and acetabular fractures[J]. Int Orthop,2013,37(5):889-897.

[204] Ghosh S,Aggarwal S,Kumar V,et al. Epidemiology of pelvic fractures in adults:Our experience at a tertiary hospital[J]. Chin J Traumatol,2019,22(3):138-141.

[205] Murphy CG,Carrothers AD. Fix and replace:an emerging paradigm for treating acetabular fractures[J]. Clin Cases Miner Bone Metab,2016,13(3):228-233.

[206] Seong YJ,Jang JH,Jeon SB,et al. Characteristics and Surgical Outcomes of Intertrochanteric or Subtrochanteric Fractures Associated with Ipsilateral Femoral Shaft Fractures Treated with Closed Intramedullary Nailing:A Review of 31 Consecutive Cases over Four Years at a Single Institution[J]. Hip Pelvis,2019,31(4):190-199.

[207] Xu Y,Lin C,Zhang L,et al. Anterograde Fixation Module for Posterior Acetabular Column Fracture:Computer-Assisted Determination of Optimal Entry Point,Angle,and Length for Screw Insertion[J]. Med Sci Monit,2016,22:3106-3112.

[208] Niinomi M. Mechanical biocompatibilities of titanium alloys for biomedical applications[J]. J Mech Behav Bi-omed Mater,2008,1(1):30-42.

[209] Tanoglu O,Alemdaroglu KB,Iltar S,et al. Biomechanical comparison of three different fixation techniques for anterior column posterior hemitransverse acetabular fractures using anterior intrapelvic approach[J]. Injury,2018,49(8):1513-1519.

[210] 赵雪. 髋臼中柱壁的解剖学测量及三维有限元分析[D]. 第二军医大学,2014.

［211］ 王剑,云文科,李格当,等.数字化测量正常成人男女性髋臼前柱解剖学参数的临床意义[J].中国组织工程研究,2018,22(11):1713-1718.

［212］ Wilson LA,Ives R,Humphrey LT. Quantification of 3D curvature in the iliac crest:Ontogeny and implications for sex determination in juveniles[J].Am J Phys Anthropol,2017,162(2):255-266.

［213］ Wilson LA,Ives R,Cardoso HF,et al. Shape,size,and maturity trajectories of the human ilium[J]. Am J Phys Anthropol,2015,156(1):19-34.

［214］ Xu G,Dong C,Zdzislaw K,et al. Virtual Periacetabular Osteotomy and Anatomical Measurements[J]. Orthop Surg,2019,11(2):277-284.

［215］ Hetsroni I,Poultsides L,Bedi A,et al. Anterior inferior iliac spine morphology correlates with hip range of motion:a classification system and dynamic model[J]. Clin Orthop Relat Res,2013,471(8):2497-2503.

［216］ Hung CC,Li YT,Chou YC,et al. Conventional plate fixation method versus pre-operative virtual simulation and three-dimensional printing-assisted contoured plate fixation method in the treatment of anterior pelvic ring fracture[J]. Int Orthop, 2019,43(2):425-431.

［217］ Fang C,Cai H,Kuong E,et al. Surgical applications of three-dimensional printing in the pelvis and acetabulum:from models and tools to implants[J]. Unfall Chirurg, 2019,122(4):278-285.

［218］ Brouwers L,Pull TGA,de Jongh MA,et al. What is the value of 3D virtual reality in understanding acetabular fractures? [J]. Eur J Orthop Surg Traumatol 2020,30(1):109-116.

［219］ 周东生.髋臼骨折的治疗进展及思考[J].中国骨伤 2016,29(04):293-297.

［220］ Harris AM,Althausen P,Kellam JF,et al. Simultaneous anterior and posterior approaches for complex acetabular fractures[J]. J Orthop Trauma,2008,22(7):494-497.

［221］ Berry JL,Stahurski T,Asher MA. Morphometry of the supra sciatic notch intrailiac implant anchor passage[J]. Spine (Phila Pa 1976),2001,26(7):E143-E148.

［222］ Ji X,Bi C,Wang F,et al. Digital anatomical measurements of safe screw placement at superior border of the arcuate line for acetabular fractures[J]. BMC Musculoskelet Disord ,2015,16:55.

［223］ Benedetti JA,Ebraheim NA,Xu R,et al. Anatomic considerations of plate-screw fixation of the anterior column of the acetabulum[J]. J Orthop Trauma, 1996,10(4):264-272.

［224］ Park KS,Chan CK,Lee GW,et al. Outcome of alternative approach to displaced acetabular fractures[J]. Injury,2017,48(2):388-393.

［225］ 中华医学会骨科学分会创伤骨科学组,中华医学会骨科学分会外固定与肢体重建学组,中国医生协会创伤外科医生分会创伤感染专家委员会,等.中国骨折内固定术后感染诊断与治疗专家共识(2018 版)[J].中华创伤骨科杂志,2018,20(11):929-936.